国家卫生健康委员会"十三五"规划教材

全国高等职业教育教材

供康复治疗技术专业用

物理因子治疗技术

第3版

主　编　张维杰　吴　军

副主编　尚经轩　陈　轶　邓　婕

编　者（以姓氏笔画为序）

丁晓伟（沈阳医学院附属中心医院）

千怀兴（郑州澍青医学高等专科学校）

邓　婕（苏州卫生职业技术学院）

田　玲（哈尔滨医科大学附属第五医院）

孙丹丹（烟台圣莱恩康复医院）

吴　军（大连医科大学附属第二医院）

吴鸿玲（安庆医药高等专科学校）

张彦龙（锡林郭勒职业学院）

张维杰（宝鸡职业技术学院）

陈　轶（大庆医学高等专科学校）

陈　睿（山东医学高等专科学校）

尚经轩（重庆城市管理职业学院）

姚　娓（大连医科大学附属第二医院）

贾建昌（菏泽家政职业学院）

高引莉（宝鸡职业技术学院）

黄　翠（廊坊卫生职业学院）

人民卫生出版社

图书在版编目（CIP）数据

物理因子治疗技术/张维杰，吴军主编. —3 版.
—北京：人民卫生出版社，2019
　　ISBN 978-7-117-28076-1

　　Ⅰ.①物… Ⅱ.①张…②吴… Ⅲ.①物理疗法-医
学院校-教材 Ⅳ.①R454

中国版本图书馆 CIP 数据核字（2019）第 063461 号

| 人卫智网 | www.ipmph.com | 医学教育、学术、考试、健康，购书智慧智能综合服务平台 |
| 人卫官网 | www.pmph.com | 人卫官方资讯发布平台 |

物理因子治疗技术
第 3 版

主　　编：张维杰　吴　军
出版发行：人民卫生出版社（中继线 010-59780011）
地　　址：北京市朝阳区潘家园南里 19 号
邮　　编：100021
E - mail：pmph @ pmph. com
购书热线：010-59787592　010-59787584　010-65264830
印　　刷：廊坊一二〇六印刷厂
经　　销：新华书店
开　　本：850×1168　1/16　印张：18　插页：8
字　　数：570 千字
版　　次：2010 年 6 月第 1 版　2019 年 5 月第 3 版
　　　　　2024 年 10 月第 3 版第 13 次印刷（总第 28 次印刷）
标准书号：ISBN 978-7-117-28076-1
定　　价：52.00 元
打击盗版举报电话：010-59787491　E-mail：WQ @ pmph. com
（凡属印装质量问题请与本社市场营销中心联系退换）

修订说明

《"健康中国 2030"规划纲要》指出："加强康复、老年病、长期护理、慢性病管理、安宁疗护等接续性医疗机构建设"，"加大养老护理员、康复治疗师、心理咨询师等健康人才培养培训力度"。近年康复治疗技术专业和康复治疗师职业显示了强劲的发展势头和成长的活力，反映了医疗和康复领域对专业人才培养及人力资源的迫切需要。为了认真贯彻落实党的二十大精神，更好地服务康复专业教育的发展，提升康复人才培养水平，人民卫生出版社在教育部、国家卫生健康委员会的领导下，在全国卫生职业教育教学指导委员会的支持下，成立了第二届全国高等职业教育康复治疗技术专业教育教材建设评审委员会，并启动了第三轮全国高等职业教育康复治疗技术专业规划教材的修订工作。

全国高等职业教育康复治疗技术专业规划教材第一轮 8 种于 2010 年出版，第二轮主教材 17 种于 2014 年出版。教材自出版以来，在全国各院校的支持与呵护下，得到了广泛的认可与使用。本轮教材修订经过认真的调研与论证，在坚持传承与创新的基础上，积极开展教材的立体化建设，力争突出实用性，体现高职康复教育特色：

1. **注重培育康复理念**　现代康复的核心思想是全面康复、整体康复。整套教材在编写中以建立康复服务核心职业能力为中心，注重学生康复专业技能与综合素质均衡发展，使其掌握康复治疗技术的特点，增强实践操作能力和思维能力，能够适应康复治疗专业的工作需要。

2. **不断提升教材品质**　编写遵循"三基""五性""三特定"的原则，坚持高质量医药卫生教材的一贯品质。旨在体现专业价值的同时，内容和工作岗位需求紧密衔接，并在教材中加强对学生人文素质的培养。本轮教材修订精益求精，适应需求，突出专业特色，注重整体优化，力争打造我国康复治疗技术专业的精品教材。

3. **紧密围绕教学标准**　紧紧围绕高等职业教育康复治疗技术专业的教学标准，结合临床需求，以岗位为导向，以就业为目标，以技能为核心，服务为宗旨，力图充分体现职业教育特色。坚持理论与实践相结合，实践内容并入主教材中，注重提高学生的职业素养和实践技能，更好地为教学服务。

4. **积极推进融合创新**　通过二维码实现教材内容与线上数字内容融合对接，让学习方式多样化、学习内容形象化、学习过程人性化、学习体验真实化。为学习理解、巩固知识提供了全新的途径与独特的体验，体现了以学生为中心的教材开发和建设理念。

本轮教材共 17 种，均为国家卫生健康委员会"十三五"规划教材。

教 材 目 录

序号	教材名称	版次	主编	
1	人体解剖学	第1版	陈 尚	胡小和
2	基础医学概要	第2版	杨朝晔	倪月秋
3	临床医学概要	第2版	胡忠亚	
4	运动学基础	第3版	蓝 巍	马 萍
5	人体发育学	第1版	江钟立	王 红
6	康复医学导论	第1版	王俊华	杨 毅
7	康复评定技术	第3版	王玉龙	周菊芝
8	运动治疗技术	第3版	章 稼	王于领
9	物理因子治疗技术	第3版	张维杰	吴 军
10	作业治疗技术	第3版	闵水平	孙晓莉
11	言语治疗技术	第3版	王左生	马 金
12	中国传统康复技术	第3版	陈健尔	李艳生
13	常见疾病康复	第3版	张绍岚	王红星
14	康复辅助器具技术	第2版	肖晓鸿	李古强
15	社区康复	第3版	章 荣	张 慧
16	康复心理学	第3版	周郁秋	
17	儿童康复	第1版	李 渤	程金叶

第二届全国高等职业教育康复治疗技术专业教育教材建设评审委员会名单

顾　问　励建安　燕铁斌

主任委员　陈健尔　乔学斌　王左生　杨　晋

委　员　（按姓氏笔画排序）

马　金　王玉龙　王俊华　王晓臣

江钟立　李　渤　杨　毅　肖晓鸿

闵水平　张绍岚　张维杰　罗治安

周郁秋　周菊芝　胡忠亚　章　荣

章　稼　蓝　巍　窦天舒　薛秀琍

秘　书　薛秀琍　许贵强

数字内容编者名单

主　编　张维杰

副主编　吴　军

编　者（以姓氏笔画为序）

　　丁晓伟（沈阳医学院附属中心医院）

　　千怀兴（郑州澍青医学高等专科学校）

　　邓　婕（苏州卫生职业技术学院）

　　田　玲（哈尔滨医科大学附属第五医院）

　　孙丹丹（烟台圣莱恩康复医院）

　　吴　军（大连医科大学附属第二医院）

　　吴鸿玲（安庆医药高等专科学校）

　　张彦龙（锡林郭勒职业学院）

　　张维杰（宝鸡职业技术学院）

　　陈　轶（大庆医学高等专科学校）

　　陈　睿（山东医学高等专科学校）

　　尚经轩（重庆城市管理职业学院）

　　姚　娓（大连医科大学附属第二医院）

　　贾建昌（菏泽家政职业学院）

　　高引莉（宝鸡职业技术学院）

　　黄　翠（廊坊卫生职业学院）

主编简介与寄语

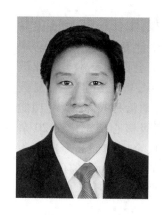

张维杰,宝鸡职业技术学院康复教研室主任,副教授。任中国康复医学会康复医学教育专业委员会委员,民政部民政行指委专业教学指导委员会委员,陕西省高等学校教学名师、优秀教师。任教20年,曾先后担任外科护理学、疾病康复技术、物理因子治疗技术等课程的教学,负责完成了省级重点专业、省级高等职业院校综合改革试点专业、省级骨干专业、全国职业院校残疾人康复人才培养改革试点等项目的建设,负责完成了运动治疗技术、作业治疗技术的精品课程和康复治疗技术专业教学资源库建设。主持参与了全国和省市级课题5项,获教育部及省市级奖励20余次,主编规划教材6部,发表学术论文10余篇。

寄语:

康复医学是一门新兴的学科,是以改善和提高人的功能为目的的医学学科。作为康复人,我们有责任将康复医学发扬光大。希望同学们能牢记我们的职责和使命:预防残疾,从我做起,恢复功能,尽心尽力。让我们用爱心架起一座康复之桥,用行动托起一生健康之路。

主编简介与寄语

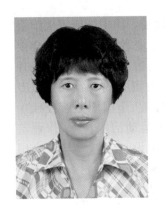

吴军，大连医科大学附属第二医院康复医学科教授，主任医师，硕士生导师。任大连医科大学中山学院康复工程学院康复治疗学专业主任及运动康复专业副主任，辽宁省普通高等学校专业教学指导委员会医学技术类专业教学指导委员会副主任委员。从事临床、教学工作35年，曾先后担任康复医学、康复医学概论、物理治疗学、物理因子治疗技术、运动治疗技术、康复功能评定学、作业治疗学、疾病康复等课程教学。发表国家级核心杂志论文20余篇。主编全国高等学校本科康复治疗学专业规划教材、全国高职高专康复治疗技术规划教材及全国高职高专中医药规划教材共5部，其中主编的《康复护理学》获新世纪全国高职高专中医药优秀规划教材奖，并获大连医科大学教学成果二等奖。

寄语：

物理因子治疗技术是康复治疗技术专业学生的主干课程，希望同学们学会融会贯通，养成良好的学习习惯，掌握好的学习方法，把在课堂上学到的各种物理因子的理论知识能很好地运用到实践中去，为患者解除病痛。

前　言

物理因子治疗技术是康复治疗技术专业的核心专业课程之一，旨在通过系统、全面地介绍各种物理因子对人体的作用，使学生能够明确物理因子对人体的作用原理、机制，能根据患者的实际情况，选择合适的治疗方法，指出康复服务过程中的注意事项，为学生将来的临床康复治疗工作奠定坚实的基础。

前两版教材在我国高职高专康复治疗技术专业教育中得到了广泛使用，受到所有使用院校的好评。为了认真落实党的二十大精神，本教材在前两版的基础上，继续遵循"三基""五性""三特定"的原则（即基础理论、基本知识、基本技能；科学性、先进性、适用性、启发性、思想性；特定目标、特定对象、特定限制），延续前两版的编写特点，突出数字化资源的内容，拓宽学生学习的知识面。

本版教材继续对前两版教材的内容进行整合，如将"物理因子治疗处方"章节融合到第一章概论中，增加实用处方举例，让学生学会处方的书写；第二章突出常用的经皮电神经刺激疗法、神经肌肉电刺激疗法等，简化间动电疗法、超刺激电疗法、电睡眠疗法等内容；第九章增加泥疗法的内容，增加第十五章高压氧疗法等，同时对其他章节也做了较大的修订完善。在每一个章节中增加"病例导学"，让学生在案例中理解每一个物理因子的治疗作用；增加教学大纲，为教学提供参考；融合实训指导，方便学生实践训练。另外，本教材将加入 PPT、图片、思路解析、操作视频、知识拓展等数字资源，融合于教材的每个环节，更有利于开阔教师及学生的学习视野，更有利于教学过程的完成。由于本教材是在前两版的基础上编写完成，也凝集着前版编者的大量心血和劳动。

作为一本以实用技术为特点的教材，本教材的读者对象主要是高职高专康复治疗技术专业的学生、从事康复治疗教学工作的教师以及康复专科医师、治疗师和从事康复临床工作的医师、护士。其他专业的医师也可参考。

参加本次教材修订编写工作的 16 位编者来自全国 14 所高等院校，长期从事康复医学临床和教学工作。全书经过多次修订、完善，力求承前启后，使修订版教材更加适应教学改革的需求。

本教材在编写过程中，得到了各位编委所在单位的大力支持，在此致以诚挚的谢意！

由于编写人员较多，写作风格难以完全统一，加之编者水平有限，本教材错漏与不当之处难免存在，真诚欢迎各位专家、老师和同仁不吝赐教，以便再版时进一步完善。

张维杰　吴　军

2023 年 10 月

教学大纲
（参考）

目　　录

学习目标

1. 掌握　物理因子治疗技术的概念及分类;物理因子治疗的应用范围及主要治疗作用;物理因子治疗处方的基本原则。

2. 熟悉　物理因子对人体的作用特点;物理因子应答反应的影响因素;物理治疗处方;物理因子治疗单的基本内容。

3. 了解　物理因子治疗的作用机制;物理因子治疗技术的发展简史及展望。

第一节　概　　述

物理治疗(physical therapy or physiotherapy,PT)是康复医学中的一个重要组成部分,包括物理因子治疗技术和运动治疗技术。物理因子治疗是应用天然或人工物理因子作用于人体以治疗疾病和康复的方法。物理因子治疗不仅具有消炎镇痛、镇静催眠、兴奋神经和肌肉、改善血液循环、调节自主神经及内脏功能、松解粘连及软化瘢痕等作用,还可以通过功能性刺激以促进功能恢复,提高活动能力和社会参与能力。物理因子治疗属于外界条件刺激,有动力性和信息性双重作用,在调节人体生理机制、促进功能康复和增强适应能力方面,具有不可估量的意义。因此,物理治疗在康复领域中有着广阔的应用范围。

一、概念

1. 物理治疗　是指应用运动、天然或人工物理因子作用于人体,以提高人体健康水平,预防和治疗疾病,恢复或改善身体功能与结构、活动以及参与能力,达到康复目的的治疗方法,称为物理治疗或物理疗法。包括物理因子治疗和运动治疗。物理治疗主要通过人体神经、体液、内分泌等生理调节机制,以达到防治疾病和康复的目的。

2. 物理因子治疗技术(therapeutic techniques of physical agents)　又称理疗,是指应用天然或人工物理因子作用于人体,以提高健康水平,预防和治疗疾病,促进病后机体康复等的治疗方法。常见的物理因子有电、光、声、磁、冷、热等。在中国,具有传统特色、广泛应用的理疗方法还有穴位低频电疗法、穴位磁场疗法、穴位超声波疗法、穴位激光及中药离子导入疗法等。

对物理因子治疗技术的研究,包括研究物理因子的物理特性、生物学作用、治疗方法及临床应用的理论和技术等内容。从宏观方面研究物理因子对机体整体水平的影响,以了解其作用的动态变化和效果;从微观方面研究物理因子对超微结构功能形态的改变,以探讨物理因子作用的本质。通过宏观和微观的研究,最终达到全面认识物理因子在康复临床应用的技术、适应证及注意事项的目的。

二、物理因子分类

应用于临床医学及康复医学的物理因子种类繁多,但是概括起来主要分为自然物理因子和人工物理因子两大类。

(一)自然物理因子

自然物理因子很多,包括自然物质与自然环境,如日光、空气、海水、矿泉、泥土、热沙、香花、高山、岩洞、森林、时序、方向等。由于人与自然一体,自然因素必定对人产生影响,而不同的自然因素又必定产生不同的影响,有选择性和针对性地利用自然物理因素影响人体,达到康复治疗的目的是行之有效的。

(二)人工物理因子

人工物理因子是通过人工方式获得的物理因子,具有良好的操控性,如电、光、声、磁、冷、热等,其分类方法比较成熟,根据治疗时所采用的物理因子的属性分为以下几类。

1. 电疗法 应用电流治疗疾病的方法称为电疗法。根据所采用电流频率的不同,电疗法又分为低频电、中频电、高频电三大类,还有直流电疗法、静电疗法等。电流频率的基本计量单位为赫(赫兹,Hz)、千赫(kHz)、兆赫(MHz)、吉赫(GHz),各级之间按千进位换算,即 1kHz = 1000Hz;1MHz = 1000kHz;1GHz = 1000MHz。

2. 光疗法 应用人工光源或自然光源防治疾病和促进机体康复的方法称为光疗法。光波的波长为1000μm 至180nm,按波长排列,光波依次分为红外线、可见光、紫外线三部分。其治疗种类包括红外线疗法、蓝紫光疗法、紫外线疗法和激光疗法等。

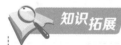

知识拓展

红外线的发现

红外线是太阳光中众多不可见光线中的一种,是由英国物理学家赫谢耳(1738—1822)于1800年发现的,又称为红外热辐射。他将太阳光用三棱镜分解开,在各种不同颜色的色带位置上放置了温度计,试图测量各种颜色的光的加热效应。结果发现,位于红光外侧的温度计升温最快。因此得出结论:太阳光谱中,红光的外侧必定存在看不见的光线,这就是红外线,也可以当作传输的媒介。

3. 超声波疗法 超声波是指频率高于 20kHz 的声波,是一种机械振动波。应用超声波治疗疾病的方法称为超声波疗法。传统的超声波疗法多采用 800kHz 的连续超声波。近年来开展了 1～3MHz 较高频超声波、30～50kHz 较低频超声波以及脉冲超声波的应用,不同频率声波对治疗与康复有不同的作用,常用的治疗操作方法有接触法、水囊法、水下法、药物透入法等。

4. 磁疗法 将磁场作用于人体以治疗疾病的方法称为磁疗法。它包括静磁场法(属于恒定磁场)和动磁场法。后者又分为脉动磁场疗法、交变磁场疗法和脉冲磁场疗法。临床上多用脉冲磁场疗法。

5. 传导热疗法 利用各种热源为介体,将热直接作用于机体以治疗疾病的方法称为传导热疗法,又称温热疗法。常用的传导热疗法的种类主要有石蜡疗法、温热袋敷疗法、蒸汽疗法、泥疗法、热气流疗法、坎离砂疗法等。

6. 低温疗法 利用低温治疗疾病的方法称为低温疗法。它分为两类,一类是利用低于体温与周围空气温度、但在 0℃ 以上的低温治疗疾病的方法称为冷疗法;另一类是利用 0℃ 以下的低温治疗疾病的方法称为冷冻疗法。其中-100℃ 以下的治疗为深度冷冻疗法,属于外科范畴。

7. 水疗法 应用水治疗疾病的方法称为水疗法。水疗法包括冲浴、擦浴、浸浴、淋浴、药物浴、蒸汽浴、气泡浴、漩涡浴、蝶形槽浴、步行浴、水中运动等。因所应用的水温、水的成分以及作用方式、作用压力与作用部位的不同,其治疗作用及适应范围也不相同。

8. 其他物理因子疗法

(1)生物反馈法:又称电子生物反馈疗法,应用电子仪器将人体内正常或异常的生理活动信息转换为可识别的光、声、图像、曲线等信号,以此训练患者学会通过控制这些现实的信号来调控那些不随意的(或不完全随意的)、通常不能接受到的生理活动,以达到调节生理功能及治疗某些身心性疾病目的的方法。目前,常用的生物反馈疗法有肌电生物反馈疗法、手指皮肤温度生物反馈疗法、皮肤电阻生物反馈疗法、脑电生物反馈疗法、心率生物反馈疗法、血压生物反馈疗法等。

（2）压力疗法:是改变机体局部的压力,以治疗某些疾病的一种疗法,包括肢体压力疗法和局部压力疗法。广泛使用的肢体压力疗法有气囊袖套式或腿套式正压治疗,而局部压力疗法多用于肥厚性瘢痕的治疗,也可用于肢体水肿的治疗。治疗时,采用压力绷带、压力套、压力衣等。

（3）冲击波疗法:冲击波是一种机械波,它具有声学、光学和力学的某些性质,广义上的冲击波在生活中随处可见,如震动、雷电、爆炸和超音速航空器等均能产生冲击波,冲击波具有压力瞬间增高和高速传导的特性,冲击波的能量是超音波的一千倍左右。在人体造成物理冲击时,刺激生长激素释放,促使微血管新生,达到组织再生以及修复的功能。冲击波可促进组织代谢、循环,有止痛与组织修复功能,对肌腱筋膜病变引起的慢性疼痛及骨折未愈合有非常显著的疗效。

9. 高压氧疗法　是在高压(超高压)的环境下,呼吸气体中氧的分压(即氧的压强,简称氧压)超过(或大于)1ata 者,称为高压氧。用高浓度氧以治疗缺氧性疾病和相关病患的方法,称为高压氧疗法。在临床上主要用于脑出血、脑梗死、脑挫裂伤、脑干损伤、脑水肿、神经损伤以及急性中毒及中毒性脑病、有害气体中毒、突发性耳聋、耳鸣等康复治疗。

常见人工物理因子疗法分类见表 1-1。

表 1-1　常见人工物理因子疗法分类

物理因子	治疗方法名称	
电	直流电疗法	直流电疗法
		直流电离子导入疗法
	低频电疗法(0~1000Hz)	感应电疗法
		神经肌肉电刺激疗法
		功能性电刺激疗法
		经皮电神经刺激疗法
		间动电疗法
		超刺激电疗法
		电睡眠疗法
		直角脉冲脊髓通电疗法
		高压低频电疗法
	中频电疗法(1000~100 000Hz)	等幅正弦中频电疗法
		—音频电疗法
		—超音频电疗法
		调制中频电疗法
		干扰电疗法
		—静态干扰电疗法
		—动态干扰电疗法
		—立体动态干扰电疗法
		音乐电疗法
		波动电疗法
		共鸣电火花疗法
	高频电疗法>100kHz	短波疗法
		超短波疗法
		微波疗法
		—分米波疗法
		—厘米波疗法
		—毫米波疗法
		高频电热疗法
光	光疗法	红外线疗法
		可见光疗法
		紫外线疗法
		激光疗法

续表

物理因子	治疗方法名称	
声	超声波疗法	超声波疗法 超声药物透入疗法 超声雾化吸入疗法
磁	磁疗法	静磁场疗法 脉动磁场疗法 低频交变磁场疗法 高频交变磁场疗法 磁处理水疗法
热	传导热疗法	石蜡疗法 泥疗法 坎离沙疗法 热气流疗法 湿热袋敷疗法 蒸汽疗法
冷	冷疗法	冷疗法 冷冻疗法 超低温疗法
水	水疗法	浸浴 擦浴 淋浴 水中运动 步行浴 水下洗肠浴
其他	压力疗法 生物反馈疗法 —肌电生物反馈疗法 —皮温生物反馈疗法 —脑电生物反馈疗法 —心率生物反馈疗法 —血压生物反馈疗法 冲击波疗法	

三、应用范围

随着康复医学的迅速发展,康复理念被越来越多的人所接受,物理因子治疗技术在临床上的应用日益广泛。临床应用对象主要是以慢性化、障碍化、老年化以及疼痛为特征的病、伤、残者。尤其是慢性病和老年病患者。

(一)老年病和慢性病

随着医学科学技术水平的不断提高,危重患者的抢救成功率明显提高,使免于死亡的残疾人数相应增加;人口的老龄化,必然伴随着老年退行性变疾病的增加;交通事故和运动损伤等使意外伤残增多;慢性病逐年增多,成为威胁人类健康和生命的主要危害;疾病的结构发生了慢性化、残疾化和老年化的变化,人们对康复医学的需求也在逐步增加。而物理因子治疗对很多老年病和慢性病有较好的治疗效果,例如紫外线、红光、微波对老年卧床患者压疮感染的治疗,低频脉冲电磁场对骨质疏松的治疗,水疗法对老年人运动功能降低的改善等。

(二)功能障碍者

物理因子治疗技术可应用于各种原因引起的功能障碍,如运动系统、神经系统、循环系统的疾病和损伤引起的功能障碍。骨关节损伤及偏瘫、截瘫、脑瘫等引起的关节功能障碍是物理因子治疗最早的和最重要的适应证。近些年,采用物理因子对心肺功能、二便功能障碍等问题的干预也取得了良好的进展和疗效。

（三）疼痛

物理因子治疗技术可应用于多种原因引起的急慢性疼痛,如腰扭伤引起的急性腰痛、骨与关节损伤引起的疼痛、血管神经性头痛、颈椎病引起的颈肩臂痛、腰椎间盘突出症引起的腰腿痛、肌筋膜炎引起的疼痛、骨关节炎引起的疼痛以及骨质疏松症引起的疼痛等。甚至在癌症疼痛治疗方面也取得了良好的效果。

（四）病理改变

物理因子治疗技术可改善或消除疾病和损伤引起的病理变化。如微波能够抑制骨关节炎引起的软骨细胞凋亡;脉冲电磁场能够促进成骨细胞的活性;高频电疗能够消炎;激光能够促进神经损伤的愈合;超声波及冲击波能够促进骨折愈合等。

（五）其他

近年来,心脏康复、肺康复、胃肠康复、癌症康复、抑郁症康复以及慢性疼痛的物理因子治疗也在逐渐开展。

视频:物理因子治疗技术

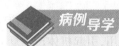

患者,男性,29 岁,因"右小腿疼痛 3d,发热 1d"为主诉入院。查体:T 38.9℃,右小腿前内侧可见鲜红、边界清楚略隆起的硬肿性红斑,手指按压之褪色,触痛明显,皮温明显增高。诊断为丹毒。在给予全身青霉素用药的同时,进行局部物理因子治疗。

问题与思考:

1. 首选最佳的物理因子治疗是哪项?

2. 为了加强疗效,尽快缓解症状,还需要辅助哪些物理因子治疗?

第二节　物理因子治疗的作用机制

物理因子作用于人体时,物理能立即被人体吸收并发生能量形式的变换,引起一系列物理和化学变化,产生局部或全身性的生理反应,从而产生治疗作用(图 1-1)。由于物理因子种类很多,又有各自的特点,加之人体固有的复杂的动力学特性,所以它引起的反应也各不相同。本节仅对其共性的部分,或有代表性的部分加以介绍。

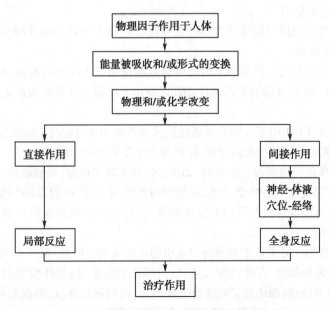

图 1-1　物理因子治疗对人体的作用机制

一、物理因子作用的反应过程

物理因子直接作用于机体后,引发一系列的反应,这些反应过程大致可分为三个阶段。

（一）物理反应阶段

物理因子与局部细胞及周围基质相互作用,发生能量转移,机体吸收能量。物理能只有被吸收后才能对人体发生作用,首先发生的是物理方面的变化。例如温度、组织形态、离子转移、电位变化等物理特性的改变。这被看作第一阶段的变化。

（二）理化效应阶段

在物理因子的直接作用或物理作用发生反应后,将产生一些物质的分解、合成等。例如活性维生素D在紫外线作用下的合成、蓝光对新生儿高胆红素血症所致黄疸的治疗等,都涉及大量的化学反应过程。

（三）生物效应阶段

1. 局部反应　上述理化效应可直接作用于局部而产生局部效应,分解、合成的生物活性物质通过血液和淋巴循环,引起细胞功能状态、体液循环、微循环、物质代谢的改变,使组织建立起新的营养代谢水平,达到治疗疾病的目的。

2. 全身反应　在物理因子的作用下,神经兴奋性信息通过内、外感受器传入神经通路;内分泌信息则通过体液途径传导到控制机体产生适应性的中枢神经结构内,各系统相互作用,引起机体产生复杂的综合反应。在神经和内分泌信息输入产生综合反应的基础上,形成全身性的适应反应。

3. 机体内环境恒定反应　物理因子刺激通过生理调节机制,迅速恢复被物理因子破坏的内环境,从而激活机体产生特异性内环境恒定反应。

局部和全身性的反应就构成了物理因子的治疗作用。当然,对上述作用与反应的模式是典型化的,不能包罗万象,只可阐明基本的规律。

二、物理因子治疗的作用方式

物理因子对人体的作用方式主要包括直接作用和间接作用两种。由于作用因子不同,作用方式的差别也很大。现以光疗和电疗法为例进行比较分析,用以说明不同物理因子的作用方式与深度。

（一）直接作用

物理因子直接引起局部组织的生物物理和生物化学的变化,称为直接作用。不同物理因子对人体的直接作用深度是不同的,表1-2显示了物理因子直接作用的定量概念。

1. 对组织器官的直接作用　在短波和超短波电场下,可使偶极子产生振荡,并产生热效应和非热效应;低频脉冲电流刺激运动神经,可引起其所支配的肌肉发生收缩;二氧化碳激光聚焦治疗疣、赘生物等都是物理因子的直接作用。

2. 对致病因子的直接作用　超短波、微波、紫外线等物理因子有杀菌或抑菌作用,以及将某些细菌或病毒破坏或减弱的作用。

3. 对组织直接作用的深度　物理因子治疗可以直接作用于人体而获得治疗效果,但各种物理因子直接作用的深度并不相同,其有效穿透深度在临床应用上有着十分重要的意义。

（二）间接作用

间接作用是指物理因子作用于人体后可通过热或热外作用,包括穴位-经络,以及一系列的理化变化而发挥作用。电疗和光疗可能引起的神经-体液等变化及其治疗作用。

1. 神经系统调节作用　物理因子治疗时,如声、光、热等物理能量,可刺激内、外感受器,冲动经传入神经纤维、中枢不同部位和传出神经纤维,发生全身性反射、节段反射及轴突反射而产生效应。例如直流电领区治疗时,可反射性引起颅内充血度和颅内压的改变,从而在治疗偏头痛、头痛和皮层功能失调时获得良好效果。

2. 体液系统调节作用　各类低中频脉冲电流引起肌肉收缩反应时,可产生三磷酸腺苷和乳酸,致使血管扩张,局部血液循环加强,营养代谢改善,促进肌肉功能恢复;紫外线照射时,刺激组织细胞而释放组胺,使组胺酶增多,细胞和体液免疫功能受到刺激,前列腺素释放,形成非特异性炎症等一系列反应。总之,物理因子的治疗作用是靠神经-体液共同参与实现的。

表 1-2　不同物理因子对人体直接作用的深度

累计进入深度(mm)	相当于组织层的位置									
	表皮			真皮	皮下			肌肉		
	< 0.3	0.3~0.5	0.6~1.5	1.6~4	10	15	25~30	31~44	45~50	51~110
短波红外线 (760nm至1.5μm)	———————————→					
长波红外线 (1.6~15μm)		
可见光 (400~760nm)		
短波紫外线 (180~280nm)		
中波紫外线 (280~320nm)		
长波紫外线 (320~400nm)		
微波 (2450MHz)		
超声波 (800kHz)		
电离子导入 (30min)		
一般温热 媒质的热		

注:　———————→ 主要作用深度;　……………→ 可能达到的深度。

三、物理因子作用的反应规律

物理因子作用于人体可视为一种刺激。每种刺激可使人体发生一定的反应,在刺激与反应之间存在一些共性的规律(或法则)。主要有 Grotthus-Draper 规律、Bunsen-Roscoe 规律及 Arndt-Schulze 规律。下面的规律只指出了在一般情况下的共同特点(法则)。

（一）Grotthus-Draper 规律

光化学第一定律是由 Grotthus(格罗杜斯)和 Draper(德拉波)于 19 世纪总结出来的,故有时也以他们的名字命名。只有被分子吸收的光才能引起光化学反应。对光化学反应有效的光是可见光和紫外光,红外光因其能量较低,不足以引发化学反应。例如用红外线照射人体,反射和穿透的红外线是无作用的。此规律适用于物理治疗中的光线疗法。

（二）Bunsen-Roscoe 规律

Bunsen-Roscoe 规律指出,吸收能量的大小和作用时间长短的乘积,决定了一定的反应量。当能量减少时,为达到相同的反应,可以延长作用的时间来弥补;能量增大时,可减少作用的持续时间来调节。只要能量与作用时间的乘积不变,其反应的大小也不变。即强度与时间之间的常数引起机体的反应是恒定的。例如紫外线照射引起皮肤红斑时,指数约为 2。此法则也广泛适用于光线疗法。

（三）Arndt-Schulze 规律

Arndt-Schulze 规律指出,弱刺激引起生活活动,中等度刺激可以促进生活活动,强烈刺激则妨碍生活活动,最强的刺激则可使生活活动停止。物理治疗中最典型的例子为温热疗法所致的充血。轻度温热疗法可致充血,但强度温热疗法反而使血管运动神经麻痹而引起淤血。适量的紫外线可使关节结核趋向治愈,但过度辐射则无效,或使静止的病灶复发。此规律要求在治疗中物理能的用量要适当。

四、物理因子应答反应的影响因素

物理因子是一种外界因素,机体是内在因素,因此,当物理因子作用于机体某一部位或一定组织后,机体产生的应答反应是由内因和外因共同作用的结果。影响物理因子应答反应的因素有以下两大类。

（一）外因

1. 刺激的种类和性质　不同的物理因子刺激产生的应答反应,其应答反应各有其特征。

2. 刺激的剂量　物理因子刺激的强度、频率等不同,其产生的应答反应也不一样。一般规律是小或中等剂量有兴奋、促进作用,大剂量则出现抑制作用,超大剂量则产生破坏作用、致死作用。可伴有量变到质变转化、发展过程。

3. 刺激的环境、时间和条件　机体对物理因子的刺激引起的应答反应,也受条件反射和生物钟节律的影响。体内交感信息控制系统的昼夜节律与人体阳气的昼夜节律完全相同,体内副交感信息控制系统的昼夜节律与人体阴气的昼夜节律完全相同。所以,如能抓住最佳的时间和环境做治疗,其所产生的应答反应效果一般是最佳的治疗效果。

（二）内因

1. 机体状态　研究证明,心理精神因素和中枢神经系统的功能状态;疾病的性质、程度和病程以及个体体质的差异、反应的敏感性、用药情况等都对物理因子作用后的应答反应有着重要的影响。例如,在中枢神经系统兴奋性增高、甲状腺功能亢进、妇女月经期等情况下,机体对紫外线的反应能力增强;而中枢神经系统抑制过程增强、体质虚弱、高度疲劳者以及新生儿、老年人等对紫外线的反应不敏感。对于采用物理因子治疗的患者,同样不可忽视其心理因素。医护人员应注意患者的心理活动,如能适时地给予心理治疗,则能增强物理因子治疗的效果。

2. 刺激部位　同一种类、剂量的物理因子,如果作用于机体的部位不同,其所产生的应答反应也不同。如紫外线照射膝关节时,产生的反应是以局部反应为主;如果作用在脊髓节段部位皮肤时,除产生局部反应外,还会引起相应神经节段内脏及肢体范围的反应;如进行全身紫外线照射,就会引起许多全身性应答反应。

第三节　物理因子对人体的作用

一、物理因子对人体作用的特点

虽然不同的物理因子对人体的作用具有共同性的一面,但也有不同之处,即特异性的一面。

（一）共同作用

各种物理因子对机体的作用具有共同性,主要表现在物理因子作用于人体后所产生的生理作用和治疗作用。

1. 生理作用　物理因子对机体的生理作用主要表现在以下 10 个方面。①改变组织细胞和体液内离子的比例和微量元素的含量。②引起体内某些物质分子,如蛋白质分子、水分子等结构改变。③影响各种酶的生物活性。④调节物质代谢。⑤使体内产生高生物学活性物质。⑥增强血液和淋巴液循环。⑦改变生物膜、血管、皮肤、黏膜以及其他组织的通透性。⑧引起组织温度改变。⑨调节神经-内分泌功能。⑩增强单核-巨噬细胞系统的功能。

2. 治疗作用　物理因子对机体的治疗作用主要表现在以下 10 个方面。①改善神经-内分泌功能障碍。②提高机体或某些系统、器官的功能水平。③改善组织营养,促进组织修复和再生。④提高局部或全身的抵抗力。⑤镇痛作用。⑥消炎、消肿作用。⑦缓解痉挛。⑧脱敏作用。⑨加强机体的适应功能。⑩加强药物向组织器官内透入。

（二）特异性作用

物理因子作用于机体后,在引起共同性效应的同时,还能引起特异性效应。物理因子的特异性效应只有在使用小剂量的条件下方可最明显地呈现,随着剂量的增大,由于分子的布朗运动（热运动）可掩盖其特异性效应,例如小剂量超短波作用于人体时,有明显增强机体防卫功能的作用,而大剂量超短波则有抑制作用。由于不同的物理因子对机体不同的细胞、组织和器官有相对的选择作用,同时各种组织细胞对不同物理因子的感受性也有差异,其选择的治疗方法也各有不同。如紫外线优先作用于外胚层组织及表皮、皮肤神经末梢感受器;超短波优先作用于结缔组织、巨噬细胞系统,并可较明显地作用于血管系统、自主神经-内分泌信息控制系统、骨组织等;直流电优先作用于周围神经末梢感受器和周围神经纤维;正弦调制中频电流可使疲劳肌肉中 RNA 含量升高,并能增强大脑皮质、锥体神经细胞、核内脱氧核糖核酸蛋白的荧光强度。

研究结果证明:不同的物理因子引起的组织形态学变化、体液因子变化、超微结构的功能变化、组织器官功能的变化以及物质代谢的变化等均具有一定的特异性。

二、物理因子的主要治疗作用

物理因子在临床有着广泛的应用,不同的物理因子具有不同的治疗作用。物理因子的治疗作用主要表现为以下十个方面。

（一）消炎

多种物理因子都具有消炎作用。皮肤、黏膜、肌肉、关节乃至整个内脏器官,各种原因导致的急、慢性炎症都是物理因子治疗的适应证,可采用不同的物理因子疗法进行治疗。对于急性化脓性炎症,表浅的可以选用紫外线疗法或者抗生素离子导入疗法,较深层的可以选择超短波（无热量）或微波疗法;对于慢性炎症,多采用短波、超短波疗法、磁场疗法或低、中频电疗法,则可获得预期的疗效。临床研究认为,除了某些物理因子（如紫外线）具有直接杀灭病原微生物作用外,还与物理因子作用后改善微循环、加速致炎物质排出和增强免疫机制等有关。

（二）镇痛

疼痛是一个极其复杂的问题,既是物质现象,又是精神现象。引起疼痛有多种原因,如损伤、炎症、缺血、痉挛、精神因素等。应用物理因子进行镇痛治疗时需要弄清病因,有选择性地使用。炎性疼痛以感染治疗为主;痉挛性和缺血性疼痛可采用温热疗法,改善缺血、消除痉挛;神经、神经根痛可采用直流电药物离子（如麻醉类药物）导入,以阻断痛觉冲动传入,或应用低、中频电疗法以关闭疼痛闸门,激发镇痛物质释放。我们在应用物理因子镇痛时,要结合患者的具体情况,有的放矢地选择物理因子,方可达到理想的治疗效果。

（三）杀菌

紫外线具有很强的杀菌作用。254～257nm 光谱杀菌效果最强,对金黄色葡萄球菌、枯草杆菌、铜绿假单胞菌、炭疽杆菌、溶血性链球菌等均有杀灭作用。其杀菌机制主要是通过光化作用使 DNA 聚合成二聚体,使细菌失去正常的代谢、生长、繁殖能力,甚至死亡。

（四）镇静与催眠

具有镇静、催眠作用的理疗方法有电睡眠疗法、镇静性离子导入疗法、颈交感神经节超短波疗法、静电疗法、磁场疗法、温水浴等,这些疗法均能增强大脑皮质扩散性抑制,缓解全身紧张状态,因而产生镇静与催眠的效果。

（五）兴奋神经肌肉

应用各种技术参数的低、中频电流,如间动电流、干扰电流、调制中频电流,能引起运动神经及肌肉兴奋,用于治疗周围性神经麻痹和肌肉萎缩,也可用于增强肌力训练。这些物理因子方法具有明显兴奋神经肌肉的效果,其引起兴奋的机制是细胞膜受到电刺激后,产生离子通透性和膜电位变化,形成动作电位发生兴奋,引起肌肉收缩反应。对于感觉障碍者,可选用感应电疗法或共鸣火花疗法等。

（六）缓解痉挛

具有缓解痉挛作用的物理治疗方法主要是各种具有热作用的物理因子疗法,例如作用于较深组织的短波、超短波和微波疗法,也有作用于表浅组织的石蜡疗法、红外线疗法,还有作用于全身的热水浴疗法、光浴疗法等。缓解痉挛的作用机制主要在于热能降低肌梭中传出神经纤维的兴奋性,使牵张反射减弱和肌张力下降。

（七）软化瘢痕、松解粘连

碘离子导入疗法、音频电疗法、石蜡疗法以及超声波疗法均可以改变结缔组织弹性,增加延展性。常用于治疗术后瘢痕和组织粘连,有明显软化瘢痕和松解粘连的作用。

（八）加速伤口愈合

应用小剂量紫外线照射伤口,在防止和控制感染的同时还能刺激肉芽组织生长,加速上皮搭桥和创口愈合过程。锌离子导入和共鸣火花疗法可治疗下肢静脉曲张形成的溃疡,比单纯外科换药处理伤口愈合时间显著缩短。

（九）加速骨痂形成

实验证明,弱直流电阴极、经皮神经电刺激、干扰电疗法、低频脉冲电磁场和超声波疗法等均能促进骨质生长,加速骨折愈合。

（十）调节机体免疫功能

紫外线、红外线、磁场等物理因子具有增强和调节机体免疫的作用,部分物理因子或影响细胞免疫,或促进体液免疫,或同时影响两者。

第四节 物理因子治疗技术的发展及展望

物理治疗有着的悠久历史。物理治疗技术的形成和发展是通过人类在与疾病长期斗争的过程中不断实践、不断总结经验而形成的,并随着现代科学技术的兴起和发展而不断发展、完善。

一、物理因子治疗技术的发展简史

（一）物理因子治疗技术的形成

1. 中国古代物理因子治疗的形成 早在公元前 7000 年,石器时代的中国,原始人利用阳光、砭石、石针、水和按摩等治疗疾病、维护健康。在 4000 多年前,物理治疗的雏形就已形成。我们的祖先已经懂得使用尖状和刮削过的石器,以刺破痈疡,排出脓血。春秋战国时代,著名医学家扁鹊就经常用砭石、针灸、熨帖与按摩等治疗各种疾病。中国现存最早的医书——战国时期的《黄帝内经·素问》中详细记载了攻达（针灸）、角（拔罐）、药熨（传导热）、导引（呼吸体操）、按跷（按摩）、浸渍发汗（水疗）等物理因子治疗疾病;公元前 722 年—公元 220 年的春秋战国和秦汉时代,按摩已经成为一种重要的医疗手段。此外,中国也是世界上发现和应用矿泉水和磁场治疗疾病最早的国家。早在东汉时代,《神农本草经》中记载磁治"周痹风湿,肢节肿痛""除大热烦满耳聋"。唐代医家孙思邈著《千金方》记载用磁治眼疾。中国古书中不乏磁石、矿泉水治疗疾病的记载。清代吴尚先著《理瀹骈文》一书,详细记载了利用日晒、火烤、蒸熏、热熨、薄贴等治病方法,是一部罕见的外治疗法专著。

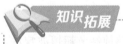

扁鹊的医术

扁鹊姓秦,名越人,渤海郡郑人,生于公元前 407 年。扁鹊是战国时期医学家,也是中国传统医学的鼻祖,精于内、外、妇、儿、五官科等,擅长应用砭刺、针灸、按摩、汤液、热熨等方法治疗疾病。有一次,扁鹊路过虢国,听说虢国太子病死,已有半日,扁鹊问明了详情,认为太子患的只是一种突然昏倒不省人事的"尸厥"症,鼻息微弱,像死去一样,便亲自去察看诊治。他让弟子研磨针石,刺百会穴,又做了药力能入体五分的熨药,用八减方的药混合使用之后,太子竟苏醒了。进而施药调补阴阳气血,20d 后,太子完全恢复了健康。这就是扁鹊运用针灸、汤液、热熨令人起死回生的故事。

2. 西方国家古代物理因子治疗的起源 早在古罗马和古希腊时代,人们就已经开始应用日光浴、空气浴及水疗。据文献记载,人类在发明电之前就知道电能治病,如古希腊的渔夫们常利用一种会放电的鱼(Torpedo)来治疗关节痛。古希腊医生希波克拉底(公元前460—公元前377年)第一个利用日光治病。他还积极提倡利用阳光、空气和水等自然疗法增强体质、防治疾病,这在全世界产生了一定的影响。公元129—200年,希腊医生用磁石治疗腹泻;公元502—550年,罗马医生用磁石治疗手足疼痛;16世纪,瑞士医生用磁石治疗脱肛、水肿、黄疸等外科疾病。

（二）现代物理因子治疗技术的发展

现代物理因子治疗技术的兴起始于第一次世界大战后。由于战伤造成了众多的伤残,而小儿麻痹症的流行又使残疾人增多,迫使当时的医务工作者们去寻求一些非手术和非药物、行之有效的评定和治疗方法,特别是电诊断和电疗等技术。这些方法不仅用于治疗,还用于诊断及残疾的预防,不仅刺激了物理治疗技术的迅速发展,也促进了物理医学的形成和发展。

第二次世界大战(二战)不仅推进了物理因子治疗技术的发展,而且加速了康复医学的形成。二战期间伤员较多,为使伤员尽快返回前线,Howard A. Rusk(1901—1989)等在物理医学的基础上采用多学科综合应用康复治疗,如物理治疗、心理治疗、作业治疗、语言治疗、假肢、矫形支具装配等,大大提高了康复效果。二战结束后,Rusk等大力提倡康复医学,把战伤的康复经验运用于和平时期。与此同时,地区与国际康复医学组织与机构相继成立。1938年美国成立了物理治疗师学会,1943年英国成立了物理医学会,1947年美国成立了美国物理医学与康复医学委员会,1951年国际物理医学与康复学会成立,1969年国际康复医学会成立。

随着自然科学的发展,许多物理因子陆续被人类掌握,并应用到医学上,特别是近百年来在光疗与电疗方面发展迅速,紫外线、红外线、感应电、高频电、超声波等相继应用于疾病的康复治疗。20世纪50年代发展起来的微波,20世纪60年代发展起来的激光及生物反馈也很快应用于一些疾病的治疗,20世纪70年代获得显著发展的射频治疗癌症技术和光敏诊治癌症技术受到了世界上许多国家的重视。20世纪90年代兴起,21世纪初从临床到基础得到了广泛深入的研究,如脉冲电磁场技术、功能性电刺激技术、冲击波技术、经颅磁刺激技术、小脑顶核电刺激技术、吞咽障碍电刺激技术,以及近年来兴起的聚焦超声技术都把物理因子治疗技术推入了快速发展的轨道。特别是脉冲电磁场技术和冲击波技术在骨科康复领域的应用更是具有划时代的重要意义,而冲击波已经成为治疗特定运动系统疾病的新疗法。这些都不断地丰富了物理治疗的内容,并增添了许多新课题。可以说,物理治疗学既是一门最古老的医学科学,又是现代医学的独立分支。

由此可见,物理因子治疗作为一种治疗手段已运用了许多年。但作为医学的独立分支,它仅有70多年的历史。经历了70多年的实践,物理治疗专业,特别是物理因子治疗技术,不仅积累了丰富的临床经验,而且在探索作用机制方面,也进行了大量尝试性的研究工作。在临床应用方面,局部加温治疗恶性肿瘤、电刺激镇痛、磁场治疗毛细血管瘤、光敏诊断和治疗恶性肿瘤等,均取得了显著的疗效。在中西医结合方面,应用经穴激光照射、经穴微波针灸、经穴磁场疗法和经穴超声波疗法等,也取得了一定的进展,并将传统医学的辨证施治理论应用在了物理治疗上,给现代物理治疗赋予了新的内容和生命。

二、物理因子治疗技术的应用前景

当今社会,医学取得了巨大的进展,进展的主要标志不仅是医学科学的进步,更重要的是表现在人类健康水平得到了普遍提高。随着经济社会的快速发展,人们对健康和医学模式的需求均发生了深刻的变化,物理因子治疗技术也必将顺应这一大趋势,将有更加广阔的发展前景。同时,随着疾病结构的改变和人们对健康要求的提高,医学模式由单纯生物学模式对症治疗转变为生物、心理和社会医学模式,其目标是整体康复、重返社会。而实现康复医学根本目标的重要手段之一就是物理因子治疗技术。根据物理因子治疗技术所处的重要地位,其发展可能呈现以下趋势。

（一）重点推进老年物理因子治疗技术

社会人口老龄化促使老年物理因子治疗技术将成为康复医学研究的重点,尤其是老年神经康复方面。近年来,世界各国人口的平均年龄均有不同程度增长。目前,中国60岁以上的老年人口近 2.3 亿,预计到 2050 年中国老年人将达到 4.8 亿,约占届时亚洲老年人口的 2/5,全球老年人口的 1/4。中国人口老龄化发展速度最快,已经进入老年型国家。而由慢性疾病造成的老年人口伤残问题尤为突出。中国 60 岁以上人口的病残率高达 27.4%,即 4 个老人中就有 1 名残疾人,物理治疗技术的社会需求巨大。因此,老年康复的物理因子治疗技术必定在不久的将来成为老年康复领域的重要手段。

（二）全面推广专科专病物理因子治疗技术

物理因子治疗技术的临床应用和应用研究将向各个临床二级和三级学科及其专病渗透推广。在 21 世纪,该技术可能成为辅助替代药物和手术治疗的重要手段。因此,紧密结合临床开展物理因子的治疗、研究和护理应当成为康复医学工作者的当务之急。提倡各个医院的有关临床科室都开展物理因子治疗技术工作,使物理因子治疗思想贯穿于医疗的全过程;将物理因子治疗技术作为补偿、替代功能缺陷患者的基本方法。

（三）中西医结合物理因子治疗将成为趋势

单纯用西医或中医物理因子治疗已难以取得满意的效果,而以中西医结合的物理因子疗法,如穴位经皮神经电刺激疗法、经穴位小脑顶核电刺激疗法等将成为必然趋势。以督脉电针加电体针治疗脊髓损伤,在改善运动功能、减轻痉挛及二便控制等方面取得满意效果就是有力的证明。

（四）物理因子治疗技术社区化

社会服务社区化给社区康复的发展带来了新的动力和机遇。跨入 21 世纪后,社区康复将真正成为中国康复医疗工作的基础。而社区康复的主流技术将是物理因子治疗技术,如功能性电刺激(FES)通过植入式方法的研究与应用,不仅应用在肢体运动功能的重建,而且广泛应用在临床各个领域,如植入式人工心脏起搏器已广泛应用于各类窦房结功能障碍的心脏病患者;通过植入电极控制膀胱排尿功能;触-视、听觉转换系统应用于视-听觉障碍患者等,实现了便携式和家庭式,为有需求的患者带来了便利。

（五）物理因子治疗技术信息化

物理因子治疗技术信息化是国际发展趋势,即物理因子治疗技术的数字化、网络化、信息化,是指通过计算机科学和现代网络通信技术及数据库技术,为各国之间以及国内各医院之间提供患者信息和治疗技术信息的收集、存储、处理、提取和数据交换,以便学术交流,促进共同进步。信息化使治疗师能够及时了解、掌握与时俱进的物理因子治疗技术的科研、技术前沿,加速物理因子治疗技术信息化和社会化进程,是全面推广物理因子治疗技术、特别是物理治疗技术社区化的必然要求。

第五节 物理因子治疗处方

一、概述

物理因子治疗文书包括物理治疗单和物理治疗处方。物理治疗单主要是对患者就诊情况的记录,包括一般情况、简要病情、诊断、治疗、复诊及治疗后的记录等。物理治疗处方是针对患者病情所确定的物理治疗医嘱,对治疗师的具体操作具有指导作用。

（一）处方目的

1. 为物理治疗师提供治疗的基本目的、具体治疗要求,保证医师的医嘱得到准确地执行。

2. 为临床治疗和管理提供永久性的资料。

3. 在发生医疗纠纷时提供病历资料。

（二）处方的基本原则

物理治疗处方对物理因子治疗具有指导作用,开具物理治疗处方应该注意以下几个基本原则:

1. 明确诊断 明确诊断是正确治疗的前提,不能仅凭主诉就对就诊的患者进行治疗。患者就诊后,除了详细询问病史,了解患者并发症、体质、治疗史、既往史及家族史等外,还应该进行全面的体格检查和必要的临床辅助检查,待明确诊断后才能进行物理因子治疗。临床医生只有熟练掌握各种物理因子作用的共性和特性后,才能有针对性地确定治疗计划、开具物理因子治疗处方,并根据病情和病理变化及时调整疗法和剂量,及时与手术、药物、饮食及运动疗法等密切配合。

2. 综合治疗 由于疾病发生、发展的复杂性,在疾病治疗过程中采用的治疗手段与方法,应在考虑局部与整体、药物与营养、心理与社会等多重因素的综合作用后,多样性选择。综合治疗即指物理因子与上述因素之间以及两种以上物理因子之间综合应用的治疗方案。

(1)不同物理因子的综合应用:两种或两种以上物理因子之间综合应用,治疗作用相互叠加,有利于缩短治疗时间、减少治疗剂量,并避免由于单一因子的过强刺激对机体造成的伤害。当然,也有部分物理因子综合应用时不但不会产生叠加效果,反而会因为相互抑制而减弱疗效。因此,在综合应用物理因子治疗时应该注意以下情况:

1)作用相同的物理因子不宜同日应用:过强的刺激可能引起机体产生超限抑制作用,或者造成机体功能紊乱。如超短波疗法与微波疗法、间动电疗法与调制中频电疗法、全身水浴与大面积泥疗等。

2)相互拮抗的物理因子不能同时应用:如紫外线疗法与红外线疗法或可见光疗法,全身静电疗法与针状浴或直喷浴等。

3)反射疗法:应用反射疗法时,在同一反射区不宜同日使用两种以上的物理因子治疗,以免造成不良反应。

4)防止治疗负荷过大:防止综合治疗造成患者过大负荷或引起患者疲劳,治疗过度对机体体液及生理调节机制不利。

(2)物理因子治疗与药物治疗的综合应用

1)物理治疗与全身性药物治疗的综合应用:物理因子与药物对人体的作用可以是相互协同的,也可以是拮抗的,合理利用两者的协调作用能够缩短病程、提高疗效。对患者采用药物进行治疗的同时进行局部物理治疗,由于局部血液循环的改善,可加速药物进入体内的速度,促进药物的吸收,增加局部药物的相对浓度。某些药物能够改变机体对于物理因子的敏感性,如水杨酸、磺胺、汞、砷制剂等能够提高机体对紫外线的敏感性,而胰岛素、钙剂则减弱紫外线的生物学效应。

2)物理治疗与局部皮肤、黏膜药物治疗的综合应用:在局部皮肤、黏膜进行药物治疗的同时根据病情需要采用直流电疗法、超声波疗法、光疗法等物理因子治疗,可以促进机体对药物的吸收,增加局部的药物浓度,有利于提高疗效。

3. 方法选择

(1)因子选择:在选择物理因子的时候,须根据患者的病情、性别、年龄、生活习惯以及对物理因子作用的反应能力进行综合考虑。

1)分清主次:在明确诊断的前提下,要弄清楚疾病所处的阶段及该阶段存在的主要问题。特别是当患者存在多种疾病时更应该分清主次找出主要矛盾,针对主要矛盾采取相应的治疗。

2)标本兼顾:根据患者疾病本质和症状表现,同时考虑局部治疗与整体治疗的关系,做到标本兼顾。

3)综合治疗:选择物理因子时要注意作用方式、部位、强度、时间、频次和治疗的疗程,同时应该考虑到所选择的物理因子之间是否存在作用相互协同或相互拮抗的关系,进行合理的综合治疗。例如:①可以同时应用两种物理因子的协同作用以提高疗效。②连续应用多种物理因子进行综合治疗:如治疗脑血栓形成时,先按摩,然后体疗、矿泉浴(或在水浴中进行医疗体操);治疗早期高血压时,可先行电疗,休息半小时后再行体疗;治疗骨折时,先做局部的电疗或蜡疗,然后体疗。③交替应用多种物理因子进行综合治疗:如对重症周围病变的患者,可一天做直流电药物离子导入,另一天做短波治疗(每天做均体疗)。

总之,在实施综合性物理因子疗法时,应当注意在同一部位同时应用几种性质相同或作用相近的物理因子是不必要的,甚至是禁忌的。

(2)参数选择:相同的物理因子在治疗不同疾病时,应该选择不同的治疗参数;相同的物理因子在同一疾病的不同阶段,也应该选择不同的治疗参数。例如超短波疗法在治疗急性疼痛时,应该选择无热量,而治疗慢性疼痛时选择微热或温热量。

（3）部位选择：正确选择治疗部位对保证疗效极为重要。在选择部位时可以从以下几方面考虑：局部治疗时尽量将病变部位置于物理因子能作用的场中；要注意人体各节段的反射作用，可采用上病下治、左病右治的方法；对内脏疾病可在体表投影反射区进行治疗。

（4）剂量选择：确定物理因子治疗剂量有两个要素：刺激强度和作用时间。一般规律是大剂量产生抑制作用，小剂量产生兴奋作用。如在小剂量的超短波或小剂量的超声作用下，巨噬细胞的吞噬功能加强，但大剂量作用时则有抑制作用。如紫外线照射时小剂量能促进肉芽生长加速创口愈合，大剂量则破坏新生肉芽，延缓创面愈合。根据疾病的性质及发展的不同阶段而采用不同的剂量，是我们遵循的另外一个原则。如用超短波治疗急性或亚急性化脓性炎症时，都选用小剂量。而下肢慢性营养障碍性溃疡的病变局部，对外界任何刺激的反应都较微弱，故适用较大剂量的物理因子治疗，如用强红斑量或超强红斑量的紫外线照射，较大剂量的电针疗法，较大剂量的直流电药物离子导入等。

确定剂量时还应考虑患者的个体差异，而非单纯根据疾病本身所需治疗剂量的大小而定。例如：风湿性肌炎、风湿性神经根炎一般用较大剂量的物理因子治疗，收效较好，但如果患者的体质较弱，神经系统的功能很不稳定，用大剂量的物理疗法可引起全身性的不良反应，如强红斑量紫外线局部照射后可出现头晕、睡眠差、食欲低下等不良反应，故使用的剂量应较一般选用的剂量为低。

各种组织、器官在结构和功能方面具有特异性，因此所用的剂量也有差别。例如：鼻窦内的血管较少，对温热的调节性能较差，故超短波作用时剂量不宜过大。

（5）疗程的确定：物理因子治疗的效果需要量的积累，多数物理因子一次治疗难以达到预期的疗效，需要积累一定的量才能产生治疗效果。因此，对于需要多个疗程物理因子治疗的慢性病患者，应当在两个疗程之间设一个间歇期，以利于机体恢复调整，消除上一个疗程适应性反应所产生的影响。间歇期一般为2~4周，同一种物理因子在1年内应用次数以不超过3~4个疗程为宜。

二、物理治疗处方的内容

（一）物理治疗单的基本内容和要求

进行物理因子治疗之前应该首先填写物理治疗单，各医院的治疗单记录方法不尽相同，但具备以下几个方面的内容是基本要求。

1. 一般情况　患者初诊时，接诊医生应该记录患者的基本情况，内容包括就诊日期、姓名、性别、年龄、职业、科别、病历号、联系方式等。简要记录患者的病情，包括主诉、主要体征、目前诊断，同时还需记录患者有无其他并发症及既往病史、过敏史等。

2. 治疗医嘱　根据病情开具治疗医嘱，内容包括物理因子治疗的种类、治疗部位、治疗时间、治疗次数、治疗频率、复诊日期等。如果需要采用两种以上物理因子治疗，应注明治疗先后顺序及间隔时间并签名。同时最好在治疗单上用示意图的形式标出治疗部位及治疗方法（表1-3）。

3. 复诊记录　患者复诊时，接诊医生负责记录患者的复诊日期、病情变化及治疗反应。如果因为病情变化或疗效不佳需要更改治疗医嘱时，应注明更改日期、更改项目、重新标注示意图，记录再次治疗的次数或复诊日期并签名。

4. 治疗记录　操作人员在对患者进行治疗操作后，负责记录治疗日期、治疗剂量、治疗时间、重点记录有无不良反应，并在记录后签名（表1-4）。

5. 治疗小结　患者结束一个疗程的治疗后，经治医师根据对患者的诊察结果及时在治疗单上做出疗效判断，对特殊患者做出治疗小结并签名。

（二）物理治疗处方的内容和要求

物理治疗处方的基本内容应该包括：物理因子治疗的种类、治疗部位、治疗剂量、治疗方法、治疗频次、疗程及示意图等。

1. 选择物理因子治疗的种类　针对患者具体病情选择物理因子治疗的种类，对于较复杂的病情，应该全面考虑治疗方案，先解决急性的、患者最需要解决的症状，同时在选择治疗种类时又要考虑原发病、并发症的影响。选择一个治疗因子即包括该因子的治疗部位、范围、波形、频率、剂量、强度、时间、频次等。

表 1-3　物理因子治疗单首页

病案号_____

经费来源:医保□　公疗□　工伤□　大病□　医疗照顾□　自费□　外地□　其他□

姓名_____　性别_____　年龄_____　电话_____　住址_____

申请科室_____　病房_____　床号_____　申请医师_____　申请日期_____

病情摘要:_____

_____

_____

_____

临床诊断:_____

_____

主要问题:_____

治疗目标:_____

特殊说明:_____

医　　嘱:

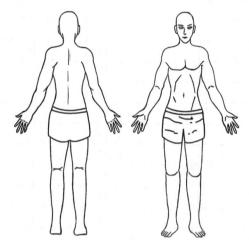

____年___月___日

医患双方意见签注页

1. 根据病情,医师告知我需要进行_____康复治疗。
2. 我已了解《理疗患者须知》。包括:
①妊娠期妇女及使用心脏起搏器患者禁止进入高频室。
②妇女月经期应暂停腰腹部高频电疗、腰椎牵引等。
③肿瘤、发热、血液系统疾病、活动性结核、不稳定心绞痛、不稳定高血压、近期癫痫发作、精神疾病等患者不适合理疗。
④治疗局部不宜覆盖敷贴、膏药等。
3. 我已了解《水疗患者须知》。包括:肿瘤、发热、血液系统疾病、不稳定心绞痛、不稳定高血压、近期癫痫发作、传染性疾病、精神疾病、重症沙眼、急性结膜炎、中耳炎、腹泻、皮肤破损等患者不适合水疗。

医　方	患　方
1. 我方保证已将知情同意书和患者须知及时、准确、无误地告知患者(本人/监护人/近亲属/其他代理人)。 2. 我方保证恪守医德、尽职尽责、严守规范、谨慎操作,争取最好的治疗效果。 3. 您的训练时间安排在: 　　每周_____ 　　　　至_____ 　水疗患者请提前10min左右到水疗室进行准备。 　　告知人:_____ 　　　　　　年　　月　　日	1. 经医方告知,我对知情同意书和患者须知已完全知晓并充分理解。 2. 本人、亲属及陪护均保证遵守医方的上述要求和规定,积极配合医生。以达到最好的治疗效果。 3. 其他要说明的事项: 患者签名:_____ 家属签字:_____ 　本人有权就此协议内容签署意见,并有义务转告患者的其他陪同人员,我与患者是_____关系。 　　　　　　年　　月　　日

表1-4 理疗科治疗记录单

姓名_____ 性别_____ 年龄_____ 申请科室_____ 档案号_____

次	日/月	剂 量	时 间	治疗师	次	日/月	剂 量	时 间	治疗师
1					1				
2					2				
3					3				
4					4				
5					5				
6					6				
7					7				
8					8				
9					9				
10					10				
11					11				
12					12				
13					13				
14					14				
15					15				
16					16				
17					17				
18					18				
19					19				
20					20				

2. 选择物理因子治疗的规格 同一种类的物理因子有不同的规格,例如超短波治疗机有50W与200W之分,紫外线有冷光低压与高压汞灯光源之分。

3. 选择物理因子治疗的部位 书写治疗部位时应该尽量具体明确,按照解剖学名称详细记载肢体的左、右侧,远、近端,必要时还需注明距体表解剖标志的距离、治疗面积的大小,同时在示意图上用图示标明。

4. 选择物理因子治疗的方式

(1)治疗方法:同一种物理因子在治疗时可以根据病情的需要采用不同的治疗方法和方式。例如超短波治疗时电极放置有对置法、并置法的不同;紫外线治疗时有中心重叠照射法、多孔照射法、穴位照射法、节段照射法等多种方法;超声波治疗时有接触移动法、水下法、水袋法等。在处方中还应该标明治疗时所使用电极的规格、放置的特殊要求等。医生在开具治疗处方时应注意不同治疗方法对不同疾病产生的不同的作用,操作者则应该理解医生在治疗处方中开具的治疗方法的主要目的。

(2)治疗剂量:同一种物理因子在治疗时可以根据病情的需要采用不同的治疗剂量。如在超短波治疗时急性病、急性疼痛应该选择小剂量,而慢性病、慢性疼痛应该选择中等剂量。只有根据具体病情选择适宜的治疗剂量才能够取得满意的疗效。

(3)治疗频次:要在治疗处方中标明治疗的频次。一般治疗是每日1次,反应强的治疗可以隔日1次,特殊治疗可以每日2次。同时进行两种以上物理因子治疗时,一定要标明治疗的先后顺序,还需标明总体治疗次数和疗程中间应复诊的时间。

5. 图示 在人体复杂的几何形状上标记某些部位,用图示的形式常常变得简单易懂,便于操作者理解并执行。所以,物理因子治疗处方常常用文字结合图示的方式进行标记。在标记时应尽可能做到准确标明治疗部位和治疗方法,图样简洁清楚,不宜过于复杂。

（三）物理治疗单举例

1. 超短波治疗

姓名:李某	性别:男	年龄:56 岁	职业:驾驶员
科别:脊柱外科	就诊日期:20××年 5 月 7 日		病历号:123
主诉: 腰痛伴左下肢放射痛 14d。			
主要体征: 腰部正中叩击痛,左下肢直腿抬高试验 40°阳性,加强试验阳性。			
辅助检查: 腰椎间盘 CT 扫描提示:腰 5~骶 1 椎间盘向左侧突出。			
诊断:腰椎间盘突出症			
治疗医嘱	治疗方法:超短波疗法		
	治疗部位:腰骶部		
	治疗方式:前后对置法		
	治疗强度:无热量		
	治疗时间与频次:每日 1 次,每次 8min		
	治疗疗程:连续治疗 10d		
治疗记录:			
复诊记录:			
复诊记录:			
复诊记录:			
治疗小结:			

2. 超声波治疗

姓名:赵某	性别:女	年龄:26 岁	职业:职员
科别:妇产科	就诊日期:20××年 3 月 20 日		病历号:256
主诉: 剖宫产术后 29d,术后切口瘢痕增生伴瘙痒感。			
主要体征: 腹部正中手术切口部位瘢痕增生明显、质地较硬、发红,有抓挠痕迹。			
辅助检查:无			
诊断:术后瘢痕			
治疗医嘱	治疗方法:超声波疗法		
	治疗部位:下腹部瘢痕区		
	治疗方式:接触移动法		
	治疗强度:0.6W/cm^2		
	治疗时间与频次:每日 1 次,每次 10min		
	治疗疗程:连续治疗 5d		
治疗记录:			
复诊记录:			
复诊记录:			
复诊记录:			
治疗小结:			

3. 紫外线治疗

姓名:王某		性别:女		年龄:50 岁	职业:务农
科别:骨关节科		就诊日期:20××年 6 月 14 日			病历号:789
主诉: 左膝关节疼痛 7d。					
主要体征: 左膝关节肿胀,皮温高,浮髌试验阳性。					
辅助检查:无					
诊断:左膝关节炎(急性)					
治疗医嘱	治疗方法:紫外线疗法				
	治疗部位:左膝关节前部,面积 10cm×15cm				
	治疗方式:全波段紫外线(高压汞灯)				
	治疗强度:中红斑				
	治疗时间与频次:每日 1 次				
	治疗疗程:连续治疗 5d				
治疗记录:					
复诊记录:					
复诊记录:					
复诊记录:					
治疗小结:					

本章小结

　　本章主要介绍了物理因子治疗的概念、分类,物理因子治疗对人体的作用和应用范围,以及物理因子的作用机制及处方的书写要求。其中需要学生重点掌握物理因子的分类及临床应用,注意区分物理治疗和物理因子治疗的区别,并对各种物理因子治疗技术有一个比较全面的认识,为后面章节的学习奠定理论基础。开具物理治疗处方时首先要明确诊断,综合使用不同的物理因子,同时兼顾药物治疗与物理因子治疗,根据病情等因素选择物理因子治疗的种类、参数、部位、剂量和疗程。物理因子治疗单的基本内容包括:患者的一般情况、治疗的医嘱、复诊记录、治疗记录和治疗小结。

(吴军　孙丹丹)

思考题

　　1. 为什么说物理因子治疗技术具有良好的应用前景?

　　2. 物理因子治疗技术的应用范围有哪些?

　　3. 怎样确定物理因子治疗的疗程?

　　4. 如何确定物理因子治疗的剂量?

扫一扫,测一测

思路解析

第二章　直流电疗法与直流电药物离子导入疗法

第一节　概　　述

电流是由带电粒子定向移动所产生的,习惯上把正电荷移动的方向作为电流的方向。直流电疗法(galvanization,direct current therapy)是利用小强度,低电压平稳的直流电流治疗疾病的方法,是最早应用的电疗法之一。从19世纪初首次出现关于直流电疗法的文献报道,发展至今对其生理作用及治疗作用已有较深入研究,并成为离子导入和低频电疗法的基础。长期以来,单独应用直流电治疗疾病的情况已日渐减少,但近年来,人们发现直流电对静脉血栓、骨折愈合、陈旧性缺血性溃疡、肿瘤等疾病有明确的疗效,因此,这种疗法又重新引起人们的关注。直流电药物离子导入疗法(electrophoresis)兼有药物和直流电的双重作用,在临床上应用广泛。

一、概念

应用低电压(30~80V)、小强度(小于50mA)的平稳直流电,将这种电流作用于人体一定部位来治疗疾病的方法称为直流电疗法。直流电是方向恒定的电流,可改变体内离子分布,调整机体功能。直流电药物离子导入疗法是借助直流电将药物离子经皮肤、黏膜或伤口导入到体内,用以治疗疾病的方法。它们是应用低电压(小于100V)、小强度(50~100mA)的稳恒直流电作用于机体,引发一系列的生物理化效应,改善病理生理过程,从而达到治疗疾病的作用。

二、物理特性

1. **直流电对人体产生生物理化作用的基础**　凡在水溶液中能够电离和导电的物质称为电解质,而在水溶液中不能够电离和导电的物质称为非电解质。含水分越多的组织,其导电性越好。人体体

19

液是组织细胞进行各种代谢和功能活动的内在环境,体液中含有各种电解质。体液中含有 K^+、Na^+、Ca^{2+}、Mg^{2+} 等阳离子及 Cl^-、HCO_3^-、HPO_4^{2-}、SO_4^{2-}、有机酸离子和蛋白质等阴离子,它们对维持细胞内外液的容量、渗透压、酸碱平衡、神经肌肉兴奋性等具有重要作用。所以人体体液是电解质溶液,人体组织是电解质导体,能够导电。由于各组织的含水量、含离子量以及结构等特征的不同,其电阻率差异很大;根据电阻率的大小可将其分为:①优导体——血液、淋巴液、脑脊液、胃液和胆汁等液体;②良导体——神经、肌肉、肝和肾等;③不良导体——脂肪、干皮肤、结缔组织和骨等;④绝缘体——干的头发和指甲等。

直流电治疗时,两电极间存在着稳定不变的电势差,组织内各种离子、胶体微粒和水分子向一定方向迁移,产生电解、电泳和电渗等一系列生物理化效应。

2. 电解及电解产物 电解质溶液导电时,溶液中的离子发生迁移,在电极上得到或失去电子变为中性原子或分子直接析出,也可以和溶剂发生化学反应形成新的产物,这个过程称为电解。直流电通过电解质溶液时,阳离子移向阴极并在阴极上获得电子而还原成为原子或原子团,阴离子移向阳极并在阳极上放出电子而氧化为原子或原子团,在电极上产生的这些原子或原子团,或者它们同溶剂进一步发生化学变化而产生的新物质,叫做电解产物。

下面以氯化钠溶液为例说明这个电解过程(图 2-1)。

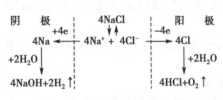

图 2-1 电解过程

氯化钠溶于水中时离解成钠离子和氯离子。通以直流电,钠离子向阴极移动,从阴极上得到电子成为钠原子,钠原子再与水发生反应生成氢氧化钠,同时放出氢气;氯离子向阳极移动,并在阳极上放出电子而变成氯原子,新生的氯原子与水发生化学反应,形成盐酸并放出氧气。综上所述,直流电作用于电解质溶液时,阴极下产生碱性物质,而阳极下产生酸性物质。

直流电电解产生的强酸和强碱会引起人体皮肤的损伤,甚至化学性烧伤。在临床操作中,电极下必须放置足够厚的衬垫来吸附和缓冲电解产物,以减小对皮肤的刺激;但在长时间和大电流作用时,电极下的酸碱仍可透过衬垫而损伤皮肤,治疗时应注意避免。

3. 离子的水化 电解质溶液中,水偶极子的正端被阴离子所吸引,负端被阳离子所吸引。离子周围被水偶极子所包绕的现象称为离子的水化。定向排列在离子周围的这层水分子就是该离子的水化膜。离子的水化膜厚度与该离子的化合价、原子量成正比:即离子的化合价越高,原子量越大,水化膜的厚度就越厚(图 2-2)。

同一直流电场中,离子的移动速度与该离子的有效半径成反比,离子的有效半径和其水化膜的厚薄有关,即水化膜越厚,离子的移动速度越慢。在 K^+、Na^+、Ca^{2+}、Mg^{2+} 四种离子中,Ca^{2+}、Mg^{2+} 周围的水化膜比 K^+、Na^+ 的厚,那么 K^+、Na^+ 的移动速度比 Ca^{2+}、Mg^{2+} 快,所以直流电阴极下 K^+、Na^+ 相对较多,而阳极下 Ca^{2+}、Mg^{2+} 相对较多。

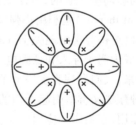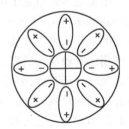

图 2-2 离子的水化
(长椭圆形为水偶极子)

4. 电泳和电渗 这是胶体分散体系在直流电作用下同时出现的两种现象。蛋白质溶于水构成胶体溶液,其作为分散质在分散剂中既可离解成正离子,也可离解为负离子,为两性电解质。在酸性溶液中,蛋白质的氨基结合 H^+ 而带正电荷,呈碱性;在碱性溶液中,蛋白质的羧基解离出 H^+ 而带负电荷,呈酸性。当某蛋白质在一定的酸碱环境中,其羧基释放的 H^+ 和氨基吸收的 H^+ 相等时,蛋白质成中性,此时溶液的 pH 称为该蛋白质的等电点。人体蛋白的等电点偏酸,因此酸能使蛋白质分子之间失去静电斥力而聚结;碱能增大蛋白的分散度。

正常情况下,人体的血液、淋巴液和脑脊液等体液为弱碱性,蛋白质表面就带负电荷;带正电荷的离子被这种蛋白质表面的负电荷吸引,形成一种独特的电荷分布:蛋白质表面的负电荷和其所吸引的少数正电荷离子构成吸附层,吸附层四周的正电荷离子构成扩散层。直流电通过人体时,蛋白粒子及其吸附层向阳极移动,称为电泳;扩散层正离子连同其水化膜向阴极移动称为电渗。由于电泳的作用,蛋白质向阳极集中而密度升高,阴极下蛋白密度降低。由于电渗的作用,阴极下水分相对增多,而阳极下相对脱水。这些将对生理活动产生影响。

5. 酸碱度改变　在直流电作用下,金属离子 K^+、Na^+、Ca^{2+}、Mg^{2+} 等向阴极移动,而许多酸根和有机酸向阳极移动;同时由于阴极下产生碱性电解产物而阳极下产生酸性电解产物,所以在阴极下碱性增高,而阳极部位呈酸性。两极下的酸碱电解产物蓄积到很高浓度时,可以破坏组织而引起烧伤,治疗时必须注意避免。但也可以利用这个作用来拔除倒睫毛,破坏疣痣等。

6. 改变组织含水量　在直流电的作用下,由于发生电泳和电渗,阴极下水分子增加,蛋白分散度升高,组织膨胀松软,而阳极下组织水分减少,蛋白质分散度降低,组织较干燥致密。利用阳极的作用,可使水分向瘢痕、干燥的组织集中。组织蛋白是亲水性的,由于水分增加,蛋白吸水,易于溶解膨胀变软,因而阴极能使瘢痕、干燥组织软化、变软。阳极可使局部组织脱水,皮肤干燥,对于有水肿或渗出物的病灶和多汗的局部皮肤,可利用阳极的脱水作用进行治疗。

7. 细胞膜通透性的变化　蛋白质的稳定性与电荷、水化膜、酸碱度和电解质有密切关系。在直流电阳极下,由于脱水、偏酸性等特点,蛋白质分散度降低,易于聚集凝结,且阳极下 Ca^{2+} 浓度相对增高,细胞膜变得较致密,因此阳极使细胞膜通透性降低,物质经膜交换减慢。而阴极组织含水量增加,偏碱性,偏离蛋白质的等电点,蛋白质分子分散度升高,且阴极下 K^+ 浓度相对升高,细胞膜变疏松,通透性升高,物质经膜交换加速。

8. 组织兴奋性变化　神经肌肉的兴奋性(应激性)需要体液中各种电解质维持一定的比例。直流电能改变细胞膜两侧原有的膜电位水平(或称改变膜的极化状态)。在直流电阴极下,钠、钾离子相对较多,钙、镁离子相对较少,细胞膜电位下降,易于除极化,神经兴奋性增高;阳极下,钙、镁离子相对较多,钠、钾离子相对较少,神经兴奋性降低。在直流电的作用下,体液中 K^+、Na^+、Ca^{2+}、Mg^{2+} 都向阴极方向移动,由于 K^+ 和 Na^+ 的水化膜较薄,移动速度较快,所以在阴极下 K^+ 和 Na^+ 的浓度相对升高,以及阴极下碱性升高,H^+ 浓度较低,所以阴极有提高组织兴奋性作用,而阳极下的 Ca^{2+} 和 Mg^{2+} 的浓度相对增加,H^+ 浓度较高,所以阳极有降低组织兴奋性的作用。

直流电阴极使膜的两侧产生一个外负内正的电压降(电位差),这个电位差将使膜两侧原有的外正内负的膜电位的数值减少,使膜处于一种低极化状态,因而应激性升高;而阳极下,由于在膜的两侧产生一个外正内负的电位差,和膜两侧原有的电位差同方向,膜电位增高,处于一种超极化状态,因而应激性降低。

第二节　治疗原理及治疗作用

　　患者,女性,58 岁,因右膝疼痛,伴活动受限近半年就诊。查体:右膝轻度肿胀,右膝 ROM:主动伸直 0°,主动屈曲 110°,右膝内侧、外侧均可触及压痛点,X 线示:退行性骨关节炎。彩色超声提示:右膝滑膜增厚,关节腔积液。诊断:右膝退行性病变伴关节腔积液。

　　问题与思考:

　　1. 如何对患者进行康复治疗?

　　2. 可采取哪几种物理因子治疗?

一、直流电疗法的治疗原理及治疗作用

(一)治疗原理

1. 对血管的影响　血管舒缩反应是机体对外界刺激最普遍的生理反应之一。直流电治疗后可看到放电部位皮肤充血潮红。治疗后,局部的血流量增加约140%,皮温升高 0.3～0.5℃,并可持续 30～40min 以上(阴极下更明显)。由于局部小血管扩张,血液循环改善,组织的营养加强,细胞的存储能力

提高,代谢产物的排除加速,因此,直流电具有促进炎症消散,提高组织功能,促进再生等作用,这种作用在阴极下更明显。直流电引起局部组织内理化性质的变化,对神经末梢产生刺激,通过轴索反射和节段反射而引起小血管扩张。直流电扩张血管的机制主要有:

(1)皮肤细胞的蛋白质微变性释放出组胺,通过轴突反射、直接扩张小动脉和提高毛细血管通透性引起血管扩张。

(2)组织蛋白分解成血管活性肽而扩张血管。

(3)直接刺激感觉神经末梢通过轴突反射引起血管扩张。

(4)离子移动冲击血管壁的机械作用。

2. 对组织兴奋性的影响 可兴奋组织在静息电位时膜两侧所保持的内负外正状态称为膜的极化。在某些因素的作用下,膜内电位向减小的方向变化称为除极化;除极化达一定强度时可引起细胞兴奋。当静息时膜内、外电位差的数值向膜内负值加大的方向变化,称为膜的超极化。直流电的作用能改变膜的极化状态:阴极下负电荷较多,细胞膜外正电荷易被中和,从而减弱或消除了膜的极化,使组织易被兴奋;而阳极下正电荷增强了膜外的正电位,膜电位处于超极化状态,组织兴奋性降低。

神经肌肉组织的兴奋性(E)与 K^+、Na^+、Ca^{2+}、Mg^{2+}、H^+ 等离子的浓度、比例有着密切的关系:神经肌肉的兴奋性 $= ([K^+]+[Na^+])/([Ca^{2+}]+[Mg^{2+}]+[H^+])$。

在直流电作用下,局部组织的离子浓度发生变化:阴极处产生碱性物质,H^+ 浓度低,K^+ 和 Na^+ 的浓度相对升高;而阳极下产生酸性物质,H^+ 浓度较高,Ca^{2+} 和 Mg^{2+} 的浓度也相对升高;所以阴极有提高组织兴奋性的作用,而阳极下组织的兴奋性降低。另有实验证明:K^+ 能使神经轴突的鞘膜结构疏松,通透性增加,离子转运更容易,细胞膜更易于除极兴奋。

直流电阴极下神经兴奋性升高的现象称为阴极电紧张。但长时间作用时,阴极区 K^+ 进一步增多,膜结构更加疏松,通透性过度增强,失去对离子的选择性阻挡作用,不能维持正常的膜电位而失去产生兴奋神经的基本条件,阴极区兴奋性由升高转向降低,甚至消失的这种变化称为阴极抑制。反之,当以弱至中等强度的直流电作用时,阳极下神经兴奋性降低,抑制过程增强的现象称为阳极电紧张;如大剂量作用时,阳极区 Ca^{2+} 逐渐减少,细胞膜的致密度下降,组织兴奋性可恢复正常或增高,有人称这种现象为直流电的第三作用。

3. 对细胞膜通透性的影响 细胞与周围环境的物质、能量和信息交换,大多与膜蛋白有关。由于人体的蛋白质多带负电荷,在直流电阳极下富有正电荷及酸性电解产物,导致膜蛋白表面的电性和蛋白间的静斥力减弱或消失,诱发蛋白聚结甚至凝固;又由于电泳的作用蛋白质向阳极聚集,电渗作用导致相对的脱水,因此阳极下物质经膜交换困难,代谢降低。直流电阴极不但富有负电荷及碱性电解产物,而且电渗作用使水分增多,因此蛋白质分散,密度稀疏,细胞膜变疏松,通透性增强,物质经膜的交换增快,加速了病理产物的排出。阴极的这种作用可治疗浅层组织的慢性炎症、皮肤的缺血性和营养不良性溃疡等。

4. 改变组织含水量 由于电泳和电渗的关系,阴极下组织水分增加,蛋白质吸收水分而分散、膨胀,组织变得松软,能软化瘢痕或干燥的组织,若配合碘离子导入可增加疗效。相反,阳极下组织有不同程度的脱水,蛋白质分散度降低,组织较干燥致密,对于水肿或渗出性病灶有收敛作用。

(二)治疗作用

1. 改善血液循环,增强代谢过程 直流电引起局部血管扩张,不仅具有促进炎症消散、消肿、促进神经组织再生和溃疡愈合等作用;阳极有脱水作用,可减轻组织水肿和渗出;阴极可治疗慢性炎症和久不愈合的溃疡。还能通过感觉-自主神经节段反射增强深部脏器的血液循环和营养,加速代谢产物的清除,增加免疫物质向局部的输入,促进细胞间的淋巴流动,提高细胞活力,改善器官功能。如短裤区直流电疗法可改善盆腔的血液供应,腰部直流电治疗可调整肾上腺功能等。

2. 对中枢神经的影响 直流电对神经系统功能有显著的影响,当通过弱或者中等强度的直流电时,阳极下神经兴奋性降低而阴极下兴奋性升高;当通过的电流强度较大或者通电时间较长时,阴极下会由兴奋性升高转向降低;如果电流强度进一步增大或者通电时间很长,阴极下兴奋性甚至可能完全消失,称为阴极抑制,这是直流电作用特点之一。直流电的不同极性对中枢神经系统起着兴奋或抑制的作用。直流电对神经系统有多方面的作用,例如,在头部通电时,可出现高级自主中枢方面的反应。从动物实验表明,直流电阳极置于前额,阴极置于枕部,可引起大脑软膜血管收缩;将阳极置于枕部,阴极置于前额,则出现大脑软膜血管舒张。

直流电的阴极电紧张和阳极电紧张对中枢神经系统也有影响,如脊髓部位通以下行电流(阳极置于脊髓上端,阴极置于骶尾部)具有抑制作用,可以使舞蹈病患者的抽搐及无意识动作迅速消失;而上行电流(阳极置于骶尾部,阴极置于脊髓上端)具有兴奋作用,可以使抽搐再现,甚至加强自发运动。下行电流还有降低肌张力、减弱膝腱反射、升高血压等作用,而上行电流具有升高肌张力、增强膝腱反射、降低血压等作用。

(1)直流电对中枢神经系统的兴奋和抑制过程有调整作用,即在兴奋与抑制过程失调情况下,直流电有使之正常化的作用。因此,直流电常用以治疗神经官能症和外伤、炎症等引起的大脑皮质功能紊乱的症状。

(2)直流电可改变周围神经的兴奋性,并且有改善组织营养,促进神经纤维再生和消除炎症等作用,因此,直流电常用以治疗神经炎、神经痛和神经损伤。

(3)对自主神经的作用:直流电刺激皮肤或黏膜的感觉神经末梢感受器,能反射性地影响自主神经的功能,从而影响内脏器官和血管的舒缩功能。例如,直流电领区治疗,可通过颈交感神经调节颅内、头颈部和上肢的血液循环和组织营养。

(4)断续直流电刺激神经干或骨骼肌时,在直流电通断瞬间引起神经-肌肉的兴奋而出现肌肉收缩反应。断续直流电可用以治疗神经传导功能失常和防治肌肉萎缩。直流电对前庭神经、味觉、视觉等特殊感觉也有兴奋作用而引起相应的反应。临床应用中,用下行电流或阳极为主电极来达到镇静催眠、镇痛和缓解痉挛等目的;而用上行电流或以阴极为主电极来治疗器官功能低下、神经麻痹和知觉障碍等疾病;也常有人根据阴极抑制作用来镇痛、镇静、解痉和镇咳等。

3. 对运动神经和肌肉组织的影响 稳恒直流电刺激运动神经时不能引起支配的肌肉收缩;但在断续刺激神经干或骨骼肌时,离子的浓度发生急剧变化,引起神经肌肉兴奋而出现肌肉收缩反应,可用来治疗神经传导功能失常和防治肌肉萎缩。另外,根据直流电的极性、电流强度等参数的变化可引起运动神经肌肉组织不同的反应,临床上用直流电来对神经、肌肉组织的疾病进行诊断。

4. 调整自主神经及内脏器官的功能 通过刺激皮肤或黏膜的感觉神经末梢,能反射性地影响自主神经及大脑皮质各级中枢的功能活动,达到调整神经系统和内脏器官的功能。例如,领区反射疗法可调节颅内、头颈部、上肢的血液循环和组织营养、胸腔脏器的功能状态;乳腺区反射疗法可用来治疗盆腔炎性疾病、功能失调性子宫出血和月经不调等。

5. 促进静脉血栓溶解退缩 临床上用大剂量($0.2 \sim 0.3 \mathrm{mA/cm^2}$)、长时间($30 \sim 60 \mathrm{min}$)的直流电治疗深、浅静脉的血栓静脉炎有独特的疗效,能使闭塞的静脉恢复畅通。从动物实验观察到,血栓先从阳极侧松脱,然后向阴极侧退缩,当退缩到一定程度时,血管重新开放。

6. 促进骨折愈合 经动物实验证明,$10 \sim 20 \mu \mathrm{A}$ 的直流电阴极有促进骨折愈合的作用。这种治疗需要将阴极电极直接插入骨不连处,阳极电极置于附近的皮肤上,连续通电 $1 \sim 4$ 个月。弱直流电阴极使骨形成的机制还未完全明了。Friedenberg 等提出骨生成(或修复)活跃的区域呈负电位,而不甚活跃区呈正电位,这一电位的产生取决于细胞的活力。有的认为微电流可以改变细胞的微环境而对细胞发生作用。已知阴极下氧的消耗增加并产生氢氧根,从而使局部组织中的氧分压降低并提高阴极周围的 pH。有研究证明,组织中氧张力降低和碱性环境有利于骨的形成。有的还认为直流电阴极能通过激活环腺苷酸系统而作用于骨和软骨细胞,以及在直流电场中胶原纤维排列整齐而有利于骨折的愈合等。其机制可能是:①阴极下耗氧增加,氧分压降低,低氧刺激静止的多功能细胞分化成骨细胞和软骨母细胞。②阴极下产生 OH^- 使 pH 升高,pH 升高有利于钙盐从软骨细胞线粒体释放和钙化,也有利于 HPO_4^{3-}、$H_2PO_4^{2-}$ 在碱性环境下沉积在阴极附近,促进骨痂形成。微弱直流电阴极促进骨再生修复,阳极改善冠状动脉血液循环的作用。

7. 对冠心病的治疗作用 临床研究表明,弱直流电($0.001 \mathrm{mA/cm^2}$)很接近生物电的电流强度,阳极作用于心区有助于改善心肌的缺氧缺血状态,促进心肌兴奋性、传导性的正常化,消除心律不齐以及恢复心室收缩功能等作用。弱直流电(电流强度 $0.001 \mathrm{mA/cm^2}$)作用心区治疗冠心病有一定疗效。

8. 其他作用 将针状电极插入毛囊,利用直流电的电解作用破坏毛囊组织,进行电解拔毛。利用电解产物去除皮肤、黏膜的小赘生物,如疣、痣等。电极下发生的理化效应能改变肿瘤组织的微环境,使恶性肿瘤丧失生存条件。

二、直流电药物离子导入疗法的治疗原理及治疗作用

药物经皮离子导入技术已有 200 余年的历史,但该技术的科学化和系统化研究始于 20 世纪初。20 世纪 60 年代一些局部麻醉药、血管紧张素和激素化合物,先后通过离子导入技术进行局部皮肤或组织疾病的治疗。在中国,开创了中草药通过离子导入技术治疗全身性疾病的先河,在临床上也获得较大成功。由于直流电药物离子导入疗法具有使药物直达病灶、药效维持时间长、无痛苦等特点,并且能辅助内服药物,使活血化瘀、软坚散结、消积止痛的功效得到更加充分的发挥,因此不但患者易于接受,而且临床疗效也大大提高。由此可见,直流电药物离子导入法是一种促进药物透皮吸收很有潜力的方法,其作用已被医疗界广泛认可。直流电药物离子导入法是结合药物及电流物理作用的一种独特疗法,与单纯电疗法和皮肤外敷不同,它可以强制性地将活血化瘀、消炎止痛等药物直接导入病变部位,发挥药物与直流电的双重作用。其导入的是药物的有效成分,经组织器官吸收后可直接发挥药理作用,使病灶局部血药浓度升高,对表浅病灶的应用特别有利,药物离子在体内蓄积时间长,发挥作用的时间也延长,可达数小时甚至数十小时,既延长了治疗效果,也因用药量的减少,从而降低了对肝肾功能的损害,同时由于药物不经过消化道降解,而避免了对肠胃、静脉、肌肉产生的药物毒副作用和抗药性。

1900 年 Leduc 在实验中,将士的宁在 40～50mA 电流下,从阳极端导入家兔体内,使家兔死亡;而用相反极性导入,则不起作用。证实药物离子导入不但能在相应的部位产生作用,而且也能在系统产生作用。1950 年 O'Malley 通过小鼠的皮肤 ^{32}P 导入实验,测定尿中 ^{32}P 含量,证明放射性物质分布在组织的含量与电流强度、作用时间呈正比关系。以人为研究对象始于 1963 年,Zankel 用 ^{131}I 离子导入的试验证实,在某种物理条件下,如对皮肤施以通电、加热或超声后,药物吸收发生改变。电离子导入疗法和普通药物外敷的比较实验证实,电离子导入比局部给药被动扩散多 43 倍。

（一）治疗原理

1. 直流电药物离子导入原理　直流电药物离子导入是利用直流电场的作用和同性电荷相斥、异性电荷相吸的特性,使无机化合物或有机化合物的药物离子、带电的胶体微粒进入人体。通俗地说,就是在药物溶液中,一部分药物解离成离子或带电的胶体微粒,阴极下带负电荷的药物离子或阳极下带正电荷的药物离子向异性电极定向迁移,即向人体方向移动而进入体内。下面我们来看看盐酸肾上腺素、磷酸组胺在直流电作用下的试验结果。

取两个小电极(A 电极、H 电极)放置在右前臂屈侧,一个大电极放置在右前臂伸侧。A 电极衬垫用 0.01% 的盐酸肾上腺素液浸湿,H 电极用 0.01% 的磷酸组胺液浸湿,两电极都接直流电的阳极。右前臂伸侧的电极衬垫用盐酸肾上腺素液或磷酸组胺液浸湿,连阴极,通电 10min 后,取下电极观察到的局部皮肤反应如下:A 电极下皮肤出现苍白斑点,表示肾上腺素已进入体内;H 电极下皮肤明显充血、水肿,出现荨麻疹,证明组胺已进入人体;右前臂伸侧电极下皮肤则无明显反应,提示药物没有进入皮肤(图 2-3)。

从以上试验可以说明直流电药物离子导入具有以下特点:①根据电学中“同性电荷相斥,异性电荷相吸”的原理,利用直流电能将药物离子经完整皮肤导入到体内。②导入到体内的药物能保持原有的药理性质。③阳离子只能从阳极导入,阴离子只能从阴极导入。

2. 直流电药物离子导入的相关理论知识

（1）药物离子导入人体的途径:已经证明,药物离子主要经过皮肤汗腺管口和毛孔进入皮内,或经过黏膜上皮细胞间隙进入黏膜组织。皮肤的最外层为角质层,其导电性差,结构致密,离子难

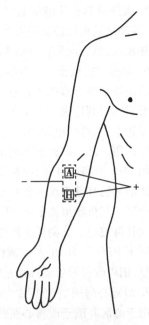

图 2-3　肾上腺素和组胺导入试验
虚线示意放置在伸侧的阴极。

以穿透；但其表面有大量的汗腺和皮脂腺导管、毛孔等的开口，通过这些孔道药物离子进入皮内。如汗腺导管内径 $15\sim80\mu m$，所以蛋白质（$1\sim100\mu m$）等大分子物质也能经汗孔导入体内。此外，黏膜和溃疡伤口无紧密的角质层，药物离子也能经过它们而进入人体。

（2）药物离子导入人体的深度及去向：临床治疗剂量下，药物离子被直接导入的深度大多不超过 1cm，一般只能到达皮肤层。由于细胞膜的阻抗很高，药物离子不能进入细胞内，而只能进入细胞间隙。

药物离子进入人体后的去向大致有：①表皮内形成"离子堆"：药物离子堆积在皮肤的表层，并较长时间的停留于局部形成"离子堆"。不同药物具有不同的理化性质，它们在局部的存留时间从几小时到几天不等。如新霉素导入后，在皮内存留 $3\sim6h$，而 ^{131}I 则长达 $15\sim20d$。"离子堆"在局部存留时间的长短与外周神经、局部血管的功能状况有关；当神经用普鲁卡因阻滞后或血液循环障碍时，药物离子存留的时间延长。在药物离子导入后进行了超短波、红外线或蜡疗等治疗，药物离子在局部存留的数量减少。②与局部组织发生反应：所导入的药物离子，一部分在局部直接与某些组织发生化学反应；一部分离子与胶体质点相结合，刺激神经感受器而引起反应。③进入淋巴液和血液循环，对血管感受器、远处的器官或全身发挥作用。④有些药物离子对某些器官有一定的趋向性，选择性地聚集在有亲和力的器官或组织内发挥治疗作用，如碘离子主要停留在甲状腺，磷大部分存留于中枢神经系统和骨骼中。

（3）药物离子导入人体的数量及其影响因素：在一定范围内，溶液浓度越大，导入数量越多，不溶解的药物不能导入皮肤，只有溶解的作静脉注射用的才可以导入。导入的药量与直流电的电流强度和作用时间、溶液的浓度和纯度、治疗部位的导电性、溶剂的特性和药物离子的直径等多种因素有关。根据法拉第第一定律可知，通电时间越长，电流强度越大，所导入的药物数量就越多；但电流强度增大到一定值，通电时间超过 30min 时，药物的导入量不再随之增加。在一定范围内，溶液的浓度越高，导入的药量越多；如浓度在 $0.25\%\sim5\%$ 的肝素溶液，导入到体内的药物随着溶液的浓度升高而增多。溶剂中寄生离子的存在，会明显减少药物的导入量。人体不同部位对同一种药物所导入的数量也有所不同，其中以躯干导入的最多，上肢次之，下肢特别是小腿最少。药物在电场作用下，转移最大的是蒸馏水中；向溶液中加乙醇是一种能增加导入量的有效方法，但并不适用于乙醇易导致沉淀变性的药物。药物离子的直径越大，通过皮肤孔道进入人体的数量就越少。另外，在直流电药物离子导入前进行红外线、超短波等温热疗法治疗，可有效增加药物离子的导入量。总的来说，影响药物离子导入量的因素很多，导入到体内的药量有限，一般情况下导入体内的无机离子为滤纸上药物总量的 $2\%\sim10\%$，而复杂的有机离子导入量会更少。

（4）药物离子导入的极性：根据化学结构式可以判定有效离子导入的极性。通常金属离子、生物碱带正电荷，从阳极导入；非金属离子、酸根带负电荷，从阴极导入。而其他的一些药物可根据化学结构式来判定有效离子导入的极性，如注射用青霉素钠，钠离子带正电荷，从阳极导入，青霉素离子带负电荷，从阴极导入。氨基酸、肽及酶类蛋白质的拟导入极性与溶剂的 pH 有密切关系：在溶剂的 pH 接近或相当于等电点时，蛋白质呈电中性，直流电不能发挥作用；只有在溶剂的 pH 远离该蛋白质的等电点并处于最佳值时，其带正电荷或负电荷，直流电场中的移动度最大。

（5）离子导入用药的选择：用于离子导入疗法的药物应具有以下特点：①易溶于水，易于电离，电解。②明确其导入的有效成分与极性。③成分纯，不得同时应用几种药物，也不得应用单味、多味中草药煎剂，或阴、阳极交替导入。④局部应用有明确疗效。

（二）治疗作用

1. 治疗作用

（1）直流电和药物的综合性作用：直流电药物离子导入除药物作用外，还有直流电的作用，两者互相加强，其疗效优于单用药物或直流电。目前很少单用直流电疗法，多用直流电药物导入疗法。

（2）神经反射治疗作用：直流电药物导入疗法可引起神经反射性的治疗作用。直流电引起组织内理化性质的变化和药物离子在表层组织中的存留，就构成了对内外感受器的特殊刺激因子，尤其是作用于某些神经末梢丰富的部位时，通过感觉-自主神经节段反射机制调节相应节段的内脏器官和血管功能。如鼻黏膜直流电导入 0.5% 的普鲁卡因能反射性地治疗血管性头痛。

（3）药物离子进入人体后去向：①直接与组织发生反应。②在皮肤内形成离子堆。③部分离子被血流带走。

2. 作用特点

（1）提高药物疗效：①直流电不破坏拟导入药物的药理性质，导入到体内的是有治疗作用的药物成分，而不含大量没有治疗价值的溶剂和基质。②药物可直接导入到较表浅的病灶内，在局部表浅组织中浓度较高。经比较证实，药物离子经直流电导入比局部给药外敷多 43 倍；眼部直流电导入链霉素，在前房和玻璃体中的药物浓度比其他用药方法要高出许多倍。③口服、注射等用药方法很快通过血液循环代谢，而直流电导入的药物在皮肤内形成"离子堆"，贮存时间更长，疗效更持久。实验表明，静脉注射氢化可的松 15~20min 后，血中含量不及注射量的 15%~20%，而离子导入 15min 后，血液中 17-氧皮质醇比原来增加 2 倍多。

（2）导入的药量少，无过量危险，不易产生副作用。

（3）不破坏皮肤的完整性，患者无痛苦，能避免口服、注射用药刺激胃肠道、血管产生的不良反应，而且能避免胃肠液对药物的破坏作用等。

（4）兼有直流电的治疗作用。

（5）兼有神经反射的治疗作用。

（6）该疗法也有其一定的局限性。例如，作用表浅而不能直接作用于深层的组织，只能适用于靠近于体表的疾病；导入的药量相对较少且不能精确控制和测定；除了对局部有直接作用，对全身发挥作用较缓慢等。

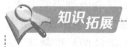

直流电和药物的综合性作用

直流电药物离子导入除药物作用外，同时有直流电的作用，两者互相加强，其疗效比单纯的药物或直流电的疗效好。目前很少单用直流电疗法，多用直流电药物导入疗法。

一般认为药物电离子导入的基本要求是必须能电离。但 Gamrosa 等研究认为，非电解质在溶液中也能被电离导入，原理是"推动效应"。这一研究成果将扩大了药物离子导入的范畴。

第三节　治 疗 技 术

一、设备

1. 直流电疗机　直流电治疗机结构比较简单，通过变压器将电源电压降至 100V，利用晶体二极管或电子管将交流电全波整流变为脉动直流电，再经过滤波电路，使脉动直流电变为平稳直流电流输出。输出电压一般在 100V 以下，输出电流 0~100mA 的直流电；输出插口应标明（+）、（-）极性；有的仪器设有极性转换开关和电流量程分流器。

2. 电极板　电极板的发展近几年来变化较快，传统的药物离子导入为铅板—布衬垫。其缺点是：长期使用后产生的电解产物滞留在极板上，影响了导电率。另外，铅板柔性差，易折断，不易紧密接触皮肤，影响治疗效果。近年来，改为导电橡胶—布衬垫，解决了铅板使用中存在的问题，它柔韧性好，紧触患处不会折断，电解产物滞留极板极少，因此治疗效果大大提高。但是，它的缺点是：某些酸性药物对导电橡胶腐蚀性较大，由于多次治疗后在电极板上会产生电解产物的沉积，影响电极板的导电性，因此须经常清除电极板上的沉淀物，以保持电极板良好的导电性。电极板由导电性能优良、可塑性好、化学惰性大的材料制成，包括：①现临床多采用 0.3cm 厚的导电橡胶板，或 0.10~0.15cm 厚的铅板制成不同大小的矩形或圆形电极，或用于面部、颌区等部位的特殊形状电极。②眼杯电极（图 2-4）：容量 5~10ml，在旁侧和底部各有一孔，旁侧孔便于向眼杯中灌注药液。底部孔用插有碳棒或铂金丝电极的橡皮塞堵住。③阴道电极和直肠电极多为碳棒电极，外缠有 1cm 厚的纱布或棉花。④全身浴盆、手浴槽和足浴槽等盆槽由绝缘性能良好的陶瓷、木质或塑料制成，盆槽壁装有碳棒电极或铅板电

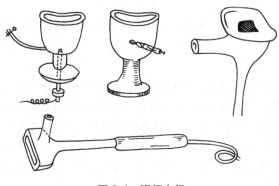

图 2-4　眼杯电极

极,电极外有护壁。

药物凝胶电极正在研究之中,目前成本较高,工艺设备仍受到限制,未被广泛使用。但可以肯定药物凝胶电极的方式为药物离子导入经皮控制制剂开辟了新的领域。

3. 电极衬垫　用吸水性良好的纯棉绒布制成。导电橡胶板电极所用衬垫应有 0.3 ~ 0.4cm 厚,而铅板电极的衬垫应厚达 1cm。衬垫各周边需大出电极各周边 1cm。衬垫角应有鲜明的(+)、(-)极性标志。使用前以温水将衬垫浸湿透。电极包裹衬垫的优点如下: ①可吸收电极板下的产物,以免化学灼伤;②使皮肤湿润;③电阻下降;④衬垫可使极板与体表紧密接触;⑤电流分布均匀。要注意将电极与衬垫固定稳妥,电极与导线不得直接接触皮肤,以免酸碱性电解产物引起烧伤。

4. 输出导线　输出导线一般选用绝缘性能良好的,柔软的红色—白色或红色—蓝色两根导线,以便区分正负极。每组至少有 2 条的单芯绝缘导线或 1 条可分为两支的绝缘导线,并以不同颜色区分(+)、(-)极性。导线的导电性能优良,表皮绝缘性良好,质地柔软。导线一端接治疗机的输出插口;另一端接圆棒形导子接导电橡胶板的圆形插孔,或连导电夹接铅板电极。可分为两支的一条绝缘导线多用于连接两个主电极,以便于同时进行两个部位的治疗。

5. 固定电极用品　常用沙袋和固定带。沙袋多用于躯干部位压迫固定电极,而固定带多用于肢体捆绑固定电极。

6. 其他用品　绝缘布(覆盖电极衬垫、垫导电夹用)、煮锅两个(分别用于阳、阴极衬垫的煮沸消毒)、长夹(用于夹取煮锅内的衬垫)、导电夹、浸药用的滤纸或纱布、拟导入的药物、槽平台等。

二、治疗方法

(一)主电极和副电极的确定与应用

在治疗过程中,除因为电流的方向和电极的位置不同可获得不同的治疗效果,电极的面积不同也同样会产生不同的作用。在做直流电治疗的时候,为了加强阴极或阳极的作用,可以选用两个面积大小不同的电极。其中,小电极的电流密度大,引起的反应强烈,称为主电极或刺激电极,一般放在治疗的局部;而大电极电流的密度小,引起的反应较弱,称为副电极或无刺激电极,一般放置在颈、背、腰骶、胸骨等平坦而电阻较小的皮肤上。如果主极是阴极,呈现阴极的治疗效果,称为阴极疗法;主极是阳极,呈现阳极的治疗效果,称为阳极疗法。有时两个电极的面积也可以相同。

(二)拟导入药物的选择

直流电疗法的理化作用和治疗作用,决定了只有部分的药物才能用于直流电离子导入的临床治疗。选择导入用药时应当从以下几个方面综合考虑:

1. 易溶于水,易于电离、电解,不溶解和不能电离的药物不能导入体内,如氢化可的松膏剂,而注射用氢化可的松可进行药物离子导入。

2. 拟导入药物的有效成分及其极性必须明确。

3. 药物不易被酸、碱所破坏。在阳极下导入药物的 pH 不宜小于 6.0,以避免引起疼痛。

4. 药物成分纯,不得同时应用几种药物,避免或减少寄生离子的影响。中药的成分复杂,许多有效成分不明确,故不能盲目地应用单味、多味中草药煎剂导入,尽量采用疗效确切、极性明确的中药。

5. 配制的药液除特殊需要外,一般采用蒸馏水、无离子水、乙醇、葡萄糖溶液等作为溶剂。

6. 尽量选择局部应用效果明显的药物;全身作用时必须选用用量很少就能起效的剧药。

7. 一般不选用贵重药。

(三)电极的放置方法

1. 对置法　两个电极分别放置在治疗部位的内外两侧或者前后面。这种放置方法作用较深,但作用范围较局限;适用于局部或较深的部位。

2. 并置法 两个电极放置在躯体的同一侧面。这种放置方法作用表浅,但作用范围较大;适用于神经、血管、肌肉等长度长的部位。

（四）治疗剂量与疗程

1. 电流密度 作为电流刺激强度的指标,是指单位面积电极衬垫的电流强度,常用单位 mA/cm^2。主电极的电流密度通常成人为 $0.05\sim0.1mA/cm^2$,最高可达 $0.5mA/cm^2$;小儿一般为 $0.02\sim0.03mA/cm^2$;老年人治疗时电流密度酌减。电流密度的大小除年龄因素外,还应根据电极衬垫的面积、治疗部位和治疗方法来确定。电极衬垫面积较小时,可适当增大电流密度;相反,电极面积较大时,电流密度酌减。颈部、头面部的电流密度应小于躯干部位。另外,神经反射疗法的电流密度也应小一些。通电时电极下可有轻度的针刺感。

2. 治疗时间与疗程 每次治疗 15~30min,每日或隔日 1 次。10~20 次为一个疗程。

（五）基本操作方法

下面以直流电药物离子导入疗法的衬垫法操作来说明。

1. 核对、解释 核对患者的个人信息、疾病情况及治疗目的。向患者交代治疗时的正常感觉及注意事项。开机前向患者交代通电时产生的各种感觉,有轻微的针刺感和蚁走感是正常的。

2. 准备电极和衬垫 根据处方和治疗部位选择主、副电极板及衬垫,将电极板放入温度和湿度适宜的衬垫套内。金属板要擦拭干净,并使之平坦。衬垫使用前须煮沸洗涤,目的是消毒并清除和衬垫黏附的电解质,衬垫要微温而湿润。

3. 安置体位并检查皮肤 患者取舒适体位暴露治疗部位;治疗师检查其治疗部位皮肤的完整性。检查患者皮肤有无知觉障碍或破损等情况,如有抓伤、擦伤,贴以胶布或涂以凡士林;如有感觉迟钝或丧失,不可以在此处治疗。

4. 安置电极和衬垫 取与主电极衬垫形状、面积相近的滤纸或纱布（消毒好的）,将其用拟导入的药液浸湿,置于与拟导入药物离子极性相同的（温湿的）电极衬垫之上,然后紧密地安置在治疗部位。采用对置法或并置法安置副电极和衬垫,使衬垫紧贴皮肤;并用固定带或沙袋固定稳妥。

5. 检查并预热治疗仪 检查治疗仪的输出按钮应位于"0"位,极性转换开关指向正确,导线连接的极性正确无误,电流量程分流器所指的量程应适合治疗量的要求,调整好后打开电源预热治疗仪。

6. 开机 先开总开关,再开分开关。预定治疗时间后,调节电位器增大电流强度至目标值的 1/2 时,询问患者的感觉。待电流稳定、患者的感觉明确后,再增大电流强度至目标值。

7. 关机 治疗完毕时,缓慢逆时针方向调节电位器至"0"位后关闭电源;从患者身上取下电极和衬垫。

8. 治疗后评价并记录 检查患者治疗后的皮肤情况,了解其治疗反应;然后记录治疗部位、时间和效果。

（六）治疗方法

1. 衬垫法 最常用的治疗方法,适用于较平坦部位的治疗。具体操作方法见上。常用的方法包括眼-枕法、面部治疗法、领区反射治疗法、全身反射疗法等。

2. 电水浴法 适用于全身和手、足等凹凸不平部位的治疗。水为良好的溶剂,可塑性和热容量大,能与皮肤紧密接触;水作为导体,使电流均匀地通过人体组织,利用电流、水温、药物、静水压和浮力等作用,发挥改善血液循环、加快新陈代谢和调节中枢神经系统功能等治疗效果。治疗时将病患肢体的治疗部位裸露,置于水面以下;全身电水浴时取半卧位,水面不超过乳头水平。主电极接水槽内的碳棒电极或铅板电极;副电极可置于项背部、腰骶部、肩胛间区、上臂和大腿等平坦部位。常用的治疗方法包括全身电水浴、四槽直流电水浴、单槽浴和双槽浴等。

3. 眼杯法 取 1~2 个眼杯电极作为主电极,安置在待治疗的眼睛上。眼杯边缘涂以凡士林,使其边缘与眶周紧密接触;向眼杯内灌注药液,治疗时眼睛睁开。副电极多置于项背部。

4. 体腔法 将浸有药液的纱条充填耳道、鼻腔,其上再安置主电极衬垫;或将浸有药液的体腔电极插入直肠、阴道等治疗部位作为主电极。副电极置于邻近部位的皮肤上。体腔法包括耳部治疗法、鼻黏膜反射疗法等。

5. 体内电泳法 先将药物以不同的方式（如口服、注射、灌肠、导尿管灌注等）输入体内待治疗部位,然后采用衬垫法在体表相应部位安置电极进行治疗。在直流电作用下,体内的药物离子迁移至治疗部位而蓄积较高的浓度。常用的方法包括膀胱内离子导入法、胃内离子导入法等。

6. 创面离子导入法 按照无菌技术原则先对皮肤溃疡、窦道部位进行消毒、清创,取浸有药液的纱布、棉条填塞创面或窦道,然后将电极衬垫紧密地贴敷于其上;副电极可安置于治疗部位的对侧。电流密度以 $0.05\sim0.1mA/cm^2$ 为宜。该法能使药物在伤口内蓄积,并能作用到比较深层的组织;或在创口表面形成变性蛋白膜以保护伤口。临床上用直流电庆大霉素导入法治疗铜绿假单胞菌感染的创面,用直流电锌离子导入疗法治疗营养不良性溃疡等。

7. 穴位导入法 取 $2\sim6$ 个直径 $1.5\sim2cm$ 的圆形电极作为主电极,并安置在穴位上;副电极置于平坦的项背部或腰骶部。

视频:直流电
疗法操作

(七) 特定部位的治疗方法

1. 头面部

(1) 头部治疗法:适用于脑血管痉挛或硬化、脑血管意外恢复期、神经衰弱和眼科疾病等的治疗。①眼-枕法(图2-5):取分叉线连接两个直径为 $3\sim4cm$ 的圆形电极作为主电极,置于闭合的双眼上(先向眼内滴入药液);$6cm\times10cm$ 的副电极置于枕部;电流强度为 $2\sim5mA$。②额-枕法(图2-6):取两个 $6cm\times10cm$ 的电极分别置于额部和枕部;电流强度为 $3\sim6mA$。③颞侧对置法(图2-7):取两个 $5cm\times6cm$ 的电极置于头部的两颞侧;电流强度为 $2\sim3mA$。以上方法每次治疗 $15\sim30min$,每日或隔日 1 次。$15\sim20$ 次为一个疗程。

(2) 面部治疗法(图2-8):适用于三叉神经痛和面神经麻痹等疾病的治疗。取半面具电极作为主电极,置于患侧面部;$200cm^2$ 左右的副电极置于对侧上臂或肩胛区;电流强度为 $8\sim15mA$,每次治疗 $15\sim25min$,每日或隔日 1 次。15 次为一个疗程。治疗面神经炎时,可将浸有药液的纱条充填外耳道,纱条末端紧密接触半面具电极,同时做药物离子导入。

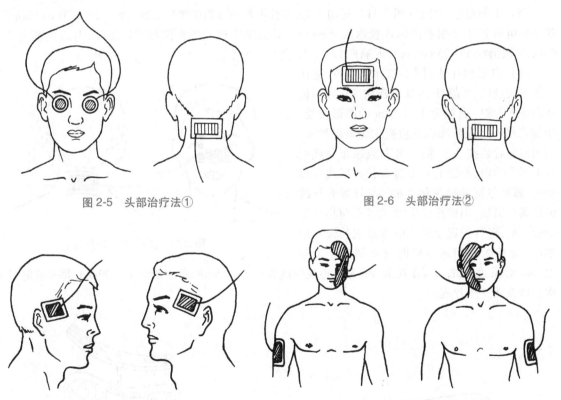

图2-5 头部治疗法①　　　　　　　图2-6 头部治疗法②

图2-7 头部治疗法③　　　　　　　图2-8 面部治疗法

(3) 眼部治疗法:适用于青光眼、结膜炎、白内障、视神经炎、沙眼和玻璃体浑浊等眼科疾病的治疗。具体方法有:①眼杯法(图2-9):具体操作方法见上;电流强度一般为 $1.0\sim2.0mA$,每次治疗 $5\sim20min$,每日或隔日 1 次。15 次为一个疗程。②衬垫法:先用药液滴眼,闭眼后在眼睑上放置主电极,

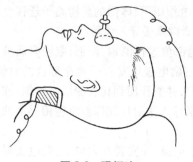

图 2-9　眼杯法

枕部安置副电极;电流强度、治疗时间等与眼杯法基本一致。

③棉球法:首先在眼结合膜上点药,然后取浸有药液的小棉球安置在角膜上替代电极衬垫进行治疗。每次治疗 5~10min。

据梁蕙英等用[32]P 的实验观察,三种方法中以眼杯法疗效最好;眼杯法的导入量为衬垫法的数十倍,不论是前房液,还是眼内组织(晶状体、玻璃体、视网膜、脉络膜等)的药量都是如此。

(4) 耳部治疗法(图 2-10):适用于鼓膜有穿孔但分泌物不多的亚急性、慢性中耳炎等疾病的治疗。取浸有药液的纱条充填外耳道,末端置于耳前区,其上再放置 5cm×6cm 的主电极衬垫,8cm×10cm 的副电极安置在对侧耳郭前面;如双耳患病,可轮流治疗。电流强度为 1~3mA,每次治疗 15~25min,每日或隔日 1 次。15 次为一个疗程。

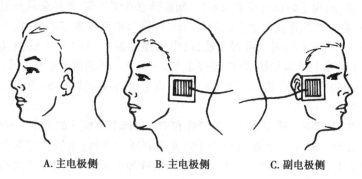

A. 主电极侧　　　　B. 主电极侧　　　　C. 副电极侧

图 2-10　耳部治疗法

　(5) 上颌窦区治疗法(图 2-11):适用于急、慢性鼻炎和鼻窦炎等疾病的治疗。取一 3cm×15cm 的长条形电极置于上颌窦的体表投影区,6cm×10cm 的副电极安置在枕部进行治疗;电流强度为 2~6mA,每次治疗 15~25min,每日或隔日 1 次。15 次为一个疗程。

　(6) 齿龈治疗法(图 2-12,图 2-13):适用于牙本质过敏、牙龈炎、牙痛等疾病的治疗。齿龈电极:①取一直径为 1~1.5cm 的圆形铅板,用棉花或 7~8 层纱布将其包裹作为电极衬垫;电极浸湿后装在一个橡胶、油布或漆布制成的长方形小袋内,小袋的一面剪有长方形或圆形小孔,露出包裹的棉花和纱布。②取焊有导线的长条形铅板,用棉花或 7~8 层纱布包裹作为电极衬垫,将其安置于柔软电木做成的长圆形槽内。治疗时将齿龈电极的衬垫侧置于齿龈

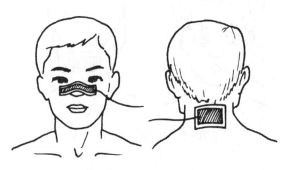

图 2-11　上颌窦治疗法

上,6cm×5cm 的副电极置于枕部或手部。电流强度为 0.5~1.5mA,每次治疗 15~20min,每日或隔日 1 次。15 次为一个疗程。

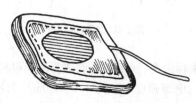

图 2-12　齿龈电极①

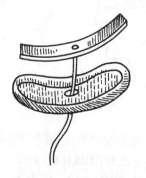

图 2-13　齿龈电极②

（7）下颌关节治疗法（图2-14）：适用于急、慢性颞颌关节炎等疾病的治疗。取两个5cm×10cm或5cm×6cm的电极衬垫对置于下颌关节；电流强度为3~5mA，每次治疗15~25min，每日或隔日1次。12次为一个疗程。

2. 颈部

（1）颈交感神经治疗法（图2-15）：适用于偏头痛、失眠、更年期综合征和溃疡病等疾病的治疗。分叉线连接两个3cm×5cm的电极置于两侧胸锁乳突肌前区，6cm×8cm的副电极置于项部；电流强度为1~3mA，每次治疗15~30min，每日或隔日1次。15次为一个疗程。

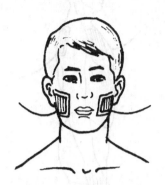
图2-14 下颌关节治疗法

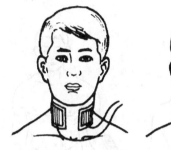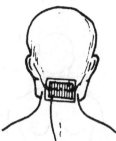
图2-15 颈交感神经治疗法

（2）颈部治疗法：适用于急、慢性咽喉部疾病等的治疗。分叉线连接两个5cm×6cm或4cm×5cm的电极作为主电极，置于颈前部，8cm×10cm的副电极置于项部；电流强度为3~6mA，每次治疗15~25min，每日或隔日1次。12次为一个疗程。

3. 四肢

（1）臂丛及上肢神经血管束治疗法：用于上肢神经和/或血管病变的治疗。①并置法（图2-16）：取两个10cm×15cm或8cm×12cm的电极衬垫分别置于肩胛区和同侧手掌，手掌的电极亦可用手浴槽替代。②对置法（图2-17）：将两个10cm×15cm的电极分别置于锁骨上窝及同侧肩胛上区。以上方法电流强度为10~15mA，每次治疗15~25min。每日或隔日1次。15~25次为一个疗程。

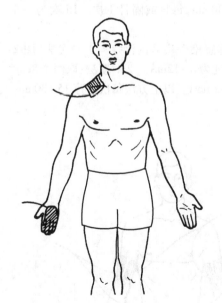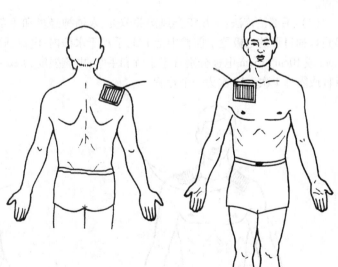
图2-16 臂丛及上肢神经血管束治疗法并置法

图2-17 臂丛及上肢神经血管束治疗法对置法

（2）桡神经治疗法：用于桡神经病变的治疗。①并置法（图2-18）：取一10cm×15cm的电极置于项背部，另取一8cm×12cm的电极置于前臂伸侧中段1/3处。②对置法：取两个8cm×12cm的电极置于神经损伤处两侧。以上方法电流强度为6~10mA，每次治疗15~25min，每日或隔日1次。15~18次为一个疗程。

（3）肩关节治疗法（图 2-19）：适用于肩周炎、陈旧性肩部损伤、肌筋膜炎等疾病的治疗。取两个 6cm×8cm 的电极置于肩关节的前、后面；电流强度为 5~8mA，每次治疗 15~30min，每日或隔日 1 次。15 次为一个疗程。

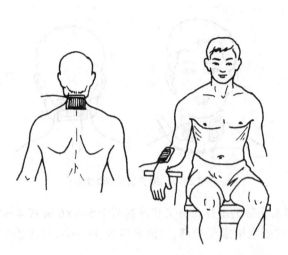
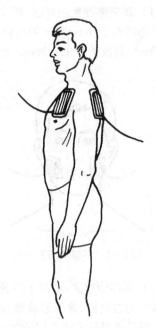

图 2-18　桡神经治疗法　　　　　　　　　　　　图 2-19　肩关节治疗法

（4）肘关节治疗法：适用于陈旧性肘部损伤等疾病的治疗。①并置法（图 2-20）：取 4 个 6cm×10cm 或 8cm×10cm 的电极分别置于两侧的肩上部、前臂屈侧下 1/3 处；电流强度为 8~12mA。②对置法（图 2-21）：取 4 个 6cm×10cm 的电极分别置于两肘关节的内侧和外侧；电流强度为 8~12mA。③袖口形电极（图 2-22）：取 4 个宽 5~7cm 的袖口形电极，分别绕于两侧的上臂和前臂；电流强度为 12~15mA（如果单侧治疗只用 8~10mA）。以上方法每次治疗 15~30min，每日或隔日 1 次。15 次为一个疗程。

（5）手部治疗法：适用于类风湿关节炎、末梢神经炎和手部感染等疾病的治疗。①并置法（图 2-23）：取袖口形的电极置于前臂中上 1/3，手浸于水槽内；电流强度为 8~12mA。②对置法：取两个 8cm×12cm 或 10cm×15cm 电极分别置于手背和手掌；电流强度为 12~15mA。以上方法每次治疗 15~30min，每日或隔日 1 次。15 次为一个疗程。

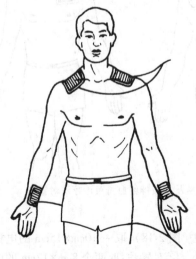
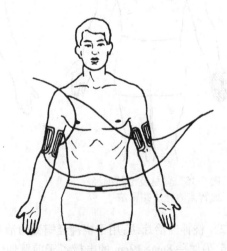

图 2-20　肘关节治疗法并置法　　　　　　　　图 2-21　肘关节治疗法对置法

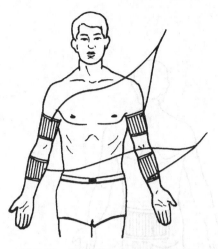

图 2-22　肘关节治疗法袖口形电极

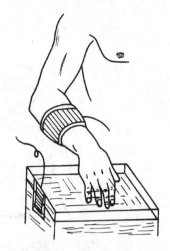

图 2-23　手部治疗法并置法

（6）坐骨神经治疗法：用于治疗坐骨神经痛。①并置法（图 2-24）：取两个 10cm×15cm 的电极分别置于腰骶部和足底，足底的电极亦可用水槽替代；电流强度为 10~18mA。②对置法（图 2-25）：取一 80cm×12cm 电极置于腰臀部及下肢后侧，另取一个 60cm×10cm 的电极置于下肢前侧（最好由数块铅板叠连构成，铅板面积不要小于衬垫的一半）；电流强度为 30~35mA。以上方法每次治疗 15~25min，每日或隔日 1 次。15~20 次为一个疗程。

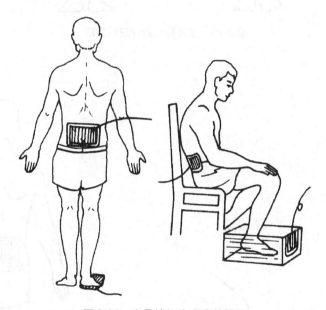

图 2-24　坐骨神经治疗法并置法

（7）膝关节治疗法：适用于髌骨软化症、膝关节骨性关节炎和侧副韧带损伤等疾病的治疗。①并置法（图 2-26）：取两个宽 6~8cm 的袖口形电极分别置于大腿中上 1/3 及小腿中上 1/3 处；电流强度为 12~18mA。②对置法：取两个 5cm×10cm 的电极分别置于膝关节的内、外侧；电流强度为 6~10mA。以上方法每次治疗 15~30min，每日或隔日 1 次。15~20 次为一个疗程。

（8）足部治疗法：适用于足癣和类风湿关节炎等疾病的治疗。①单足法（图 2-27）：取两个 8cm×10cm 的电极分别置于足底及腓肠肌处，也可用水槽代替足底的电极；电流强度为 5~8mA。②双足法（图 2-28）：取两个 200cm² 或 300cm² 的电极分别置于双足和腰骶部；电流强度为 10~20mA。以上方法每次治疗 15~30min，每日或隔日 1 次。15~20 次为一个疗程。

4. 神经反射疗法

（1）领区反射疗法（图 2-29）：适用于血管性头痛、神经衰弱、哮喘病和高血压 1~2 级等疾病的治

33

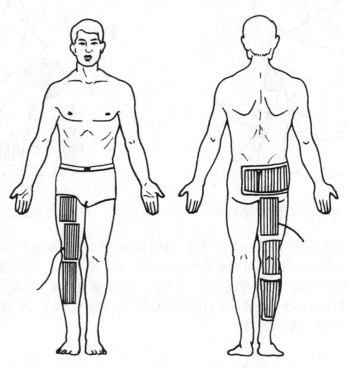

图 2-25 坐骨神经治疗法对置法

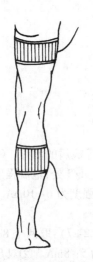

图 2-26 膝关节治疗
法并置法

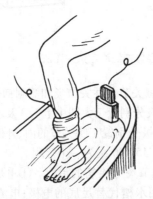

图 2-27 足部治疗法
单足法

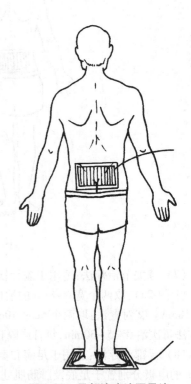

图 2-28 足部治疗法双足法

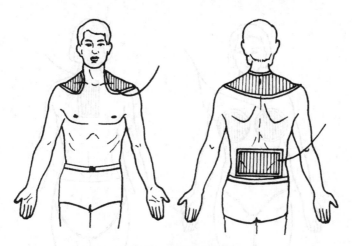

图 2-29 领区反射疗法

疗。取披肩式电极置于领区,16cm×25cm 的副电极置于腰部,从治疗时间 6min、电流强度 6mA 开始,每治疗两次递增 2min、2mA,直至 16min、16mA 为止;每日或隔日 1 次。25 次为一个疗程。

(2) 鼻黏膜反射疗法(图 2-30,图 2-31):适用于胃及十二指肠溃疡、瘙痒性皮肤病、过敏性鼻炎、哮喘病和月经紊乱等疾病的治疗。①将浸药纱条充填鼻腔达深部,使之紧贴鼻腔黏膜。上唇下垫以胶布,纱条末端置于其上,以 1cm×3cm 的主电极衬垫覆盖。②导线的金属末端裹以浸药的棉花或纱布作为主电极置于鼻腔内;6cm×10cm 的副电极置于枕部。电流强度为 0.5~3.0mA,每次治疗 3~5min 或 15~20min,每日或隔日 1 次。20~25 次为一个疗程。

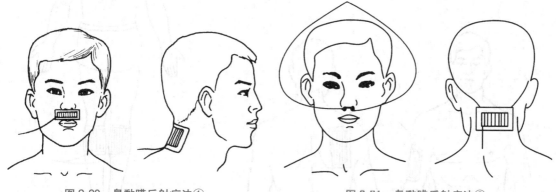

图 2-30 鼻黏膜反射疗法①   图 2-31 鼻黏膜反射疗法②

(3) 乳腺区反射疗法(图 2-32):适用于乳腺炎、功能失调性子宫出血、月经不调和痛经等疾病的治疗。分叉线连接两个直径为 12cm 的圆形电极(中央有一圆孔使乳头和乳晕露出)作为主电极,置于两侧乳房区,另取一 250~300cm² 的电极置于肩胛间区或耻骨联合上;电流强度为 8~12mA,每次治疗 15~20min,每日或隔日 1 次。15~20 次为一个疗程。

(4) 心脏治疗法:适用于冠心病等疾病的治疗。①节段反射法(图 2-33):取两个 10cm×15cm 的电极分别置于上臂外侧和肩胛间区;电流强度为 8~12mA,每次治疗 5~20min,每日或隔日 1 次。10~12 次为一疗程。②取两个 17cm×12cm 的电极分别置于心前区和肩胛间区,电流强度为 0.2mA,从 10min 开始,以后每次增加 1min,每日或隔日 1 次,20 次为一个疗程。

(5) 全身反射疗法(图 2-34):适用于高血压 1~2 级、神经衰弱、自主神经功能紊乱和动脉粥样硬化等疾病的治疗。取一 14cm×22cm 的电极置于肩胛间区,另取分叉线连接两个 15cm×10cm 的电极置于双侧腓肠肌区;也可用 4 个 150cm² 的电极置于四肢。以上方法电流强度为 15~25mA,每次治疗 15~30min,每日或隔日 1 次。15~25 次为一个疗程。

5. 常用的体内电泳法和体腔法

(1) 直肠前列腺离子导入法:适用于直肠溃疡或糜烂、直肠炎、肠系膜病变、前列腺增生症和前列

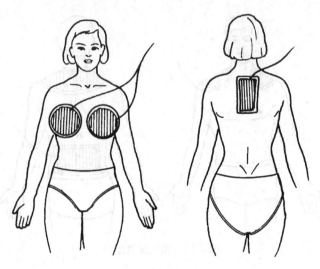

图 2-32 乳腺区反射疗法

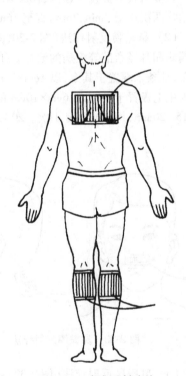

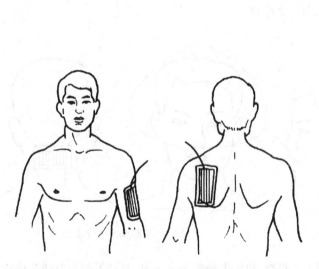

图 2-33 心脏治疗法节段反射法

图 2-34 全身反射疗法

腺炎等疾病的治疗。①体腔法:排便或清洁灌肠后俯卧,将有机玻璃或硬橡胶制成的前列腺体腔电极缓慢地插入直肠内约 10cm,取 4~5ml 温热药液灌注到直肠内;150cm² 的副电极置于下腹部;电流强度为 6~10mA,每次治疗 20~30min。②体内电泳法:排便或清洁灌肠后,将 50~100ml 的温热药液灌注到直肠内,取 150cm² 的主电极置于下腹部,200cm² 的副电极置于腰骶部;电流强度为 8~12mA,每次治疗 20~30min。

（2）膀胱内离子导入法:适用于亚急性和慢性膀胱炎、膀胱结核、膀胱溃疡等疾病的治疗。患者导尿后,用导管将 30~100ml 温热的药液灌注到膀胱内,取 150cm² 的主电极置于下腹部,200cm² 的副电极置于腰骶部;电流强度为 15~20mA,每次治疗 15~20min。

（3）胃内离子导入法（图 2-35）:适用于溃疡和胃炎等疾病的治疗。口服 200~300ml 药液后,取两块 200cm² 的电极分别置于胃区腹壁和上腰部;电流强度为 15~20mA,每次治疗 20~30min。

（4）胸部治疗法:适用于急性肺炎、急或慢性肺脓肿,支气管扩张急性期等疾病的治疗。静脉输入 1/3~1/2 的治疗混合液(含 150~200ml 生理盐水、抗生素、肝素、氨茶碱和氢化可的松)的同时,取

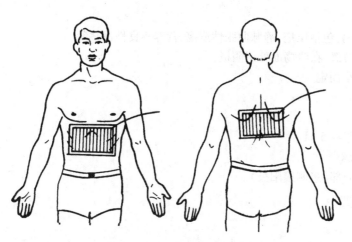

图 2-35　胃内离子导入法

两个 $300cm^2$ 电极在病变相应的体表前、后面对置;每次治疗 30min,每日 1 次。10~20 次为一个疗程。

（5）阴道离子导入法(图 2-36):适用于宫颈炎、盆腔炎等疾病的治疗。取特制的阴道电极插入阴道后注入药液,取一 $200cm^2$ 的副电极置于下腹部或腰骶部;电流强度为 8~20mA,每次治疗 15~30min,每日或隔日 1 次。15 次为一个疗程。

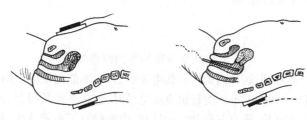

图 2-36　阴道离子导入法

第四节　临床应用

一、适应证

（一）直流电疗法

1. 神经科疾病　外周神经损伤、面神经麻痹、坐骨神经痛、偏头痛、三叉神经痛、末梢神经炎、神经衰弱、癔症、自主神经功能失调等。

2. 内科疾病　高血压病、慢性胃炎、胃肠痉挛、慢性炎症浸润、关节痛等。

3. 外科疾病　颈椎病、肩周炎、关节炎、淋巴结(管)炎、血栓性静脉炎、慢性乳腺炎、骨折、术后粘连、瘢痕增生等。

4. 五官科疾病　角膜炎、结膜炎、玻璃体浑浊、鼻炎、慢性扁桃体炎、牙周炎、卡他性中耳炎、白内障等。

5. 妇科疾病　闭经、功能失调性子宫出血、慢性附件炎等。

6. 皮肤科疾病　陈旧性缺血性溃疡、皮肤瘢痕、硬皮病等。

常用处方举例:

1. 处方格式

直流电疗于××部位。

E—电极,指出衬垫面积(cm^2)。

I—电流强度(mA)。

t—治疗时间(min)。

进行方式—频度和疗程

2. 常用处方

（1）缺血性溃疡：包括压疮、静脉曲张性溃疡、营养不良性溃疡等。

直流电治疗于局部（在溃疡面处用阴极）。

E：依溃疡面大小而定。

I：0.2～1mA。

t：2h，休息4h。

每日2～3次，共4～5周。

（2）血栓性静脉炎

直流电治疗于局部（患侧接阳极）。

E：2×（8cm×20cm）。

I：16～30mA。

t：30～60min。

每日1～2次，共8～10次。

（3）骨折愈合不良

直流电于骨折区（骨折处接阴极）。

E：1×26号不锈钢丝，1×（2cm×5cm）。

I：10μA左右。

t：直至骨小梁完全填充骨裂部位。

知识拓展

直流电在缺血组织的治疗作用

缺血组织中存在电势差，但这种内源性损伤电流非常弱，不能促使明显的血管生成，如果给缺血损伤的组织施加达150～400mV/mm的稳恒直流电场时，包括平滑肌细胞、内皮细胞等在内的所有的血管壁细胞都明显地延长、垂直取向和定向迁移，由此触发了血管新生，并在电场的作用下发育成熟为具有功能作用的侧支血管。因此，在机体自身产生的内源性电场不足以促进组织的损伤愈合时，在损伤区与非损伤区之间体外人为施加直流电场，可以增强损伤愈合速率。

（二）直流电药物离子导入疗法

直流电离子导入常用药物的主要治疗作用和适应证见表2-1。

表2-1 直流电离子导入常用药物的主要治疗作用和适应证

导入药物	极性	药物名称	浓度	主要作用	主要适应证
钙	+	氯化钙	3%～5%	保持神经、肌肉的正常反应性，降低细胞膜通透性，消炎收敛	神经（根）炎，局限性血管神经性水肿，神经炎，功能失调性子宫出血，过敏性结肠炎
镁	+	硫酸镁	3%～5%	缓解平滑肌痉挛，舒张血管，降低血压，利胆	高血压病，冠心病，肝胆炎症
锌	+	硫酸锌	0.25%～2%	降低交感神经兴奋性，收敛，杀菌，改善组织营养，促进肉芽生长	慢性胃炎，溃疡病，创面，变态反应性鼻炎
碘	-	碘化钾	1%～5%	软化瘢痕，松解粘连，促进慢性炎症吸收	瘢痕，术后粘连，神经根炎，蛛网膜炎，角膜浑浊，视网膜炎，动脉硬化
溴	-	溴化钾	2%～10%	增强大脑皮质的抑制过程	神经衰弱，失眠，高血压病
新斯的明	+	甲硫酸新斯的明	0.02%～0.1%	缩瞳，加强胃肠道、膀胱平滑肌张力和蠕动，兴奋横纹肌	青光眼，尿潴留，肠麻痹，重症肌无力，面神经麻痹

导入药物	极性	药物名称	浓度	主要作用	主要适应证
加兰他敏	+	氢溴酸加兰他敏	0.05%~0.2%	使平滑肌收缩、横纹肌兴奋	面神经麻痹,脊神经根炎,脊髓灰质炎后遗症
氯丙嗪	+	盐酸氯丙嗪	1%~2%	抑制大脑皮质及皮质下中枢功能活动,降低血压	神经炎,高血压病,皮肤瘙痒症
苯海拉明	+	盐酸苯海拉明	1%~2%	抗过敏,抗组胺作用	过敏性鼻炎,局限性血管神经性水肿,皮肤瘙痒症
肾上腺素	+	盐酸肾上腺素	0.01%~0.02%	使皮肤、腹内脏器血管收缩,使骨骼肌、心肌血管舒张,支气管平滑肌松弛,抗过敏	支气管哮喘,过敏性鼻炎
普鲁卡因	+	盐酸普鲁卡因	1%~5%	局部麻醉,止血	各种疼痛,溃疡病,高血压病,脑血管硬化
阿司匹林	-	阿司匹林	2%~10%	解热镇痛,抗风湿	风湿性关节炎,神经炎,神经痛,肌炎
青霉素	-	青霉素钠	1万~2万U/ml	抑制、杀灭革兰阳、阴性球菌	浅部组织感染
庆大霉素	+	硫酸庆大霉素	2000~4000U/ml	抑制、杀灭铜绿假单胞菌、大肠杆菌、金黄色葡萄球菌	浅部组织感染
维生素 B_{12}	+	维生素 B_{12}	50~100μg/ml	抗恶性贫血,营养神经	神经炎,神经痛,外周神经损伤,肝炎

二、禁忌证

恶性血液系统疾病、神志不清、高热、出血倾向、恶性肿瘤、心肺肝肾功能不全、急性湿疹、孕妇腰腹部和骶尾部、皮肤破损局部、金属异物局部、植入心脏起搏器局部及其邻近、急性传染病及对直流电不能耐受者等。对皮肤感觉障碍者治疗时要慎重,避免烫伤。

常用处方举例

1. 上腹部术后瘢痕

碘离子导入上腹部瘢痕区。

E:药垫与 5cm×10cm 的电极与衬垫置于上腹部瘢痕区,接阴极;7cm×10cm 的电极置于背部,接阳极。

I:4~5mA。

t:20~25min。

每日一次,15 次为一疗程。

2. 急性中耳炎　采用耳内法,以药物溶液浸湿的棉花塞入耳道,选用的药物可为 2%碘化钾、0.5%盐酸小檗碱(黄连素)、0.5%硫酸锌或 5 万~10 万单位青霉素等。

三、注意事项

(一)治疗前

1. 确认患者的姓名、主诉、治疗部位等情况,并向其交代治疗时的感觉,向患者充分说明治疗时可能出现的反应和注意事项。

2. 新启用或检修后的治疗仪在使用前,必须进行输出极性的鉴定;检查并保证其各部件正常方能用于患者的治疗。

3. 在衬垫上必须标明(+)、(-)极性,用于阳极、阴极的衬垫和导线须严格区分。

4. 去除治疗部位及邻近的金属物,以防烧伤。

5. 治疗部位皮肤小破损处贴以胶布或垫上绝缘布。若治疗部位毛发过多,宜用温水浸湿或剔去。

6. 自制铅板电极时,电极板须避免尖角,以免电流集中而导致化学性烧伤。

7. 电极与衬垫须平整,尤其是治疗部位弯曲不平时,必须使衬垫紧密接触皮肤,保证电流作用均匀。

8. 衬垫有电极套时,严防反放,避免电极与皮肤之间仅隔一层单布而引起烧伤。

9. 抗生素、酶类等药物易被电解产物所破坏,治疗时需采用非极化电极(在药液浸湿的纱布上面依次安置浸水衬垫、缓冲液浸湿的滤纸、浸水衬垫和电极板)。

10. 在临床上需做过敏试验的药物必须进行过敏试验,过敏的药物严禁进行离子导入。导入青霉素等需做皮试。

11. 拟导入的药物应保存于阴凉处。剧毒药应单独加锁存放,专人管理。

12. 瓶盖在使用时反放,使用后应及时盖严,防止污染。

13. 药物使用前必须检查其失效时间,观察有无变色及变浑,对过期和变质的药液严禁使用。自行配制的药液存放时间不宜超过1周。

14. 电水浴的盆槽绝缘性能良好,不接地,不得与下水道直接相通。绝对不能在患者进入盆槽前打开电源。多槽浴时各槽内的水量应一致。

15. 电水浴时,浴水中药物的浓度为衬垫法药物浓度的1/10。由于药物的浓度低,水中又存在寄生离子,导入到人体的药量少。所以,不宜使用贵重药品及毒性大的药物做导入。

（二）治疗时

1. 调节电流输出时,旋转电位器须缓慢,使电流表指针恒速上升;若骤升骤降,可兴奋运动神经引起抽搐,刺激感觉神经出现电击感。

2. 两电极衬垫之间宜保持一定距离,严禁相互接触。

3. 电极插头必须紧密连接电极的插口,导线夹下必须垫以绝缘布,切勿使导线夹和导线的金属裸露部分直接接触患者的皮肤。

4. 治疗师应经常巡视电流表指针是否平稳、是否在所调节的电流强度上,注意观察患者的表情,询问患者感觉,随时增补或减小电流。如患者感觉电极下有局限性疼痛或烧灼感,应立即调节电流至"0"位、中断治疗进行检查(电流强度是否过大,电极衬垫是否滑脱,导线夹是否直接接触皮肤等),局部皮肤若有烧伤,则应该停止治疗,予以妥善处理;如无烧伤,对不符合要求的情况予以纠正后继续治疗。

5. 需调换电极极性或调节电流量程分流器时,必须先将电位器旋回"0"位,再行调节。

6. 患者不得触摸治疗仪或其他金属物,不能使电极与皮肤分离,不得任意挪动体位,以免电极衬垫位置移动而影响疗效,电极脱落直接接触皮肤而引起烧伤。

7. 电水浴时,患者肢体不得离开水面,不得触摸电极,不得向盆槽内增加或减少浴水。

8. 治疗结束时应先调节电流至"0"位,关闭电源后,才能从患者身上取下电极和衬垫。电水浴结束时,必须在患者出盆槽前关闭电源。

（三）治疗后

1. 检查并告知患者治疗后的皮肤情况。告知患者不要搔抓治疗部位,必要时可使用护肤剂;局部出现刺痒或小丘疹等反应时,可外涂50%甘油或止痒液。

2. 电极板使用后须用肥皂水刷洗,去除电极表面的污垢与电解产物。铅板电极应碾平,破裂电极应予更新。

3. 用于阴、阳极的衬垫必须冲洗干净、煮沸消毒后,分开晾干备用。破旧的衬垫应予修补或更新。

4. 浸药滤纸于治疗后丢弃。浸药纱布可经彻底冲洗、煮沸消毒后反复使用;但必须专药专用。

5. 疗效不明显时,应与医师交流患者的治疗反应,确定是否调整处方。

6. 浴槽、浴衣、浴帽每次使用后应立即清洗消毒。

7. 如果发生直流电灼伤,局部无需特殊处理,注意预防感染即可,如灼伤严重,给予涂2%甲紫,也可用红斑量紫外线照射。

本章小结

直流电疗法是使用低电压的平稳直流电通过人体一定部位以治疗疾病的方法,是最早应用的电疗之一。目前,单纯应用直流电疗法较少。但它是离子导入疗法和低频电疗法的基础。

直流电疗法的理化作用和治疗作用,决定了只有部分药物才能用于直流电离子导入的临床治疗。

由于药物离子导入疗法具有使药物直达病灶、药效维持时间长、无痛苦等特点,并且能辅助内服药物,使药物的功效得到更加充分的发挥,因此不但患者易于接受,而且临床疗效也大大提高。

（丁晓伟）

思考题

1. 试述直流电疗法的适应证及禁忌证。
2. 试述直流电药物离子导入的作用特点。
3. 试述直流电治疗的注意事项。

扫一扫,测一测

思路解析

第三章　低频电疗法

学习目标

1. 掌握　低频电疗法的基本概念、分类及临床操作方法、适应证及禁忌证。
2. 熟悉　低频电疗法的参数及治疗作用。
3. 了解　低频电疗法的治疗原理及在临床中的应用。
4. 具有基本医疗思维与素养，能规范地开展低频电疗法的各项诊疗活动；能使用、管理常用器械、仪器、设备，能合理安排与管理医疗与康复环境，以保证医疗活动科学、安全。
5. 能与患者及家属进行沟通，开展健康教育；能与相关医务人员进行专业交流与团结协作开展医疗工作。

第一节　概　　述

低频电疗法在医学领域的应用已有一百多年的历史。自 21 世纪 80 年代以来，随着大规模集成电路和计算机技术的应用，国内外不断开发了很多功能齐全、体积小巧、使用方便的先进的电疗仪，在神经肌肉电刺激、功能性电刺激及镇痛等方面的研究和应用上有了很大的发展，是康复治疗中较常用的物理治疗方法。

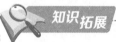

低频电疗法的发展史

　　最早用"电"来治病要追溯到公元前 420 年的古希腊医生希波克拉底（Hippocrates）和公元前 46 年的古罗马医生 Scribonius Largus，他们分别将一种放电的鱼给患者食用或放在患处来治疗头痛和痛风。1700 年 Dureney 开始了用电流刺激蛙肌肉的生理实验。1831 年法拉第（Michael Faraday）发明了感应电装置后，低频脉冲电流常用于治疗头痛、瘫痪、肾结石、坐骨神经痛，甚至心绞痛。19 世纪后期和 20 世纪初是"电疗的黄金时代"，电生理学研究不断深入，多种低中频电疗法得到发明并广泛应用于临床。首先是被称为"电疗之父"的 D. B. Duchenne 出版了基于电疗的电生理学著作，第一次描述肌肉运动点。1909 年法国人 Louis Lapicque 最早使用"基强度（rheobase）"和"时值（chronaxie）"二词，至今仍在沿用。1916 年 Adrian 首次描述了正常肌肉和病肌的强度-时间曲线。1950 年间动电疗法问世。但在随后的 20 世纪中期，电疗一度被临床医生冷落。直到 1965 年 Melzack 和 Wall 提出闸门控制学说和 20 世纪 70 年代对阿片肽的研究，电疗才又重新受到重视。20 世纪 60 年代，高压脉冲电流和电子生物反馈技术开始应用。1968 年我国晶体管低频脉冲电针机研制成功。同年，Shealy 等根据闸门控制学说推出脊髓电刺激疗法，以后相继开展了中枢性电刺激的研究。20 世纪 70 年代，Long 和 Shealy 发明了 TENS 疗法，功能性电刺激和音乐电疗也在同期开始应用。20 世纪 80 年代以来，更多电疗设备的开发使得低频脉冲电疗在临床上得到了更加广泛的应用。

一、概念

（一）低频电流频率的划分、定义

医学上把频率范围在0~1000Hz的脉冲电流划分为低频电流。应用低频电流来治疗疾病的方法称为低频电疗法（low frequency electrotherapy）。

低频电疗的频率之所以定在1000Hz以下，是由电流的生理学特征决定的。有关研究及实验表明，对于运动神经，1~10Hz的频率可以引起肌肉的单个收缩，20~30Hz可以引起肌肉不完全性强直收缩，50Hz可以引起肌肉完全性强直收缩。对于感觉神经，50Hz可以引起明显的震颤感，10~200Hz特别是100Hz左右的频率可以产生镇痛和对中枢神经的镇静作用。对于自主神经，1~10Hz的频率可以兴奋交感神经，10~50Hz可以兴奋迷走神经。而哺乳类动物运动神经的绝对不应期多在1ms左右，为了引起肌肉收缩运动，只能每隔1ms给予一次刺激，也就是说频率不能大于1000Hz，基于上述原因把1000Hz以下定为低频电流。

（二）低频电流的特点

1. 低频率、小电流，电解作用较直流电弱，有些电流无明显的电解作用。
2. 电流强度或电压可有增减、升降的变化。
3. 对感觉神经和运动神经有较强的刺激作用。
4. 无明显热作用。

二、低频电疗的分类

根据其治疗作用及临床应用可分为4大类型。

1. 主要用于刺激神经肌肉、使肌肉收缩的低频电疗法
（1）神经肌肉电刺激疗法。
（2）功能性电刺激疗法。
（3）感应电疗法。

2. 主要用于镇痛或促进局部血液循环的低频电疗法
（1）间动电疗法。
（2）超刺激电疗法。
（3）经皮电刺激神经疗法。
（4）高压低频脉冲电疗法。
（5）脊髓电刺激疗法。

3. 主要用于促进骨折和伤口愈合的低频电疗法
（1）电极植入式微电流刺激疗法。
（2）经皮电神经刺激疗法。
（3）高压低频脉冲电疗法。

4. 以其专项治疗作用命名的低频电疗法
（1）电兴奋疗法。
（2）电睡眠疗法。
（3）直角脉冲脊髓通电疗法。

三、物理特性

（一）低频电流的分类

1. 按波形 有三角波、方波、梯形波、正弦波、阶梯波、指数曲线波等。
2. 按有无调制 应用一种低频电流（调制电流）去调制另一种频率较高的电流（载波电流），使后者的频率或波幅随着前者的频率和波幅发生相应的变化（图3-1），无线电学上称为调制型低频电流，它兼有低、中频电流的优点。可分为调制型和非调制型两种。常用的调制型的低频电流见图3-2。

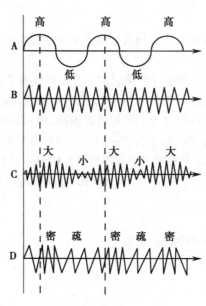

图 3-1　调制电流示意图
A. 调制波；B. 被调波；C. 调幅电流；D. 调频电流。

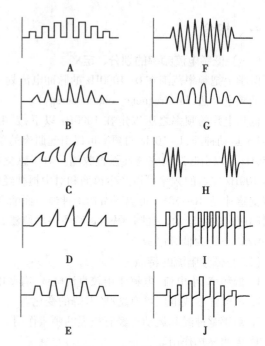

图 3-2　常用的调制电流
A. 调幅的方波；B. 调幅的新感应波；C. 调幅的指数曲线形电流；D. 调幅的锯齿波；E. 调幅的梯形波；F. 调幅的正弦交流电；G. 调幅的半波正弦交流电；H. 受方波调幅的正弦电流；I. 调频的间歇振荡波；J. 调幅的间歇振荡波。

3. 按电流方向　分为单相和双相。双相脉冲波又根据其两侧波形、大小分为对称双相波和不平衡不对称双相波（图 3-3）。

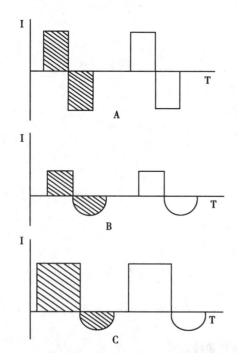

图 3-3　双相脉冲电流的三种形式
A. 对称双相波；B. 平衡不对称双相波；C. 不平衡不对称双相波。

（二）低频脉冲电流的参数及其意义

1. 频率（f）　是指每秒内脉冲出现的次数，单位为赫兹（Hz）。由于哺乳类动物的运动神经绝对不应期在 1ms 左右，相隔 1ms 以上的电刺激都能引起一次兴奋，因此低频脉冲电流的每一次刺激都能引起一次运动神经兴奋。在临床治疗中，低频脉冲电流多用于镇痛和兴奋神经肌肉组织，常用 100Hz 以下的频率。

2. 周期（T）　是指一个脉冲波的起点到下个脉冲波的起点相距的时间，单位为毫秒（ms）或秒（s）。

3. 波宽（t）　是指每个脉冲出现的时间，包括上升时间、下降时间等，单位为毫秒（ms）或秒（s）。波宽是一个非常重要的参数。要引起组织兴奋，脉冲电流必须达到一定的宽度。神经纤维和肌肉组织所需的最小脉冲宽度不一样，神经纤维可以对宽度为 0.03ms（有人认为是 0.01ms）的电流刺激有反应，而肌肉组织兴奋必须有更长的脉冲宽度和更大的电流强度（图 3-4）。

4. 波幅（wave amplitude）　是指由一种状态变到另一种状态的变化量，最大波幅（峰值）是从基线起到波的最高点之间的变化量。

5. 脉冲间歇时间（$t_{止}$）　即脉冲停止的时间，等于脉冲周期减去脉冲宽度的时间，单位为毫秒（ms）或秒（s）。

6. 通断比（radio）　是指脉冲电流的持续时间与脉冲间歇时间的比例。

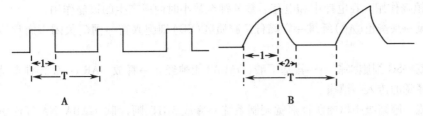

图3-4 脉冲电流的周期与波宽示意图
A.方波的参数;1:t宽;T:周期;B.三角波的参数1:t升;2:t降。

7. 占空因数(duty cycle) 是指脉冲电流的持续时间与脉冲周期的比值,通常用百分比来表示(图3-5)。

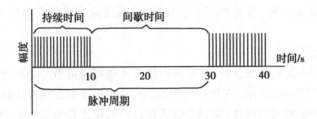

图3-5 通断比和占空因数计算
通断比(ratio)= 10s:20s=1:2 占空因素(duty cycle)= 10s/30s×100%=33%

四、治疗原理及治疗作用

(一)兴奋神经肌肉组织

细胞或组织具有对外界刺激发生反应的能力,即具有兴奋性。在细胞接受一次刺激而兴奋后的一个短时间内,其兴奋性产生明显的变化,即出现绝对不应期和相对不应期。在绝对不应期,无论刺激强度多大,细胞都不能再兴奋。神经纤维的绝对不应期为0.5ms,所以理论上神经纤维每秒内能产生和传导的动作电位数可达2000次,也就是说频率2000Hz以下的每个脉冲刺激均能使神经纤维产生一次兴奋。但实际上神经纤维在体内传导的冲动的频率低于理论上可能达到的最大值,一般认为每秒1000次左右,因此低频脉冲电流的主要治疗作用之一是刺激神经肌肉兴奋。低频电流的频率不断变化可以兴奋神经肌肉组织,引起肌肉收缩,恒定直流电是不能引起神经肌肉收缩的。而不同类型的低频电流的波形、强度、持续时间的变化对神经肌肉刺激的反应也各有不同,达到不同的治疗作用。

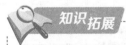

动作电位产生的机制

在静息电位的基础上,兴奋细胞膜受到一个适当的刺激,膜电位发生迅速的一过性的波动,这种膜电位的波动称为动作电位。它由上升支和下降支组成。其产生机制:①上升支的形成:当细胞受到阈刺激时,引起Na^+内流,去极化达阈电位水平时,Na^+通道大量开放,Na^+迅速内流的再生性循环,造成膜的快速去极化,使膜内正电位迅速升高,形成上升支,主要是Na^+的平衡电位。②下降支的形成:钠通道为快反应通道,激活后很快失活,随后膜上的电压门控K^+通道开放,K^+顺梯度快速外流,使膜内电位由正变负,迅速恢复到刺激前的静息电位水平,形成动作电位下降支(复极相)。

(二)镇痛

低频电流镇痛的学说与理论都认为其机制主要是低频电流通过脊髓和大脑的中枢神经系统对痛觉的调制以及神经-体液对痛觉的调节作用,从而产生镇痛效应。其作用机制归纳如下:

1. 即时镇痛作用　在电疗中和电疗后数分钟至数小时内所产生的镇痛作用。

低频电流→兴奋粗（Aβ）纤维→脊髓背角胶质区（SG）细胞兴奋→闸门关闭→痛觉传入减弱或受阻→镇痛。

低频电流→SG 细胞兴奋→γ-氨基丁酸（GABA）能神经元→释放 GABA→C 纤维末梢钙离子通道受阻→抑制痛觉的传入→镇痛。

低频电流→脑高级中枢内源性痛觉调制系统→释放 5-HT、阿片肽、GABA、NA 等递质→脊髓背外侧束→抑制脊髓背角神经元→镇痛。

低频电流→神经冲动→脊髓→皮质感觉区→干扰痛觉→镇痛。

低频电流→产生震颤感和肌肉颤动→兴奋粗纤维→疼痛的传导受干扰和受阻→镇痛。

2. 累积性镇痛作用　多次治疗后的累积镇痛作用，与产生即时镇痛作用的各种因素和局部血液循环改善密切相关。局部血液循环的改善能减轻局部缺血、缺氧、加速致痛物质和酸性代谢产物的清除、减轻组织和神经纤维间水肿、改善局部营养代谢，从而消除或减弱了疼痛的刺激因素，达到镇痛效应。

（三）改善局部血液循环

1. 轴突反射　低频电流刺激皮肤，使神经兴奋传入冲动同时沿着与小动脉壁相连的同一神经元的轴突传导，使小动脉壁松弛而扩张，在治疗当中和治疗后电极下的皮肤浅层轻度充血潮红。

2. 刺激神经　低频电流刺激神经（尤其是感觉神经）后，使之释放出小量的 P 物质和乙酰胆碱等物质，引起血管扩张反应。

3. 刺激皮肤　皮肤受电刺激释放出组胺，使毛细血管扩张，出现治疗后稍长时间的皮肤充血反应。

4. 刺激肌肉产生节律性收缩　肌肉收缩后的代谢产物如乳酸、ADP、ATP 等有强烈的扩血管作用，能改善肌肉组织的供血。

5. 抑制交感神经而引起血管扩张　如间动电流作用于颈交感神经节，可使前臂血管扩张；由低频电流调制的干扰电流作用于高血压患者的颈交感神经节可使血压下降。

（四）其他的治疗作用

改善局部血液循环可增加局部营养，促进伤口愈合。小电流具有促进骨折愈合、消炎、镇静、催眠等作用。

第二节　感应电疗法

患者，女性，24 岁，左尺骨鹰嘴不完全性骨折 1 个月。1 个月前不慎摔倒，左肘着地，当时疼痛难忍、活动时疼痛加重明显。当时查体：一般情况好，神清，左肘皮肤有轻度擦伤，肘关节稍肿大、不红、鹰嘴有明显压痛、但无移位，肘关节活动明显受限，被动活动时疼痛加重。辅助检查：左肘关节正、侧位片（见：左尺骨鹰嘴外侧骨皮质可见骨不连续，向内延约 1cm 阴影。提示：左尺骨鹰嘴不完全性骨折），诊断：左尺骨鹰嘴骨折（不全性）。处理：①左肘悬吊固定；②左肘关节制动；③1 个月后复查。目前查体：左上臂围度减少，左肱二头肌肌力 4 级，肱三头肌肌力4 级。

问题与思考：

如何对患者进行康复治疗？

应用感应电流作用于人体治疗疾病的方法，称为感应电疗法（faradization）。感应电流是 1831 年由法拉第发现，又称为法拉第电流。该疗法是最古老的一种低频电疗法，一直使用至今。国产的直流电疗机一般都同时有感应电流的输出可供单独使用。

一、物理特性

感应电流是用电磁感应原理产生的一种双相、不对称的低频脉冲电流(图3-6)。双相是它在一个周期内有两个方向(一个负波、一个正波)。不对称是指其负波是低平的,正波是高尖的。其低平部分由于电压过低而无明显的生理与治疗作用。自20世纪70年代开始应用电子管或晶体管仪器产生出类似感应电流中的高尖部分而无低平部分的尖波电流,称为新感应电流(图3-7)。感应电流的周期在12.5~15.7ms之间,其尖峰部分类似一狭窄的三角形电流,$t_{有效}$(正向脉冲持续时间)为1~2ms。峰值电压40~60V。该电流的频率一般设置在60~80Hz之间。在英美国家,则将频率50~100Hz,脉冲持续时间0.1~1ms的三角波或锯齿波电流都称为感应电流。

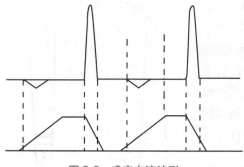

图3-6　感应电流波形　　　　　　　　　　　图3-7　新感应电流波形

二、治疗原理及治疗作用

(一)治疗原理

1. 电解作用不明显　感应电流是双相的,通电时,电场中组织内的离子呈两个方向来回移动,因此感应电引起的电解作用不明显,治疗时皮肤无针刺或烧灼感。

2. 兴奋正常的神经和肌肉　为了兴奋正常运动神经和肌肉,除需要一定的电流强度外,尚需要一定的通电时间。如对运动神经和肌肉,脉冲持续时间($t_{有效}$)应分别达到0.03ms和1ms。感应电的高尖部分,除有足够的电压外,其$t_{有效}$在1ms以上,因此,当电压(或电流)达到上述组织的兴奋阈时,就可以兴奋正常的运动神经和肌肉。对人体的刺激,当脉冲电流频率大于20Hz时,即可能使肌肉发生不完全强直性收缩;当频率上升到50~60Hz以上时,肌肉即发生完整的强直性收缩,感应电流的频率在60~80Hz,所以当感应电流连续作用于正常肌肉时,可引起肌肉完全强直性收缩。由于强直收缩的力量可以达到单收缩的4倍,故可以达到训练正常肌肉,增强肌力的目的。但是强直性收缩易引起肌肉的疲劳或萎缩,所以不能持续应用感应电流,临床常用节律性感应电。

对完全失神经支配的肌肉,由于其时值较长,甚至高达正常值(1ms)的50~200倍,而感应电脉冲持续时间仅1ms左右,故感应电流对完全失神经支配的肌肉无明显刺激作用,对部分失神经支配的肌肉作用减弱。

(二)治疗作用

1. 防治肌萎缩　当神经损伤或受压迫时,神经冲动的传导速度减弱或受阻,结果随意运动减弱或消失,或因较长时间制动(如石膏绷带、夹板等)后出现的失用性肌萎缩和肌肉无力等,此时,神经和肌肉本身均无明显病变,可应用感应电流刺激这种暂时丧失运动的肌肉,使之发生被动收缩,从而防治肌萎缩。

2. 训练肌肉做新的动作　神经吻合修复或肌肉组织术后锻炼肌肉时结合感应电刺激,可促进神经肌肉功能恢复,有助于建立新的运动。

3. 防治粘连和促进肢体血液和淋巴循环　感应电刺激可加强肌肉纤维的收缩活动,增加组织间的相对运动,可使轻度的粘连松解。同时,当肌肉强烈收缩时,其中的静脉和淋巴管即被挤压排空,肌肉松弛时,静脉和淋巴管随之扩张充盈,因此用电刺激肌肉产生有节律的收缩,可改善血液和淋巴循环,促进静脉和淋巴的回流。

4. **镇静止痛**　应用感应电流刺激穴位或病变部位,可降低感觉神经兴奋性,产生镇痛效果。可用于治疗神经炎、神经痛和针刺麻醉。

5. **用于电兴奋治疗**　感应电流和直流电流交替综合强刺激,引起高度兴奋后发生继发性抑制,以此来治疗兴奋型神经衰弱,改善患者的睡眠;腰肌扭伤后产生的反射性肌紧张,感应电流强烈刺激后使紧张的腰肌变为松弛,从而达到解痉镇痛的作用。

三、治疗技术

(一)设备

感应电疗法的设备,一般是应用国产的直流感应电流电疗机,其输出导线、金属电极板、衬垫以及电极固定用品均与直流电疗法相同,另外还配有感应电疗专用的电极,有手柄电极和滚动电极(图3-8)。

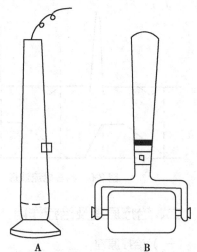

图 3-8　感应电疗法的电极
A. 单极手柄电极;B. 滚动电极。

(二)治疗方法

感应电治疗的操作方法与直流电疗法基本相同,因为感应电流的电解作用不明显,放电极衬垫的厚度可以在 1cm 以下。感应电流的治疗剂量不易精确计算,一般分为强、中、弱三种,强量可见肌肉出现强直收缩;中等量可见肌肉微弱收缩;弱量则无肌肉收缩,但有轻微的刺激感。治疗方法主要包括:

1. **固定法**

(1) **并置法**:两个等大的电极(点状、小片状或大片状电极)并置于病变的一侧或两端。

(2) **对置法**:两个等大的电极于治疗部位对置。

(3) **神经肌肉运动点**:主电极置于神经肌肉运动点,副电极置于支配有关肌肉的区域。

2. **移动法**　手柄电极或滚动电极在运动点、穴位或病变区移动刺激(也可固定作断续刺激);另一片电极(约 $100cm^2$)置相应部位固定,如颈背部或腰骶部。

3. **电兴奋法**　两个圆形电极(直径 3cm)在穴位、运动点或病变区来回移动或暂时固定某点作断续的直流感应电,进行中等量到强量的刺激。

四、临床应用

(一)适应证

失用性肌萎缩(如神经失用、术后制动、疼痛引起的反射抑制肌肉收缩运动导致的)、肌张力低下、软组织粘连、四肢血液循环障碍、声嘶、便秘、尿潴留、癔症等。

(二)禁忌证

有出血倾向、急性化脓炎症、痉挛性麻痹、严重心功能衰竭、皮肤破损、感觉过敏者、有心脏起搏器植入者、孕妇的腰骶部等。

(三)注意事项

1. 治疗前应了解有无皮肤感觉异常,对于感觉减退的患者应避免电流强度过大导致电灼伤。

2. 治疗中电极应避免放置于伤口及瘢痕,避免电流集中引起灼伤。患者不可移动体位及接触金属物品。

3. 电极放置在颈部时,电刺激有时可引起咽喉肌、膈肌痉挛,引起呼吸、血压、心率的改变。

4. 治疗癔症时需适当增加刺激强度,采用肌肉明显收缩的电流强度为宜,并配和暗示治疗。

第三节 经皮电神经刺激疗法

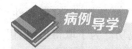

> 患者,男性,21岁。右膝关节剧痛伴活动受限2h。2h前患者右膝屈曲外翻准备射门时出现右膝关节剧烈疼痛,不敢活动而来医院就诊,检查发现:右膝关节呈强迫屈曲位,内侧明显肿胀,皮下淤血,局部皮温较对侧升高,内侧副韧带区压痛明显,外翻试验时疼痛加重,外翻角度较对侧无明显增大,浮髌试验阳性,前后抽屉试验阴性,X线检查未发现骨折征象,外翻位可见关节间隙稍增宽,VAS评分为8,右膝关节被动ROM:30°~45°(活动受限因素为疼痛),不能独自行走。
>
> 问题与思考:
>
> 如何制订康复治疗方案?

经皮电神经刺激(transcutaneous electrical nerve stimulation,TENS)是通过皮肤将特定的低频脉冲电流输入人体,刺激神经达到镇痛的方法,也称为周围神经粗纤维刺激疗法。之所以用"经皮(transcutaneous)"一词,是为了和植入电极相区分。TENS是根据疼痛闸门控制学说,应用电刺激以治疗疼痛为主的症状的无损伤性治疗方法。经皮电神经刺激是在20世纪70年代发展起来的,在欧美国家非常普及,经过三十多年的发展,其临床应用已不仅仅局限于疼痛的治疗。

一、物理特性

TENS疗法与传统的神经刺激疗法的差异在于:传统的电刺激主要刺激运动纤维,而TENS主要刺激感觉纤维。因此TENS的波宽和电流强度的选择是兴奋A类纤维,而不兴奋C类纤维,这样才有助于激活粗纤维,关闭疼痛闸门和释放内源性镇痛物质。TENS治疗仪设定的物理参数具有以下条件:

1. 波形 大部分TENS仪产生持续的、不对称的平衡双相波型,形状一般为变形方波,没有直流成分,故没有极性。但因为是不对称双相波,一个时相(相位)的作用可能比另一个时相强一些。此外,少数TENS仪器使用单相方波、调制波形等。

2. 频率 TNES的频率一般为1~150Hz可调。最常用的是用70~110Hz(常规TNES),其次是1~5Hz(类针刺TENS),中频率(20~60Hz)和120Hz以上的频率较少选用。

3. 脉冲宽度 一般为0.04~0.3ms可调。对于有脉冲群输出方式的仪器,脉冲群的宽度一般为100ms左右,每一秒1~5个脉冲群,群内载波为100Hz常规TENS波。

二、治疗原理及治疗作用

(一)治疗原理

TENS是根据闸门控制学说发展起来的。产生镇痛作用的TENS的强度往往只兴奋A类纤维。在肌电图上使外周神经复合动作电位A波产生同步,对传导伤害性信息的C波没有影响,但明显减弱甚至完全抑制A和C传入引起的背角神经元的反应,TENS治疗过程中和治疗后背角神经元的自发性动作电位活动亦明显减少。

阿片肽在两种方式的TENS镇痛中作用有所不同。高强度针刺样TENS(2Hz)引起的镇痛可以被纳洛酮逆转,腰段脑脊液中的脑啡肽明显升高,而强啡肽无明显变化,说明内源性阿片肽起重要作用。常规TENS(弱强度、100Hz)使强啡肽有所升高,脑啡肽不受影响。高强度、高频率(100Hz)的TENS的作用能被印防己毒素(picrotoxin)逆转,说明GABA能神经元参与了镇痛机制。

(二)治疗作用

1. 镇痛 TENS可降低肌肉运动神经元群的兴奋性,减轻痉挛,缓解痉挛性疼痛。除即时镇痛作用的各种因素外,还因局部血液循环改善、减轻局部缺血、缓解酸中毒、加速致痛物质和有害的病理产物的清除、减轻组织和神经纤维间水肿,从而消除或减弱了疼痛的刺激因素,达到镇痛效应。

2. 改善周围血液循环 促进作用部位的血液循环,增加组织血液供应。1979年Owews等报道正常人用 TENS 刺激前臂后手指皮温轻微升高,可能是作用于交感神经系统,使周围血管扩张(包括颅内血管)。用 TENS 治疗心绞痛的研究始于 1985 年,TENS 能减少心绞痛的发作次数和对硝酸甘油的依赖。

3. 促进骨折、伤口愈合　最早期应用直流电以植入电极治疗骨不连接有公认的效果,但有侵入性感染和损伤的可能性。20 世纪 80 年代以来用 TENS 治疗骨折后骨不连接获得成功。为了取得近似直流电的成骨效应,脉冲宽度应尽量大些,频率则偏低些,电流强度保持为患者稍有电感的最低水平。

4. 降低偏瘫患者的肌张力,缓解痉挛。

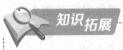

知识拓展

TENS 应用在手术后的切口止痛

TENS 最成功的应用之一是手术后的切口止痛。20 世纪 80 年代以来,大量的文献报道 TENS 治疗手术后切口痛,包括各种胸、腹部手术及关节手术等,效果非常满意。TENS 能减少止痛药物的摄入,使患者能早期活动,减少并发症。对某些患者能缩短 ICU 或住院时间。一般在术前就给患者应用 TENS,以确定合适的参数。在手术结束前将一次性电极平行放置于切口两旁,伤口缝合后立即通电治疗。通常持续刺激 48~72h,可由患者调节电流强度。一般认为,当患者还在麻醉状态时就开始治疗,止痛效果最好。

三、治疗技术

(一)设备

1. 仪器　一般为袖珍型电池供电的仪器。有单通道和双通道输出两种,每通道电流强度、脉冲宽度、频率都可调,该仪器可以随身携带供个人使用。还有大型 TENS 仪器,有 4~8 个以上通道输出,供医院患者集中使用。

2. 电极　大多数使用碳硅材料电极,可裁剪成不同大小和形状。还有橡胶电极、黏胶电极、棉布衬垫电极等。

图片:TENS治疗仪

(二)治疗方法

1. 电极的放置　一般置于痛区、神经点或运动点、穴位、病灶同节段的脊柱旁,沿着周围神经走向、病灶上方节段、病灶对侧同节段上,2 个电极或 2 组电极的放置方向有并置、对置、近端-远端并置、交叉、"V"形等。

2. 参数的选择　目前将 TENS 分为三种治疗方式:常规(conventional)TENS、针刺样(acupuncture like)TENS、短暂强刺激(brief intense)TENS,各种方式的治疗参数见表 3-1。

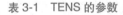

表 3-1　TENS 的参数

方式	强度	脉冲频率	脉冲宽度	适应证
常规 TENS	舒适的麻颤感	75~100Hz	<0.2ms	急、慢性疼痛;短期止痛
针刺样 TENS	运动阈上,一般为感觉阈的 2~4 倍	1~4Hz	0.2~0.3ms	急、慢性疼痛;周围循环障碍;长期止痛
短暂强刺激 TENS	肌肉强直或痉挛样收缩	150Hz	>0.3ms	用于小手术、致痛性操作过程中加强镇痛效果

其中,最常用的方式是常规型 TENS,治疗时间可从每天 30~60min 至持续 36~48h 不等。针刺样方式能同时兴奋感觉神经和运动神经。治疗时间一般为 45min,根据受刺激肌肉的疲劳情况决定。短暂强刺激方式的电流很大,肌肉易疲劳,一般刺激肌肉 15min 左右后应休息几分钟。

3. 操作方法　患者取舒适的体位,治疗前向患者解释治疗中可能出现的麻颤感、震颤或肌肉抽动感等应有的感觉,将电极固定于相应的部位,打开电源,选择治疗频率、脉宽、治疗时间,再调节输出的电流强度。治疗结束,将输出旋钮复位,关闭电源,除去电极。

视频:经皮电神经刺激疗法实训

笔记

四、临床应用

（一）适应证

各种急慢性疼痛：各种神经痛、头痛、关节痛、肌痛、术后伤口痛、分娩宫缩痛、牙痛、癌痛、肢端疼痛、幻肢痛等，也可用于治疗骨折后愈合不良。

（二）禁忌证

植入心脏起搏器者禁用，严禁刺激颈动脉窦等部位。对于眼睛部位、电极植入人体体腔内的治疗需慎用，不要将电极对置于脑血管意外患者的头部，不要让有认知障碍的患者自己做治疗。

（三）注意事项

1. 治疗部位 皮肤有瘢痕、溃疡或皮疹时，电极应避开这些部位；电极与皮肤应充分接触以使电流均匀作用于皮肤，以免电流密度集中引起灼伤；电极部位保持清洁，便于通电。

2. 对儿童进行治疗时 缓慢开机先以弱电流消除恐惧，再将电流逐步调至治疗量。

3. 综合治疗时 先采用温热疗法，再行 TENS 进行镇痛，可增加局部血流量，降低皮肤电阻，增强治疗作用。

TENS 疗法在镇痛应用上的显著疗效

TENS 疗法是减轻各种不同性质的疼痛的简单而有效的方法。多数患者在开始治疗后 1~2min 疼痛消失，局部压痛明显减轻，疼痛区缩小。该疗法的主要优点是镇痛效果持续时间长，每次停止治疗后可持续几分钟到 8~10h。有些急性疼痛病例，经 1~2 次治疗后疼痛完全消失。当急性躯体疼痛或根性疼痛加剧时疗效最好。截肢残端神经痛治疗 2~3 次后可完全止痛，对早期出现的幻肢痛可止痛数小时。

第四节 神经肌肉电刺激疗法

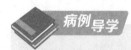

患者，男性，34 岁，2d 前跌倒后出现右手腕不能上抬。查体：腕背伸肌肌力 1~2 级，伸指肌肌力 2 级，双侧肱二头肌、肱三头肌对称引出桡骨膜反射减弱，诊断为：右侧桡神经损伤。现接受失神经肌电刺激治疗。今晨在治疗过程中，发现腕背伸肌出现震颤现象，至下午触摸肌腹，仍有僵硬。

问题与思考：

如何对患者进行对症处理？

神经肌肉电刺激（nerve muscle electrical stimulation，NMES）是应用低频脉冲电流刺激骨骼肌或平滑肌以恢复其运动功能的方法。其临床应用已有一百多年的历史，近年来对其在神经肌肉疾病的康复治疗中的应用与研究不断增加。根据其作用原理，实际上应用各种低、中频电流刺激神经肌肉的方法都属于 NMES，只是使用的电流方式及其参数和达到的治疗目的有所不同。本节只讨论狭义的NMES。

一、物理特性

1. 波型 常见 NMES 的波型有不对称双相方波和对称双相方波两种。前者有阴阳极之分，一般用阴极作主极，用于小肌肉、肌束的刺激。后者没有极性，用于大肌肉和肌群的刺激。一般认为在同样的电流强度下，对称双相方波引起的肌收缩力比单相方波大 20%~25%。失神经支配肌肉的 NMES一般用指数波（三角波）。

2. 脉冲宽度　许多袖珍 NMES 仪的波宽固定于 0.2～0.4ms。而大型 NMES 仪的波宽在 0.05～100ms 可调。对于正常神经支配的肌肉(包括上运动神经损害无肌肉麻痹的),波宽 0.3ms 的电流比 0.05ms 或 1ms 的电流更舒适,不易引起疼痛。

3. 频率　NMES 所用的频率常在 100Hz 以下。临床应用时常需要使肌肉达到完全强直收缩。对正常肌肉,频率 30Hz 以上。对失神经支配的肌肉,引起强直收缩所需的频率降低。频率越高,神经越易疲劳。

4. 占空系数和通断比　通断比在 1s:(1～1.5)s 之间。要注意通断比和频率的共同影响,如 30Hz、1s:3s 的电流与 50Hz、1s:7s 的电流所引起的肌收缩力差异无统计学意义。一般来说,病情越严重,所需的占空因数和频率就越低。

5. 上升时间　失神经支配肌肉的 NMES 采用指数波或三角波,其上升时间在 10～500ms。

二、治疗原理及治疗作用

(一)治疗原理

直接对神经肌肉进行电刺激可以引起肌肉节律性收缩,改善血液循环,促进静脉与淋巴回流,促进神经细胞兴奋和传导功能的恢复,肌肉有节律地收缩,可使肌纤维增粗、肌肉的体积和重量增加、肌肉内毛细血管变丰富、琥珀酸脱氢酶(SDH)和三磷酸腺苷酶(ATPase)等有氧代谢酶增多并活跃、慢肌纤维增多、并出现快肌纤维向慢肌纤维特征转变、增强肌力、延缓肌萎缩等。

(二)治疗作用

1. 治疗失用性肌肉萎缩。
2. 增加和维持关节活动度(ROM)。
3. 肌肉运动再学习和易化作用。
4. 减轻肌肉痉挛。
5. 促进失神经支配肌肉的恢复。
6. 强壮健康肌肉。
7. 替代矫形器或肢体和器官已丧失的功能。
8. 由于"肌肉泵"的作用,能减轻肢体肿胀。

三、治疗技术

(一)正常神经支配肌肉电刺激疗法

正常神经支配肌肉包括完全正常的肌肉、神经失用的肌肉及失用性肌萎缩。目前应用在这方面的电流有感应电流、新感应电流、直角脉冲电流及低频脉冲调制中频电流。

1. 设备　国产直流感应电流仪、国产或进口的低频脉冲电流仪可输出上述电流方式的均可选用。

2. 治疗方法

(1) 电极放置:①板状电极固定法:用两个片状电极固定于肌肉的两端进行治疗;②滚动电极法:用一滚筒式电极作为刺激电极,辅极面积为 150～200cm²,放置在肩胛间或腰骶部,滚筒式电极可垂直于肌肉走行方向滚动;③运动点刺激法:常用有两种,一种是单点刺激法:用一点状电极置于某一神经或肌肉的运动点加以刺激,辅极面积为 100～200cm²,置于肩胛间或腰骶部;另一种是双点刺激法:用两个点状电极分别固定于肌腹两端进行刺激。

(2) 治疗时间:每次治疗 6～15min,每日 1～2 次,20～30 次为一个疗程。

(二)失神经支配肌肉电刺激疗法

失神经支配的肌肉包括部分失神经支配肌肉及完全失神经支配肌肉。要使失神经支配肌肉能充分的收缩,而又尽可能地不引起皮肤疼痛及肌肉疲劳,同时又避免使非病变的拮抗肌产生收缩,最好是根据电诊断的结果来选择适当的脉冲电流。

在脉冲电流中,三角波具备以上条件。三角波具有选择性刺激病肌的作用。用三角形脉冲刺激失神经支配的肌肉时,可以选择某强度-时间范围的条件,使其对病变的神经肌肉发挥特有的刺激效应,而不致引起正常神经肌肉收缩及出现疼痛。三角脉冲电流对病变神经肌肉的这一特性叫做选择性刺激作用。由于这一作用,使得对病变的神经肌肉能起有选择的治疗反应,而且患者易于接受,成为电体操中作用较好的一种电流形式(图3-9)。

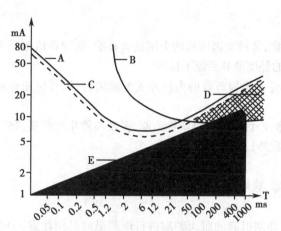

图3-9　三角形电流强度-时间曲线
A.正常肌肉曲线;B.失神经适配的肌肉曲线;C.感觉神经曲线;D.选择刺激区;E.三角形脉冲。

1. 设备　国产或进口的专用的神经肌肉电刺激治疗仪或可调制的低频脉冲电疗仪,仪器的频率、周期、$t_宽$、$t_升$、$t_降$应在低频范围内任意可调,而且还可输出调制型和非调制型电流。

2. 治疗方法

(1) 参数的选择:治疗条件的选择应根据电诊断的结果。

1) 电流强度:根据患者具体情况,既可引起足够的肌肉收缩,又使患者能够耐受。

2) 持续时间($t_{有效}$):尽可能短,以引起肌肉适度地收缩为度。

3) 间歇时间($t_止$):以不引起肌肉过早疲乏或收缩停止为度。最低限度持续时间与间歇时间之比为1:5,一般为1:10。

4) 坡度:尽量陡峭($t_升$尽量短),以能引起适度收缩为原则。坡度的大小说明神经损伤和恢复的程度,坡度愈低说明神经损伤程度愈大,随着神经的恢复坡度愈陡。

5) 常用的条件:①完全失神经支配时的治疗所用的持续时间($t_{有效}$)是150~600ms,间歇时间($t_止$)是3000~6000ms;②部分失神经支配时的治疗持续时间($t_{有效}$)是50~150ms,间歇时间($t_止$)是1000~2000ms;③运动点的刺激多用双点刺激法,可使电流集中于病肌而不至于因邻近肌肉受刺激而影响治疗,多用于较大肌肉的刺激。但当肌肉过小或需要刺激整个肌群时,宜采用单点刺激法。

(2) 电流极性的选择:用单点刺激法时,一般选用阴极;双点刺激法时,阴极多置于被刺激肌的远端。

(3) 每日治疗次数:可根据条件而定,门诊一般每天治疗1~2次,如条件允许,可每日治疗2~3次。随着病情好转,治疗次数适当减少至隔天1次。

(三) 痉挛肌电刺激疗法

对中枢神经系统病变所致的痉挛性瘫痪,应用电刺激治疗,可使痉挛肌抑制而松弛。痉挛肌电刺激的主要治疗作用,一是抑制痉挛肌,使之松弛,二是兴奋其拮抗肌,使肌张力增加,并通过交互抑制使痉挛肌松弛,从而使四肢伸肌与屈肌肌张力平衡,运动功能协调,促进中枢性瘫痪的康复。

应用痉挛肌电刺激疗法的作用特点是将两路频率与波宽相同,但出现的时间有先后的脉冲电流,分别刺激痉挛肌及其拮抗肌,使两者交替收缩。其电刺激器参数(图3-10):方形波 f_1 为1Hz,$t_宽$为0.2~0.5ms(多用0.3ms),两组脉冲延迟时间0.1~0.3s、0.3~1.5s,机器输出强度空载时达700V。两路电流是分隔开的,可单独调节,延迟时间也可调节。

1. 设备　痉挛肌电刺激仪,电极和衬垫与感应电疗法相同,电极面积为15~25cm²。

2. 治疗方法

(1) 电极放置:一路两个电极分别置于痉挛肌两端肌腱处,另一路两个电极分别置于其拮抗肌肌腹的两端,分别固定好。

(2) 输出的调节:先后调节两路电流输出,电流强度以出现明显肌收缩为宜。

(3) 治疗时间与疗程:每次治疗10~20min,每日1次,起初痉挛肌松弛24~48h,随着痉挛肌松弛时间的延长,可每2~

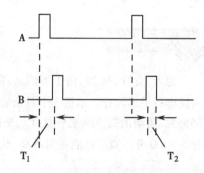

图3-10　痉挛肌电刺激用的两组电流
T_1:为A、B前后出现相隔的时间(0.1~1.5s),称为延迟时间;T_2:为方波本身的波宽(0.2~0.5ms);A.电流1;B.电流2。

3d 治疗 1 次,疗程较长。

四、临床应用

（一）适应证

1. 正常神经支配肌肉电刺激疗法 神经失用症,各种原因所致的失用性肌萎缩,肌腱移植等手术后姿势性肌肉软弱,因长期卧床、活动减少等所致的轻度静脉回流不畅等。

2. 失神经支配肌肉电刺激疗法 凡下运动神经元病损所致的失神经支配肌肉者,均可应用神经肌肉电刺激疗法。

3. 痉挛肌电刺激疗法 脑血管意外,小儿脑瘫,产后引起的痉挛性瘫痪,多发性硬化性瘫痪,脑外伤、脊髓外伤引起的痉挛性瘫痪(完全性脊髓损伤除外),帕金森病等。

（二）禁忌证

有出血倾向、急性化脓性炎症、严重心功能衰竭、感觉过敏者、置入心脏起搏器者等。

（三）注意事项

1. 正常神经支配肌肉电刺激疗法 对反射性抑制引起的肌肉萎缩进行电刺激时必须注意:①电刺激治疗不能在疼痛区进行;②肌收缩的强度应控制在不增加病灶区疼痛的范围内;③电刺激治疗中必须配合患者的主观意志,直至出现自主收缩而毋需帮助为止。

2. 失神经支配肌肉电刺激疗法 病程 3 个月以内者可延缓肌肉萎缩,病程 3 个月至 1 年者可防止肌肉纤维化,病程 3 年以内者虽然预后不良,但仍有恢复的可能性。

3. 痉挛肌电刺激疗法 肌萎缩侧索硬化症、多发性硬化的进展期或治疗后出现痉挛持续加重的情况均不适合进行治疗。

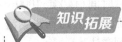

加强电刺激效果的方法

电刺激反应良好时,可逐步给肌肉增加负荷,使它抗阻收缩,以加强效果。抗阻力不外乎是对抗肢体本身的重量、加负荷或反向牵引等数种。另外,亦可利用等长收缩法,该法是使肌肉收缩时长度不缩短的方法。此法能增加肌肉的张力。如需刺激胫前肌,可让患者采取平卧位,由另一人将患者膝和足背向着床面按压。刺激时,由于胫前肌上下两个关节被固定而不能使足背屈,自身即不能缩短,这就出现等长收缩的状况。必须要注意的是,不论何种方法,电流引起收缩时,患者应同时尽力试图主动收缩该肌肉,这样电刺激引起的收缩加上患者主观意向的配合,功能的恢复将更好。

第五节 功能性电刺激疗法

患者,女性,38 岁,由于不慎从自家 3m 高平房顶坠落致 $T_{12}L_1$ 压缩性骨折,遂来急诊科就医,入院即行手术治疗。术后 3 个月余后,患者现在不能站立、行走,二便失禁。球-肛门反射(+),骶部感觉、运动消失。感觉平面:T_{11},平面以下轻触觉及针刺觉均消失。感觉评分 68/112 分,运动评分 50/100 分。双下肢肌张力不高,双踝阵挛(+)。诊断:脊髓损伤(T_{11},A),反射性膀胱。

问题与思考:

如何对患者进行康复治疗?

功能性电刺激(functional electrical stimulation,FES)是利用一定强度的低频电流刺激失去神经控制的肌肉,使其收缩,以替代或矫正器官及肢体已丧失功能的一种治疗方法,也可归属神经肌肉电刺激的范畴。该疗法是 Liberson 等在 1961 年发明的,通过使用脚踏开关控制电流刺激腓神经支配的肌肉,产生踝关节背屈,以帮助患者行走。目前 FES 的研究与应用不仅限于肢体运动功能的替代与纠正,还广泛涉及临床各个领域。例如人工心脏起搏器已广泛应用于各类心脏病的心律失常;膈肌起搏器(膈神经刺激器)用于救治呼吸中枢麻痹、调整呼吸;通过植入电极控制膀胱排尿功能;以触-视觉转换系统应用于盲人,触-听觉转换系统应用于聋人等。这些都是通过电刺激来补偿所丧失的生理功能。

一、物理特性

FES 的应用范围非常广泛,所用的仪器和电流参数差异很大,常用的参数包括:频率、脉冲波宽(脉宽)、通电/断电比、波升/波降调节及电流强度,而波形,即脉冲的形态(双相方波、指数曲线、尖波等)在一般的治疗仪中固定不变。

1. 频率　理论上 FES 的频率为 1~100Hz。较低频率(<20Hz)刺激所产生的效应虽然相应较小,但肌肉不易疲劳;较高频率(>50Hz)的刺激容易产生肌肉强直收缩,但肌肉易疲劳。理想的频率是根据各种肌肉类型及功能而定,常用的频率多在 15~50Hz。

2. 脉冲波　常为 100~1000μs,多使用 200~300μs。一般脉冲波宽在治疗中保持固定。

3. 通电/断电比　通电与断电的时间比与肌肉的抗疲劳程度有关。肌肉在通电时收缩,断电时放松。通电时间愈长,断电时间愈短,肌肉易疲劳。一般来说通电/断电比大多为 1:1~1:3。

4. 波升/波降　波升是指达到最大电流所需的时间,波降是指从最大电流回落到断电时所需的时间,波升、波降通常取 1~2s。

5. 电流强度　治疗时根据刺激目的及患者的耐受程度来调节。一般 FES 使用表面电极时,其电流强度在 0~100mA。使用肌肉内电极时,其电流强度在 0~20mA。

二、治疗原理及治疗作用

(一)治疗原理

FES 是利用神经细胞的电兴奋性,通过刺激支配肌肉的神经使肌肉收缩,因此,它要求所刺激的肌肉必须有完整的神经支配。低频电流作用于神经细胞膜,能在神经元上产生动作电位,而能诱发动作电位产生的最小电流被称为阈电位。由电刺激所产生的动作电位与自然生理状态所产生的动作电位是一样的,具有"全或无"的特征。适当宽度和强度的刺激脉冲输出足够的电荷刺激神经元就能产生一个动作电位。当电刺激的脉冲波宽增加或电流强度增大时,刺激将从电极附着处向远处扩散,进而引起更多肌纤维的收缩,这就是刺激的空间总和。FES 正是利用神经细胞对电刺激的这种反应来传递外加的人工控制信号。通过外部电流的作用,神经细胞能产生一个与自然激发所引起的动作电位完全一样的神经冲动,使其支配的肌肉纤维产生收缩,从而获得运动效果。

(二)治疗作用

1. 辅助站立和行走　T_4~T_{12} 损伤的截瘫患者可以借助助行器或拐杖支持上身,保持躯干的稳定,下肢则可在电刺激的作用下,完成站立和行走的动作。偏瘫患者采用一个拐杖可以支持上身,保持平衡。电刺激主要作用在于改进步态,使其行走更接近自然步态。

2. 重建上肢功能　C_4~C_6 损伤的高位截瘫患者在电刺激的帮助下可完成抓握、进食和饮水等活动,重建上肢运动和手的基本功能。

3. 改善排尿功能　通过低频脉冲电流的刺激,引起相应肌肉的收缩,帮助患者改善排尿功能。

4. 矫正脊柱侧弯　使用表面电极置于竖脊肌表面或置于一侧胸、腰部侧弯部上、下方,刺激相应肌肉使之产生收缩,矫正特发性脊柱侧弯。

5. 辅助呼吸运动　将接收器植入皮下,环式电极经手术置于膈神经上,或将表面电极放在颈部膈神经的运动点上,进行功能性电刺激,产生膈肌和胸廓的运动,改善患者的呼吸功能。

6. 改善肩关节半脱位　对于冈上肌、三角肌无力所致的肩关节半脱位,可通过低频电流刺激相应肌肉,对比治疗前后的 X 线片,表明 FES 能显著减轻肩关节半脱位的程度。

三、治疗技术

(一) 设备

1. **仪器** FES 治疗仪有多种多样。在医疗机构使用的一般是大型精密的多通道仪器。电极的放置和仪器操作较复杂。还有一种便携式机,一般为单通道或双通道输出,患者可以戴着仪器回家治疗或在生活和工作中使用。

2. **电极** 作为外界与神经肌肉的衔接点,电极是 FES 系统中关键的部分。刺激电极可分为三大类。①表面电极:到目前为止,这是应用最广泛的电极。它简便,易于更换,又不会造成任何创伤。但最主要的缺点是对单个肌肉刺激的选择性差,不能刺激较深部的肌肉,还有刺激反应变化大等。②肌肉内电极:它的优点是选择性好,稳定性好。缺点是在皮肤表面电极的出口有感染和断裂危险,电极的最长寿命只有 2 年。③植入电极:它除了有经皮电极的优点外,不存在感染和断裂的问题。它的缺点是植入电极需要高超的手术技术,还存在造成局部神经永久性损伤的可能性。

(二) 治疗方法

1. **垂足刺激器** 主要对象是偏瘫患者。辅助站立和步行最早应用单侧单通道刺激,用以纠正足下垂。将刺激器系在腰骶部,刺激电极置于腓神经处,触发开关设在鞋底足跟部。在偏瘫患者患侧摆动相开始时,足跟离地,放在鞋后跟里的开关接通,电流刺激腓神经或胫骨前肌,使踝背屈。进入站立相后,开关断开,电刺激停止。

2. **下肢刺激器** 主要适用于 $T_4 \sim T_{12}$ 完全性脊髓损伤患者。可用 4 通道刺激,在双站立相(即双足同时站立时),刺激双侧股四头肌;在单侧站立相,一个通道刺激同侧股四头肌,同时对侧处于摆动相,一个通道刺激胫骨前肌。也可在此基础上,再增加两个通道,分别刺激双侧臀中肌或臀大肌,控制骨盆活动。这样,患者使用 FES 可以站立、转移、行走。

3. **上肢刺激器** 将电极置入偏瘫患者患侧桡神经上,触发刺激器发出低频脉冲电流刺激桡神经,使伸肌群收缩,帮助患者手掌抓握物体。

4. **膈肌起搏器** 用于控制和调节呼吸运动 FES 系统。一对置入电极埋入双侧膈神经上(亦可用体表电极置于双侧颈部膈神经运动点上),与固定于胸壁上的信号接收器相连。控制器发出无线电脉冲信号,由接收器将其变为低频电流,经电极刺激膈神经,引起膈肌收缩。

5. **尿失禁治疗仪** 是由于下运动神经元损伤,尿道括约肌和盆底肌瘫痪,出现排尿淋漓不尽,或腹压轻微增高就排尿。FES 刺激尿道括约肌和盆底肌,可增强其肌力。对男性患者可用体表电极或直肠电极;对女性患者可用阴道电极。刺激参数为频率 20~50Hz,波宽 0.1~5ms,通断比为 8s:15s,波形为交变的单相方波或双相方波。用阴道深部电极刺激引起尿道括约肌的收缩,产生排尿。

6. **尿潴留治疗仪** 当骶髓排尿中枢遭到破坏或 $S_2 \sim S_4$ 神经根损伤后,膀胱逼尿肌麻痹,出现尿潴留。当损伤部位在骶髓以上,则出现反射性膀胱,排尿不能受意识控制。采用植入式电极刺激逼尿肌,使其收缩,克服尿道括约肌的压力,使尿排出。电极植入的位置和刺激部位有四种。①直接刺激逼尿肌。②刺激脊髓排尿中枢。③刺激单侧骶神经根。④刺激骶神经根的部分分支。典型的刺激参数是频率 20Hz,脉冲宽度为 1ms。

7. **脊柱侧弯刺激器** 特发性脊柱侧弯常见于青少年,病因不明。传统的治疗方法是佩戴脊柱矫形器。但因佩戴时间太长(每天需 23h),矫形器会限制患者的活动,不舒服并影响患者的形象,患者往往不愿戴,而使治疗半途而废。患者的年龄、弯曲的位置和程度,是否有并发症,均可影响疗效。一般弯曲度(Cobb 角)在 20°~40° 的进行侧弯,适合 FES 治疗。用双通道仪器,电极置于侧弯的两个曲线最高的脊椎旁,刺激髂肋肌、最长肌、棘肌。每晚睡觉后治疗 8~10h。电流强度以引起肌肉强直收缩而又不引起疲劳为限。电流参数:频率为 25Hz,脉冲宽度为 0.2ms,通断比 6s:6s,t 升为 1.5s,t 降为 0.8s,强度为 60~80mA。连续治疗 6~42 个月,或直到患者的骨骼成熟为止。

8. **肩关节刺激器** 由于冈上肌、三角肌无力所致的肩关节半脱位常见于脑血管意外、四肢瘫、吉兰-巴雷综合征,可出现疼痛、上肢肿胀等症状。传统治疗多用支具、吊带来托住上肢,但这会限制上肢的活动。FES 可以替代支具、吊带治疗肩关节半脱位,不影响上肢运动。采用双相方波刺激冈上肌和三角肌后部,FES 频率为 20Hz,波宽 0.3ms,通断比 1s:3s。逐渐增大电流强度和治疗时间。5d 后患者可以耐受连续 6~7h 的刺激,以后再逐渐增加通电时间,减少断电时间。

四、临床应用

（一）适应证

1. 运动神经元瘫痪　脑卒中、脊髓损伤、脑瘫后的足下垂、站立步行障碍、手抓握障碍等。
2. 呼吸功能障碍　主要用于脑血管意外、脑外伤、高位脊髓损伤所致的呼吸肌麻痹。
3. 排尿功能障碍　马尾、脊髓损伤后排尿障碍,如尿潴留或尿失禁。
4. 特发性脊柱侧弯　本病常见于青少年,病因不明。传统的治疗方法是佩戴脊柱矫形器。
5. 肩关节半脱位　常见于脑血管意外、四肢瘫、吉兰-巴雷综合征等。

（二）禁忌证

植入心脏起搏器者禁用其他部位的神经功能性电刺激。意识不清、肢体骨关节挛缩畸形、下运动神经元受损、局部对功能性电刺激无反应者禁用神经功能性电刺激。

（三）注意事项

此疗法必须与其他疗法,如运动训练、心理治疗相结合,才能取得很好的效果。操作者应准确掌握刺激点的解剖、生理等,这些也是治疗成功的重要因素。

第六节　直角脉冲脊髓通电疗法

通过体表电极和直角脉冲电流刺激脊髓以治疗疾病的方法,称为直角脉冲脊髓通电疗法。电流方向可表现为上行性或下行性,电流方向的不同使其对人体可产生不同的反应。而用于直角脉冲脊髓电流通电疗法的电流为下行性,可使人体的反射过程的兴奋性降低,主要应用于中枢性瘫痪的治疗。

一、物理特性

直角脉冲是急速通电、急速断电的一种断续直流电,波峰呈现直角形,故又称为矩形脉冲或方形波。其电流频率一般为 165~2000Hz,脉冲持续时间为 0.1~0.5ms,电流强度为 4~6mA。

二、治疗原理及治疗作用

（一）治疗原理

应用直角脉冲脊髓通电疗法治疗中枢性瘫痪的治疗原理,目前尚不清楚,通过肌电图检查推测可能有以下两点:

1. 病变区某些不能传导或传导很差的神经纤维在通电治疗后,恢复了传导功能,使神经兴奋趋向正常化。一般在中枢神经损伤中,病变部位的神经纤维并非完全破坏,可以表现出不同程度的兴奋性,因此治疗中电流的极性作用能促使活动恢复正常状态。

2. 电流的刺激作用通过对自主神经和内分泌系统的调节作用,恢复神经系统正常的生理功能活动。

（二）治疗作用

1. 刺激神经纤维传导功能和促进大脑皮层功能恢复　尤其对脑卒中偏瘫有良好的治疗作用,轻度瘫痪的患者可基本痊愈,较重或重型瘫痪在出血停止后 3~4 周、病情稳定后及早治疗,也可争取较好的疗效。

2. 对感觉障碍的恢复有一定的作用　轻度感觉迟钝者治疗数次可恢复正常,重度者也可获得改善。一般痛觉和触觉恢复较早,其次为冷觉和深部感觉,热的感觉恢复较慢。

3. 对伴随偏瘫的症状及功能障碍的影响　如头痛、头重感、易怒、失眠、无力及语言障碍,均能在治疗后减轻,部分甚至消失。自主神经系统功能障碍如麻痹肢体的皮温低下、便秘等,经治疗后也可逐渐改善。

三、治疗技术

（一）设备

与一般直流电疗法类似。

（二）治疗方法

1. 电极放置　作用电极面积为 $25cm^2$，接阳极（有时也用阴极），置于后颈部，另一辅极面积为 $100cm^2$，置于腰骶部。

2. 电流强度　4~6mA，如输出是以电压来表示，则为 30~60V。

3. 频率与脉冲宽度　频率为 165~2000Hz，脉冲持续时间为 0.1~0.5ms。

4. 治疗时间　脑出血患者在出血后 3~4 周、病情稳定后开始治疗，每次治疗 30~60min，开始时每日或隔日治疗一次，以后每周治疗 2 次。治疗次数按病情而异，一般在 5~30 次，但若治疗 10 次以上仍无进步者建议尝试其他疗法。

四、临床应用

（一）适应证

主要用于运动神经麻痹（包括中枢性和周围性），特别适用于脑出血后遗症的治疗。其他如脑血栓、脑梗死、脊髓炎、脊髓压迫症、假性延髓性麻痹、脊髓空洞症、脊髓灰质炎后遗症、肌萎缩性侧索硬化症等所引起的感觉与运动障碍等均可适用。

（二）禁忌证

急性化脓性炎症、出血倾向、心脏病、植入心脏起搏器者、对直流电过敏者等。

（三）注意事项

1. 伴有高血压时，治疗后常可见收缩压升高，因此通电前后应测量血压。

2. 电极需紧贴皮肤，以防止电流在个别点上过于集中，发生烫伤和刺痛等。

3. 治疗中如发现肢体肌张力较前增高，影响活动，则应缩短治疗时间和减少电流强度，或更换极性。

4. 麻痹肢体的痛感在治疗后可见加剧，这时可降低电流强度或缩短治疗时间，一般治疗 2~3 周后症状即会减轻或消失。

5. 其他与直流电疗法相同。

第七节　其他低频电疗法

一、间动电疗法

患者，女性，19 岁，右侧踝关节肿胀疼痛 2h。自诉穿高跟鞋下楼梯时不慎摔倒，出现右侧踝关节肿胀疼痛 2h 余。查体：右侧踝关节肿胀明显，局部有压痛，关节活动明显受限。查踝关节 X 线片示：踝关节无明显脱位。诊断：右侧踝关节扭伤。

问题与思考：

如何为患者制订康复治疗方案？

间动电流（diadynamic current）是在直流电的基础上叠加 50Hz 正弦交流电经过半波或全波整流后输出的一种脉冲电流。应用这种电流来治疗疾病的方法称为间动电疗法。它是由法国医生 Bernard 于 1900 年发明的，故也称为 Bernard 电疗法。

（一）物理特性

1. 间动电流的种类及特点　间动电流的脉冲部分仍属正弦波。这种正弦电流可以半波或全波的形式出现;也可以半波或全波交替出现;或断续地出现。单个脉冲宽度为10ms。常用的间动电流有六种(图3-11)。

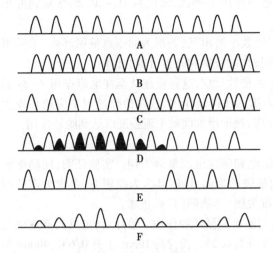

图3-11 间动电流的波形
A.疏波;B.密波;C.疏密波;D.间升波;E.断续波;F.起伏波。

(1)密波(diphase fixe,DF):由50Hz的正弦交流电经全波整流后覆加在直流电上而成,频率为100Hz,无间断,幅度恒定。容易产生抑制反应,但也容易出现习惯性反应,即动力作用弱,故其止痛作用短暂,通电15~30s后组织的导电性很快地增强,能促进血液循环。适用于解除交感神经紧张状态、痉挛性血液循环障碍、痉挛性疼痛及作为其他波组的准备治疗。

(2)疏波(monophase fixe,MF):是经半波整流而成,频率为50Hz,间歇10ms。动力作用强,通电时患者有强烈的震颤感觉,作用比较持久。只要有1/3的密波电流强度就可以引起肌肉收缩。由于每个脉冲后有间隙时间,因此习惯反应较迟。常用于血管痉挛性疼痛等。

(3)疏密波(courtes periodes,CP):由疏波和密波交替出现而成,各持续1s。频率交替地更换,减少了组织的适应性,动力作用发挥最大,抑制反应较弱,具有长时间止痛及促进渗出物吸收的作用。治疗中这种形式的电流应用最多,常用于软组织扭挫伤、血管张力不全性血运障碍、肌无力、神经痛、神经根炎、坐骨神经痛及面神经麻痹等治疗。因平滑肌时值长,这种短期调制电流对腹腔内脏痉挛性疼痛不适用。

(4)间升波(longues periodes,LP):亦由疏波和密波交替出现而成,但密波持续8s,疏波持续4~6s;密波部分是由两组疏波组成,其一组幅度不变,而间插在其中的另一组是缓升缓降的。抑制作用最强,动力作用减至最低限度,组织也不易产生习惯性反应,因组织对电流的习惯性多产生于通电7~8s时,而此时本组电流的调幅及频率已变换,有较好的止痛作用。常用于肌痛、腰痛、神经痛及斜颈等。由于平滑肌的时值长,这种长期调制电流对腹腔内脏痉挛性疼痛及内脏下垂有一定的治疗效果。

(5)断续波(rythme syncope,RS):是间断出现的疏波。通断电时间均为1s。由于电流是间断的,故组织对它不易产生习惯性或产生得较晚,而动力作用最强,引起强烈的感觉和肌肉收缩,常用于电体操。

(6)起伏波(monophase modulate,MM):是断续波的一种变形,通断电时间各为4s,通断时幅度是缓升缓降的。基本上是断续波的一种变形,动力作用比不上断续波,可用在药物导入,也可用作电体操,但作用比断续波弱。

2.间动电流的特点

(1)间动电流每组电流的波形、频率、脉冲持续时间和间歇时间是固定的,治疗时只能调节强度。

(2)间动电流属于半波正弦电流。在电流峰值和波宽相同的情况下,正弦电流的作用比感应电流和指数曲线电流大。所以,要引起相同的治疗作用,间动电流所需的强度比感应电流和指数曲线电流小,患者较易耐受。

(3)间动电流具有直流电性质,有电解作用,治疗时需要明确阴阳极,并要用与直流电相同厚度的衬垫。

(4)间动电流的载波频率较低,故作用不深。

(二)治疗原理及治疗作用

1.治疗原理 间动电疗的作用基础是由于直流电的作用和低频脉冲电流的作用,使组织内离子分布发生改变而产生兴奋、抑制和电刺激等的生理作用,主要表现为:

(1)瞬时动力作用:即通电后短时间内,间动电流激活或兴奋组织细胞的功能,表现为感觉神经及运动神经的兴奋性、组织导电性增强。一般先出现感觉兴奋,电流稍大才出现肌肉收缩,电流过大超过人体耐受限度时即出现疼痛。

（2）抑制作用：当通电短时间后（数秒至几十秒），人体对离子冲动的影响产生适应性反应，迅速地使感觉阈升高，出现抑制作用，获得止痛效果。但这种作用不持久，断电后10~20s则恢复到原来水平。

（3）继发性动力作用：这种作用在间动电流治疗后数小时出现，表现为周围血液循环强，消除组织和神经纤维之间的水肿，减轻组织的紧张度，而达到持久的止痛和改善营养的作用。

此外，当间动电流作用持续时间过长时，则可发生习惯性反应，这种反应甚至在电流作用7~8s后即可出现。习惯性反应能消除为治疗上所利用的动力作用和抑制作用，故在治疗过程中应防止发生习惯性反应，但相反的对电流过敏者，则可利用这种反应，逐渐增加间动电流强度以达到脱敏作用。

2. 治疗作用

（1）止痛：间动电流的止痛作用比较明显，比直流电和感应电流显著为佳。实验证明，间动电流治疗20min，在治疗后15min皮肤痛阈明显增高，作用最强的为间升波，其次为疏密波，再次为密波和疏波。间动电流引起的明显震颤感，可通过兴奋粗纤维关闭"疼痛闸门"而止痛。

（2）促进周围血液循环：间动电流有明显的促进周围血液循环的作用。治疗后，可见局部皮肤充血发红和温度升高。有实验观察证明，治疗时皮肤温度升高0.3℃，治疗后10min上升0.6℃，40min平均上升0.7℃，然后缓慢下降，2h后才恢复原来水平。用间动电流治疗动脉内膜炎后，供血量增加50%；治疗动脉硬化时能使血流量增加80%，与其他阻断交感神经的治疗方法效果相似。当用电极刺激星状神经时，上肢血流量增加40%。

（3）刺激神经肌肉的作用：间动电流的频率为50Hz或100Hz，每个脉冲正弦波宽度为10ms。因此刺激周围神经和肌肉均可引起反应，引起肌肉强直性收缩。一般用断续波或起伏波来锻炼失用性萎缩的肌肉。其他几种波形由于是连续脉冲，没有脉冲群间歇，故不适用。至于失神经支配的肌肉，由于其时值较长，甚至高于正常值的50~100倍，失神经后的肌肉容易疲劳，只能耐受较低的刺激频率，并需有较长的间歇时间，故间动电流不适用于治疗失神经支配的肌肉，甚至不能使失神经支配的肌肉收缩。

（三）治疗技术

1. 设备 国内常用的仪器有JL-1型间动电疗机和C65-3型间动电疗机。

2. 治疗方法

（1）痛点治疗：①并置法：阴极放在痛点，阳极置于距痛点2~3cm处，治疗中可更换极性。②单极法：阴极置于痛点上，另一较大辅极置于身体任何部位。当痛点较多时可逐点进行，第一点通电时间由3min开始，以后逐点减少至末点时为1min。

（2）沿血管或神经干部位治疗：①并置法：用于大部位如大腿等，根据血管、神经病变部位大小不同，可用片状或杯状电极。②对置法：用于小部位如上肢，可用杯状或片状电极。阴极靠近治疗部位。

（3）交感神经节部位治疗：用小杯状电板，阴极置于神经节部位，阳极放在距阴极数厘米处（一般多在近心端）。

（4）神经根部位治疗：①脊髓两侧并置法：若一侧病变时阴极置于病变侧，如两侧病变时阴极可交替放置。②同侧纵置法：阴极置于病变侧神经根平面，阳极在阴极上方2~3cm处。

（5）电体操：单极法时作用电极置于运动点上；双极法时电极置于肌肉两端。

（6）药物导入：用片状电极，方法同直流电药物导入法。

3. 电流强度、时间与疗程

（1）电流强度：原则上是根据患者的感觉来调节，开始有蚁走或轻微针刺感，而后有震颤压迫感，不应有刺痛感。最适宜的电流强度取决于电极面积、解剖部位、疾病性质及个体的敏感性。一般常用量，直流电为1~3mA，脉冲电流以能耐受为度。

间动电流的作用阈和痛阈距离较近，应缓慢调节电流。密波通电15~30s后，由于组织导电升高，电流强度会自行增大，故开始时可用小量，治疗1min后，可将电流稍加大，以克服组织对电流的适应。

（2）治疗时间：一般主张短时间，每次6~8min，每次可选用两种波形，一般先用密波2~3min，急性期可每日2次，一般每日1次。

（3）疗程:5~10 次为一个疗程,疗程间隔为 1~2 周。

（四）临床应用

1. 适应证　枕大神经痛、三叉神经痛、肋间神经痛、神经根炎、坐骨神经痛、交感神经综合征、扭挫伤、肌肉劳损、失用性肌萎缩、颈椎病、网球肘、肩周炎、退行性骨关节病、颞颌关节功能紊乱、早期闭塞性脉管炎、雷诺病、高血压病等。

2. 禁忌证　急性化脓性炎症、急性湿疹、出血倾向、严重心脏病、植入心脏起搏器者、对直流电过敏者。

3. 注意事项

（1）治疗时对电流形势、电极种类、电极放置方法、极性及治疗时间的掌握等均有较大的灵活性,要根据疾病的性质、疾病的不同阶段及治疗效果,严格恰当地选择。

（2）因间动电流有直流电的成分,衬垫应采用棉布或海绵垫 1cm 以上的厚度,以防电灼伤。

（3）治疗时衬垫要湿透,与皮肤紧密接触,以免作用于治疗区的电流强度减弱而影响疗效。

（4）治疗时先开直流电,在此基础上再逐渐通入脉冲部分。

二、超刺激电疗法

应用超出一般治疗剂量的低频方波脉冲电流治疗疾病的方法,称为超刺激电疗法(ultrastimulating electrotherapy),亦称为刺激电流按摩疗法。该疗法是在 20 世纪 60 年代由 Traber. H 提出的,故也称为 Traber 电疗法。

（一）物理特性

超刺激电流是一种方波电流,其波宽为 2ms,间歇时间为 5ms,频率为 5~143Hz(常用 143Hz),电流密度高达 0.3mA/cm^2。由于治疗中电极面积只有 100cm^2 左右,电流峰值可达 80mA,平均值达 20~30mA,这种电流强度远高于一般低频脉冲电流的治疗剂量。

（二）治疗原理及治疗作用

1. 治疗原理

（1）对局部外周血管的影响:①电流刺激皮肤感受器,通过轴突反射,引起血管扩张;②电流通过组织因电解形成得血管活性肽,引起血管扩张;③抑制交感神经兴奋性,引起血管扩张。

（2）对疼痛的影响:①通过"闸门"机制,阻断或减弱了神经组织对痛觉的传导;②通过强电流产生的掩盖效应及血管扩张,改善局部的供血供氧,加速致痛物质的排出。

2. 治疗作用

（1）止痛作用:主要用于止痛。超刺激电疗法的单次止痛作用持续时间较长,一般为 3h 左右,在治疗 3 次后起效。

（2）促进局部血液循环:超刺激电疗法由于电流大,治疗后局部皮肤可出现明显充血,皮肤充血反应可持续 5h 左右,促进局部血液循环,并有利于疼痛的缓解。

（三）治疗技术

1. 设备

（1）仪器:国内生产的 C64-3 型多形波治疗机、DXZ-3 型低频治疗仪、国外生产的 Neuroton726 治疗机可供选用。由于此疗法所用电流强度相当大,进行治疗时需采用恒流输出型治疗仪。

（2）电极和衬垫:由于此疗法应用了强度较大的低频脉冲电流,电解作用也相对较明显,因此电极和衬垫均与直流电疗法相同。

2. 治疗方法

（1）保护液的使用:由于治疗中电极下产生的电解产物对皮肤的刺激较大,阴、阳极衬垫可分别以保护液浸透。①阴极保护液:氯化钠 4.8g,氢氧化钠 0.8g,加水至 1000ml;②阳极保护液:氯化钠 4.8g,稀盐酸 6.3ml,加水至 1000ml。

（2）电极的放置:一般将阴极置于痛区上,阳极置于邻近区域皮肤表面。

（3）电流强度:电流密度一般为 0.2~0.3mA/cm^2。要求以较快的速度增加电量,一般要求在开始 1min 内将电流增至 8~12mA,在以后的 2~7min 内增至患者能耐受的电量。刚通电时患者有触电感,继而有肌肉颤动感。

（4）通电时间:每次通电时间不宜超过 15min。

（5）频度与疗程:每日或隔日治疗 1 次,有效者可治疗 6~12 次,一般 3~4 次治疗无效时应放弃此疗法。

（四）临床应用

1. 适应证　颈椎病、软组织劳损、肋间神经痛、腰椎间盘突出症、灼样神经痛等。

2. 禁忌证　急性化脓性炎症、出血倾向、心脏病、植入心脏起搏器者、对直流电过敏者等。

3. 注意事项　应去除治疗部位及附近的金属物,两电极不能接触,以防短路。余同直流电疗法。

三、电睡眠疗法

以小剂量的脉冲电流通过颅部引起睡眠或产生治疗作用的方法,称为电睡眠疗法(electrosleep therapy),亦称脑部通电疗法。该疗法自 1947 年创始以来,在世界各国已得到了广泛的应用。

（一）物理特性

此疗法是采用低频脉冲电流,其波形是方波、梯形波、叠加在直流电上的方波或正弦波。波宽为 0.2~0.5ms,频率为 10~200Hz。许多学者认为,波形很像脑电图的 δ 波,合乎生理要求,但脉冲前沿陡,在低强度时能获得最佳效应。

（二）治疗原理及治疗作用

1. 治疗原理　电睡眠疗法是利用微弱的低频脉冲电流,通过置于眼乳突或眼-枕部电极,将电流输入脑内,包括垂体、视丘核、皮质脑干部、网状结构边缘系统等,脉冲电流对眼睑皮肤神经末梢感受器引起弱的节律性刺激,可直接或反射性地引起大脑皮质的抑制而导致睡眠或产生程度不同的睡意,从而加强了身体保护性抑制过程,有利于疾病的恢复。电睡眠疗法可促进中枢神经系统的调节过程,减轻情绪紧张和疲劳,提高工作能力。

脉冲电流能诱发睡眠的依据是:①电流直接刺激间脑内丘脑下部前侧区,可引起睡眠;②电流直接刺激低位脑干,可诱发动物睡眠;③电刺激周围神经使脑中 5-羟色胺浓度升高,可引起睡眠。

2. 治疗作用　早期认为电睡眠治疗的作用是导致或深化生理睡眠,加强中枢的抑制作用。目前认为其对引起睡眠能够发挥一定的治疗作用,即使治疗过程中不入睡,也有调整性的治疗作用。认为脉冲电流通过脑部时,广泛作用于脑的各部,特别是皮质下层,包括丘脑、丘脑下部、网状结构、边缘系统及其他组织。因而对脑部的组织功能产生影响,使原已紊乱的神经血管、神经-体液、神经-内分泌以及其他自主神经、躯体神经系统得以恢复,保证机体内环境的稳定,促进机体的自我调节过程。对于精神和情绪方面也产生良好的影响。

（三）治疗技术

1. 设备　国产 HWY-ZZ 型综合治疗机和 C64-2 型多波治疗机均可用作电睡眠治疗。

2. 治疗方法

（1）电极:铅板、衬垫同直流电疗法。

（2）电极的放置:有双眼-乳突法或双眼-枕部法,对眼部通电特别不适应的患者,可改前额-枕区放置。阴极连接双眼(额部)电极、阳极连接枕部(双乳突)电极。

（3）电流强度:一般为 6~8mA,以患者有轻度舒适的震动感、蚁走感为宜。

（4）参数:选用方波,波宽 0.2~0.3ms,根据病情选择适宜频率,当患者兴奋过程占优势时,频率不超过 5~10Hz,较高频率 40~60Hz 会使得症状加重。一般从 12~16Hz 开始,逐渐降至 1~2Hz。

（5）通电时间:每次通电时间从 15~20min 开始,然后渐增至半小时。每日治疗 1 次,12~30 次为一疗程。

（6）治疗环境:光线柔和或黑暗、安静、空气新鲜、室温恒定的环境和舒适的治疗床与寝具更有助于睡眠。

（四）临床应用

1. 适应证　神经衰弱、抑郁或焦虑症、自主神经功能紊乱、脑震荡后遗症、溃疡病、妊娠中毒症、高血压早期、神经性皮炎、湿疹、支气管哮喘、偏头痛等。

2. 禁忌证　原发性或外伤性癫痫、血液病、恶性肿瘤、脑血管病、心力衰竭、体内植入心脏起搏器者、全身衰竭等。高度近视患者禁用眼-枕法。

四、高压低频电疗法

应用高电压的低频脉冲电流来治疗疾病的一种方法，称为高压低频电疗法。国外称为冲电疗法（high voltage pulsed current stimulation，HVPC）。我国在20世纪70年代研制的经络导平仪，实质上就是这种治疗仪。主要通过刺激经络穴位，通经活络，调理气血平衡，治疗多种疾病。

（一）物理特性

高压低频治疗机的特点是输出电压较高，脉冲峰值电压可高达2000V，其他类似低频脉冲电流，波形为单相的尖波，频率为5～12Hz，波宽为0.6～10ms，单路或双路输出。尽管HVPC的峰值电压很高，但其电流平均值一般不超过1.5ms，对人体的充电量非常小，刺激性比较弱，正常人体可以耐受。

（二）治疗原理及治疗作用

1. 治疗原理　高压低频电疗法，既能兴奋感觉神经，又能兴奋运动神经，同时还可以促进血液循环。临床上主要用来治疗各种疼痛。

2. 治疗作用

（1）镇痛：高压低频电疗法所设定的波形、频率、脉冲波宽对神经肌肉的刺激具有良好效果，更适合于治疗急性浅表性疼痛。

（2）扩张血管和促进血液循环：在临床治疗中，阴极电流治疗后常见局部皮肤发红，治疗后皮温较前升高，具有扩张血管、促进血液循环、改善局部组织营养代谢、消炎镇痛的作用。

（3）促进平滑肌蠕动：促进蠕动频率和幅度的增高，并能使不规律蠕动变为有规律蠕动。临床上应用此疗法治疗尿路结石亦取得较好的排石疗效。

（4）刺激经络穴位：有调节经络平衡气血的作用。

（三）治疗技术

1. 设备　常用的设备有高压低频电疗仪与经络导平仪。电极、衬垫和直流电疗法相同。

2. 治疗方法

（1）电极放置方法：类似直流电疗法，阴极放置于主要的治疗部位。穴位治疗时，采用直径1.5～2cm的电极。应用经络导平仪治疗时应经络取穴，操作比较复杂可参考仪器使用说明书。

（2）电流强度：以治疗局部有节律性颤动和麻感为宜，患者有较舒适感觉。

（3）治疗时间：每次治疗20～30min，每日1～2次，10～15次为一个疗程。

（四）临床应用

1. 适应证　各种急慢性疼痛、神经痛、面神经麻痹、颈椎病、腰腿痛、冻疮、慢性荨麻疹、扭挫伤、带状疱疹、失用性肌萎缩等。需注意的是，对痛点和伤口的长时间治疗，应经常更换极性，以减轻对皮肤的刺激。

2. 禁忌证　急性化脓性炎症、出血倾向、心脏病、体内植有心脏起搏器者、对直流电过敏者。高压电刺激可以诱发肌肉收缩，但不能用于兴奋大的肌肉群，亦不能兴奋失神经支配的肌肉。

本章小结

本章主要讲述了低频电疗法的概念、治疗原理、治疗技术及临床应用。低频电疗法在临床中应用广泛，因此需要学生重点掌握临床常用各种低频电疗法的规范操作技术；同时，各项疗法临床应用中的适应证、禁忌证及注意事项是重点内容，需要同学们在学习的过程中系统掌握，为今后从事临床工作奠定理论基础。本章内容在编写过程中参考了执业考试大纲的相关内容及要求，能够满足学生的考试需要。低频电疗法广泛应用于临床各领域，发展相对成熟，并在各种疾病治疗上取得较好疗效。

（邓　婕）

思考题

1. 一例右侧桡神经损伤的患者现接受失神经肌电刺激治疗。今晨在治疗过程中,发现腕背伸肌出现震颤现象,至下午触摸肌腹,仍有僵硬。针对腕背伸肌出现的震颤、僵硬现象,应如何进行对症处理?

2. 患者,女性,63 岁,因"左膝反复疼痛 5 年,伴行走、上下楼逐渐困难,加重一周"为主诉入院。曾服用镇痛药及行理疗治疗,效果均不明显。查体:左膝关节肿胀明显,局部有压痛,关节活动明显受限。左膝关节 X 线片示:"左膝严重退行性改变"。诊断为:左膝关节退行性骨关节炎。在全麻下行全膝人工关节置换手术。既往无特殊其他病史。术后第一天,完全卧床,体温 37℃,血压 130/80mmHg,心率 80 次/min,律齐。伤口疼痛,VAS 评分为 9,肿胀,右下肢可自主活动,左足趾可活动,左侧其他关节因疼痛保持伸直静息位。第四天伤口疼痛 VAS 减至 5,能独立床边坐。左侧股四头肌、腘绳肌肌力为 4 级。左膝屈 50°,伸为 0°。左小腿后部肿痛,Homans 征阳性。如何选用合适的物理因子进行治疗?

3. 患者,男性,19 岁,因"打篮球时不慎摔倒,出现右侧踝关节肿胀疼痛 2h 余"为主诉就诊。查体:右侧踝关节肿胀明显,局部有压痛,关节活动明显受限。踝关节 X 线片示:踝关节无明显脱位。诊断:右侧踝关节扭伤。如何对患者进行康复治疗?

4. 在患者的病程转归过程中,需要根据其疾病发展的规律及患者的实际情况合理地选择物理因子进行治疗,例如脑卒中患者经历了弛缓期、痉挛期、恢复期和后遗症期,请问在各个时期分别可以选用低频电疗法中的哪些治疗技术进行针对性治疗?

扫一扫,测一测

思路解析

笔记

第四章 中频电疗法

学习目标

1. 掌握　中频电疗法的治疗作用、适应证、禁忌证、注意事项;中频电疗法操作技术。
2. 熟悉　中频电疗法物理特性、生物作用特点;中频电疗法的治疗原理。
3. 了解　中频电疗法分类。
4. 具有基本医疗思维与素养,能规范地开展中频电疗法的各项诊疗活动;能使用、管理常用仪器、设备;能合理安排与管理医疗与康复环境,以保证医疗活动科学、安全。
5. 能与患者及家属进行沟通,开展健康教育;能与相关医务人员进行专业交流与团结协作,开展医疗工作。

第一节 概　述

中频电疗法是物理因子治疗中常用的一种方法。它广泛应用于现代康复治疗中。近年来,随着科技的发展,计算机技术的广泛应用,已有不同种类的中频电疗仪问世,并应用于临床,虽然其外观、设计和操作方法等都发生了很大的变化,呈现出各自的特点,但依然保持着中频电疗法的基本特点。特别是微电脑技术在电疗法的应用,进一步促进了中频电疗技术的普及。

一、概念

临床上应用频率为 1000~100 000Hz 的脉冲电流治疗疾病的方法,称为中频电疗法(medium frequency electrotherapy,MFE)。

脉冲频率在 1000Hz 以下的低频范围内,每一个脉冲均能使运动神经和肌肉发生一次兴奋,此称周期同步原则。当脉冲频率>1000Hz 时,运动神经和肌肉的兴奋即不符合周期同步原则,而是依着中频电流所特有的规律发挥作用。当脉冲频率超过 1000Hz 时,脉冲周期短于运动神经和肌肉组织的绝对反应期,就不能引起足够的兴奋,因此在医学上把中频电流频率规定为 1~100kHz 的范围。

二、中频电疗法的分类

根据所采用中频电流的不同产生方式、波形与频率,中频电疗法可分为:
1. 干扰电疗法　常见的干扰电疗法包括:①静态干扰电疗法;②动态干扰电疗法;③立体动态干扰电疗法。
2. 等幅中频电疗法　常见的等幅中频电疗法包括:①音频电疗法;②超音频电疗法;③音频电磁场疗法。
3. 调制中频电疗法　常见的调制中频电疗法包括:①正弦调制中频电疗法;②脉冲调制中频电

疗法。

4. 低、中频电混合疗法　包括：①音乐电疗法；②波动电疗法。

三、物理特性

中频电流的频率（1000~100 000Hz）高于低频电流，并且是交流电，临床常用的中频电流不仅在频率、波形等物理方面与低频电流存在着显著的差别，作用于人体时，人体所表现的电学特性以及所产生的理化效应明显不同于低频电。

1. 人体组织对中频电流阻抗低　人体组织对不同频率电流的电阻不同，对低频电流的电阻较高。随着电流频率的增高，人体的电阻逐渐下降。因此，中频电流较低频电流的阻抗低。此外，人体组织还具有电容的特性。频率较高的电流较容易通过电容，中频电流的电容抗低于低频电流，更易于通过电容。由于人体对频率较高的交流电的电阻和容抗都较低，总的阻抗也小得多，通过的电流也较多。中频电疗法所应用的电流强度较低频大，可达 $0.1~0.5mA/cm^2$，所能达到人体组织的深度也较低频电流深。

2. 无电解作用　中频电流是频率较高的交流电，是一种正向与负向交替变化较快的电流，无阴阳极之分。中频电流作用于人体时，在电流每一个周期的正半周与负半周内人体组织内的离子都向不同的方向往返移动。因而，不能移到电极下引起电解反应。电极下没有酸碱产物产生，电极下的皮肤也不会像直流电疗时那样受到酸碱产物的化学刺激而受损。所以，电极可以大为简化，中频电疗时即便使用比较薄的衬垫也不会损伤皮肤。

3. 对神经肌肉的作用　人体神经的不应期为 1~2ms。每两次有效刺激的间隔必须≥1ms，能够引起有效刺激的电流频率≤1000Hz。频率≥1000Hz 的电流，每次脉冲不都能引起神经兴奋和肌肉收缩，即部分刺激为无效刺激。中频电流能够产生兴奋作用是综合多个周期的连续刺激，达到足够强度并处于神经肌肉绝对不应期以外的时期才能引起兴奋。

4. 对感觉神经的作用　中频电流作用于皮肤时，对皮神经和感受器没有强烈的刺激，以阈强度的中频电流刺激时只有轻微的震颤感，电流强度增大时只有针刺感，无明显的不适和疼痛，持续通电时针刺感逐渐减弱，电流强度很大时才出现不适的束缚感。强的中频电流刺激引起肌肉收缩时的感觉比低频电流刺激时的感觉要舒适得多，尤以 6000~8000Hz 电流刺激时肌肉收缩的阈值与痛觉的阈值有明显的分离。肌肉收缩的阈值低于痛觉阈值，出现肌肉收缩时患者没有疼痛的感觉，故中频电疗时患者能耐受较大的电流强度。而且，中频电流较小的电阻可使其作用到组织深处，在引起强烈肌肉收缩的同时皮肤无明显刺痛。

5. 对血液循环的作用　各种中频电流作用后 10~15min，局部毛细血管开放，血流速度和血流量均增加，局部血液循环改善。

6. 对生物膜通透性的作用　有的文献描述在正弦中频电流的作用下，药物离子、分子透过活性生物膜的数量明显多于失去活性的生物膜，认为中频电流可以提高活性生物膜的通透性。其机制可能是增加了细胞间隙。

四、治疗原理及治疗作用

1. 促进血液循环　促进血液循环是中频电流治疗的作用基础。①即时充血反应：中频电流单次作用时和停止作用时局部充血反应并不明显，停止作用后 10~15min 局部充血反应比较明显，这可以用轴突反射、三联反应来解释。肌肉组织血液循环的改善与肌肉活动所产生的化学物质有关。深部组织或远隔部位组织血液循环的改善则与自主神经的影响有关。②多次治疗后血液循环的改善：这是单次作用的累积效应以及自主神经功能调整的结果。

2. 镇痛　中频电流有比较好的镇痛作用。主要产生即时镇痛作用和长期镇痛作用。①即时镇痛作用：几种中频电单次治疗时和停止作用后都可以观察到程度不同的镇痛作用，这种即时镇痛作用可持续数分钟到数小时。即时镇痛机制有多种解释。神经机制以闸门控制学说、皮质干扰学说来解释，体液机制以 5-羟色胺、内源性吗啡样物质来解释等。②长期镇痛作用：经过多次治疗后的镇痛作用，可以用产生即时镇痛作用的各种因素的综合作用以及通过轴突反射引起局部血液循环加强的各种效

笔记

应的综合作用来解释。

3. 消炎 中频电流对一些慢性非特异性炎症有较好的治疗作用。其消炎作用机制可能与中频电流作用后局部组织的血液循环改善、组织水肿减轻、炎症产物的吸收和排出加速、局部组织的营养和代谢增强、免疫防御功能提高等有关。

4. 软化瘢痕、松解粘连 中频电流有较好的软化瘢痕、松解粘连作用。其机制可能是由于中频电流刺激能扩大细胞与组织的间隙,使粘连的结缔组织、肌纤维、神经纤维等活动而后得到分离。此外,中频电流能够促进肌肉的收缩,改善局部血供和代谢,促进水肿消散,松解粘连。

5. 神经肌肉刺激作用 中频电流有刺激运动神经和肌肉引起正常骨骼肌和失神经肌肉收缩、锻炼肌肉、防止肌肉萎缩的作用,并有提高平滑肌张力、引起平滑肌收缩和调整自主神经功能的作用。

第二节 等幅中频电疗法

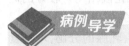

患者,男性,28岁。阑尾炎术后1个月,术后切口瘢痕增生,伴瘙痒感。诊断:术后瘢痕。
问题与思考:
1. 针对该患者应该选用哪种物理因子治疗?
2. 你为该患者选择的物理因子治疗方法应该是什么方式?
3. 治疗时电流量应根据什么来调节?

病例导学思路分析

采用频率为1000~100 000Hz,波形为等幅正弦的中频电流治疗疾病的方法称为等幅中频电疗法(undamped medium frequency sinusoidal electrotherapy)。

应用频率为1000~20 000Hz音频段的等幅中频电疗法又称为音频电疗法(audiofrequency electrotherapy)。1969年中国皮肤科专家杨国亮首先应用1000Hz音频电流治疗皮肤疾病,并取得较好疗效。此后,这一疗法不断发展,所应用的电流频率扩大到4000~8000Hz,甚至10 000Hz。但多数仍采用2000~5000Hz电流,并将治疗适应证扩大到临床各科许多疾病。

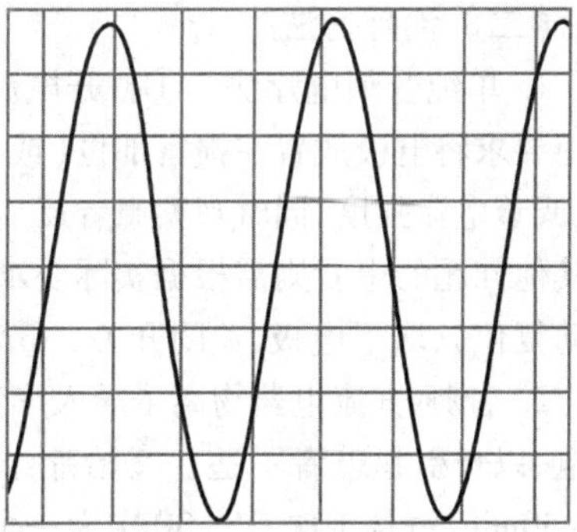

一、物理特性

等幅正弦中频电是一种幅度、频率恒定不变,波形呈正弦波形的中频电流(图4-1)。音频电流具有典型的中频电流的物理特征。

图4-1 等幅正弦波

二、治疗原理及治疗作用

(一)治疗原理

1. 改善局部血液循环及营养 音频电流可改善微循环,增大血管管径,明显增快血流。由于血液循环和局部营养改善,起到了镇痛、消炎、消肿、促进组织再生及神经功能恢复的作用。

2. 提高细胞膜通透性 等幅中频正弦电流可提高活性生物膜的通透性。这一作用可用于使药物分子由于浓度梯度而扩散透过生物膜。人体实验亦证明了中频交流电确实可使药物分子透入体内。在2000Hz、4000Hz的等幅正弦电流作用下,药物的pH及性质均无变化。因此,有人主张开展中频电药物透入疗法,尤其适用于不能电离或极性不明的中草药。

3. 神经兴奋与调节作用 虽然音频电流的频率大于1000Hz,不是每次脉冲都可以引起神经兴奋。但是,通过综合刺激的效果,音频电疗法依然可以有效地刺激神经,引起肌肉收缩,调节神经功能。

（二）治疗作用

1. 镇痛 音频电流可使皮肤痛阈上升,故有明显的镇痛作用。适用于腰背痛、神经痛、血肿、带状疱疹、神经损伤所引起的疼痛。其机制可能还与治疗后肌肉痉挛缓解、局部血液循环改善所产生的间接效应有关。

2. 消肿 对外伤后血肿、瘢痕引起的肢端水肿均有良好的效果。

3. 软化瘢痕、松解粘连 音频电疗法有较好的软化瘢痕和松解粘连的作用。治疗后可使瘢痕颜色变浅、质地变软、面积逐渐缩小乃至消失。更重要的是音频电治疗后,可使瘢痕所引起的疼痛、瘙痒等症状明显减轻或消失;在松解粘连方面既有治疗作用又有预防作用。

4. 消炎散结 音频电流对慢性炎症、炎症残留的浸润、外伤后淤血、血肿、机化硬结均有较好的促进吸收、消散和软化的作用。这个作用与其促进血液循环及软化瘢痕、松解粘连的作用是一致的。

5. 调节神经系统功能 音频电流作用于神经节段或反射区可以促进汗腺、乳腺的分泌,增进食欲,降低血压,增强全身状况,对自主神经及高级神经活动均具有调节作用。

6. 兴奋神经肌肉 音频电流可以兴奋神经和肌肉,引起肌肉的收缩,达到锻炼肌肉的效果。

7. 音频电流叠加直流电药物离子导入的治疗作用 由于音频电流可以增加生物膜的通透性,临床上采用经过整流的音频电与直流电药物离子导入叠加联合应用时可以提高人体对直流电的耐受量,加大直流电强度,有利于药物离子导入人体,还可以提高药物离子迁移的速度。

三、治疗技术

（一）设备

音频电疗机输出的电流其频率为1000~5000Hz,临床常用的为2000Hz,或为2000Hz、4000Hz两种频率。目前,有频率可调的音频电疗设备运用于临床。多数治疗机为导电胶的电极,也有黏附式电极和负压吸附式电极。国内有研究报道,用一个联合器将音频电疗机与直流电疗机连接起来,音频交流电经整流后可进行音频电与直流电药物离子导入的联合治疗。也有研究将音频电疗机与超声波治疗机相连接进行音频电与超声波的联合治疗。

图片:音频电疗仪及电极

（二）治疗方法

1. 单纯音频电疗法 ①打开电源开关。②根据临床需要选择大小合适的电极,根据不同电极的使用要求将电极放置在损害部位(或治疗部位)的上下两端或两侧并固定。③缓慢调节"输出调节"钮,调节电流强度,同时观察患者反应。通常以患者的舒适度或耐受度为宜,但存在感觉功能受限或有其他问题的患者则需根据实际要求选择强度。④治疗结束后,将电流调至"0"(有的仪器在结束后自动复位),取下电极,关闭开关。⑤治疗每次持续20~30min,每日1~2次,10次为一个疗程。

视频:音频电疗法

2. 音频-直流电药物离子导入疗法 ①开始治疗时先接通直流电,再调节直流电量,然后接通音频电,以免引起患者不适。②治疗结束时逆上述顺序操作,先关音频电,再关直流电。③每次治疗15~30min,每日1次,15~30次为一个疗程。治疗瘢痕及粘连时可连续治疗数个疗程。

四、临床应用

（一）适应证

1. 组织增生 瘢痕、纤维结缔组织增生、肥厚、粘连、关节纤维性强直、外伤后或术后皮下浸润粘连、血肿机化、注射后组织浸润、浅静脉炎后残留硬索状肿块、声带肥厚、乳腺小叶增生、外伤后或术后肠粘连、内脏粘连、腔道内粘连狭窄等。

2. 疼痛 肌肉、韧带、关节劳损、颈肩背腰腿痛、狭窄性腱鞘炎、风湿性关节炎等。

3. 炎症 治疗非特异性炎症,如周围神经病(神经炎、神经痛等)、慢性炎症如盆腔炎性疾病、附件炎、前列腺炎、腹腔盆腔感染后残留炎性包块等。

4. 平滑肌张力低下 运用音频电疗法,可以改善尿潴留、便秘、肠麻痹等平滑肌张力和运动减弱

笔记

的疾病等。

（二）禁忌证

急性感染性疾病、肿瘤、出血性疾病、严重心力衰竭、肝肾功能不全、局部有金属异物、心前区、孕妇腰腹部、植入心脏起搏器者等。

（三）注意事项

1. 患者治疗时不可接触机器，不可随便活动。

2. 治疗时，患者治疗部位的金属物品（如手表、发夹、首饰等）应除去，体内有金属异物（如骨科金属固定物、金属碎片、金属节育环等）的部位，应严格掌握电流强度，<0.3mA/cm² 方可避免组织损伤。

3. 电极不能在心前区及其附近并置和对置治疗；心脏病患者，电流不宜过强，并注意观察患者的反应，如有不良反应立即停止治疗；孕妇忌用于下腹部、腰骶部及邻近部位治疗；植入心脏起搏器者禁用中频电疗法。

4. 治疗期间，治疗师应该注意巡视，观察患者有无不适或其他异常反应。如有头晕、头痛、胸闷、嗜睡等症状发生，应及时调节电流强度或停止治疗。如在治疗中患者感到电极下疼痛时，应立即终止治疗。皮肤局部出现斑点状潮红时，应立即涂烫伤油膏并及时处理，并向患者解释清楚。

5. 治疗结束后，注意观察治疗区域的皮肤有无发红、烧伤等异常。如有异常，应及时处理并向患者解释清楚。

> **超音频电疗法**
>
> 超音频电疗法是利用"超音频"振荡器产生 22KHz 等幅交变正弦电流，以高电压（输出电压达 3～5kV）、弱电流（输出电流强度<2mA）、火花放电的方式进行治疗。超音频电流是等幅中频正弦电流的一种。此疗法最先为前苏联学者在 1982 年报道使用，但是国内目前还未开展。超音频电疗法治疗用的玻璃电极内充有 1.33～2.00kPa（10～15mmHg）惰性气体氖，治疗时接通 3～5kV 电压，电极与人体接触时，由于电压差较大而产生无声火花放电，同时由于空气电离产生少量臭氧与氧化氮。超音频电刺激可以使神经兴奋性降低，促进血液循环、促进淋巴管扩张和循环。因而有止痛、止痒、解痉、消炎作用。

第三节　调制中频电疗法

患者，男性，35 岁。因"左腰疼痛 2d"为主诉就诊。患者自述于 2d 前因提重物出现左侧腰部疼痛，咳嗽、打喷嚏时加剧，休息后缓解，自服止痛药物症状缓解不明显。查体：腰部活动度受限，前屈 30°，后伸 10°，左右侧弯 15°，直腿抬高试验（-），加强实验（-），"4"字试验（-），跟臀试验（-），L4～L5 棘突间压痛，余无异常。既往体健。

问题与思考：

1. 该患者的初步诊断是什么疾病？

2. 进一步辅助检查及治疗方案有哪些？

病例导学思路分析

调制中频电疗法(modulated medium frequency current therapy, MMFCT)又称脉冲中频电疗法,是一种使用低频调制中频电流的方法,输出的中频电流幅度随着低频电流的频率和幅度的变化而变化。调制中频电具有低、中频电流的特点和治疗作用。以低频正弦波调制的中频电流称为正弦调制中频电流。应用多种低频脉冲电流调制的中频电流,称为脉冲调制中频电流。

一、物理特性

低频调制波频率多为1~150Hz的低频电流。它的波形有正弦波、方波、三角波、梯形波等。中频载波频率多为2~8kHz中频电流,电流的波形、幅度、频率、调制方式不断变化。调制波的波形有两大类:一类是正弦波,正弦波调制中频电流产生正弦调制中频电流;另一类是脉冲波,如方波、指数曲线波(积分波、三角波)、梯形波、锯齿波、微分波(尖脉冲波)等。脉冲波调制中频电流产生脉冲调制中频电流(图4-2)。

不同的调制方式所产生的调幅波的形式也不同。在调制中频电疗法中通常采用四种不同调制方式的调制波(调幅波)(图4-3)。

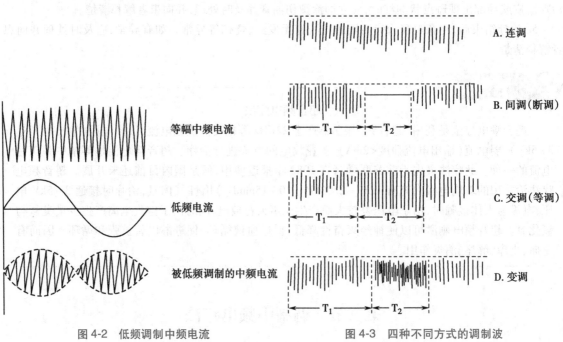

图 4-2 低频调制中频电流　　　　　图 4-3 四种不同方式的调制波

1. **连续调制波**　又称连续调幅波(连调波)。在这种调制方式中,调幅波连续出现。
2. **断续调制波**　又称断续调幅波(断调波)。在这种调制方式中,调制波与等幅波交替出现,即调制波断续出现。
3. **间歇调制波**　又称间歇调幅波(间调波)。在这种调制方式中,等幅波与断电交替出现,断续出现调幅波。
4. **变频调制波**　又称变频调幅波(变调波)。在这种调制方式中,两种不同频率的调制波交替出现,是一种频率交变的调幅波。

各种调制电流可以全波、正半波或负半波的形式出现。各种调幅电流有不同的调幅度,调幅度的深浅表示低频成分的大小。调幅度为0时,中频电流没有调制,为等幅中频电流,没有低频成分,刺激作用不明显。逐渐增加调幅度时,低频的成分逐渐增大,刺激作用逐渐增强。而调制调幅度的深浅即改变低频电的振幅。调幅度浅时,低频电的振幅小,电流强度变率小,刺激作用弱;反之,调幅度深时,低频的振幅大,电流强度的变率大,刺激作用强。刺激电流强度变率的大小与刺激电流引起神经肌肉组织兴奋能力的大小成正比。

二、治疗原理及治疗作用

（一）治疗原理

1. 兼具中频、低频特点　调制中频电流含有中频电流成分，因此，具有中频电流的特点。人体对其阻抗较低，作用较深，可采用较强电流；无电解作用，对皮肤无刺激，能充分发挥中频正弦电流所特有的生理、治疗作用。调制中频电流同时含有低频电流成分，同时具有低频电流的特点，可发挥低频电流的生理、治疗作用。低频电流成分在调制中频电流中起治疗作用的因素有三个：电流的频率、频率交替变换、不同波形特异性作用。

2. 电学参数多变，不易产生适应性　调制中频电流有四种波形和不同的调制频率、调制幅度。其波形、幅度和频率不断变换，人体不易对其产生适应性。断调波作用于肌肉时，调幅波的刺激可引起肌肉收缩反应。在其后的断电时间内，肌肉可以得到休息，有利于再次收缩反应。调节中频电流幅度、调节低频成分的多少和振幅的大小即可改变刺激的强度，可以适应不同的治疗需要。半波形的调制中频电有类似于间动电流、脉动直流电的作用。

（二）治疗作用

1. 镇痛　调制中频电流的止痛效果来源于低频和中频电流的综合结果。而且由于频率多变、机体组织不易适应、作用深等特点而较普通的中频或低频电流止痛效果好。调制中频电流作用于机体时，有明显的舒适振动感。100Hz 全波连调波，持续时间 2.5s；持续时间 3s 的全波交调波（调幅波频率 100Hz）及 90~120Hz 全波变调波均有较好的止痛效果。疼痛较剧时调幅度用 25%~50%，疼痛减轻后调幅度用 75%~100%。

2. 改善局部血液循环　正弦调制中频电流作用于局部血管，可使小血管及毛细血管扩张，血液循环加快。用频率 100Hz，调幅度 100%，通断比 1s∶2s 的间调波治疗动脉阻塞性外周血管疾病，作用于局部和相应节段，有改善局部血液循环的效果。

3. 促进淋巴回流作用　调频 30~50Hz 的交调波、50Hz 及 150Hz 的变调波、100Hz 间调波电流均可使淋巴管径增大，表明其对促进淋巴回流有较好作用，临床可用于治疗肢体淋巴淤滞。

4. 电刺激锻炼肌肉作用　此电流对失用性肌萎缩、部分失神经肌肉、完全失神经肌肉有提高神经、肌肉兴奋性的作用。

5. 中枢及外周神经伤病　采用断调波作用于脊柱相应节段及肢体，治疗肌痉挛；采用间调、断调波治疗小儿脑性瘫痪患儿肌无力者；采用变调波治疗脑瘫患儿肌强直者；连调波治疗脑瘫患儿肌痉挛者。

6. 调节自主神经功能　采用调制中频电流连调、变调、间调波作用于上腹及背部、颈交感神经节部位，可治疗胃十二指肠溃疡。

三、治疗技术

（一）设备

1. 采用参数可调的调制中频电疗仪　此类仪器可以自行设置相关参数，包括载波类型、调制波参数、调幅度等。设置好相关参数后，其他操作程序同普通中频电疗法。

2. 采用电脑调制中频治疗仪　此类仪器可以输出按不同病种需要编定的多步程序处方，处方内综合了所需要的各种治疗参数，治疗时可根据患者的疾病选用不同的电流处方。电脑调制中频电疗机具有操作简便、治疗电流多样化、患者不易产生适应、治疗时间准确等优点。有的治疗机还保留了自选电流种类和参数的功能，可由使用者按需调配。

图片：电脑中频治疗仪及电极

（二）治疗方法

1. 普通调制中频电　①操作流程与等幅中频电疗法相似。在参数设置中通常需要对载波、载波频率、调幅、调制波类型、调制波频率、调制方式、调幅度等参数进行设置。②治疗时电极下以患者有可耐受的麻刺、震颤、抽动、肌肉收缩感为度，治疗过程中可参考患者的感觉与耐受程度来调节电流强度，一般为 0.1~0.3mA/cm²。每次治疗 15~20min，每日 1 次，10~15 次为一个疗程。

2. 电脑调制中频电　操作流程与普通中频电疗法相似。操作时可以根据仪器处方进行选择而毋

视频:中频电
疗技术

需像普通调制中频电进行参数设置。只需选择处方号即可,操作简单。

3. 调制中频电药物离子导入疗法　对调制中频电进行半波整流后,可用于药物离子导入治疗。操作方法同药物离子导入法。如进行直肠内前列腺部位治疗时,采用直肠电极为主极,电极外涂凡士林后插入直肠内,使作用面朝向前列腺,通过输液装置向直肠电极内灌入药液,药液总量为 $50 \sim 75ml$ 。先灌入 1/3 的药量,其余在治疗过程中静脉注入灌入,副电极置于耻骨联合上方。其他部位的调制中频电药物离子导入操作与之类似,只需要选择合适的药物、导入部位。

四、临床应用

(一)适应证

1. 疼痛　由于肌肉扭伤、肌纤维组织炎、腱鞘炎、滑囊炎、血管神经性头痛等导致的疼痛。

2. 中枢与外周神经损伤　脊髓损伤、小儿脑瘫、外周神经损伤等。

3. 消化系统疾病　胃十二指肠溃疡、慢性胆囊炎等。

4. 泌尿系统疾病　脊髓损伤引起的神经源性膀胱功能障碍、张力性尿失禁、尿潴留、慢性前列腺炎等。

(二)禁忌证

急性感染性疾病、肿瘤、出血性疾病、严重心力衰竭、肝肾功能不全、局部有金属异物、心前区、孕妇腰腹部、植入心脏起搏器者等。

(三)注意事项

1. 根据患者病情选择合适的治疗处方。

2. 连续采用两个治疗处方治疗或使用一个治疗处方而需更改电流处方前,应先将电流输出调回"0"位,不要在治疗中途更换电流处方。

3. 其他注意事项与等幅正弦中频电疗法相同。

第四节　干扰电疗法

患者,女性,52岁,"因右肩周疼痛半年,加重 1 个月"为主诉就诊。患者无明显诱因发生右肩疼痛并逐渐加重,右手不能梳头,不能上举、后旋、外展、夜间疼痛加重影响睡眠,无上肢麻木,无放射性疼痛。查体:疼痛面容,活动受限,上举 15°,外展 20°,叉腰试验不能做,右肱二头肌长头肌附着处压痛明显,喙突下压痛明显,斜方肌有压痛。

问题与思考:

1. 该患者初步诊断是什么疾病?

2. 进一步辅助检查及治疗方案有哪些?

病例导学思路分析

干扰电疗法又名交叉电疗法,是将两组或三组不同频率的中频电流交叉地输入人体,在体内发生干扰后产生低频调制的中频电流,这种电流称为干扰电流(interference current)。应用这种干扰电流治疗疾病的方法称为干扰电疗法,分为传统干扰电疗法(静态干扰电疗法)、动态干扰电疗法和立体动态干扰电疗法三种。

一、物理特性

1. 传统干扰电疗法（静态干扰电疗法）　是将两路频率分别为4000Hz与（4000±100）Hz的正弦交流电,通过两组（4个）电极交叉输入人体,在电场线的交叉部位形成干扰电场,产生差频为0～100Hz的低频调制中频电流,这种电流就是干扰电流（图4-4、图4-5）。

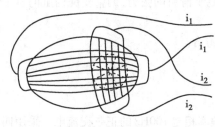

图4-4　干扰电场的形成

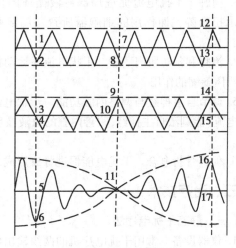

图4-5　干扰电的形成

干扰电疗法产生的低频电流不是由仪器直接输入的,而是中频电场内部作用产生的,这种深处"内生"的低频调制的脉冲中频电刺激克服了低频电流不能深入组织内部的缺陷。在两组中频电流交叉时,交叉处形成的低频脉冲电流还存在一个旋转的向量改变,使得变化更为复杂多样。两组电流综合形成的电流的强度比两组中的任何一组电流都大,又比两组电流之和的平均值大,这就可能弥补了低频电疗时电流在人体深处减弱的不足,且含有中频的成分。这是干扰电疗法最突出的特点,所以它兼有中频和低频电疗法的特点。

2. 动态干扰电疗法（dynamics inter-ferential current therapy,DICT）　是使干扰电流的中频电流的波幅被波宽为6s的三角波所调制。发生一个周期为6s的缓慢的低幅度变化,两组电流的输出强度发生6s为周期的节律性变化,从而使两组电流的强度在X、Y轴方向上发生节律性变化,称其为动态干扰电流疗法。

动态干扰电流对人体的作用与传统干扰电相似,但传统的干扰电疗法只能产生二维的效应,而且干扰电场是不变的。动态干扰电流的强度不断发生节律性动态变化,机体组织不易产生适应性,并能使深部组织获得更加均匀的作用强度,有助于获得较好的治疗效果。

3. 立体动态干扰电疗法（stereo dynamic interferential current therapy,SDICT）　是在传统干扰电疗法和动态干扰电疗法的基础上进一步发展起来的。治疗时将三路中频电流交叉地输入机体,在体内形成三维的立体干扰场。同时对三路电流进行低频幅度调制,从而获得多部位,不同方向、角度和形状的动态刺激效应。

文档:干扰电物理特性的比较

二、治疗原理及治疗作用

（一）治疗原理

干扰电流兼有低频电流与中频电流的特点,最大的电场强度发生于体内电流交叉处,作用深、范围大。不同差频的干扰电流的治疗作用有所不同。90～100Hz的差频电流可抑制感觉神经,使皮肤痛阈升高,有较好的镇痛作用。50～100Hz的差频电流可使毛细血管与小动脉持续扩张,改善血液循环,促使渗出物吸收。10～50Hz的差频电流可引起骨骼肌强直收缩,改善肌肉血液循环,锻炼骨骼肌;也可以提高平滑肌张力,增强血液循环,改善内脏功能。

（二）治疗作用

1. 促进血液循环　干扰电流具有促进局部血液循环的作用。动物实验证明,由于干扰电流的作用,开放的毛细血管数增多,动脉扩张。局部血液循环的改善,有利于炎症的消退、渗出和水肿的吸收。

2. 镇痛　干扰电流可以抑制感觉神经,100Hz 或 90~100Hz 差频的干扰电流作用 20min 后,皮肤痛阈明显上升,故具有良好的镇痛作用;镇痛作用比较明显。有研究发现,干扰电流作用于腰骶部时,全身的痛阈都有所升高。有人认为这可能是干扰电流刺激、激活内啡肽系统的效应。

3. 消肿　干扰电流促进局部血液循环的作用,是由于干扰电流作用于自主神经系统以及细胞内承担新陈代谢作用的细胞器所致。局部血液循环的改善有利于炎症渗出液、水肿和血肿的吸收。

4. 治疗和预防肌肉萎缩　干扰电流对运动神经和骨骼肌有兴奋作用,引起肌肉收缩,故有治疗和预防肌肉萎缩的作用。

5. 调节自主神经与调整内脏功能　干扰电流作用较深,在人体内部所形成的干扰电场(0~100Hz 差频电流)能刺激自主神经,改善内脏的血液循环,提高胃肠平滑肌的张力,调整支配内脏的自主神经功能。

6. 促进骨折愈合　干扰电能促进骨痂形成,加速骨折愈合。

三、治疗技术

(一)静态干扰电疗法

1. 仪器设备　常用干扰电疗机的两组输出电流多为频率相差 100Hz 的正弦交流电。采用四个电极或四联电极,分为两组,一组为 4000Hz,另一组为(4000±100)Hz。所用电极有普通导电胶的电极,也有负压吸附式电极(图 4-6)。

图片:干扰电治疗仪及电极正面、背面观

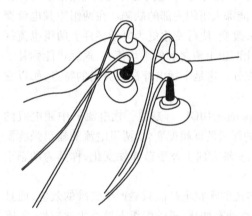

图 4-6　吸附式电极

2. 治疗方法

(1)电极的放置方法

1)固定法:选用 4 块大小合适的电极,与电极相连接的 4 根导线分为两组,每组 2 根导线。一组导线连接至治疗机的一路输出的输出孔,另一组导线则连接至另一路的输出孔内。这两组不同频率的电极交错放置,使病灶处于 4 个电极的中心,即电流交叉处。根据治疗需要选用不同的差频,每次治疗选用 1~3 种差频,每种差频治疗 5~15min,总治疗时间为 15~30min。

2)抽吸法:采用负压装置与吸附电极。治疗时将吸附电极置于治疗部位的皮肤上,使病灶处于 4 个电极的中心。先开动负压装置,开始抽气,电极吸附于皮肤上,再接通干扰电流。负压装置以每分钟 16~18 次的频率抽吸,抽吸的频率能根据吸盘内负压的大小而自动调节,负压小时抽吸的频率自动回升,因此抽吸的频率按照负压的变化而呈现规律性的波动,在治疗区产生按摩作用(治疗的差额、剂量、时间、疗程与固定法相同)。

3)运动法:采用两个手套电极,相当于两极法。治疗时,操作者的双手分别插入两个手套电极的固定带下,双手下压,务必使整个电极与患者皮肤充分接触,并在治疗区域移动。操作者可以通过改变双手压力的大小以及电极与患者皮肤接触面积来调节电流的刺激强度。

(2)电流强度:治疗电流的强度一般在 50mA 以内。根据患者的感觉或肌肉收缩的强度,分别将治疗剂量分为三级。①感觉阈下:刚有电感时再稍调小至感觉消失,但电流表有指示;运动阈下:电流表有指示,但无肌肉收缩反应。②感觉阈:刚有电感或麻痹感;运动阈:刚引起肌肉收缩反应。③感觉阈上:有明显电感或麻颤感;运动阈上:有明显的肌肉收缩反应。也可根据患者的耐受程度来调节电流强度。耐受量系指患者所能耐受的最大限度。每次治疗 20~30min,每日 1 次,10 次为一个疗程。不同差频干扰电流治疗作用各不相同(表 4-1)。

(二)动态干扰电疗法

动态干扰电疗法的治疗技术、临床应用范围与传统干扰电疗法相同。

表 4-1　不同差频干扰电流治疗作用

差频	治 疗 作 用
100Hz	抑制交感神经
90~100Hz	镇痛
50~100Hz	镇痛,促进局部血液循环,促进渗出物吸收,缓解肌紧张
25~50Hz	引起正常骨骼肌强直收缩,促进局部血液循环
20~40Hz	兴奋迷走神经,扩张局部动脉血管,引起骨骼肌不完全性强直收缩
1~10Hz	兴奋交感神经,引起正常骨骼肌收缩,引起失神经肌肉收缩,引起平滑肌收缩
0~100Hz	作用广泛,兼具上述各种作用,但因各种频率出现时间过短,针对性不十分强

(三) 立体动态干扰电疗法

1. 设备　立体动态干扰电疗法使用的是星状电极。每个星状电极上有排列成三角形的三个小电极(图 4-7),每对星状电极的左右两对小电极的方向是相反的。每对电极相应方向的三对小电极,分为三组,每组两个小电极,连接治疗仪的一路输出,三对小电极可同时输出三路电流。

2. 治疗方法　选用大小合适的电极。为了达到三路电流真正的立体交叉,必须注意电极放置的方向。①对置法:两个星状电极及其导线在治疗部位的上下或两侧反方向放置。立体动态干扰电疗法通常采用对置法,电流作用较深。②并置法:两个星状电极及其导线在治疗部位表面同方向放置。并置法作用表浅,较少采用。治疗时应注意使星状电极的各个小电极均与皮肤接触良好,以使三路电流都能充分进入人体(图 4-8)。

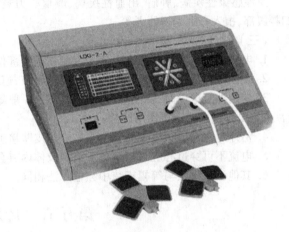

图 4-7　干扰电疗仪与星状电极

根据需要,每次治疗选用 1~2 种或 3 种差频,每种差频治疗 5~10min,每次治疗 20min,每日或隔日 1 次,10~15 次为一个疗程。

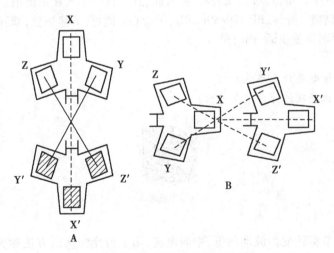

图 4-8　立体动态干扰仪电疗时电极放置方法
A. 对置法;B. 并置法。

四、临床应用

(一) 适应证

1. 骨关节与软组织疾病　肩周炎、骨关节炎、慢性颈腰疼痛、软组织扭挫伤、肌筋膜炎、肌肉劳损、狭窄性腱鞘炎等骨关节、软组织疾病导致的疼痛或功能受限;注射后硬结、手术或外伤后软组织粘连、缺血性肌痉挛;骨折延迟愈合等。

2. 神经系统疾病　外周神经损伤或炎症引起的神经麻痹和肌肉萎缩等。

3. 消化系统疾病　术后肠粘连、术后肠麻痹、内脏平滑肌张力低下(胃下垂、弛缓性便秘)、胃肠功能紊乱等。

4. 泌尿系统疾病　儿童遗尿症、尿潴留等。

5. 循环系统疾病　可通过作用于颈、腰交感神经节改善血液循环,治疗雷诺病、闭塞性动脉内膜炎、肢端发绀症等。

6. 肌力低下、肌肉萎缩　有人发现干扰电流可刺激肌肉收缩,产生的肌肉收缩可达到主动收缩时最大扭力的1.5倍。因此,用于肌力低下和肌肉萎缩的治疗较为有效。

7. 其他慢性炎症　妇科的慢性炎症,如盆腔炎性疾病等。

（二）禁忌证

急性感染性疾病、肿瘤、出血性疾病、严重心力衰竭、肝肾功能不全、局部有金属异物、心前区、孕妇腰腹部、植入心脏起搏器者等。

（三）注意事项

1. 电极放置的原则是两组电流一定要在病变部位交叉。同组电极不得互相接触。

2. 在调节电流强度时必须两组电流同时调节,速度一致,强度相同。

3. 使用抽吸电极时,要注意时间不宜太长,一般每组频率不超过10min,以免发生局部淤血而影响治疗;有出血倾向者不得使用此法。

4. 治疗时注意星状电极的各个小极应与皮肤接触良好,以使三路电流都能充分进入人体。

5. 电流不可穿过心脏、脑、孕妇下腹部及体内有金属物的部位。

6. 其他注意事项与等幅正弦中频电疗法相同。

第五节　音乐电疗法

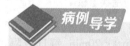

患者,女性,65岁,退休职工,丧偶。因"失眠伴头痛1个月,加重2d"为主诉就诊。患者1个月前在家中与儿媳发生口角,之后出现失眠,伴头痛,且独自一个人在家流泪。否认外伤史,无头晕、恶心呕吐、胸闷胸痛。查体:BP 120/80mmHg,听诊心音尚可,节律规整,双肺呼吸音清,未闻及啰音。既往体健,平时不爱说话,偏内向。

问题与思考:

1. 该患者初步诊断是什么疾病?

2. 进一步辅助检查及治疗方案是什么?

病例导学思路分析

将音乐的音调及节奏转变为波动的低、中频电流,用于治疗疾病的方法称为音乐电疗法(music electrotherapy)。中国在20世纪70年代开始推广音乐疗法,80年代初又在音乐疗法的基础上将音乐与由音乐信号转换成的同步电流结合治疗疾病,取得了成效。

一、物理特性

（一）音乐电流的产生

音乐电疗仪是由磁带录放仪、功率放大器及声频分配器(包括耳机部)三部分组成。录音磁带输出的音乐信号,经过放大,转换成电流,即音乐电流,输出功率10W,音乐电压峰值为0~80V,音频电流为0~50mA。

（二）音乐电流的特点

人耳能听到的声音的频率为20~20 000Hz。常见乐器和人声的音频范围是27~40 000Hz,转换成同步的音乐电流的频率为30~18 000Hz。音乐电流是将音乐信号经声电转换器转换成电信号,再经放大、升压后输出的电流。它是一种节律、频率和幅度随音乐不断变化的不规则正弦电流,以低频为主,中频为辅,兼有低频电流和中频电流的作用,而又不同于一般的低、中频。音乐信号是多源、多种信号。它所产生的音乐电流也就不是单一的,而是多源、多种电流同时出现。由此可见,音乐电流与一般的音频电疗仪发出的电流,是完全不同的。

二、治疗原理及治疗作用

（一）治疗原理

音乐声波的频率和声压会引起生理上的反应。音乐的频率、节奏和有规律的声波振动,是一种物理能量,而适度的物理能量会引起人体组织细胞发生和谐共振现象,能使颅腔、胸腔或某一个组织产生共振,这种声波引起的共振现象,会直接影响人的脑电波、心率、呼吸节奏等。

（二）治疗作用

1. 锻炼肌肉　音乐电流可引起明显的肌肉收缩,增强肌力、防止肌肉萎缩。但电极下无明显的低频电刺激的不适感。应用旋律热情、节奏激烈、速度快、力度强的音乐所转换成的音乐电流,震动感和肌肉收缩更为明显。音乐电流可以用于刺激肌肉收缩、增强肌力、防止肌肉萎缩的治疗。

2. 促进局部血液循环　音乐电流可以引起较持久的血管扩张,局部血流量明显增加。

3. 镇痛　音乐电流作用于皮肤后,局部痛阈和耐痛阈增高,镇痛作用明显,且出现迅速,持续时间长。

4. 神经节段反射作用　音乐电流作用于交感神经节可以调节血压;作用于领区或头部可以缓解头痛、调整大脑的兴奋和抑制过程。

5. 对穴位和经络的作用　音乐电针疗法是将音乐电流作用于穴位,通过经络发生很复杂的生理和治疗作用,如镇痛、促进组织修复,调整内脏、内分泌功能,抗过敏、增强免疫等作用。

三、治疗技术

（一）设备

音乐电疗机多配有多种录音盒,放音装置,接两副耳机。一副耳机供操作者试听用,另一副耳机供患者听音乐进行治疗用。治疗机电流输出可分为通过导线连接电极板或毫针做体表局部治疗或电针治疗。

仪器配备的音乐大致可以分为以下6组。

A 组:音乐旋律舒缓、柔和、速度、力度适中。

B 组:音乐旋律低沉,节奏平稳,速度缓慢,力度较弱。

C 组:旋律轻快活泼,速度较快,力度变化较大。

D 组:旋律热情、强烈,节奏激烈,速度快,力度强。

E 组:旋律雄壮,节奏平稳有力,速度慢,力度强。

F 组:旋律节奏平稳、松散,调性模糊、游离,速度慢,力度弱。

（二）治疗方法

1. 电极法

（1）根据患者的病情及爱好选择合适的音乐。

（2）如果采用导电胶电极,则需要电极外包以浸湿的绒布衬垫,置于治疗部位。

（3）电极放置方法,可参照感应电及音频电疗法。

（4）操作者及患者戴上耳机通上电源,按下音乐开关,调好音量后,再将电极接上导线,调节治疗机的电流输出。

（5）电流输出的剂量按患者的感觉分为:感觉阈下,患者无感觉;感觉阈,有明显电感;运动阈,有电感及肌肉振动感;运动阈上,有明显电感及肌肉振动感。

（6）音乐疗法每日 1 次,每次治疗 20~30min,15~20 次为一个疗程。

2. 电针法　操作程序与电极法相似。先选好穴位,治疗时将针刺入穴位,针柄上夹住导线与治疗机相连,电针法所用的电流强度小于电极法。

四、临床应用

（一）适应证

1. 神经系统功能性疾病　神经衰弱、失眠、血管性头痛、情绪不安、精神抑郁症、孤僻症等。采用旋律优美、速度和力度适中的乐曲,或按同质原理选择合适的乐曲,电极采用额-枕对置法。本疗法能缓解头痛、头昏,改善睡眠,降低焦虑和抑郁的水平。

2. 内科系统疾病　高血压、胃肠功能紊乱、胃溃疡等。选用放松性乐曲,病灶处用电极法或在有关穴位上以电针法治疗,能使高血压患者的血压、心率、皮肤电阻都降低,改善头痛、头昏、胸闷、心悸和失眠等症状。对胃肠功能紊乱、胃下垂的疗效优于一般针刺疗法。

3. 软组织损伤　音乐电疗法治疗软组织扭挫伤、肌纤维组织炎等。采用节奏强、旋律轻快活泼的乐曲。有研究认为,音乐电疗法对软组织损伤的治疗效果优于红外线、激光和感应电。

4. 骨关节疾病　颈椎病、风湿性关节炎、骨性关节炎等。采用节奏快、力度大的乐曲,电极置于患处或穴位上,可以减轻疼痛、改善关节活动度。

（二）禁忌证

急性感染性疾病、肿瘤、出血性疾病、严重心力衰竭、肝肾功能不全、局部有金属异物、心前区、孕妇腰腹部、植入心脏起搏器者等。

（三）注意事项

1. 治疗前向患者说明治疗意义,交代治疗时的感觉,了解患者的兴趣爱好,选好录音磁带;要求患者集中注意力,静听音乐,尽快进入状态。

2. 室内要求舒适美观,严防噪声干扰。

3. 其他注意事项与等幅正弦中频电疗法相同。

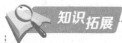

波动电疗法

波动电疗法是采用低电压,小电流,频率 20Hz 至 20kHz,以单向或双向方式无一定规律的正弦交变电流进行治疗的电疗方法。由于电流类似于噪声电流般杂乱,故也称为噪声电疗法或随机电疗法。波动电疗法采用的波动电流频率为 20Hz 至 20kHz,兼有低频和中频的成分,而又不同于一般的低、中频。采用的电流强度较小,电压低,无规律性。波动电流具有改善血液和淋巴循环、促进组织修复和再生、促进炎症消散等作用。

本章小结

中频电疗法是物理因子治疗的常用方法,主要包括等幅中频电疗法、调制中频电疗法、干扰电疗法和音乐电疗法。通过本章的学习,应掌握各类中频电疗法的适应证、禁忌证及操作方法,尤其要掌握操作注意事项,避免医疗意外的发生,保证治疗效果,还应该熟悉中频电疗法的物理特性、生物学作用特点及治疗原理,这样才能对于治疗过程中出现的情况做出合理的解释,有助于与患者更好地沟通。本章节内容还应结合低频电疗法和高频电疗法的学习,并注意其异同点。中频电疗法操作简便,适应证广泛,有着较好的发展前景及广泛的适用人群,需要认真学习并掌握此项治疗技术。

（张彦龙）

思考题

1. 简述调制中频电疗法调制方式分类及对机体影响。
2. 如何调整中频电疗法的输出剂量？
3. 中频电疗法有哪些物理特性？
4. 干扰电疗法的治疗作用有哪些？
5. 音乐电疗法的物理特性有哪些？

扫一扫,测一测

思路解析

笔记

学习目标

1. 掌握　高频电疗法的概念;常用高频电疗法的种类和治疗作用及临床应用。
2. 熟悉　常用高频电疗法的治疗技术。
3. 了解　各种常用高频电疗法的治疗原理。
4. 具有基本医疗思维与素养,能规范地开展高频电疗法的各项诊疗活动;能使用、管理常用仪器、设备;具备高频电疗防护知识与技能,科学地安排和管理高频电疗环境。
5. 能与患者及家属进行沟通并进行基本的健康教育;能与相关医务人员进行专业交流、团结协作开展医疗工作。

第一节　概　　述

高频电疗法的发展已有近百年的历史。19世纪末法国人达松伐尔首先研究发明了共鸣火花疗法,此后至20世纪上半叶,中波疗法、短波疗法、超短波疗法、微波疗法等高频电疗法相继出现。近40年来,长波、中波疗法的应用逐渐减少,而频率相对比较高的短波、超短波、微波等疗法得到广泛的研究和应用。高频电疗法所具有的热效应、非热效应已被学术界公认,并且广泛地应用于各科疾病的治疗中,成为临床治疗的重要手段之一。

一、概念

频率大于100kHz的交流电属于高频电流。应用高频电流作用于人体以治疗疾病的方法,称为高频电疗法(high frequency electrotherapy)。高频电疗法的作用方式有5种:火花放电法、直接接触法、电容场法、电感法、电磁波辐射法。高频电流的频率明显高于低、中频电,对人体的作用也明显不同。高频电与低频电、中频电对人体作用见表5-1。

二、物理特性

(一)电学基础

1. 电场　电荷的电力所能及的空间称为电场。电场是电荷周围存在着的一种特殊物质。电荷与电场不可分割。引入电场中的任何带电体都将受到电场的作用。引入电场中的导体或电解质将分别产生静电感应或极化现象。
2. 磁场　磁极的磁力所能及的空间称为磁场。任何运动的电荷或电流的周围空间内除了电场以外,也有磁场的存在。
3. 电磁场　高频电流产生的交替变化的电场和磁场,称为电磁场。任何电场的强度、速度和方向

表5-1　高频电与低频电、中频电对人体作用的比较

	低频	中频	高频
电流频率	<1kHz	1~100kHz	>100kHz
对神经肌肉的作用	每个周期可引起一次兴奋	综合多个周期才能引起一次兴奋	降低神经兴奋性缓解肌肉痉挛
作用深度	表浅,达到皮下	较深,可达到皮下及浅层肌肉	共鸣火花、毫米波只达表皮,短波、分米波、厘米波可达肌肉,超短波可达深部肌肉与骨
温热效应	无	无	短波、超短波、分米波、厘米波中等剂量时产生温热效应,小剂量及脉冲波治疗产生非热效应
人体电阻	大	中	小

的变化都会使其周围产生磁场。任何磁场的强度、速度和方向的变化都会使其周围产生电场。它们的变化都是相应的、交替发生的、不可分割的、相互联系的。

4. 电磁波　电磁场向空间的传播称为电磁波。变化的电场与变化的磁场不断交替地循环产生,并由近及远地向周围传播扩大。在空间迅速传播扩大的电磁场称为电磁波。电磁波的传播过程伴随着能量的传播。电荷运动的速度越快,频率越高,所辐射的能量越强。

5. 振荡电流　凡电流的强度与电压随着时间作周期性变化的电流称为振荡电流。在振荡电流周围存在着电磁场,向空间传播电磁波,同时伴随着能量的传播和变化。不同种类振荡电流的电磁波在传播过程中能量变化的方式不同,导致电磁波的波形不同。

（二）电磁波的物理特性

1. 电场和磁场共同存在,相互转变　任何电场的变化都会在它周围的空间产生磁场;而任何磁场的变化都会在它周围的空间产生电场。如果电场(或磁场)的变化是不均匀的,则其所产生的磁场(或电场)也是不稳定的。只要每次产生的电场或磁场是变化的,那么电场和磁场就共同存在,相互转变,并越来越广地向空间传播,使整个空间同时充满着不均匀的、变化的电场和磁场。这样变化的电场和磁场是永远不可分割的整体,就是电磁场。

2. 电磁场的变化频率与其能量相关　电场(或磁场)的变化越快,产生的磁场(或电场)就越强,具有的能量也就越多。因此,为了获得足够能量的电磁场,需要用高频率的交变电流。

3. 电磁场的传播　电磁场的传播具有波的特性,称为电磁波,在空间传播的速度近似光速,为3×10^8m/s。通过公式"波长(λ)＝速度(v)/频率(f)"可以根据波长计算出频率或根据频率计算出波长,频率越高,则波长越短。高频电磁波波长的单位可以为米(m)、厘米(cm)、毫米(mm)、微米(μm)、纳米(nm),频率单位可以为千兆赫(GHz)、兆赫(MHz)、千赫(kHz)、赫(Hz)。

（三）高频电流的特点

1. 对神经肌肉无兴奋作用　人体组织电阻率低,电刺激持续时间必须大于0.01ms才能引起神经、肌肉兴奋。然而频率100kHz以上高频电流的脉冲持续时间小于0.01ms,所以对人体神经肌肉无兴奋作用,即使连续多个周期的刺激也不会引起肌肉的兴奋-收缩反应。

2. 治疗时电极可以不接触皮肤　高频电流离开皮肤时,在皮肤与电极之间的空气间隙构成了一个电容。高频电可以通过电容场作用于人体,因此在治疗时电极(或辐射器)可以不直接接触皮肤。而低、中频电疗法由于频率较低,治疗时电极须紧贴皮肤,否则电流就不能到达人体深部起到治疗作用。

3. 无电解作用　高频电流属正弦交流电,周期性变换电流方向,且用于治疗时是以全波形式出现,不会像低、中频电流有阴阳极及半波的形式出现。因此高频电流无电解、电泳、电渗现象,不会产生电解产物刺激皮肤。

（四）高频电流作用下人体的电磁学特性

人体组织在高频电流的作用下可以表现为导体、电介质、导磁体、线圈等,但由于人体组织成分复

杂,同一组织往往兼有多种电磁学特性。

1. **导体特性** 人体组织中的血液、淋巴液和其他各种体液含有大量水分子、电解质离子以及带电荷的蛋白质分子等,这些物质在溶液中可以导电,称为第二导体。在高频电流的作用下,它们沿电场线方向移动。由于高频电流的频率很高,极性变换很快,离子这一瞬间被吸引,下一瞬间又被排斥,致使离子在电极之间产生一种急剧的沿电场线方向的来回移动或振动,这种离子沿高频电场的电场线方向来回移动产生的电流属于传导电流。传导电流在克服导体的阻力时所引起的电流耗损,称为欧姆损耗。欧姆损耗所产生热量的大小与电流密度的平方成正比,与电阻的大小成反比。组织电阻的大小与组织内的相对含水量相关,含水多的组织如血液、肌肉和脑,电阻较低,产热多;相反,含水量少的组织如脂肪、皮肤和骨,电阻较高,产热少。

2. **电容特性** 人体组织中既有导体又有电介质,在高频电场里的同一组织中可以同时存在电阻和电容成分。例如,在肌肉组织、肌细胞间隙组织和细胞外液含有水和电解质,能导电,属电阻成分,直流电、低频电流、中频电流、高频电流均容易通过。但肌细胞膜的电阻很高,属电介质,很难导电,直流电、低频电流、中频电流不能通过。这样肌细胞内外构成了一个电容体,在高频电流作用时,由于频率很高,电容的容抗随着频率的升高而降低,所以高频电流可以通过细胞膜,使电场线分布均匀。

3. **电介质特性** 人体干燥的皮肤、肌腱、韧带、脂肪、骨膜、骨质、头发等均具有电介质特性。电介质又称无极分子,无极分子没有自由电子,只有束缚电子,对直流电和低、中频电流而言是绝缘体,不导电。组成细胞和体液的分子大部分是有极分子(又称偶极子),如氨基酸、神经鞘磷脂等成分,由于分子的热运动使它们的分布极其混乱,在高频电场的作用下才按电场的方向排列起来,这称为有极分子的取向。在电场的作用下,无极分子的正负电荷将朝着电场极的相反方向移动从而使两端带电,变成有极分子。在高频电场中,电介质偶极子随着电场方向的高速变化,不断反复取向而发生180°旋转,致使偶极子在其原来的位置上来回转动而相互摩擦生热。这种由于介质损耗所产生的热量,频率愈高、介质常数愈大、电场强度越强,则产热愈多。

4. **磁性** 人体内某些组织成分具有磁性,例如,N、CO_2、Fe 等是顺磁性物质,H_2、H_2O、Bi 等是逆磁性物质。顺磁性物质在磁场中被磁化后,其磁感应强度比在真空中大。人体组织中顺磁性物质与逆磁性物质错综复杂地混杂存在,使人体的磁导率接近1。

5. **线圈特性** 在高频电场中,人体可以被视为由多个大小不同的同心线圈套在一起所形成的导体。因此,人体也可以表现为线圈的特性。在高频电磁场作用下,电磁感应在这些线圈中产生沿圈流动的感生电流,即涡电流。涡电流可以释放出大量的电热。

（五）高频电流的生物物理效应

高频电作用于人体时主要产生两种效应,即热效应和非热效应(热外效应)。

1. **热效应** 高频电流通过人体时,体内各种组织会产生不同程度的热效应。其产热机制主要有两个方面:一是高频电作用下组织内产生传导电流的欧姆损耗产热,二是高频电作用下组织内产生位移电流的介质损耗产热。因此高频电疗的热效应是组织吸收电能后转变的"内源"热,而不是体外热辐射或热传导的外来热。这种热效应作用较深,能到达体内深部组织。为此,高频电疗法又称为透热疗法。在超高频电容场中,人体组织电介质的特性是主要的、导体特性是次要的,所以传导电流、欧姆损耗仅占次要位置,主要产生位移电流、介质损耗。

2. **非热效应** 又称特殊作用和热外效应。当频率较高的电流(超短波、微波)作用于人体时,即使人体组织处于无温热感觉的情况下,其生物学作用仍然存在,这种作用称为非热效应。以下事实可以说明非热效应的存在:①非热效应时,体内同样存在离子的移动、偶极子和胶体粒子的转动、膜位的改变、膜通透性变化等理化过程,只是能量的转换尚未产生明显的热效应。②动植物在被施加了无温感觉剂量的情况下已表现出一定的生物效应,如生长发育加速、神经纤维再生加速、白细胞的吞噬作用加强等,临床上应用非热效应治疗急性炎症收到了良好的治疗效果。这种剂量的温热作用不易测出,但具有临床治疗意义,这是其他物理因子不具备的,其机制有待进一步研究。

三、高频电疗法的分类

（一）医用高频电流

目前医用高频电疗法通常采用的波长频率见表5-2。

表 5-2 医用高频电流

高频电流			医用高频电流		
波段名称	波长	频率范围	电疗名称	波长	频率
长波	300~3000m	100~1000kHz	共鸣火花疗法	300~2000m	150~1000kHz
中波	100~300m	1~3MHz	中波疗法	184m	1.63MHz
短波	10~100m	3~30MHz	短波疗法	22.12m	13.56MHz
				11.06m	27.12MHz
超短波	1~10m	30~300MHz	超短波疗法	7.37m	40.68MHz
				6.0m	50.0MHz
微波			微波疗法		
分米波	10~100cm	300~3000MHz	分米波疗法	69cm	433.9MHz
				32.78cm	915MHz
厘米波	1~10cm	3000~30 000MHz	厘米波疗法	12.25cm	2450MHz
毫米波	1~10mm	30~300GHz	毫米波疗法	8.3mm	36GHz

（二）高频电疗的分类

1. **按波长分类** 目前高频电疗法习惯按波长（频率）分类，以此作为高频电疗法的名称，分为长波疗法（共鸣火花疗法）、中波疗法、短波疗法、超短波疗法、微波疗法，微波疗法又分为分米波、厘米波、毫米波疗法。

2. **按电流波形分类** 产生高频电磁波的振荡电流的波形可以分为减幅正弦波、等幅正弦波、脉冲正弦波，其中脉冲正弦波又可以分为脉冲等幅正弦波和脉冲减幅正弦波。

（1）减幅正弦波：振荡的幅度依次递减至零。临床上共鸣火花疗法即采用这种电流，现代高频电疗法已经基本不采用这种波形的电流（图 5-1）。

（2）等幅正弦波（连续波）：振荡的幅度不变。这是高频电疗最常用的波形，目前临床上中波疗法、短波疗法、超短波疗法、微波疗法都是采用这种电流（图 5-2）。

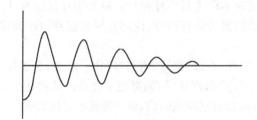

图 5-1 减幅正弦波

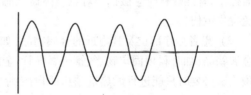

图 5-2 等幅正弦波

（3）脉冲正弦波：等幅正弦电流以脉冲的形式出现，通电时间短，断电时间长。临床上脉冲短波疗法、脉冲超短波疗法、脉冲微波疗法均采用这种电流（图 5-3）。

3. **按电流作用于人体的方式分类** 按照电流作用于人体的方式不同，可以将高频电流疗法分为火花放电法、直接接触法、电容场法、电感法、电磁波辐射法五类。

（1）火花放电法：治疗时玻璃电极与体表距离 0.2~0.5mm，利用玻璃电极与体表间的高电压产生火花放电，刺激体表感受器以治疗疾病，如共鸣火花疗法属此类。

（2）直接接触法：即治疗时电流直接与人体皮肤或黏膜接触，多用在中波疗法等频率较低的高频电流疗法。

（3）电容场法：治疗时电极与人体相距一定的距离，整个人体和电极与人体间的空气（或棉毛织品）作为一种介质放在两个电极之间，形成一个电容，人体在此电容中接受电场作用，称为电

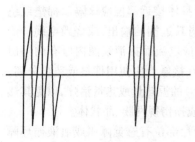

图 5-3 脉冲正弦波

容场法。由于这种电容容量较小,容抗较大,因此,只有频率较高的高频电流才能通过,如短波疗法、超短波疗法采用电极板治疗属此类。

（4）电感法:用一根电缆将人体或肢体围绕数圈,电缆中通过高频电流,由于电磁感应作用在电缆圈内产生磁场,引起人体内产生涡电流,从而起到各种治疗作用,如短波电感法属此类。

（5）电磁波辐射法:当高频电流的频率很高时,其波长接近光波,很多物理特征与光相似。在其发射电磁波的无线装置周围安装一个类似灯罩状的辐射器,使电磁波像光一样经辐射器作用到人体,如微波疗法属此类。

四、安全与防护

（一）安全技术

1. 设备的安全措施

（1）建筑要求:高频电治疗室地面应该铺绝缘的木板或橡胶板,并保持干燥避免潮湿,使地面绝缘,并可减少反射。治疗用的桌、椅、床及其附件应为木制品或其他绝缘的非金属制品。暖气管和上下水管应远离高频电治疗机、治疗床和治疗椅等治疗设备,暖气片外应使用木板遮挡,使操作者及患者在治疗操作时不会接触这些金属管道。高频治疗机不能与低、中频治疗机放置在同一个治疗室内。

（2）电源要求:高频电治疗室的各种电源开关、插座、电源线、地线必须按照安全用电的要求进行设计、安装,并且应该设计总电闸。

（3）机器要求:使用新的治疗机前,要先进行安全检查,使用后的机器也要定期进行安全检查,不使用不合格、不安全的治疗设备。不得使用漏电的治疗机,治疗机外壳要接地线,使治疗机的漏电流向地下。每次使用治疗机前应先检查机器是否正常工作,电极、电缆、辐射器是否破损,开关、调节器是否有故障,接头是否牢固,不能将有故障、破损、接触不良、输出不正常的治疗机及其附件用于治疗。不能任意换用不符合安全要求的电极、电缆和附件。

（4）维修:治疗机或电源的安全故障应由经过专业训练的维修人员负责安装、检查、修理、改装,未经专业训练的人员不能进行这方面的操作。

2. 操作的安全要求

（1）操作者应该掌握安全用电的基本知识与触电、电伤的处理方法。患者和操作者的衣服、皮肤应该保持干燥,穿着不含金属且吸汗衣物。操作者手湿时不得进行治疗操作。患者治疗部位有汗水时需擦干,有湿敷料时应撤换。对意识障碍或感觉障碍的患者进行治疗,应防止尿液流到治疗部位,以免发生烫伤。

（2）患者治疗部位及其附近的金属物品(如手表、发夹、首饰、别针、钥匙等)应予除去,患者体内有金属物品(如骨科内固定物、气管金属导管、金属节育环、金属碎片等)的部位不宜进行高频电疗,以免烫伤。必要时只能进行无热量、短时间的治疗。治疗时如有过热或灼痛,应立即断电寻找原因。

（3）植入心脏起搏器的患者不能进入高频电治疗室或靠近高频电治疗机,更不能接受高频治疗,以免高频电磁波干扰起搏器正常工作而发生意外。手表、助听器、收录机、移动电话均应远离高频治疗机。

（4）治疗时,患者和操作者身体任何部位都不能接触接地的金属物(如暖气管、水管、治疗机外壳、金属床等)或潮湿地面。如果患者必须在金属床上,则治疗时患者身体、电缆与金属床或物品之间必须以棉被、毡垫或橡胶布相隔。打雷时应该立即关闭机器、停止治疗。

（5）电感法治疗时不要将电缆直接搭在患者身上,电缆与患者身体接近部位应该隔以棉垫或毡垫,电缆之间不能直接接触、交叉,以免接触、交叉处形成短路而减弱其远端的输出,或烧毁电缆。治疗时输出电缆不能打圈,以免由于电磁感应在线圈内产生反向的感应电流而抵消线圈内原有的输出电流,减弱治疗电流剂量。双下肢同时治疗时,膝、踝骨突起部位相互接触处应使用棉垫或毡垫分离,以免电场线集中该处造成烫伤。头部一般不进行大功率(200W以上)的温热量或热量治疗,以免其热效应引起颅内血管扩张、充血或刺激半规管而发生头晕不适等反应或损伤视网膜、晶状体。

（6）治疗前要检查患者皮肤有无破损,有无感觉障碍。患者治疗部位有感觉障碍或血液循环障碍时,不宜采用温热量治疗。为有感觉障碍的患者治疗时,不能以患者的感觉作为调节治疗剂量的依据,治疗师应该细心观察,检查治疗机的输出是否符合治疗剂量的要求并随时调整剂量,必要时检查患者的皮肤。治疗过程中要注意询问患者感觉,并要求患者不能入睡、闲聊、阅读书报或随意挪动体位。对睾丸、卵巢、骨骺、眼部等敏感部位治疗时一般不采用温热量。

（7）婴幼儿治疗时应该有专人看护,防止其乱抓电缆、插座、电源接头,防止泪水、汗水、尿液流到治疗部位。哭闹不止的婴幼儿应在入睡、安静后再进行治疗。老年人和儿童治疗时要谨慎,因老年人血管功能差、脆性较大;儿童对热不敏感,易导致烫伤。

（8）术前1~2d和局部穿刺部位当日,不用温热量治疗。做X线造影时,患者当日不做高频电疗。操作者应掌握安全用电基本知识与触电、电伤的处理方法。

（二）辐射防护

1. 辐射对人体健康的影响　高频电疗机工作时,发生的高频电磁波向空间传播辐射。高频电磁波是非电离辐射,对人体健康的损害不像放射线电离辐射那样严重,但对人体健康仍然有一定的影响。长期接受一定量高频辐射者可能会出现神经系统、心血管系统、消化系统、血液系统的一些反应,如头痛、头晕、乏力、失眠、多梦、嗜睡、情绪不稳、记忆力减退、心慌、血压降低、心动过缓、心律不齐、食欲减退、消化不良、白细胞总数减少、淋巴细胞减少等。这些反应多属可逆性的,脱离高频电辐射的工作环境后就会逐渐消失,恢复正常,对大脑、心脏、造血器官不会造成器质性的损伤。短时间内接受大剂量高频电辐射的组织、器官尤其是敏感器官可能出现器质性损伤,如白内障、睾丸的曲精细管变性等。但是只要采取恰当的安全防护措施,这些损害是可以避免的。

2. 辐射影响人体健康的因素

（1）辐射源:①频率:高频电的频率越高,对人体健康的影响越大,其中以分米波、厘米波的影响更大。②波形:脉冲波的功率峰值高,对人体健康的影响大于连续波。③功率:治疗机输出功率越大,对人体健康的影响越大。④距离:距辐射源越近,人体所受的影响越大。例如在进行超短波治疗时,如果距200~300W超短波治疗机3m以上、距50W超短波治疗机1m以上,人体所受的影响不明显。⑤操作方法:非接触式辐射器工作时向周围环境辐射的电磁波多于接触式辐射器,非接触式辐射器非垂直向下辐射时向周围环境辐射的电磁波多于垂直向下辐射。

（2）环境:①辐射源周围的设施:高频电辐射中以分米波、厘米波辐射最强,可以在周围环境中的金属物(如治疗机外壳、暖气管、水管、帘杆等)的表面发生反射,金属物品较多时将发生多次反射而加大环境中的辐射强度。金属物品在高频电磁场中将感应产生高频电流。②环境温度:较高的环境温度会加大高频电辐射对人体健康的影响。

（3）受辐射者:①年龄:年龄小者尤其是新生儿较为敏感。②性别:女性比男性敏感。③工龄:工龄越长,接受高频电辐射时间越久,所受的影响越大。④工种:设备维修人员接受辐射的量可能大于治疗操作人员。

3. 有关辐射的卫生标准　世界各国对于环境中高频电辐射的强度都做了相应的限制,但是由于着眼点不同,目前各国对于高频电辐射的卫生标准并不统一。美国及西欧国家着重于高频电的热效应,制定的卫生标准较宽松;前苏联及东欧国家着重于高频电的非热效应,制定的卫生标准较严格。为了保护我国高频电作业场所作业人员、接受高频电诊断治疗的患者以及居民的身体健康,1989年由我国卫生部发布了中华人民共和国国家标准《环境电磁波卫生标准》(GB9775—88)、《作业场所微波辐射卫生标准》(GB10436—89)、《作业场所超高频辐射卫生标准》(GB10437—89)。

4. 辐射的防护措施　高频电辐射属于非电离辐射,不同于放射线的电离辐射,因此对于高频电辐射不必过于恐惧,只要是采取了合理的保护措施就可以保证人体健康与安全。

（1）环境设施的防护:①有条件时尽量将高频治疗机单设于一间治疗室内,以便集中采取防护措施。②治疗室地板应该是木板或橡胶板,使地面绝缘,并可以减少反射。③室内少设置暖气管、水管、帘杆等金属物,或使高频治疗机远离这些金属物,以减少高频电磁波在金属物上的反射,防止高频电在空间中的辐射增强。④高频电疗机与办公桌要保持一定的距离。小功率治疗机(如50W五官科超短波治疗机、毫米波治疗机)与办公桌保持1m以上即可,大功率治疗机(如:短波、超短波治疗机,特别是脉冲短波、超短波治疗机,以及分米波、厘米波治疗机)与办公桌保持3m以上的距离。

（2）高频辐射源的防护:①应该选择漏能强度在国家标准以下的高频治疗机,不购买未经国家监测部门认证的治疗机。②高频电疗机的输出电缆应为屏蔽电缆。③遵守操作规程,减少电磁波向空间辐射。短波、超短波治疗时,治疗机必须在谐振状态下工作,电极与人体皮肤之间的间隙不大于6cm,电极下面垫毡垫,不采用单极法治疗。微波疗法治疗时应该先调节辐射器,辐射器口朝下对准治疗部位,然后开机调节剂量,不得使有输出的辐射器空载。有条件时可采用经介质辐射法或采用接触式辐射器。④作业场所可以采用20~60目铜网制成的2m高的防护屏风或四面包围式的屏蔽间或六面全封闭式的屏蔽室。注意屏蔽间框架交界处要求铜网交搭,不留空隙。屏蔽室要求接地,电阻约4Ω。⑤可用防护专用的化纤镀金属纤维布(导电平布)代替普通的布帘制成屏蔽帘。⑥主管高频电的劳动卫生主管部门定期对正在工作的高频电疗室进行高频电辐射强度的测量,重点是治疗机泄漏强度和工作人员经常逗留处的受辐射强度。

（3）操作人员的防护:①操作前认真学习有关高频电安全技术与防护知识。②切勿正视正在辐射的微波辐射器输出口,必要时佩戴微波防护眼镜。③完成高频电治疗操作后及时离开治疗机,不在机旁作不必要的停留。④在有微波辐射的环境中工作时,身穿面料中含有金属的服装,可以起到反射微波、减少对微波吸收的作用。环境中有强辐射时,可以穿微波防护服或微波防护围裙。⑤如果治疗室内高频电疗机多、工作量大、防护措施不足,操作人员应该定期做体格检查,并且可与其他治疗室的操作人员轮换。

第二节　短波疗法

患者,女性,32岁。患者自1年前来反复出现下腹部两侧坠痛,疼痛时轻时重,常自感腰酸,腰部坠痛,头晕乏力,脸色差。白带量多而稀,经血量多,有血块。B超显示双侧输卵管增粗。经某医院检查确诊为慢性附件炎。医生给予药物治疗后效果不理想。

问题与思考:

1. 如何对患者进行物理因子治疗?

2. 选择何种剂量进行治疗?

波长10~100m,频率3~30MHz的高频电流称为短波电流。应用短波电流作用于人体以治疗疾病的方法,称为短波疗法(short wave therapy)。因为短波疗法主要产生热效应,又被称为短波透热疗法。

一、物理特性

1. 产热原理　短波电流作用于人体时,高频电流沿着螺旋形的闭锁导线流过,在导线周围产生强烈的交变磁场。在这种交变磁场的作用下,机体组织将产生感应电流(涡电流)。涡电流的极性是交变的,因此导致组织内的偶极子、离子等发生旋转运动,从而引起组织产热。

2. 热量在组织分布不均匀　短波电流所产生的热量在人体组织中的分布是不均匀的。进行短波电疗时,人体中的感应电动势大部分发生在电阻较小的组织,也就是说短波电疗主要是由于传导电流而产热。短波电流作用所产生的热量大小与磁场强度的平方成正比,与组织的电阻成反比。因此,在作用频率和磁场强度相同的条件下,组织的电阻率是其在高频磁场作用下产热高低的决定因素。所以对组织来说,产热多集中于电阻较小、体液丰富的组织。肌肉的电阻率比脂肪低得多,因此采用短波疗法治疗时,肌肉组织产生的热量明显多于脂肪组织。

3. 输出形式不同　短波电流的输出形式有等幅正弦连续波和等幅正弦脉冲波。

二、治疗原理及治疗作用

（一）治疗原理

1. 改善深部组织的血液循环　中小剂量的短波作用于人体组织后有明显的血管扩张和血流加快现象,能改善深部组织的血液循环,增强新陈代谢过程,有利于亚急性炎症和慢性炎症的吸收与消散。

2. 促进淋巴回流　中小剂量的短波可以加速淋巴回流,增强单核-巨噬细胞系统吞噬功能,提高人体的免疫能力。

3. 增强肝脏解毒功能和胃肠道吸收功能　短波作用于肝胆时可增强肝脏的解毒功能,增加胆汁分泌,缓解胃肠平滑肌痉挛,增强胃肠道的吸收和分泌功能。

4. 扩张肾血管,增强肾脏及肾上腺皮质的功能　短波电流可以使肾血管扩张,血流量增加,使肾脏功能得到改善;并可增强肾上腺皮质功能,使皮质激素的合成增加。

5. 杀灭肿瘤细胞　大剂量的短波电流(温度一般在 42.5℃ 以上)可以杀灭肿瘤细胞或抑制其增殖,阻滞其修复。当它与放疗、化疗、手术等合理综合应用时,能明显提高恶性肿瘤的治愈率。

（二）治疗作用

1. 消炎、消肿　中等剂量短波作用于人体组织后,可促进血液循环、加强组织营养、增强吞噬细胞功能,有促进水肿和组织炎性病理产物吸收的作用。

2. 镇痛、解痉　短波可降低神经的兴奋性,故有镇静、止痛作用。短波还可以缓解平滑肌和横纹肌的痉挛,减轻痉挛性疼痛。

3. 增强细胞免疫功能　短波能增强单核-巨噬细胞功能,激活酶的活性,提高人体免疫功能,促进炎症的消散吸收。

4. 改善内脏功能　短波电流作用于肾区,可改善肾功能,促进排尿,还可以促进肾上腺皮质的分泌;作用于肝胆区,可增强肝脏的解毒功能,促进胆汁分泌;作用于胃区,可以缓解胃肠平滑肌的痉挛,并能加强胃肠道的吸收和分泌功能;作用于卵巢区可以使卵巢功能正常化。

5. 促进组织修复　中小剂量的短波电流可以促进血液循环、增强组织营养、使成纤维细胞增殖,加快肉芽组织、结缔组织的生长,作用于骨折部或受损的外周神经,可促进组织修复愈合。

6. 抑制恶性肿瘤生长　大剂量短波电流可以杀灭肿瘤细胞或抑制其增殖,常与放疗合用于肿瘤的治疗。

三、治疗技术

（一）设备

1. 短波治疗机　目前常用的短波治疗机,输出波长为 22.12m,频率为 13.56MHz,或波长为 11.06m,频率为 27.12MHz。连续短波输出电压为 100～150V,功率为 250～300W,脉冲短波的峰功率为 100～1000W。短波肿瘤治疗仪的功率达 500～1000W。

2. 短波治疗机的电极　短波治疗机常用的电极有:①电容电极(有玻璃式和胶板式两种电极);②电缆电极;③盘状电极;④涡流电极。采用连续波或脉冲波这两种振荡电流的波形对人体进行治疗。

0501

图片:短波电疗机

（二）治疗方法

影响短波治疗的因素有很多,必须根据具体病变性质、病变部位和范围来综合考虑,选择适合的电极大小、放置方式、位置、皮肤-电极间隙、剂量大小等。治疗方法选择是否适宜,直接影响治疗效果,必须重视。常用的治疗方法有三种:电容电极法、电缆电极法和涡流电极法。

1. 常用治疗方法

（1）电容电极法:电容电极由金属薄片或金属网外包以绝缘的橡皮毡子制成。根据病变部位的深浅,可通过调节皮肤电极间隙来调节电容电极之间的距离。用于较大、较深部位的治疗仪功率为 250～300W,附有矩形或圆形电容电极。用于五官或较小、较表浅部位的治疗仪功率为 50～80W,附有圆形电容电极。电容电极法治疗时电极的放置方法有对置法、并置法、交叉法、单极法四种,但常采用对置法或并置法。

1）对置法:两个电极相对放置,电场线集中于两极之间,横贯治疗部位,主要用于深部病变的治疗。放置电极时要注意两个电极之间的距离不小于一个电极的直径。电极与治疗部位之间保持一定的间隙,如果电极贴近皮肤,由于电场线密集于表浅部位,作用表浅;反之,电极远离皮肤,作用较深。

2）并置法:两个电极并列放置于治疗部位表面,电场线分散,只通过表浅组织,作用表浅,多用于表浅病变的治疗。放置电极时还应该注意两点:一是电极与皮肤之间的距离不宜过大,以免电场线散向四周空间而不能通过人体;二是两个电极之间的距离不应大于电极的直径,并且不小于 3cm。电极

笔记

间距离过大会使电场线分散,影响作用的强度与深度;电极间距离过小则使电场线集中于两极间最短路径处,使病变部位处于两极电场之外。

3)交叉法:两对电极分别对置于相互垂直的位置上,先后给予输出,使病变部位先后接受不同方向的两次治疗,以加大深部的作用强度、均匀度和治疗时间。

4)单极法:治疗时只使用一个电极,作用范围小而表浅,只限于电极下中央部位的浅层组织。治疗时应将不用于治疗的另一个电极置于远离治疗部位处,并且使两极相背。因单极法治疗时有大量电场线散向四周空间,故大功率治疗机不宜采用单极法治疗,小功率治疗机也应尽量少用单极法,以免加重环境中的电磁波污染。

(2)电缆电极法:是短波疗法最常用的治疗方法。电缆电极法治疗时各圈之间的间隔应大于电缆直径,以免电缆过近时形成圈间电容,电流通过圈间电容而减弱磁场强度和影响作用深度。电缆与皮肤之间应垫以毡垫、棉垫等衬垫物,以免浅层组织过热,影响作用的深度和均匀度。电缆电极法又可以有盘缆法、缠绕法、圆盘电极法、涡流电极法四种具体的操作方法。

1)盘缆法:根据不同治疗要求将2~3m的电缆盘绕成饼形、袢形、栅形、螺旋形等置于治疗部位(图5-4~图5-6)。

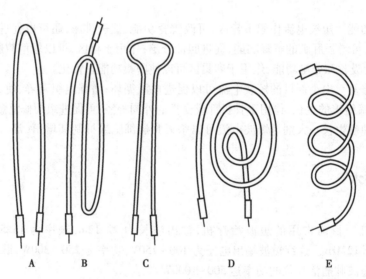

图5-4　盘绕成各种形状的电缆电极
A.发夹形;B.纽袢形;C.T字形;D.扁平螺旋形;E.立体螺旋形。

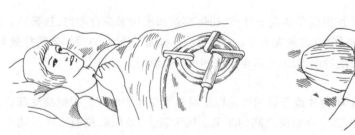

图5-5　腹部盘缆法

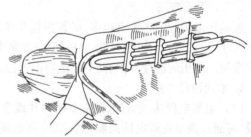

图5-6　脊柱盘缆法

2)缠绕法:将电缆缠绕于肢体上,盘缆或缠绕电缆时,以圈为宜,缆圈间距为2~3cm,盘、缠后留下的两端电缆以分缆夹固定。电缆与皮肤间距1~3cm,以衬垫间隔(图5-7,图5-8)。

3)圆盘电极法(鼓状电极法):将有绝缘胶木盒的盘状电极置于局部的治疗法(图5-9)。

(3)涡流电极法:将有绝缘胶木盒的涡流电极置于局部的治疗法,涡流电极可直接贴在皮肤上(图5-10)。

2. 治疗剂量、时间和疗程

(1)治疗剂量:短波疗法的治疗剂量尚无准确实用的客观指标,目前确定治疗剂量主要根据患者

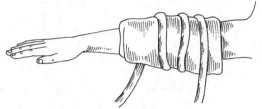

图 5-7　上肢缠绕法　　　　　　　　　　　　图 5-8　双膝缠绕法

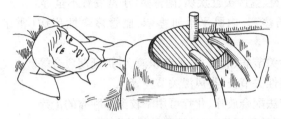

图 5-9　腹部盘极法

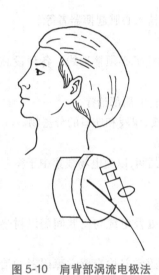

图 5-10　肩背部涡流电极法

主观的温热感觉程度、氖光管的辉度、在谐振工作状态下治疗机电子管阳极电流强度(毫安表读数)三个指标,将其剂量分为四级,治疗时可通过调整空气间隙的大小或衬垫的厚度获得不同的剂量。

1)无热量(Ⅰ级剂量):患者无温热感,氖光管若明若暗,电流强度 100~120mA,适用于急性疾病。

2)微热量(Ⅱ级剂量):有刚能感觉的温热感,氖光管微亮,电流强度 130~170mA,适用于亚急性、慢性炎症。

3)温热量(Ⅲ级剂量):有明显而舒适的温热感,氖光管明亮,电流强度 180~240mA,适用于慢性疾病和局部血液循环障碍。

4)热量(Ⅳ级剂量):有明显的强烈热感,但能耐受,氖光管明亮,电流强度 240mA 以上,适用于恶性肿瘤的治疗。

治疗时在治疗仪输出谐振(电流表指针达到最高、测试氖光灯最亮)的情况下,通过调节电极与皮肤之间的间隙来达到治疗所需要的剂量。大功率治疗仪治疗时电极间隙较大,小功率治疗仪治疗时电极间隙较小;病灶较深时间隙宜适当加大,较浅时间隙较小;无热量治疗时的间隙大于微热量、温热量治疗。

(2)时间和疗程:治疗急性伤病时采用无热量,5~10min,每日 1~2 次,5~10 次为一个疗程;治疗亚急性伤病时采用微热量,10~15min,每日 1 次,15~20 次为一个疗程;治疗急性肾衰竭时采用温热量,30~60min,每日 1~2 次,5~8 次为一个疗程。

3. 操作程序

(1)取下患者身上所有的金属物品,选择合适体位,治疗部位可不裸露。

(2)按医嘱选用相应电极及治疗方法,不同类型电极的操作方法不同。

1)采用盘形电极或鼓形电极时将电极置于治疗部位上。选用电缆电极时,将电缆按治疗部位的形状盘绕成各种形状,电缆电极留出的两端应等长。电缆一般盘绕 3~4 圈,电缆圈间应相距 2~3cm。盘形电极、鼓形电极、电缆电极与皮肤之间间隔 1~3cm,其间可垫以毡垫、棉垫等衬垫物。

2)采用涡流电极时,选用治疗所需的电极,安装于治疗仪的支臂上,移动支臂,使涡流电极置于治疗部位上,距离 1~3cm,也可贴近皮肤。

3)采用电容电极时,选用治疗所需的电极,电极与皮肤之间间隔 1~3cm。

(3)检查仪器面板各项仪表处于未治疗时的起始位,接通电源,将输出旋钮调至"预热"档。

(4)按照治疗剂量要求与病灶部位的深度调节电极与皮肤之间的间隙。

(5)将输出旋钮调至"治疗"档,再调节"调谐"钮,使电流表指针上升达到最高的谐振点,使氖光

图片:氖管

灯在电极旁测试时亮度达到最明亮。

（6）根据治疗要求选择治疗时间。

（7）治疗结束,按相反顺序关闭电源,取下电极。

四、临床应用

（一）适应证

1. 亚急性、慢性炎症 如胃炎、消化性溃疡、结肠炎、胆囊炎、肝炎、肺炎、支气管哮喘、支气管炎、膀胱炎、肾盂肾炎、前列腺炎、盆腔炎性疾病、附件炎、子宫发育不全等。

2. 痉挛性疾病 胃肠痉挛、内脏平滑肌痉挛、血管痉挛性疾病（雷诺病以及闭塞性动脉内膜炎）等。

3. 骨关节疾病 骨性关节病、肩周炎、关节积液、骨折延期愈合等。

4. 风湿性疾病 风湿性关节炎、类风湿关节炎等。

5. 肿瘤 短波高热疗法配合放疗、化疗可用于较深部肿瘤的治疗。

6. 其他 神经痛、外周神经损伤、血栓性静脉炎恢复期、血肿等。

（二）禁忌证

恶性肿瘤、出血倾向、结核、妊娠、严重心肺功能不全、局部金属异物、植入心脏起搏器者等。

（三）注意事项

1. 治疗室需用木地板、木制床椅、暖气片等金属制品要加隔离罩,治疗机必须接地线。各种设施应符合电疗技术安全要求。

2. 除去患者身上所有金属物（包括金属织物）,禁止在身体有金属异物的局部治疗。

3. 治疗部位应干燥,应除去潮湿的衣物、伤口的湿敷料,应擦干净汗液、尿液和伤口的分泌物。

4. 治疗时患者采取舒适体位,治疗部位不平整时应适当加大治疗间隙。

5. 在骨性突出部位（如肩关节、膝关节、踝关节）治疗时,宜置衬垫于其间,以免电场线集中于突起处,导致烫伤。

6. 电极面积应大于病灶,且与体表平行。

7. 两电极电缆不能接触、交叉或打卷,以防短路;电缆与电极的接头处及电缆与皮肤间需以衬垫隔离,以免烫伤。

8. 治疗中患者不能触摸仪器及其他物品,治疗师应经常询问患者的感觉并检查感觉障碍者的治疗局部,以防烫伤。

第三节 超短波疗法

患者,男性,5岁。因"反复咳嗽、咳痰10余天"为主诉入院,患者体温38℃,为阵发性咳嗽,有痰不易咳出,有流涕,无鼻塞,无胸闷、胸痛,无咯血、盗汗。经检查确诊为肺炎,给予药物口服外用治疗后效果不理想。

问题与思考:

1. 针对该患者应该首选哪种物理因子治疗?

2. 应该采用何种剂量进行治疗?

频率 30~300MHz、波长 1~10m 的电流为超短波电流。应用超短波电流作用于人体以治疗疾病的方法,称为超短波疗法（ultrashort wave therapy）。由于治疗时采用电容电极所产生的是超高频电场作用,故又称超高频电场疗法。超短波电流很容易通过人体,在高频电场的作用下产生热效应和非热效应。超短波疗法的临床应用范围很广,是最常用的物理疗法之一。

一、物理特性

1. **物理特性**　超短波电流的波长范围为1~10m,频率为30~300MHz。常用国产超短波电疗机有波长7.37m(40.68MHz)和6m(50MHz)两种。超短波电流的许多物理特性与短波电流相似,超短波电流很容易通过绝缘的电介质,治疗时电极不需要接触皮肤。超短波可采用三种方式作用于人体,但由于它的波长较短波更短,临床主要采用电容场法进行治疗。大型超短波电疗机输出功率为200~300W,小型超短波电疗机(五官超短波)输出功率为40W。

2. **热效应和非热效应**　超短波电场作用于机体主要产生热效应和非热效应,由于超短波电流的频率比短波电流更高,采用电容场法治疗,非热效应显著。与短波电流相比,超短波电流对组织的作用更均匀。热效应产生的原因有两种:一是人体内的自由电子、离子在外加的高频电磁场作用下振荡形成传导电流,与体内其他原子、分子发生碰撞时,由于欧姆损耗而产热;二是由于体内极性分子在外加的高频电磁场作用下产生旋转,形成位移电流与周围分子发生摩擦而构成介质损耗产热。由于超短波电流频率高,电介质的容抗更小,这就使超短波治疗以位移电流为主,热效应以介质损耗产热为主。

目前应用于治疗的超短波电流有连续超短波和脉冲超短波电流两种。

二、治疗原理及治疗作用

(一)治疗原理

1. **对神经系统的作用**　神经系统对超短波电流很敏感,中小剂量的超短波电流可以加速神经纤维的再生,提高神经传导速度,过大剂量则抑制其再生。中小剂量作用于头部时,常出现嗜睡等中枢神经系统抑制现象,大剂量则使脑脊髓膜血管通透性增高,因而可能使颅内压增高。

2. **对心血管系统的作用**　超短波电流对血管系统的作用,除通过对神经反射和体液作用影响血管系统的功能外,同时对血管感受器和血管平滑肌有直接作用。研究表明当超短波电流(中等剂量)作用于血管时,血管短时间收缩后扩张,其特点是深部小动脉扩张明显,电场作用停止后小动脉扩张可持续数小时至3d。

3. **对内分泌系统的作用**　治疗剂量的超短波作用于肾上腺区,可使肾上腺皮质的功能增强,皮质类激素的合成增加,外周血液中可的松类激素增加。作用于脑垂体时,可通过垂体-肾上腺轴刺激肾上腺皮质功能,血清11-羟皮质酮增高,短时间内血糖浓度增高,然后迅速下降。性腺对超短波电流的作用较敏感,小剂量超短波有促进其功能的作用,大剂量则有抑制作用。

4. **对消化系统的作用**　超短波电流作用于胃肠,可缓解胃肠平滑肌的痉挛,增加黏膜的血流,改善吸收和分泌的功能;作用于肝脏,可增强其解毒功能并促进胆汁的分泌。

5. **对血液和免疫系统的作用**　动物实验发现,无热量和微热量超短波电流作用后:血细胞总数增加,骨髓造血功能增强;血清总蛋白稍增高,白蛋白降低,α、β、γ球蛋白升高;体内抗体和协同抗体杀菌或溶解细菌的补体增加。然而大剂量长时间治疗时,作用则相反。

6. **对结缔组织的作用**　超短波电流有促进肉芽组织和结缔组织再生的作用。小剂量超短波电流可促进术后伤口愈合;大剂量长时间作用则可使伤口及周围结缔组织过度增生,形成瘢痕,脱水老化、坚硬,反而影响伤口愈合。

7. **对肾脏的作用**　超短波电流作用于肾区可使肾血管扩张,血流增强,尿液分泌增多,有明显的利尿作用,对急性肾炎有良好的疗效,较大功率的超短波作用于肾区可治疗急性肾衰竭。

8. **对炎症过程的作用**　超短波的非热效应对急性炎症有良好的治疗作用,对亚急性、慢性炎症采用微热量或温热量同样起到促进炎症消散、吸收的作用。其干预炎症过程的作用主要表现在以下几个方面:①改善神经功能,降低炎症病灶兴奋性。②增强免疫系统功能,抑制炎症组织中细菌生长。③改变炎症组织的pH,消除局部酸中毒,有利于炎症的消退。④促进肉芽组织和结缔组织生长,加速伤口愈合。⑤使炎症组织中钙离子增加、钾离子减少,降低炎症组织的兴奋性,使炎症渗出液减少。

（二）治疗作用

1. 消炎作用　对各种急性、亚急性、慢性炎症,感染性和非感染性炎症均有很好的效果。

2. 止痛作用　对各种神经痛、肌肉痉挛性疼痛、肿胀引起的张力性疼痛、缺血性疼痛、炎症疼痛均有良好的止痛效果。

3. 解痉作用　降低骨骼肌、平滑肌和纤维结缔组织的张力,减轻痉挛。

4. 治癌作用　大剂量超短波所产生的高热有治癌作用,常与化疗配合用于表浅癌肿的治疗。

5. 提高免疫力　增强免疫力,提高机体抗病能力。

6. 加速组织生长修复　超短波的温热作用可促进组织修复生长。

7. 非热效应　可影响神经的兴奋性、提高免疫系统的功能。

超短波电流的频率较高,作用较深,可深达到骨组织,但在脂肪层中产热较多。

三、治疗技术

（一）设备

1. 连续超短波治疗机　又称超短波电疗机,输出的高频电磁波为等幅正弦波。目前常用治疗机的输出功率分为两种:小功率50~80W(又称五官科超短波治疗机),用于五官或较小、较浅表部位伤病的治疗;大功率250~300W(分台式和落地式两种),用于较大、较深部位伤病的治疗。

2. 脉冲超短波治疗机　输出的高频电磁波为等幅脉冲正弦波,波形的特点是瞬间脉冲峰值高(脉冲功率可达10 000W),脉冲持续时间短(以微秒计),间歇时间长。脉冲超短波治疗机输出的波长为7.7m、6m,脉冲持续时间1~100μs,脉冲周期1~10ms,脉冲重复频率100~1000Hz,脉冲功率1~20kW。

0503

图片:脉冲超短波治疗仪

（二）治疗方法

1. 电极　超短波疗法主要采用电容场法治疗,电容电极按照其形状可分为板状电极(长方形、正方形、长条形)、圆形电极和体腔电极三种。

2. 电极的放置操作方法　电极的放置方法有对置法、并置法、交叉法、单极法,其中以对置法、并置法最常用(图5-11)。

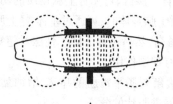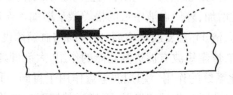

A　　　　　　　　　　　　　B

图5-11　电极放置与电场线分布示意图
A. 无空气间隙对置法;B. 并置法。

（1）对置法:两个电极相对放置,电场线集中于两极之间,作用较深。放置两极时应注意两个电极之间的距离不应小于一个电极的直径。两肢体同时治疗时,应在两肢体骨突接触处垫以衬垫物,以免电场线集中于骨突处造成烫伤或影响作用的均匀度。

（2）并置法:两个电极并列放置,电场线分散,多用于表浅组织的病变。放置电极时还应注意两点:①电极与皮肤之间的间隙不宜过大。②两极之间的距离不应大于电极的直径,并且不应小于3cm。如果电极间距离过大,则电场线分散;距离过小则电场线过于集中,容易引起皮肤烫伤,两者均影响疗效。

（3）单极法:治疗时只使用一个电极,一般只用于小功率治疗仪,而另一个不使用的电极应远离且相背而置,否则会使电场线大量散发至四周空间,易造成电磁污染。

3. 治疗剂量、时间与疗程

（1）剂量分级:同短波疗法。

笔记

（2）时间和疗程：根据病情而定。急性病疗程宜短，慢性病疗程可适当延长。①急性炎症早期、水肿严重时应采用无热量，每次治疗 5~10min，水肿减轻后改用微热量，每次治疗 8~12min。②亚急性炎症一般用微热量，每次治疗 10~15min。③慢性炎症和其他疾病一般用微热量或温热量，每次治疗15~20min。④急性肾衰竭用温热量，每次治疗 30~60min。一般治疗每日 1 次或隔日 1 次，10~20 次为一个疗程。急性炎症每日 1~2 次，5~10 次为一个疗程。急性肾衰竭治疗每日 1~2 次，5~10 次为一个疗程。

4. 操作程序

（1）治疗前应除去患者身上的金属物品，取舒适体位，治疗部位皮肤可不裸露。

（2）根据病情选用电极，按医嘱放置电极于治疗部位，调节好电极与治疗部位体表的距离。

（3）检查机器各旋钮是否处于"0"位。接通电源，待灯丝预热 3~5min 后，调节调谐旋钮，使机器处于谐振状态。

（4）根据医嘱及患者感觉选择剂量大小，如需增减剂量时，可调节高压控制旋钮或灯丝电压控制旋钮。

（5）治疗中要经常询问、观察患者的反应，如发现患者有过热、心慌等不适症状出现，应立即停止治疗并给予及时处理。

（6）治疗结束后，切断电源，取下电极。

四、临床应用

0504

视频：超短波疗法操作

（一）适应证

1. **炎症性疾病**　包括软组织、五官和内脏器官的急性、亚急性炎症和慢性炎症急性发作等。

2. **疼痛性疾病**　外周神经损伤、神经炎、神经痛、肌痛、幻痛、坐骨神经痛、偏头痛等。

3. **血管和自主神经功能紊乱**　闭塞性脉管炎、雷诺病、痔疮、血栓性脉管炎等。

4. **消化系统疾病**　胃肠功能低下、消化性溃疡、胃肠痉挛、胆囊炎、慢性溃疡性结肠炎、过敏性结肠炎等。

5. **软组织、骨关节疾病**　软组织扭挫伤、肌肉劳损、肩关节周围炎、颈椎病、腰椎间盘突出症、骨性关节炎、骨折延期愈合、关节积血、关节积液等。

6. **其他**　烧伤、冻伤、胃及十二指肠溃疡、急性肾衰竭、痛经等。

（二）禁忌证

恶性肿瘤、出血倾向、活动性结核、妊娠、严重心肺功能不全、治疗局部金属异物、植入心脏起搏器者、颅内压增高、青光眼等。

（三）注意事项

1. 治疗室应铺绝缘地板，床、椅采用木制，治疗机应接地线。

2. 患者治疗期间不可触及其他导体，电缆、电极下方垫棉垫或橡胶布。

3. 治疗时两电缆不能交叉或打圈，以免引起短路。

4. 治疗前应检查治疗部位有无皮肤破损或感觉障碍，过热可能引起损伤，故无特殊需要时不宜采用大剂量治疗。

5. 治疗部位有汗液、尿液时应擦干，以免引起皮肤烫伤。

6. 小儿骨骺、眼、睾丸、心脏、神经节、神经丛对超短波敏感，不宜采用大剂量。妇女月经期应避免进行下腹部治疗。

7. 大功率超短波治疗不宜采用单极法。头部及小儿和老年人的心前区不宜进行大功率超短波治疗。

8. 慢性炎症、慢性伤口及粘连患者不宜进行过长疗程的超短波治疗，以免引起结缔组织过度增生而使局部组织变硬、粘连加重。

第四节 微 波 疗 法

患者,男性,15岁。患者自2d前出现右上睑硬结伴红肿。查体:右上睑内眦有一2mm×2mm硬结,红肿,有压痛,右眼睑结膜稍充血,其余未见异常。经检查确诊为睑腺炎(麦粒肿),给予药物口服外用治疗后效果不理想。

问题与思考:

1. 如何对患者进行康复治疗?

2. 选择何种剂量进行治疗?

波长1mm至1m、频率300~300 000MHz的特高频电流为微波。应用微波电流作用于人体以治疗疾病的方法,称微波疗法(microwave therapy)。根据波长不同可以将微波分为三个波段:分米波(波长10cm至1m,频率300~3000MHz)、厘米波(波长1~10cm,频率3000~30 000MHz)、毫米波(波长1~10mm,频率30 000~300 000MHz,即30~300GHz)。微波疗法常用的波长(频率)是:分米波疗法为69cm(433.9MHz)、65cm(4601MHz)、33cm(915MHz);厘米波疗法为12.25cm(2450MHz);毫米波疗法为8.3mm(36.04GHz)。在医疗上通用的厘米波波长已超过厘米波波段的范围,实属分米波波段,而且分米波与厘米波作用于人体时的生物学效应相似,故通常将分米波疗法与厘米波疗法统称为微波疗法,它是微波疗法中应用最广泛的一种方法。毫米波疗法目前在临床正推广应用。

一、物理特性

微波是一种特高频电磁波,它在电磁波谱中介于红外线与超短波之间,其波段接近光波,因此微波既具有无线电磁波的物理特性,又具有光波的物理特性。在传播过程中呈单向束状传播,具有弥散性,遇到不同介质可产生反射、折射、散射、吸收等。但微波的产生、传输及测量等,既不同于光波,也不同于无线电波。

微波治疗时由辐射器中的天线通过反射罩将微波能作用于人体,或由微波辐射天线直接辐射人体(如体腔内辐射治疗),因此,微波疗法又称微波辐射治疗。微波辐射到人体时,一部分能量被吸收,一部分能量则为皮肤及各种组织所反射。富于水分的组织如血液、淋巴液、肌肉等能强烈地吸收微波的能量,产生大量热能,引起组织温度升高,而脂肪和骨组织吸收能量最少。微波对人体组织的穿透能力与频率有关,频率越高,穿透能力越弱。分米波的有效作用深度为7~9cm,厘米波为3~5cm,毫米波有效穿透深度很小,大约在300μm深的生物组织内。

二、治疗原理及治疗作用

(一)治疗原理

1. 对心血管系统的作用 治疗剂量的微波辐射作用于心前区时心脏有类似迷走神经兴奋的表现:心跳变慢、心电图R波和T波幅度下降、PR间期延长、房室传导延长、血压降低等。小剂量微波辐射能改善冠状动脉供血情况和改善心肌梗死时的血液循环,但大剂量辐射对心脏有损害作用。治疗剂量的微波可使组织温度升高、血液循环增强、血流量可增加50%,用微热量微波作用于人体10~15min,可使高血压患者血压下降。

2. 对神经系统的作用 短期中、小剂量的微波可增强大脑兴奋过程;长期大剂量则增强抑制过程;各种剂量都可引起脑电图改变。长期接触小剂量微波后可出现神经系统,特别是自主神经系统功能紊乱现象,如头痛、头晕、易疲劳、记忆力减退、睡眠障碍、心动过缓、心律失常、血压波动等,脑电图出现慢波较多等抑制现象,但脱离微波接触后,以上症状可逐渐消失。微波作用于外周神经可降低神经兴奋性,呈现镇痛作用;作用于肌肉,可以缓解肌肉痉挛,降低肌肉张力。

3. 对消化系统的作用　动物实验发现,治疗剂量的微波能够加强实验动物胃肠的吸收功能,缓解胃肠痉挛、抑制胃酸分泌,使胃蠕动减慢,胃内全酸和游离酸均减少,对分泌和排空功能亦有调节作用,尤其是当分泌和排空功能亢进时,微波的调节作用更为明显。但由于胃肠等空腔器官的调节功能较差,对热敏感,因此不能用较大剂量微波治疗,否则会引起损伤。小剂量微波可引起肝脏充血反应,大剂量辐射会引起肝细胞肿胀、变性,甚至出现空泡、坏死。

4. 对内分泌系统的作用　小剂量微波可以提高内分泌腺的功能。作用于肾上腺区,对肾上腺交感部分有明显的兴奋作用,血中 17 羟-11-脱氢皮质酮和去甲肾上腺素含量增高。作用于胸腺、甲状腺区,可提高胸腺及甲状腺功能,淋巴细胞增生活跃,免疫球蛋白升高,降低肾上腺皮质的糖皮质醇活性,呈现免疫刺激效应。作用于头部,可对下丘脑-垂体-肾上腺皮质系统产生刺激作用,糖皮质醇在血液中的浓度和活性升高,呈现免疫抑制效应。大剂量微波对内分泌腺的激素形成呈抑制作用。

5. 对血液及免疫系统的作用　大剂量微波可使凝血时间延长;小剂量微波对血小板和凝血时间无明显影响。大剂量微波可使红细胞脆性增高,降低血中磷的含量,使中性粒细胞数量减少;中小剂量可使中性粒细胞数量增多、淋巴细胞减少。动物实验证明,低强度的微波辐射可使中性粒细胞的吞噬能力下降,抗体生成严重受抑制。长期接触微波者血清中总蛋白和球蛋白增高,白蛋白/球蛋白比例下降,血清胆固醇增高,血清碱性磷酸酶活性增高。

6. 对呼吸系统的作用　中小剂量微波作用于肺部时可使呼吸变慢、缓解支气管痉挛、增加肺通气量,使肺轻度充血、肺泡间隙有少量白细胞浸润,有利于炎症的吸收。

7. 对眼睛的作用　眼睛对微波非常敏感。因为眼球是富含水分的具有多层界面的组织,吸收微波能量多,血液循环差,没有足够的血管散热,应用大功率照射眼睛时容易发生过热而使晶状体浑浊,形成微波白内障。但用小剂量,对眼睛则有治疗作用。

8. 对生殖系统的作用　由于睾丸血液循环较差,对微波特别敏感。当微波辐射使睾丸温度高于 35℃时,精子的产生减少,过量辐射可使曲细精管退行性变、萎缩,甚至局灶性坏死,故用微波辐射附近部位时应将睾丸屏蔽防护。动物实验发现母鼠接受较大剂量微波辐射后卵巢功能和生育能力受损,妊娠母鼠可能出现早产、流产。但在长期接触微波辐射的男女性工作人员中尚未发现生育能力受影响的现象。

9. 对炎症过程的作用

(1) 微波对急性、亚急性及慢性炎症有抗炎作用,这与微波的温热作用有关。受微波辐射的机体可出现局部血管扩张,血流加快,使组织内吸收加快。

(2) 在急性炎症阶段,病灶部位的炎症介质含量增加,微血管功能紊乱、管壁和组织通透性升高。在小剂量微波辐射作用下,病灶中炎症介质含量降低,该作用是通过抑制合成、刺激分解实现的。但中等以上剂量(温热量)的微波辐射急性炎症病灶,则会使病灶炎性介质含量增加,从而导致炎症恶化,故对急性炎症病灶治疗宜采用小剂量。

(3) 在亚急性及慢性炎症阶段,中等剂量(温热量)的微波辐射作用后,可促进炎症产物的吸收和组织修复过程的加快。

(4) 微波的作用是借助作用于下丘脑-垂体-肾上腺皮质系统,引起血中促肾上腺皮质激素、糖皮质激素水平升高,产生明显的免疫抑制效应和消炎作用。

(二) 治疗作用

1. 分米波和厘米波的治疗作用　分米波疗法和厘米波疗法的治疗作用与超短波疗法相类似,温热作用可使组织血管扩张、改善血液循环、改善组织代谢和营养,还具有镇痛、脱敏、消散急性或亚急性炎症、促进组织细胞再生修复、缓解骨骼肌和平滑肌痉挛、调节神经功能等作用。

2. 毫米波的治疗作用　毫米波属于极高频电磁波,对人体的作用与分米波和厘米波有所不同,目前认为毫米波通过与人体内粒子发生谐振产生治疗作用。治疗时采用低能量辐射,不产生温热作用但热外作用明显,能量通过人体内 RNA、DNA、蛋白质等大分子相干振荡的谐振效应向深部传送而产生远隔效应。因此其治疗作用主要有:消炎、止痛;促进上皮生长、加速伤口和溃疡愈合;促进骨痂生长、加速骨折愈合;降低血压;增强免疫功能;对肿瘤细胞有抑制作用。

文档:分米波、厘米波及毫米波的治疗作用

三、治疗技术

（一）设备

1. 治疗仪　国内微波治疗仪频率多为 2450MHz，波长 12.24cm；频率 915MHz，波长 22.78cm，最大输出功率为 200W。

2. 微波辐射器

（1）非接触式辐射器：治疗时辐射器不接触皮肤，微波在空间反射、散射（亦称漏能）较大。辐射器有多种形状以适应治疗的需要：①半球形、圆柱形辐射器：适用于体表治疗，辐射器与体表距离为 10cm。②矩形辐射器：适用于脊柱、肢体部位的治疗。③马鞍形辐射器：适用于治疗面积较大、凹凸不平的部位，如胸、腰、腹部、膝等，治疗时将辐射器紧贴治疗部位。④凹槽形辐射器：适用于面积较大部位的治疗，为分米波治疗专用辐射器。

（2）接触式辐射器：①聚焦辐射器：即治疗时辐射器与皮肤接触，漏能较小，它的特点是能把微波辐射集中作用于相当小的范围内，这种辐射器的直径有 1cm、1.5cm、4cm 三种。辐射器内采用陶瓷作为媒质代替非接触辐射器中的空气媒质，减少微波的反射。②体腔辐射器：适用于直肠、前列腺、阴道、宫颈、外耳道等疾病的治疗，体腔辐射器多呈不同直径的长圆柱形，微波呈全径向辐射、半径向辐射或轴向辐射。

治疗时，聚焦辐射器或体腔辐射器均可与人体皮肤接触。由于反射消耗少，所以使用这类辐射器只需要相当于圆形或长形辐射器所需要功率的 10%~15%。

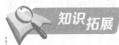

微波组织凝固

微波组织凝固是利用微波点状高热使组织凝固的微波外科治疗。治疗采用可输出波长 12.24cm、频率 2450MHz 的厘米波治疗仪，治疗仪带有针形、叉形、铲形天线。治疗时将合适的天线直接接触体表病患区或插入体表赘生物内，或经内镜将天线插入体腔内进行治疗，使病变组织止血或变白、萎缩、脱落，较大肿物或病变需分次治疗，2~6 次，每周 1 次。本疗法适用于皮肤良性与恶性赘生物、鼻息肉、肥厚性鼻炎、宫颈糜烂、宫颈息肉、宫颈癌、胃息肉、胃溃疡出血、胃癌、食管癌、骨肿瘤等。治疗时操作者尤需注意眼睛的保护，戴微波防护目镜，防止微波直接辐射或由金属器械反射至眼部。

（二）治疗方法

1. 各种辐射器的应用方法

（1）有距离辐射法：适用于非接触式辐射器，如采用圆形、圆柱形及矩形辐射器，照射时辐射器中心对准病患部位，辐射器与人体表面有一定距离，一般辐射距离为 7~10cm。

（2）接触辐射法：适用于接触式体表辐射器。使辐射器口紧贴治疗部位皮肤。用体腔辐射时，适用于阴道、直肠腔内治疗。患者取截石位或侧卧位，先在辐射器外套以消毒的耐热乳胶套，套外涂少量消毒液状石蜡或凡士林等润滑剂后伸入阴道或直肠内，以沙袋将辐射器尾端及电缆固定好，治疗完毕后弃去乳胶套，以减少外套消毒手续。用体腔辐射器时，由于接触面积较少，反射消耗也少，使用功率也不宜超过 10W。耳辐射器治疗时也应该带有乳胶套。

（3）隔沙辐射法：为有距离辐射的一种，治疗时在辐射器与皮肤之间用沙子替代空气间隙。由于介电常数的特征，微波经沙子时，更易于集中成束，散射显著减少，可以有效降低微波辐射在空气间隙的反射和散射，因而人体吸收的功率比不用沙子时大一倍，故治疗剂量通常应减少一半。冲洗干净干燥后的河沙、海沙、沙漠沙均可用于此法，沙粒宜细小均匀。

（4）微波体腔内辐射器加温疗法：适用于慢性前列腺增生、子宫出血、脑瘤（加温+切除）微波、微波刀切除肝癌、腔内及口腔血管瘤、中心性肺癌、食管肿瘤、胃息肉、直肠内肿瘤、内痔、声带息肉等。例如，应用微波体腔内辐射器加温疗法治疗慢性前列腺增生的方法为：采用单极同轴微波天线（辐射头），直径 0.7cm 左右，低位腰麻后取膀胱截石位使尿道扩张，插入膀胱镜冲洗膀胱后经镜鞘入微波辐射极于精阜近端,按前列腺大小,调整输出功率50~100W,照射60~90s,按后尿道长度照射1~3次,术后留置导尿7~10d。

2. 治疗剂量、时间与疗程　分米波疗法的治疗剂量决定于辐射器的类型、辐射距离、输出功率和治疗时间。

（1）治疗剂量:根据病情而定。一般规律是急性期剂量宜小,慢性期剂量可稍大些,微波疗法治疗剂量的分级法与短波、超短波疗法相同,剂量的大小多以患者的主观温热感和按辐射面积计算功率密度,所以仅供参考。

1）根据患者主观温热感将大小剂量分为四级,Ⅰ、Ⅱ级属小剂量,Ⅲ、Ⅳ级属大剂量。

无热量(Ⅰ级剂量):患者无温热感。

微热量(Ⅱ级剂量):有刚能感觉的温热感。

温热量(Ⅲ级剂量):有明显而舒适的温热感。

热量(Ⅳ级剂量):有明显强烈热感,但能耐受。

2）根据机器功率计上的读数划分:对于马蹄形、矩形、直径17cm的圆形辐射器,在距离10cm左右的情况下:①小剂量为20~50W;②中剂量为50~90W;③大剂量为90~120W。在应用耳、聚焦、体腔等小型辐射器时不能采用上述剂量标准,体腔辐射器最大功率不应超过10W。对于直径8cm的圆柱辐射器,最大功率不应超过25W。

（2）时间和疗程:依病情而定,急性病3~6次,慢性病10~20次为一个疗程。每次治疗5~20min,每日或隔日治疗1次。

3. 操作程序

（1）患者取下身上一切金属物品。

（2）患者采取舒适体位,根据治疗部位的大小,选择合适的辐射器,调好辐射器与体表的距离。

（3）检查输出调节是否在"0"位,接通电源,治疗机预热1min。

（4）打开治疗开关,调节输出至所需要的电压,转动定时器至所需时间,此时患者已在高压电场作用下。

（5）治疗结束时,关闭输出及电源,移开辐射器,然后再让患者离开。

四、临床应用

（一）适应证

1. 肌肉、关节和关节周围软组织的炎症和损伤　肌炎、纤维织炎、滑膜炎、肌痛、扭挫伤、血肿、肩周炎、关节炎、腰腿痛、术后粘连等。

2. 急性软组织化脓性炎症　如疖、痈、乳腺炎等,但治疗效果不如超短波疗法。

3. 慢性和亚急性炎症　伤口愈合迟缓、鼻炎、中耳炎、喉炎、四肢血栓性脉管炎、胆囊炎、肝炎、膀胱炎、肾盂肾炎、盆腔炎性疾病、附件炎、前列腺炎等。

4. 内脏疾病　胸膜炎、支气管哮喘、支气管肺炎、胃十二指肠溃疡、结肠炎等。

5. 神经系统疾病　神经痛、神经炎、神经根炎、外周神经损伤、脊髓炎、多发性硬化等。

（二）禁忌证

恶性肿瘤、出血倾向、结核病、妊娠、严重心肺功能不全、治疗局部金属异物、植入心脏起搏器者、眼及睾丸附近照射时应将其屏蔽。

（三）注意事项

1. 仪器启动前,必须检查电缆各接头是否已拧紧,否则容易出现没有输出、接头处发生高热,甚至损坏磁控管。

2. 治疗时不必裸露皮肤,但必须去除潮湿的衣物、湿敷料、易燃的衣物、局部油药膏等,避免灼伤。

3. 在感觉障碍或血液循环障碍的部位治疗时,不应仅依靠患者的感觉来调节剂量,治疗剂量宜稍小。

4. 治疗操作时需注意保护工作人员及患者眼部或佩戴微波专用防护眼镜,避免微波直接辐射眼部或由金属物反射至眼部而引起白内障。

5. 治疗区域及附近不应有金属物品,当体内有金属固定钉、片等存留又必须治疗时,应用很小剂量照射。

6. 不宜进行眼部、男性会阴部位的照射,如需要在其附近区域治疗时,使用防护镜或防护罩对眼和睾丸进行保护。

7. 对老年人和儿童患者慎用,因老年人血管弹性较差,脆性增大;儿童对热不敏感,易致烫伤。

8. 微波对生长中的骨和骨骺有损害,能破坏骨骺,因此生长中的骨骺及骨折后骨痂未形成前,不宜在该局部照射。

9. 严格遵照各辐射器的距离、剂量要求,切勿过量。

短波、超短波、微波疗法这三种疗法同属高频电疗法,均用高频高压电磁波来治疗疾病。共同点在于治疗作用的基础是热作用,都具有良好的解痉、止痛效果,没有电解作用,对运动神经、肌肉没有刺激作用,每种疗法的特点见表5-3。

表5-3 常用三种高频电疗法特点比较

项目	短波	超短波	微波
波长	10~100m	1~10m	1mm 至 1m
频率	3~30MHz	30~300MHz	300~300 000MHz
电流种类	涡电流为主	位移电流为主	定向性电磁波
电力线分布	较深透均匀	深透均匀	较浅,局限
输出元件	电缆	电容电极	辐射器
作用深度	稍深,可达皮下与浅层肌肉	较深,可达肌肉、内脏、骨	分米波:较深,可达 7~9cm 厘米波:较表浅,可达 3~5cm 毫米波:极表浅,只达<1mm
特殊作用	较明显	明显	明显
剂量	主要依据患者感觉	主要依据患者感觉	计算单位为 W
作用原理	涡电流,欧姆损耗	位移电流介质损耗为主	特高频振荡
治疗技术	电缆法为主	电容法为主	辐射法
主要适应证	慢性、亚急性炎症	急性、亚急性炎症	急性、慢性炎症

第五节 高频电热疗法

应用高频电流的热作用治疗恶性肿瘤的电疗法称为高频电热疗法。

一、物理特性

高频电热疗法根据应用频率不同分为射频电热和微波电热两种,射频电热包括中波、短波和超短波;微波电热常用分米波和厘米波。

二、治疗原理及治疗作用

(一)治疗原理

1. 抑制 DNA、RNA 和蛋白质合成 将癌细胞在43℃加热2h后,细胞核内的 DNA、RNA 合成及细胞体内蛋白质合成明显受到抑制,而相同温度条件下,再生的正常肝细胞则无变化。

2. 对细胞膜的作用 高热使细胞膜中的脂质和蛋白质发生变化,使细胞膜的通透性增高,膜内低分子蛋白质外溢,导致细胞破坏。

3. 对细胞溶酶体的作用 高热作用后可使细胞溶酶体的活性升高,从而加速癌细胞的破坏。

4. 对细胞骨架的作用 完整的细胞骨架是癌细胞存活的前提,高热时癌细胞骨架排列紊乱,失去完整性,细胞功能受损导致细胞死亡。

5.对免疫系统的作用　肿瘤细胞破坏后释放出抗原,刺激机体的免疫系统,增强对肿瘤的免疫功能。

（二）治疗作用

1.杀灭肿瘤细胞。

2.与放疗有协同作用。

3.与化疗有协同作用。

三、治疗技术

（一）设备

1.短波、超短波热疗　治疗机频率8MHz、13.56MHz、40.68MHz;输出功率1000～2000W。

2.微波热疗　多采用434MHz、915MHz分米波,输出功率500～1000W;2450MHz厘米波,输出功率200W。

（二）治疗方法

1.射频电热疗法

（1）电容场电热法:治疗时使肿瘤置于高频电容场中,适用于部位较深的内脏器官肿瘤,多用8MHz、13.56MHz短波,40.68MHz超短波。

（2）电感电热法:治疗时使用肿瘤处于有短波通过的线圈或金属环内,适用于治疗较表浅的肿瘤,多用27.12MHz短波。

（3）组织间电热法:治疗时将金属针插入瘤内,适用于表浅肿瘤,多用500kHz至10MHz短波。

2.微波电热疗法

（1）体表辐射法:适用于体表或部位较浅的肿瘤。

（2）体腔内辐射法:适用于食管癌、直肠癌、宫颈癌等,多用915MHz、2450MHz,功率<50W。

（3）组织间电热法:适用于治疗肿瘤及内脏肿瘤的术中电热疗法。

3.治疗剂量、时间和疗程

（1）治疗剂量:目前电热疗法的剂量指标是电热温度和持续时间,应用热量级（Ⅳ级）剂量,使肿瘤温度达到43℃以上。

（2）时间和疗程:每次治疗30～60min,尽可能在电热疗法开始10～15min内达到有效温度,每周1～3次,5～15次为一个疗程。若结合放疗或化疗时可根据放疗或化疗疗程灵活掌握。

4.操作程序

（1）根据病变部位选用恰当的辐射器,休外辐射器的直径大于病变部位2～3cm,患者取合适体位,取下身上所有的金属物品,裸露治疗部位,将辐射器置于治疗部位。

（2）接通电源后主机自动预热3min,根据需要预置输出功率、治疗温度和治疗时间等工作参数。

（3）输入完毕,程序延时2min后自动接通高压进行治疗。

（4）治疗完毕,计算机发出信号,功率自动调至"0"位之后,取下辐射器。操作者可按计算机显示指示,输入被治疗者的病情资料,存入计算机。

四、临床应用

（一）适应证

1.表浅肿瘤　皮肤癌、颈淋巴结转移癌、乳腺癌、恶性黑色素瘤、恶性肿瘤术后皮下种植转移癌等。

2.深部肿瘤　食管癌、胃癌、直肠癌、膀胱癌、前列腺癌、宫颈癌等。

（二）禁忌证

高热、昏迷并严重肝肾功能不全、身体局部有金属异物、植入心脏起搏器者等。

（三）注意事项

1.严格执行治疗仪的操作规程并注意保护,不准无负载开机,切勿向四周空间、机器主机、电子装置、金属材料照射。

2. 在治疗区域内不得有金属物品;植入心脏起搏器或心脏电极的患者和孕妇应禁止使用并远离机器;切勿对眼及睾丸照射。

3. 热疗时必须使肿瘤局部温度在数分钟内达到43℃以上。治疗过程中要严密观察,防止皮肤烫伤。

本章小结

本章主要讲述了高频电疗法的概念、治疗原理、治疗技术及临床应用。其中需要学生重点掌握临床常用各种高频电疗法的操作技术及临床应用,为临床工作提供保障。高频电作用于人体主要有两种效应,即热效应和非热效应,短波疗法主要采用电容电极法、电缆电极法、盘状电极法、涡流法,主要治疗作用有消炎消肿、解痉止痛、增强免疫力、促进组织修复等,大剂量治疗还有治癌作用。超短波主要采用电容场法治疗,主要治疗作用有消炎、解痉止痛、增强免疫力、促进组织修复、治癌作用。微波疗法常采用辐射法进行治疗,对急性、亚急性、慢性炎症都有治疗作用。高频电疗所具有的热效应、非热效应被广泛地应用于各科疾病的治疗中,成为临床治疗中的重要手段之一。

（吴鸿玲）

思考题

1. 高频电流的特点有哪些? 简述高频、低频以及中频对人体作用的区别与联系。

2. 在急性化脓性感染的各个阶段均可以使用超短波疗法,请思考不同阶段应该怎样选择治疗参数。

3. 在超短波电容场法治疗时和微波辐射疗法治疗时采取的辐射防护有哪些不同?

扫一扫,测一测

思路解析

学习目标

1. 掌握　各类光疗法的基本概念、分类治疗技术及临床应用。
2. 熟悉　光疗法的治疗作用及注意事项。
3. 了解　光的物理特性及治疗原理。
4. 具有基本医疗思维与素养,能规范地开展光疗的各项诊疗活动;能使用、管理常用器械、仪器、设备,能合理安排与管理医疗与康复环境,以保证医疗活动科学、安全。
5. 能与患者及家属进行沟通,开展健康教育;能与相关医务人员进行专业交流与团结协作开展医疗工作。

第一节　概　述

光疗法有着悠久的历史。光具有电磁波和粒子流的特点,因此光具有波粒二相性。光谱是电磁谱的一部分,它包括可见光和不可见光两部分。不可见光包括红外线和紫外线,波长 400~760nm 这部分称为可见光。可见光经三棱镜分光后,成为一条由红、橙、黄、绿、蓝、靛、紫七种颜色组成的光带,这条光带称为可见光光谱。其中红光波长最长,紫光波长最短,其他各色光的波长则依次介于其间。波长长于红光的(>760nm),位于红光之外称红外线,波长短于紫色光的(<400nm),位于紫光之外称紫外线。

一、概念

光疗法(phototherapy)是利用人工光源或自然光源防治疾病和促进机体康复的治疗方法。光疗法在临床上应用广泛,主要包括紫外线疗法、可见光疗法、红外线疗法和激光疗法。临床常用的光源按发光机制分类:第一类是热辐射光源,包括白炽灯、碘钨灯、烤灯、远红外线治疗仪等;第二类是气体放电辐射光源,包括日光灯、各种气体灯,特别是紫外线光源;第三类是受激辐射的光源就是激光器。

二、物理特性

(一)光的性质

1. 光具有能量　按照光波波长的排列,光谱可依次分为红外线、可见光、紫外线三部分。波长的计量单位为微米(μm)与纳米(nm)。1mm = 1000μm,1μm = 1000nm。光在空气中的传播速度为 $3 \times 10^8 m/s$,光的传播速度(C)为其频率(f)与波长(λ)的乘积,即 C=fλ。由于光在某一介质中的传播速度是固定的,故 f 与 λ 成反比。光是一种电磁波,光的频率(f)数值很大,使用不方便,因此通常采用波长(λ)来表示光线的代号。同时,光是一种以光速移动的带有不同能量的粒子,被称为光子。光子能

笔记

量（E）= 普朗克常数（H）×光速（C）/光的波长（λ）。H-普朗克（Plank）常数，等于 6.62×10⁻²⁷ 尔格/秒（erg/s）或 4.13×10⁻¹⁵ 电子伏特/秒（eV/s），其能量 E 与光的频率 f 成正比，与波长 λ 成反比。因此，波长 λ 越大，光波频率 f 越小，光子的能量越小。如远红外线的光子能量比较小，表现得比较温和，没有穿透力，不能直接产生光化学作用，只能温热体表皮肤；紫外线的光子能量比较大，表现得比较厉害，能够杀菌，大剂量照射对皮肤产生很强的破坏作用。波长在 0.6~1.6μm 范围内的光线能穿透皮肤与皮下软组织，最深可达 10mm，它主要包含橙色光线、红色光线、近红外线。因此，有人把这个波段的光线称之为光线里的黄金。

2. 光的照射强度　光的照射强度遵循光的照射平方反比定律，即照射强度与距离平方成反比关系。例如当光的照射距离增加一倍则照射强度变为原来光照强度的 1/4。光的照射强度不仅跟照射距离有关还与照射角度有关，照射强度与照射角（照射光线与法线的夹角）的余弦成正比，因此垂直入射的照度最大，如照射的垂直距离不变，照射角度为 60°，则照射强度减小为原来的 1/2，因此照射时间要增加一倍。

3. 光的反射与折射　光从一种介质进入另一种介质时，在介质表面会发生反射和折射。反射角等于入射角，光的反射率与介质对光的吸收有关，因此光的反射罩的内壁常选用抛光的镍铬合金和铝作为材料，以减小光的损耗。就人体皮肤而言，不同色素沉着的皮肤对光的反射率不同，有色素沉着的皮肤对光的发射率低于无色素沉着的光的反射率。光的折射角度与两种介质的密度差有关，密度差值越大折射角度越大，因此紫外线体腔照射器常选用石英作为光导。此外光的折射角度还与光的波长有关，波长越长折射角越小。

（二）光谱

光谱（spectrum）是复色光经过色散系统（如棱镜、光栅）分光后，被色散开的单色光，按波长（或频率）大小而依次排列的图案，全称为光学频谱。可见光谱是电磁波谱中人眼可见的一部分，在这个波长范围内的电磁辐射被称为可见光。光谱并没有包含人类大脑视觉所能区别的所有颜色，譬如褐色和粉红色。光波是由原子内部运动的电子产生的，各种物质的原子内部电子的运动情况不同，所以它们发射的光波也不同。研究不同物质的发光和吸收光的情况，有重要的理论和实际意义，已成为一门专门的学科叫光谱学（图 6-1）。

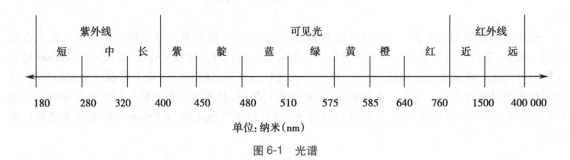

图 6-1　光谱

（三）光的基本理化学效应

各种物质对光能的吸收和蓄积必然伴随其运动形式的某种变化，从而产生各种理化学效应。具体效应如下：

1. 热效应　当吸收波长较长的光线（红外线和可见光的长波部分）时，由于这部分光线的光子能量较小，主要是使受照射物质的分子或原子核的运动速度加快，因而产生热效应。

2. 光电效应　光照射到某些物质上，引起物质的电性质发生变化，也就是光能量转换成电能，这类光致电变的现象称为光电效应（photoelectric effect）。紫外线及可见光线的短波部分照射物体时可引起光电效应。产生光电效应的基本条件是每个光子的能量必须足以使电子从电子轨道上逸出。所以，红外线照射无论照射强度多大，因其光子的能量小，均不能引起光电效应。实验证明，紫外线及可见光线的短波部分照射人体、动植物、金属和某些化学物质时，均可产生光电效应。

3. 光化学效应　是指在光能的作用下所发生的化学效应，主要由紫外线和可见光引起。物质吸收光子后，可发生各种化学反应，如果光子能量很大，超过原子或基团之间的键能，使化学键断开，击出电子(光电效应),使原子变成带正电荷的离子,电子跃迁到能量级高的轨道,处于受激状态,使原子或分子获得附加能量,继而发生光化学反应,例如光合作用、光敏作用、光的视觉效应等。光化学效应是光的生物学作用的重要基础和原发性反应的一个重要环节。

4. 荧光和磷光 某些物质吸收了波长较短的光能后可发出波长较长的光能,即继发的光能量低于原照射的光能量。荧光是外界光线停止照射后,该物质所发的光也随之消失;磷光是外界光线停止照射时,该物质所发的光还持续一定时间。荧光和磷光主要是由于短波光线如紫光、紫外线、X线等照射引起的。

5. 光的照射深度 皮肤被覆体表,光照时首先作用于皮肤,因此,皮肤是光作用的靶器官。皮肤各层对不同波长的光线吸收能力不同,被吸收的越多,穿透的就越少。总的来说,穿透深度的大小依次为:短波红外线和可见光里的红、橙、黄(穿透真皮层达皮下筋膜)>长波紫外线、可见光里的蓝紫光(可穿透表皮到达真皮)>中波紫外线(穿透到达表皮深层)>短波紫外线和长波红外线(穿透仅达表皮浅层)(图6-2)。

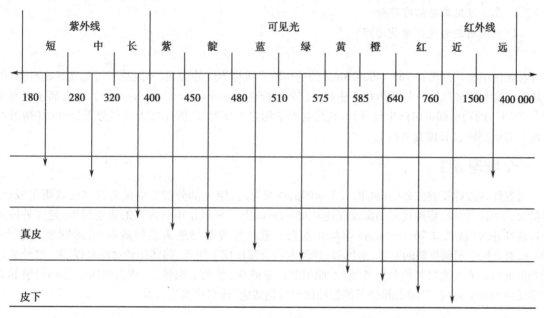

图 6-2 光线穿透人体皮肤的深度

三、光疗法的分类

(一)红外线疗法

在光谱中,应用波长在760~400 000nm的红外线治疗疾病的方法称为红外线疗法。红外线以热辐射形式作用于人体,受热后局部循环改善,水肿吸收,疼痛减轻,组织修复,临床上常用来治疗软组织损伤、劳损、骨性关节炎等。其作用机制是热效应,因此又有热射线之称。

(二)可见光疗法

在光谱中,应用波长在400~760nm的可见光治疗疾病的方法称为可见光疗法。可见光中,红光用于中枢神经兴奋;蓝光、绿光用于镇静;蓝紫光对新生儿高胆红素血症有疗效。其作用机制是热效应和光化学效应。

(三)紫外线疗法

在光谱中,应用波长在180~400nm的紫外线治疗疾病的方法称为紫外线疗法。紫外线作用于人体,光能量引起一系列化学反应,有消炎、止痛、抗佝偻病的作用,常用于治疗皮肤化脓性炎症、银屑病及玫瑰糠疹等皮肤病、各种疼痛性疾病和软骨病等。其作用机制主要是光化学效应,因此又有光化学射线之称。

(四)激光疗法

受激辐射放大的光称为激光,以各种形式的激光治疗某些疾病的方法,称为激光疗法。激光的主要特征有高方向性、高亮度、单色性好、相干性好等。激光的生物学效应有热效应、压力效应、光化学效应、电磁效应等。激光的治疗作用依其能量的大小而不同,低能量的激光主要有抗炎和促进上皮生长的作用,高能量激光由于其对组织的破坏作用,可用于切割、烧灼或焊接组织,因此又有光针之称。

第二节 红外线疗法

患者,女性,60岁,左肩周痛月余,肩胛外侧和三角肌前侧疼痛,肩周肌群萎缩(三角肌、肩胛肌、冈上肌、冈下肌。)左肩关节内收、外展、背伸及旋转功能均明显受限,经肩部X线及体格检查后,肩峰下脂肪线模糊变形,无颈椎病、肩袖损伤,诊断为肩关节周围炎。

问题与思考:

1. 怎么设定康复治疗目标?

2. 如何对患者进行康复治疗?

在光谱中波长范围在760~400 000nm的这一段光线称为红外线,红外线是不可见光线,应用红外线防治疾病和促进机体康复的治疗方法称为红外线疗法(infrared radiation therapy)。所有高于绝对零度(-273℃)的物质都可以产生红外线,现代物理学称之为热射线,医用红外线可分近红外线(短波红外线)与远红外线(长波红外线)。

一、物理特性

远红外线或称长波红外线(波长 $1.5 \sim 400\mu m$)照射时,绝大部分被反射或为浅层皮肤组织吸收,热量大,干燥作用强,穿透皮肤的深度仅达 $0.05 \sim 2mm$,因而只能作用到皮肤的表层组织;近红外线或称短波红外线(波长 $0.76 \sim 1.5\mu m$)以及红色光的近红外线部分透入组织最深,穿透深度可达 $5 \sim 10mm$,能直接作用到皮肤的血管、淋巴管、神经末梢及其他皮下组织,热作用较远红外线弱。红外线位于光谱的可见光红光之外故名红外线,不能引起视觉效应,其光子能量小,被组织吸收后不能引起光化学反应和光电效应,只能引起分子的振动而产生热效应,使组织温度升高。

二、治疗原理及治疗作用

(一)治疗原理

1. 红外线的红斑反应 足够强度的红外线照射皮肤时,可出现红外线红斑,红斑颜色为浅红色或鲜红色,呈斑纹状或网状,与未照射区无明显界限。停止照射 $5 \sim 10min$ 红斑即消失。大剂量红外线多次照射皮肤时,可产生褐色大理石样的色素沉着,这与热作用加强了血管壁基底细胞层中黑色素细胞的色素形成有关。

2. 人体对红外线的反射和吸收 人体不断向外周辐射红外线,同时吸收来自外界的红外线。红外线照射体表后,一部分被反射,另一部分被皮肤吸收。皮肤对红外线的反射程度与色素沉着的状况有关,用波长 $0.9\mu m$ 的红外线照射时,无色素沉着的皮肤反射其能量约60%,而有色素沉着的皮肤反射其能量约40%。

3. 红外线穿透人体的深度 不同波长的红外线穿透人体的深度不同。有效穿透深度是指能量被吸收50%时的进入深度。长波红外线照射时,绝大部分被反射和为浅层皮肤组织吸收,穿透皮肤的深度仅达 $0.05 \sim 2mm$,因而只能作用到皮肤的表层组织;短波红外线以及红色光的近红外线部分透入组织最深,穿透深度可达 $10mm$,能直接作用到皮肤的血管、淋巴管、神经末梢及其他皮下组织。

4. 温热效应 红外线照射下,皮肤内的热感受器以及血管壁的自主神经末梢受刺激,通过反射途径引起血管扩张。强烈的热刺激可引起组织蛋白变性,产生组胺类物质,也可使血管扩张,出现主动性充血反应,使皮温升高。

5. 器官系统的变化 应用大剂量红外线照射体表后,可使心率、呼吸加速,排汗能力增强;改善肾

文档:两种红外线理化特性比较

图片:红外线红斑反应

脏的血液循环,尿量增加;另外,全身体温升高,对心血管系统、神经系统都有一定的调节作用。

（二）治疗作用

红外线作用于人体组织,使细胞分子运动加速,局部组织温度升高,其对机体的作用主要是热作用,所有治疗作用都是建立在此基础上。热可使血管反射性扩张充血,血流加快,血液循环得到明显改善,物质代谢增强和营养状态改善,免疫功能得到提高。不同组织吸收红外线的能力不同,其产生的热效应亦不同,故产生的治疗作用也有一定的不同。

1. 缓解肌肉痉挛 红外线照射可以降低骨骼肌和胃肠道平滑肌的肌张力。因红外线使皮肤温度升高,通过热作用可使骨骼肌肌梭中的 γ 传出神经纤维兴奋性降低,牵张反射减弱,致使肌张力降低,肌肉松弛。同时,红外线照射腹壁浅层时,皮肤温度升高,通过反射作用使胃肠道平滑肌松弛、蠕动减弱。用于治疗肌肉痉挛、劳损和胃肠道痉挛等病症。

2. 镇痛作用 对多种原因所致疼痛,红外线均有一定的镇痛作用,其作用机制是多方面的,如对于组织张力增加所致肿胀性疼痛,红外线可通过促进局部渗出物吸收、减轻肿胀而镇痛;对于肌痉挛性或缺血性痛,可通过缓解肌肉痉挛、改善局部血液循环、降低肌张力而止痛;对于神经痛,可通过降低感觉神经兴奋性、提高痛阈和耐痛阈而镇痛。

3. 改善局部血液循环,促进炎症消散 红外线照射可改善血液循环和组织营养,促进局部渗出物的吸收,提高吞噬细胞的吞噬能力,增强人体免疫功能,有利于慢性炎症的吸收及消散,因此具有消炎、消肿作用。适用于治疗各种类型的慢性炎症。

4. 促进组织再生 红外线照射损伤局部,通过改善血液循环,增强物质代谢,使纤维细胞和成纤维细胞的再生增强,促进肉芽组织和上皮细胞的生长,增强组织的修复功能和再生功能,加速伤口、溃疡的愈合。

5. 减轻术后粘连,软化瘢痕 红外线照射能减少烧伤创面或压疮的渗出、减轻术后粘连、促进瘢痕软化、减轻瘢痕挛缩,还能促进组织肿胀和血肿的消散,用于治疗扭挫伤。

6. 消肿作用 血液循环的改善使渗出物易于引流,从而起到消肿作用,但应注意在病灶的急性渗出期不宜使用,以免加重渗出反应。此外,肿胀时可选择肿胀的近端加热,以帮助肿胀区引流。

三、治疗技术

（一）设备

1. 红外线辐射器 将电阻丝缠在瓷棒上,通电后电阻丝产热,使罩在电阻丝外的碳棒温度升高（一般不超过 500℃）,使其发射出红外线,其发出的红外线主要是长波红外线。红外线辐射器有落地式和手提式两种。落地式红外线辐射器的功率可达 600~1000W 或更大。临床上常用的有周林频谱仪、桥式远红外线等。

图片:手提式红外线辐射器

2. 白炽灯 在医疗中广泛应用各种不同功率的白炽灯泡作为红外线光源。灯泡内的钨丝通电后温度可达 2000~2500℃。白炽灯用于光疗时有以下几种形式:①落地式白炽灯,通常称为太阳灯,用功率为 250~1000W 的白炽灯泡,在反射罩间装一金属网,作为防护;②手提式白炽灯,用功率多为 200W 以下的白炽灯泡,安在一个小的反射罩内,反射罩固定在小的支架上。

3. 光热复合治疗机 在半圆形的辐射器上安装 20~35W 的冷反射定向照明卤素灯泡 32~48 个不等,主要发出短波红外线,目前在临床上应用比较广泛。

图片:光热复合治疗机

（二）治疗方法

红外线治疗多采用直接照射法,直接照射于病灶。例如慢性胃炎可直接照射于皮肤表面的胃部投影区,腰肌劳损可直接照射于腰部。红外线治疗剂量的大小,主要根据病变的特点、部位、患者年龄及机体的功能状态等而定。红外线正常照射时患者有舒适的温热感,皮肤可出现淡红色均匀的红斑。照射时皮温以不超过 45℃ 为准,否则可致烫伤。

1. 预热并检查仪器 螺丝的松紧、灯头的稳定性,仪器预热 10~20min。

2. 患者取舒适体位,充分裸露照射部位,应仔细询问病史,检查照射部位的温度觉是否正常,对于存在感觉障碍的患者,应减少照射的剂量,以免烫伤。检查照射部位皮肤是否破损,如有破损,清洁皮肤表面,并酌情增加照射距离。治疗师告知患者眼不可直视光源,不可随意变换体位。

笔记

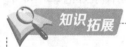

视频:红外线疗法操作技术

3. 将灯头移至照射部位的上方或侧方,光线垂直照射,距离一般如下:功率 500W 以上,灯距应在 50~60cm 以上;功率 250~300W,灯距在 30~40cm;功率 200W 以下,灯距在 20cm 左右。具体以患者自觉舒适为准。

4. 病灶小的部位选择小功率(<300W)辐射器,病灶大的部位选择大功率(>500W)辐射器。

5. 病灶较深的选短波红外线,病灶较浅的选长波红外线。

6. 每次照射 15~30min,每日 1~2 次,15~20 次为一个疗程。

7. 治疗过程中询问患者是否有不适感,询问患者皮肤感觉,并观察皮肤,以免发生烫伤。

8. 治疗结束时,检查照射部位皮肤是否正常,将照射部位的汗液擦干,患者应在室内休息 10~15min 后方可离开,可适当补充水分,以免着凉。

四、临床应用

（一）适应证

1. 内科系统疾病　慢性炎症,慢性支气管炎,慢性胸膜炎,慢性胃炎,慢性肠炎,慢性淋巴结炎等。

2. 外科系统疾病　术后粘连、注射后硬结、瘢痕挛缩、慢性静脉炎、皮肤溃疡、外伤感染的创面、慢性不愈的伤口、压疮、湿疹等。

3. 骨关节肌肉系统疾病　各种原因所致的骨性关节炎,如老年性骨关节炎、类风湿关节炎;扭挫伤、软组织损伤等。

4. 女性生殖系统疾病　产后缺乳、乳头裂、外阴炎、宫颈炎、盆腔炎性疾病等。

5. 神经系统疾病　神经性皮炎、神经根炎、外周神经损伤、多发性末梢神经炎、痉挛性或弛缓性麻痹等。

（二）禁忌证

有出血倾向、高热、活动性肺结核、肿瘤所致的体质消耗、重度动脉硬化、闭塞性脉管炎、炎症的急性期、烧伤后的瘢痕、系统性红斑狼疮等。

（三）注意事项

1. 治疗时患者不得移动体位,以防止烫伤,照射过程中如有感觉过热、心慌、头晕、大量排汗等不良反应时,需立即告知工作人员。工作人员在治疗过程中要经常询问患者感受。

2. 照射部位接近眼或光线可射及眼时,应用盐水纱布遮盖双眼。治疗时不可直视光源,以免损伤眼睛。由于眼球含有较多的液体,对红外线吸收较强,因而一定强度的红外线直接照射眼睛时可引起白内障。

3. 患者有意识障碍或患部有温热感觉障碍或照射新鲜的瘢痕、植皮部位时,应用小剂量,并密切观察局部反应,以免发生灼伤。肢体动脉栓塞性疾病,较明显的血管扩张部位一般不用红外线照射。

4. 急性扭挫伤的早期一般不用红外线照射,而应采用冷敷 10~15min。冷敷超过 20min 可引起继发性血管扩张,渗出增多,肿胀加重。

5. 治疗时可先于治疗部位涂一些活血化瘀的中药(云南白药、红花油、当归),而后进行红外线照射,以提高治疗效果。

知识拓展

红外线诊断

研究发现所有的高于绝对零度的物体均可辐射出红外线。当人体生理状态发生变化或患某些疾病时,人体正常的热分布会发生破坏,因此可根据人体辐射出红外线的变化来诊断疾病,检出人体辐射出红外线的仪器叫医用红外线热像仪。例如:人体炎症往往具有红、肿、热、痛的特点,局部温度会有增高的表现,易于用热像图发现。雷诺病、闭塞性脉管炎等血液循环障碍性疾病,病变局部皮温均较周围组织低。恶性肿瘤,例如乳腺癌、上颌窦癌等与周围组织的温差可达 2~3℃,因此红外线可用红外线热像仪诊断疾病。

笔记

第三节 可见光疗法

可见光疗法(visible light therapy)是指利用波长在400～760nm范围内的光防治疾病和促进机体康复的治疗方法。可见光经三棱镜分光后,成为一条由红、橙、黄、绿、蓝、靛、紫七种颜色组成的光带,这条光带称为可见光光谱。

一、物理特性

可见光为能引起视网膜光感的辐射线,波长范围为400～760nm。不同波长可见光的光子能量不等,因此具有不同的治疗作用。可见光对组织的穿透能力以红光最强,其他光随其波长缩短穿透能力依次减弱,紫光仅为表皮所吸收。可见光的光谱位于红外线和紫外线之间,其生物学作用既有红外线的温热效应,又有紫外线的光化学作用,波长长的以红外线作用为主,波长短的以紫外线作用为主。

二、治疗原理及治疗作用

(一)治疗原理

1. 对代谢的影响 人和动物活动性的昼夜节律以及一系列的生理功能节律,与自然界的照明节律(日夜交替)有密切的联系,因此,可见光对有生命的机体是极其重要的。细胞中线粒体对红光的吸收最大,在红光照射后,线粒体的过氧化氢酶活性增加,这样可以增加细胞的新陈代谢,使糖原含量增加,蛋白合成增加和三磷酸腺苷分解增加,从而加强细胞的更新,可见光可影响代谢过程,加强氧的吸收和二氧化碳的排出。胆红素对蓝紫光吸收最佳,能加快人体胆红素的代谢。

2. 对神经系统的影响 可见光能调整高级神经活动的兴奋过程,紫光和蓝光照射可降低神经的兴奋性,红光可明显提高神经的兴奋性,黄光和绿光则没有明显的影响。高血压患者在暗室待1h后可见血压下降和心率减慢。舞蹈病患儿居于暗室,不自主运动可明显减少。癫痫患者强光照射后可引起发作。

3. 对内分泌系统的影响 视觉器官接受可见光的作用后,产生的神经冲动经间脑可达脑下垂体及其他内分泌腺,这些内分泌腺产生的激素进入血流,从而影响其他组织器官和整个机体的功能。长期不接受光对眼睛的作用可严重破坏性腺的正常功能活动。

4. 对免疫功能的影响 可见光增加白细胞的吞噬作用,提高机体的免疫功能。将致死量的破伤风毒素注入家兔体内,可见光组比暗室组生存率较高。可见光照射接种疫苗的动物或人体,抗体生成较快。

5. 对循环系统的影响 可见光被组织吸收后可产生温热效应,使组织充血、增强血液循环、改善组织营养,具有促进炎症吸收的作用。

(二)治疗作用

1. 红光疗法 红光的波长靠近红外线,其生物学作用主要以温热效应为主,红光穿透组织较深,可使深部组织血管扩张,组织充血,血液循环增强,改善组织营养,具有促进炎症吸收消散、镇痛、缓解肌肉痉挛与促进组织愈合和外周神经再生的作用。

2. 蓝紫光疗法 蓝紫光的波长靠近紫外线,其生物学作用主要以光化作用为主,蓝紫光照射于皮肤黏膜后进入人体,使浅层血管扩张,血液中的胆红素吸收波长400～500nm的光,其中对420～460nm的蓝紫色吸收最强。胆红素在光与氧的作用下产生一系列光化学效应,转变为水溶性的、低分子量的、易于排泄的无毒胆绿素,经胆汁,再由尿液和粪便排出体外,使血液中过高的胆红素浓度降低。临床上常采用蓝光或白光照射患核黄疸的新生儿皮肤,用于治疗新生儿高胆红素血症。

文档:黄疸

三、治疗技术

(一)设备

最常用的人工可见光线的光源是白炽灯,如果加不同颜色的滤光片后即获得各色的可见光线,如

笔记

红光、蓝光、紫光等。利用不同的荧光物质制成的荧光灯也可发出各色的可见光线,国内比较常用的是颜色光光子治疗仪。

1. 红光治疗仪 是一种新型的可以应用于医院、家庭的光疗设备,它的基本原理是通过特殊的滤光片得到波长 600~700nm 为主的红色可见光波段,该波段对人体组织穿透深,疗效更好。整机输出功率高(相当于 He-Ne 激光的百倍以上),光斑大(相当于 He-Ne 激光的数百倍),为治疗大面积病症提供了更好的治疗方法,光输出分为"强"和"弱"档以适应不同体质的患者。

图片:蓝紫光治疗仪

2. 蓝、紫光治疗仪 以 10 支 20W 的蓝光荧光灯按半月形悬挂在距治疗床 70cm 的高度,使灯管长轴与床的长轴平行。蓝、紫光治疗仪用于治疗新生儿核黄疸。

3. 颜色光光子治疗仪 是一种新型理疗仪器,它能满足颜色疗法的要求,可以输出红、橙、黄、绿、蓝、紫六种颜色光光子能量,供医生根据不同病种和病情需要选用,利用其中一种或两种颜色光光子能量照射病变部位或穴位上,对患者进行治疗。它是目前国内唯一能满足颜色疗法需要的一种理疗仪器,填补了国内空白,属国内首创。

(二)治疗方法

1. 有色光的一般治疗方法 在临床治疗中多用红光或蓝光治疗一些疾病,光源采用白炽灯加红色或蓝色滤板即可。照射距离视灯的功率大小而定,若在 200W 以下,光线垂直照射,红光照射距离在 20cm 以内,蓝光在 10cm 以内。

2. 蓝、紫光治疗新生儿核黄疸 以 10 支 20W 的蓝光荧光灯按半月形悬挂在距治疗床 70cm 的高度,使灯管长轴与床的长轴平行。照射可分为四区:①以婴儿胸骨柄为中心;②双膝关节前部为中心;③背部为中心;④双膝关节窝为中心进行照射。照射 6~12h,停照 2~4h,灯管的总功率不得超过 200W。照射时应保护患儿眼睛,并每小时翻身一次。总照射时间为 24~48h。

四、临床应用

(一)适应证

1. 红光治疗仪

(1)皮肤科疾病:带状疱疹、斑秃、下肢溃疡、压疮、静脉炎、丹毒、皮炎、毛囊炎、痤疮、甲沟炎、酒渣鼻、肛门瘙痒、冻疮和各种湿疹等。

(2)外科疾病:伤口感染、脓肿、溃疡、前列腺炎、腰肌劳损、肛裂、肩周炎、软组织挫伤、烫伤、注射后硬结、烧伤及手术后切口不愈合等。

(3)妇科疾病:盆腔炎性疾病、附件炎、宫颈糜烂、外阴白斑、阴部瘙痒、乳腺囊性增生症、急性乳腺炎、乳头糜烂、产后感染和手术后恢复等。

(4)内科疾病:缺血性心脏病、慢性胃炎、小儿腹泻、小儿肺炎、神经痛、面神经炎的急性期等。

(5)耳鼻喉科疾病:慢性鼻炎、扁桃体炎、外耳道炎、喉炎等。

2. 蓝、紫光治疗仪 蓝紫光照射可治疗新生儿高胆红素血症。蓝光照射可用于治疗急性湿疹、急性皮炎、灼性神经痛、三叉神经痛、皮肤感觉过敏等。

3. 颜色光光子治疗仪 临床实践证明它对软组织损伤、带状疱疹、结节性红斑、静脉炎、疖肿、毛囊炎、慢性溃疡、术后切口感染等多种疾病有很好的疗效,总有效率在 94% 以上。

(二)禁忌证

炎症的急性期、有出血倾向、高热、肿瘤所致的体质消耗、严重的免疫系统疾病如红斑狼疮、血管闭塞性脉管炎等。

(三)注意事项

1. 照射部位接近眼或光线可射及眼时,应用盐水纱布遮盖双眼,由于眼球含有较多的液体,对可见光吸收较强,可引起白内障。建议治疗师和患者在治疗过程中佩戴防护镜,以避免眼部损伤。

2. 急性扭挫伤的早期一般不用红光照射,而应采用冷敷 10~15min。

3. 蓝紫光治疗过程中注意观察患儿的体温、大小便状况,若照射 24h 后,血胆红素不下降,症状无缓解,需考虑其他治疗方法。

第四节 紫外线疗法

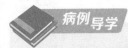

患者,男性,76岁,急性脑梗死,高血压3级,心率80次/min,心功能Ⅱ级,意识不清,骶尾部 2cm×3cm Ⅱ期压疮,伤口处表皮缺失,皮肤浅表溃疡。

问题与思考:

1. 怎么设定康复治疗目标?

2. 如何对患者进行压疮的康复治疗?

紫外线在日光中虽只占1%,但它是一种非常重要的自然界物理因子,是各种生物维持正常新陈代谢不可缺少的。德国物理学家里特发现在日光光谱的紫光外侧一段能够使含有溴化银的照相底片感光,因而发现了紫外线的存在。紫外线的光谱范围为180~400nm,是不可见光,因其位于可见光的紫光之外故名紫外线。应用紫外线防治疾病和促进机体康复的治疗方法称为紫外线疗法(ultraviolet radiation therapy)。

一、物理特性

临床上将紫外线光谱分为三个波段:短波紫外线(UVC)、中波紫外线(UVB)、长波紫外线(UVA)。短波紫外线(UVC)波长180~280nm,红斑反应作用明显,对细菌和病毒有明显杀灭和抑制作用。穿透皮肤的深度较浅,主要发生在角质层。中波紫外线(UVB)波长280~320nm,是紫外线生物学效应最活跃的部分,红斑反应的作用很强,能使维生素D原转化为维生素D,促进上皮细胞生长、黑色素产生,抑制变态反应等。中波紫外线又被称作紫外线的晒伤(红)段,是应该重点防护的紫外线波段。长波紫外线(UVA)波长320~400nm,其生物学作用较弱,有明显的色素沉着作用,但色素沉着有效性低,引起红斑反应的作用很弱,可引起一些物质(荧光素钠、四环素、硫酸奎宁、血卟啉、铜绿假单胞菌的绿脓素和某些真菌产生的物质等)产生荧光反应,还可引起光毒反应和光变态反应等。长波紫外线对衣物和人体皮肤的穿透性远比中波紫外线要强,可达到真皮深处,并可对表皮部位的黑色素起作用,从而引起皮肤黑色素沉着,使皮肤变黑,起到防御紫外线,保护皮肤的作用,因而长波紫外线也被称作"晒黑段"。长波紫外线对皮肤的作用缓慢,虽然不会引起皮肤急性炎症,但可长期积累,是导致皮肤老化和严重损害的原因之一。紫外线的各种生物学作用都有一定的光谱特点,从而可描绘出一定的曲线,即紫外线生物学作用的光谱曲线。①杀菌作用曲线:在短波部分,杀菌作用最强的部分为250~260nm,而接近可见光线的长波紫外线几乎无杀菌作用。②维生素D形成作用曲线:高峰值位于波长280nm处。③红斑形成曲线:有两个高峰值,第一个波峰是297nm处,第二个波峰位于250~260nm处。

二、治疗原理及治疗作用

(一)治疗原理

1. 对代谢的影响　紫外线的生物学作用很复杂,包括对细胞代谢、酶系统、活性递质、细胞膜、机体免疫功能和遗传物质等的直接和间接作用。因为这部分光的光子的能量较大,能使某些化学键断开,因此,能引起一系列的光学反应,如光分解效应、光化合效应、光聚合作用和光敏作用,从而产生复杂的生物学效应。当紫外线的照射达到一定剂量时,可引起蛋白质发生光解或核酸变性,细胞损伤后影响溶酶体的稳定性,释放溶酶体酶,产生组胺、血管活性肽、前列腺素等体液因子,通过神经反射与神经体液机制,引起全身的一系列代谢变化。经过一定时间,照射区皮肤出现红斑,它有明显的界线,是一种非特异性炎症反应。紫外线可促进肠道对钙磷的吸收,促进钙在骨基质中沉积,并与体内调节钙代谢的其他因子协同作用,使钙磷在体内保持正常水平。

2. 产生红斑反应　紫外线照射皮肤或黏膜后,经4~6h的潜伏期,局部出现界线清晰的红斑。紫外线红斑是一种非特异性急性炎症反应。由于照射剂量不同,红斑反应强度也不同,弱红斑持续十余

图片:紫外线穿透人体深度

文档:紫外线光谱三波段物理特性比较

笔记

文档:紫外线
与红外线红
斑反应比较

小时,强红斑可持续数日。红斑消退后,皮肤可有脱屑现象和遗留色素沉着。紫外线照射引起皮肤组织的明显变化,中、短波紫外线引起表皮的变化比真皮的变化明显,而长波紫外线则能引起真皮的明显变化。只有用大剂量紫外线才可能引起对结缔组织的作用。紫外线红斑的分级由于紫外线剂量不同,可引起不同程度的红斑反应。紫外线红斑分级及其特征见表6-1。

表 6-1 皮肤紫外线红斑的分级

红斑等级	生物剂量	红斑颜色及其持续时间	自觉症状	皮肤脱屑	色素沉着	治疗作用
亚红斑	<1	无红斑反应	无	无	无	VD 形成
阈红斑	1	微红,12h 内消退	较大面积照射时可有轻微灼热感	无	无	强壮
弱红斑(1 级红斑)	2~4	淡红,界限明显,24h 左右消退	灼热感、痒感,偶有微痛	轻微	无,或多次照射时可微有	强壮
中度红斑(2 级红斑)	5~6	鲜红,界限明显,伴皮肤微肿,3d 内可消退	刺痛、明显灼热感	轻度	轻度	表皮附属器增生
强红斑(3 级红斑)	7~10	暗红,伴皮肤水肿,4~5d 后逐渐消退	较重度的刺痛和灼热感,可有全身性反应	明显脱屑	明显	皮下有显著纤维组织增生、毛细血管新生,表皮变性损伤
超强红斑(4 级红斑)	>10	暗红,伴有皮肤水泡,5~7d 后逐渐消退	重度刺痛及灼热感,伴全身反应	大片脱屑	明显	破坏作用强,皮下组织血流淤滞,表皮及附属器严重损伤

(1)紫外线红斑反应的机制:紫外线照射皮肤后,大部分被表皮所吸收而发生一系列光化学反应,引起蛋白分子变性分解,从而产生多种活性递质,包括组胺、血管舒缓素和激肽、白细胞介素-1、花生四烯酸、前列腺素 E_1 及 E_2 等。组胺和前列腺素为细胞的内源性炎性递质。另外,皮肤内的自由基增加,损伤类脂膜,使溶酶体膜不稳定,随之溶酶体内多种酶释放,这将影响皮肤组织的代谢。以上为体液因素,另外神经系统的功能状态也是重要的因素之一。当神经损伤、神经炎以及中枢神经系统病变时,红斑反应明显减弱(例如皮肤感觉障碍时红斑明显减弱),可见紫外线红斑反应与神经和体液因素有关。

(2)影响红斑强度的因素

1)部位:人体不同部位皮肤对紫外线的敏感性的基本规律是躯干>上肢>下肢,屈侧>伸侧,四肢近端>远端。所以胸腹部最敏感,而手背、脚背部皮肤最不敏感,需用大剂量才能引起红斑反应。黏膜对紫外线照射的反应与皮肤不同,由于黏膜无角质层与棘细胞层,故在紫外线照射后产生的组胺类物质少,又因黏膜的血管丰富,易随循环将组胺类物质消散,故黏膜出现红斑快、消失也快,因此照射黏膜时要适当增加照射剂量。

2)生理因素:①年龄:新生儿和老年人对紫外线的敏感性低,2 岁以内的幼儿和处于青春发育期的青年对紫外线的敏感性较高。②性别:一般认为男性较女性敏感,妇女在经期、经前期或妊娠期对紫外线的敏感性升高,经后期则敏感性降低。③皮肤颜色:临床上观察黑皮肤的患者耐受紫外线的能力比较强,皮肤经常受到日光照射的人对紫外线的敏感性低。

3)病理因素:患病的机体对紫外线的敏感性发生改变,如甲状腺功能亢进、艾迪生病、痛风、高血压、血中胆红素升高者、风湿性关节炎急性期、活动性肺结核、白血病、恶性贫血、食物中毒、光敏性皮炎、湿疹、雷诺病、闭塞性动脉内膜炎、多发性硬化等病症的患者皮肤对紫外线的敏感性升高。糙皮病、表皮硬化症、重症冻疮、急性重度传染病、疾病后全身衰竭、丹毒、气性坏疽、广泛的软组织损伤、慢性溃疡、慢性化脓性伤口等病症对紫外线的敏感性降低。失神经分布区内红斑反应减弱,当神经损伤恢复时红斑反应增强。因此在临床工作中,已将测定紫外线红斑反应作为判断机体生理和病理状况的客观指标,以协助临床诊治。

4)药物:碘制剂、磺胺制剂、四环素、多西环素、灰黄霉素、保泰松、水杨酸、奎宁、荧光素、铋制剂、异丙嗪、氯丙嗪、氯磺丙脲、吖啶、甲基多巴、氢氯噻嗪、磺脲降糖药、氟喹诺酮类等药物长期、大剂量使用可使皮肤的紫外线敏感性升高;一些麻醉剂、钙制剂、溴制剂、胰岛素、硫代硫酸钠等药物可降低皮肤的紫外线敏感性。

5)其他因素:在不同季节中,春季最敏感,秋冬季降低,夏季最低;有些植物也会增强红斑反应,如食用无花果、茴香、芹菜、芥菜、苋菜、萝卜叶、猪毛菜、洋槐花、灰菜等后进行紫外线照射可引起植物日光性皮炎;物理治疗也会影响红斑反应,如超短波、红外线等物理因子治疗前进行紫外线治疗可提高皮肤对紫外线的敏感程度。

3. 色素沉着　紫外线大剂量照射或小剂量多次照射,可使局部皮肤产生色素沉着,变成黑色。长波紫外线照射后色素沉着较快,但长波紫外线的色素沉着有效性弱,短波紫外线的色素沉着有效性强,色素沉着分直接色素沉着和间接色素沉着两种类型。

(1) 直接色素沉着:皮肤在紫外线照射后数分钟内即呈现褐黑色,照射后 $1\sim2h$ 达高峰,之后逐渐消退,一般在照射后 $6\sim8h$ 皮肤完全恢复正常。以波长 340nm(属于长波的范畴)最有效,在阳光中含量多,可在无红斑情况下出现。其机制主要是光照引起处于还原状态的颜色较淡的黑色素,经氧化作用后转变为呈氧化状态的颜色较深的黑色素,在角质细胞中的重新分配所引起的。

(2) 间接色素沉着:照射后 1d 内出现,$3\sim4d$ 达到高峰,$2\sim3$ 周内逐渐消退,主要由波长 254nm(属于短波的范畴)紫外线引起。其机制主要是光照引起黑色素细胞体积增大,树状突延长,黑色素小体和黑色素增多,且照射剂量必须达到阈红斑量才能引起色素沉着。色素沉着可以反映人体对紫外线的敏感度,以及垂体的功能状态(促黑素细胞生成素由垂体分泌),因此,具有一定的临床意义。

4. 促进维生素 D 生成　维生素 D 的化学本质是甾体衍生物,有维生素 D_2 和维生素 D_3 两种。维生素 D_2 又称钙化醇,它是由麦角固醇经紫外线照射而转变生成的;维生素 D_3 又称胆钙化醇,它是由 7-脱氢胆固醇经紫外线照射而转变生成。以上两种维生素 D 具有同样的生理作用。人体主要从动物性食品中获取一定量的维生素 D_3,而植物中的麦角固醇除非经过紫外线照射转变为维生素 D_2,否则很难被人体吸收利用。然而,正常人所需要的维生素 D 主要来源于7-脱氢胆固醇的转变。7-脱氢胆固醇存在于皮肤内,它可由胆固醇脱氢产生,也可直接由乙酰辅酶 A 合成。人体每日可合成维生素 D_3 $200\sim400IU$ ($1IU=0.052\mu g$ 维生素 D_3),因此,只要适当接受阳光照射,即可满足生理需要。

5. 对细胞的影响　细胞内含有核糖核酸(RNA)和脱氧核糖核酸(DNA),细胞的分裂与增殖均与DNA密切相关,DNA和RNA对波长 $250\sim260nm$ 的紫外线有强烈的吸收作用,尤其是 DNA 吸收更多。因此,紫外线可影响细胞的生命活动。小剂量的紫外线照射可刺激细胞的 DNA 和 RNA 的合成,从而促进细胞的生长繁殖;较大剂量的紫外线照射可使细胞的 DNA 和 RNA 发生改变,导致细胞的生长繁殖呈现先抑制后兴奋的过程;大剂量紫外线照射可使细胞的 DNA 和 RNA 破坏,蛋白质变性及酶灭活,导致细胞死亡,这正是紫外线杀菌的作用机制。

6. 对免疫功能的影响　紫外线照射后,皮肤及皮下组织的离子平衡发生改变,蛋白质变性,免疫细胞数量增多,能提高吞噬细胞的功能使防御机制得到加强。据研究表明,紫外线照射皮肤后,可以激活人体的 T 细胞免疫功能,尤其是白细胞介素-1 的含量明显增多,这是一种重要的细胞因子,在免疫反应和炎症反应中起着传递信息、促进细胞生长分化等作用。

7. 抑制变态反应　红斑量紫外线照射,有抑制 I、IV 型变态反应的作用。I 型变态反应同肥大细胞和嗜碱性粒细胞脱粒释放大量组胺等活性递质有关。红斑量紫外线照射在皮肤内产生的组胺同细胞膜上 H_2 和 H_1 受体发生特异性结合,使细胞膜上的腺苷酸环化酶被激活和鸟苷酸环化酶活性受抑制,因而胞浆环磷酸腺苷(cAMP)含量增加和环磷酸鸟苷(cGMP)含量降低,肥大细胞和嗜碱性粒细胞的胞膜和胞质趋于稳定,嗜碱颗粒脱失减少,组胺等递质的释放也减少。前列腺素和肾上腺素、氨茶碱一样都是属于刺激腺苷酸环化酶活性的物质,也有使 cAMP 浓度升高的作用。前列腺素和免疫应答反应有密切关系,其中特别是 PGE_2 具有明显的免疫调节作用。因此,紫外线的脱敏作用,可能还同紫外线照射皮肤内多种前列腺素含量明显升高有关。

8. 光敏反应

（1）光毒反应：呋喃香豆素类、煤焦油、四环素族和汞制剂等药物与紫外线照射同时应用，可增强机体对紫外线的敏感性，产生较强的皮肤反应，临床上用以提高紫外线治疗某些皮肤病的疗效。例如银屑病患者口服 8-甲氧基补骨脂素后 1~2h，用长波紫外线照射，使表皮细胞 DNA 复制受抑制，延长细胞增殖周期。

（2）光变态反应：少数人单受日光（或人工紫外线）照射，或同时有已知外源光敏剂存在时，可能发生日光荨麻疹或接触性光过敏性皮炎，此类光敏反应与免疫反应有密切关系。已知外源光敏剂主要有卤化水杨苯胺、氯丙嗪和六氯酚、血卟啉类及叶绿素类。引起光变态反应的抗原是由于光的照射而发生变化的皮肤蛋白或核酸，或是由于外源光敏剂吸收光能发生变化并同蛋白载体一起形成的复合物。引起光变态反应的光波主要在长波紫外线范围。

9. 荧光反应 许多荧光物在紫外线的照射下，产生一定颜色的可见光，因此，临床上利用荧光反应来诊断疾病。例如，血卟啉在 UVA 照射下产生橘红色荧光，花斑癣呈金黄色荧光，发癣呈鲜明的蓝绿色荧光，四环素呈黄色荧光等。临床上可利用它检测肿瘤组织和某些皮肤病。

10. 对器官系统的影响

（1）对循环系统的影响：红斑量紫外线照射后，心率增加、心搏出量增加，可缓解冠状血管的痉挛；对于高血压的患者，照射后可呈现收缩压一过性升高，然后暂时性下降，继而稳定性降低的变化规律。

（2）对消化系统的影响：紫外线照射皮肤对胃分泌功能的影响与胃的功能状态密切相关，对分泌功能亢进的患者可起到抑制的作用，对分泌功能低下的患者可起到促进的作用。适量的紫外线照射皮肤可促进胰腺的功能，大剂量则抑制其功能。

（3）对内分泌系统的影响：用 4 个生物剂量（MED）照射大鼠的肾上腺投影区，可使皮质激素增加，小于 4MED 无此作用。红斑量紫外线照射可加强甲状腺的功能，抑制甲状旁腺的功能。

（4）对血液系统的影响：对于继发性贫血的患者，小剂量紫外线照射后可加快红细胞的生成，红细胞数量增加；大剂量紫外线照射后则作用相反。

（5）对物质代谢的影响：红斑量紫外线照射局部或亚红斑量照射全身后，可使糖尿病患者血糖降低，酮症患者的血乳酸和尿酮体降低，大剂量紫外线照射时，蛋白质分解增加，氮、磷、硫排除增加，脂肪分解增加、血脂降低。紫外线可加强嘌呤代谢，促进尿酸排泄，有助痛风患者的康复。

（二）治疗作用

1. 消炎 临床实践证明，红斑量局部照射对各种皮肤和黏膜炎症性疾病都有良好的治疗效果。中、短波紫外线的消炎作用强于长波。紫外线抗炎症作用的机制与以下因素有关：

（1）红斑区血管扩张，局部皮肤组织供血量增加，改善病灶血液循环，促进代谢产物和病理产物排除。

（2）刺激与加强机体的防御免疫功能，从而使炎症局限、消散。

（3）对深部组织脏器的炎症亦可通过反射机制发挥其抗炎作用。

2. 镇痛 紫外线红斑量照射可解除各种浅表性疼痛，对较深层组织病变所致的疼痛也有一定的缓解作用，但是，对癌性疼痛应避免采用紫外线照射。中、长波段具有明显的止痛作用，短波段止痛效果较弱，无红斑量则无止痛效果。紫外线的止痛机制可能与以下因素有关：

（1）紫外线照射区血液循环增加，致痛物质清除加快。

（2）强红斑在大脑皮质形成的强势兴奋灶可干扰、抑制疼痛在大脑皮质的兴奋灶，有较好的镇痛作用。

（3）同时紫外线可使感觉神经末梢发生可逆的变性，抑制痛觉的传入，从而缓解疼痛。

3. 杀菌 大剂量紫外线照射后可引起 DNA、RNA 破坏，蛋白质分解变性而致细菌死亡。紫外线可以杀灭各种细菌或病毒，主要是因为细菌或病毒的蛋白质和核酸能强烈吸收相应波长的紫外线，而使蛋白质发生变性解离，核酸中形成胸腺嘧啶二聚体，DNA 结构和功能受损害，从而导致细菌和病毒的死亡。不同波长的紫外线的杀菌效果不同，波长 220~300nm 杀菌作用较强，其中波长 254~257nm 最强，而 300nm 以上的杀菌能力主要依赖光敏物质的存在，没有直接杀菌能力。

4. 抗佝偻病和骨软化症 婴幼儿体内由于维生素 D 类缺乏,可造成体内钙磷代谢障碍而致佝偻病,成人可致软骨病。参与人体钙、磷代谢的维生素 D_3 可由皮肤中的 7-脱氢胆固醇经紫外线照射转化而来。用波长在 272~297nm 的紫外线以亚红斑量照射皮肤,可使人体皮肤内的 7-脱氢胆固醇变为胆钙化醇,再经肝和肾的羟化作用而转化为维生素 D_3,而维生素 D_3 可促进肠道对钙磷的吸收及肾小管对钙磷的重吸收,保持血液中钙磷比例的平衡,促使骨内钙的沉着,起到预防、治疗佝偻病和骨软化症的作用。

5. 脱敏 紫外线红斑量多次局部照射具有脱敏作用,组胺在过敏反应中具有重要作用。多次小量紫外线照射可使组织中的少量蛋白质分解形成组胺,组胺进入血液后刺激细胞产生组胺酶,而后者可分解过敏时血中过量的组胺而达到脱敏作用。此外,紫外线照射后维生素 D 增多,钙的吸收亦增多,钙离子可降低神经系统兴奋性和血管通透性,减轻过敏反应。

6. 促进伤口愈合 小剂量紫外线照射可刺激 DNA 的合成和细胞分裂,促进肉芽组织及上皮的生长,加速伤口愈合;大剂量紫外线则破坏 DNA 的合成,抑制细胞分裂,促使细胞死亡,促进坏死组织的大片脱落。

7. 调节机体免疫功能 紫外线照射可激活人体细胞免疫功能,使吞噬细胞增多,吞噬能力增强,增强人体体液免疫功能,亦可使补体、凝集素、调理素增加。

8. 光敏作用 又称光动力学反应,紫外线与光敏剂 8-甲氧基补骨脂素(8-MOP)合用可产生光加成反应。采用 8-MOP 为光敏剂,用长波紫外线照射后能抑制病灶区表皮细胞内 DNA 的复制,从而抑制上皮细胞的生长,用于治疗银屑病;激活休止期黑色素细胞,促进皮肤细胞合成黑色素,用于治疗白癜风。

9. 改善局部血液循环 红斑量紫外线照射后,红斑区血管扩张,局部皮肤组织供血量增加,改善病灶血液循环,促进代谢产物和病理产物排除。

三、治疗技术

(一)设备

1. 高压水银石英灯 又称氩水银石英灯,灯管内汞蒸汽在 0.3~3 个大气压(1 个大气压 = 760mmHg),温度可达 500℃,故又有热水银灯之称,是最常用的人工紫外线光源,有落地式和台式两种类型,用于全身或局部照射。高压水银石英灯的辐射成分含 45%~50% 的可见光线(主要是绿色部分),50%~55% 的紫外线,主要是 UVA、UVB 波段,其中辐射最强的在 365nm 和 313nm。

2. 低压水银石英灯 灯管内汞蒸汽在 0.005~0.01 个大气压,温度可在 30~40℃,温度不高,故又有冷光紫外线之称,辐射的光线中约 85% 为波长 254nm 的紫外线,属于短波的范畴,有明显的杀菌作用,常用于体腔黏膜及小面积皮肤的直接接触或近距离照射。有手提式盘状和石英导子两种类型,石英导子主要用于体腔照射。

(二)治疗方法

1. 生物剂量测定法 由于不同的个体对紫外线敏感性不同,存在明显的个体差异,所以用生物剂量作为紫外线照射治疗的剂量单位。所谓一个生物剂量也就是最小红斑量(MED),即紫外线灯管在一定距离内(高压水银石英灯常用 50cm,手提式低压水银石英灯常用 2~5cm),垂直照射下引起最弱红斑反应(阈红斑反应)所需要的照射时间。

(1)生物剂量测定器:长方形不透光的硬布料做成的带状盲袋,中间挖 8 个长方形孔,每孔为 2.0cm×0.5cm,孔距 1cm,盲袋内置一个可将各孔遮盖及暴露的活动板。测量时,将其放在身体对紫外线比较敏感的部位上,用布巾遮盖周围(图 6-3)。

(2)测定部位:一般多选对紫外线较敏感的下腹部,也可选前臂屈侧。

(3)测定方法:将紫外线垂直对准测定器,灯管与皮肤的距离为 50cm,然后打开第 1 孔,照射一定时间后,再打开第 2 个孔,以此类推,直至各孔全部开放,照射完毕时,第 1 孔照射时间最长,而最后一孔照射时间最短。例如,每孔照射 10s,第 1 孔照射 80s,第 2 孔照射 70s,第 3 孔照射 60s,第 4 孔照射 50s,第 5 孔照射 40s,第 6 孔照射 30s,第 7 孔照射 20s,第 8 孔照射 10s。若为手提式冷光紫外线则照射距离可选用 2~5cm,每孔时间间隔可为 1~2s,例如,每孔照射 1s,第 1 孔照射 8s,第 2 孔照射 7s,第 3 孔

视频:低压水银石英灯使用简介

视频:生物剂量测试

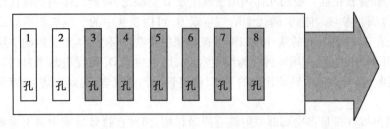

图 6-3 紫外线生物剂量测定器

照射 6s,第 4 孔照射 5s,第 5 孔照射 4s,第 6 孔照射 3s,第 7 孔照射 2s,第 8 孔照射 1s。

（4）阈红斑反应的观察：原则上对紫外线照射后的红斑反应做动态观察，即在照射后 6h、8h、10h、12h、24h 观察红斑反应。紫外线红斑反应的高峰期一般出现在 12~24h。临床上最多应用的方法是在照射后 24h 后所见到的最弱红斑的后一孔的照射时间定为阈红斑量（一个生物剂量），或将 24h 所观测的生物剂量时间减少 30%~50%。若第 4 孔出现最弱红斑，那么就把第 5 孔的照射时间 40s 作为本人的生物剂量（MED）。

图片：紫外线阈值红斑量观察

2. 各种局部照射法

（1）病变部照射：患者取仰卧位，照射病变区及其周围健康皮肤 5~6cm，一般 8~10MED 开始，可根据照射部位状况增减，每日或隔日照射 1 次，照射 6~8 次为一个疗程。如丹毒直接照射病变区域，首次照射选用 3 级红斑量 8~10MED，每日或隔日照射一次，每次可酌情增加 1~2MED，6~8 次为一个疗程。急性乳腺炎，首次照射选用 2~3MED，每日或隔日照射，每次可酌情增加 1~2MED，加至 6~8MED，6~8 次为一个疗程。肋软骨炎，首次照射选用 2~4MED，每次可酌情增减剂量，每日照射一次，6~8 次为一个疗程。

（2）节段照射法：照射躯体的相应节段，反射性地引起该节段支配的某些内脏器官功能变化，如领区照射法可用于调节中枢神经系统的功能及治疗脑、眼、耳、鼻、喉的一些疾患，照射乳腺区可用以反射性治疗盆腔疾患等，照射脊柱区可用于治疗风湿性脊柱炎等，照射心区可用于治疗心脏疾患，照射肾上腺及下背部可用于治疗胃、十二指肠、肝胆疾患等。一般照射从 2~3MED 开始，以后根据病情斟酌增减剂量，每日或隔日照射 1 次，照射 10~15 次为一个疗程。如带状疱疹的治疗除病变区的照射，还要照射相应节段的脊神经根处。

图片：领区照射

（3）分区照射法：将治疗部位分成数区，依次进行，一般常在照射面积超过 600~800cm^2 或病变部位可分为若干面时采用此法，如坐骨神经痛，用紫外线照射腰、骶神经丛分布区，分四区照射，第一区为全部腰骶区，6~8MED 开始；第二区为臀部，8~10MED 开始；第三区为大腿后部，8~10MED 开始；第四区为小腿后部，8~12MED 开始。以后根据病情斟酌增减剂量，每日或隔日照射 1 次，10~15 次为一个疗程。甲沟炎照射可选用小的体表照射头，将炎症区分成上、下、左、右四个面，分四区照射，首次照射选用 8~10MED，每日或隔日照射一次，每次可酌情增加 2~3MED，增至 15~20MED。急性支气管炎，胸廓分颈前、颈后两区照射，首次照射选用为 1~2MED，每次可酌情增加 0.5~1MED，每日照射一次，3~4 次为一个疗程。慢性支气管炎，将胸口分为前部两区，后部两区，两侧各一区，首次照射 4~6MED，每次可酌情增加 1~2MED，每日或隔日照射一次，8~10 次为一个疗程。

图片：坐骨神经分区照射

（4）中心叠加照射法：应用大剂量紫外线（超红斑量）照射病灶局部，然后用适当红斑量照射病灶周围 5~10cm 范围的健康皮肤。创面感染控制后，可减少紫外线的剂量。此法多用于病变面积较小的疖、痈等及难治愈的压疮和慢性溃疡（图 6-4）。治疗时可先用大孔方巾暴露病灶及病灶周围 5~10cm 的健康皮肤，再将小孔方巾重叠放置于大方巾上使小孔充分暴露病变区域，开始照射超过照射病灶周围区的剂量，然后取下小孔方巾照射未完成的照射剂量，即为中心叠加照射法。如痈的照射，在炎症中心用小孔方巾照射 6~8MED，取下小孔方巾照射 2~3MED。

（5）筛网照射法：又称多孔照射法，用 900cm^2 的白布，制成 150~200 个面积为 1cm^2 的圆孔、孔间距离为 1cm 的筛网状多孔巾（图 6-5），小儿用的多孔巾面积、孔数、孔径均应适当缩减。将多孔巾置于局部进行照射，一般常选胸、腰、背、腹等平坦区域照射，成人自 4~6MED 开始，小儿自 3~4MED 开始，可每日或隔 1~2d 照射 1 次，以后根据病情酌情增减剂量。再次照射，应更换照孔部位，共照射 10~15 次。临床

笔记

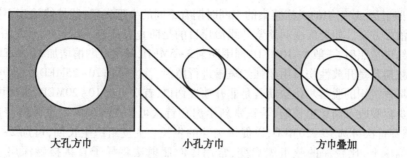

| 大孔方巾 | 小孔方巾 | 方巾叠加 |

图 6-4 中心叠加照射法

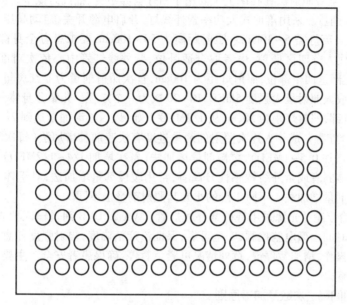

图 6-5 筛网照射法

常用来治疗带状疱疹后遗症、佝偻病、贫血、大面积的肌筋膜炎、小儿营养不良等病症。

（6）穴位照射法：需制备孔洞直径约为 1.5cm 的孔巾，孔的位置及数目可根据照射不同部位的腧穴设计，自 4~6 个生物剂量开始，小儿可酌情减少，每日或隔日照射 1 次，每穴可照射 4~6 次。如急性支气管炎根据症状选择穴位，例如咳嗽可选"列缺""天突""大椎"，喉痛可选"合谷""曲池"，痰多可选"定喘""丰隆""肺俞"。

（7）体腔照射法：通常采用水冷式高压汞灯或冷光低压汞石英灯，根据病情接以合适的体腔石英导子。在进行体腔照射前，先用生理盐水将石英导子上的消毒液冲洗干净，再用纱布擦干光导电极上的清洁液，然后将石英导子缓慢插入体腔或伤口窦道内进行照射，照射时需直接接触体腔表面照射，如窦道过深需后退 2~3cm 再次照射，直至窦口。按启动键，计时器倒计时。紫外线通过石英导子后强度减弱，石英导子的粗细、长短、弯曲程度均会影响照射剂量的大小，因此照射前应测定生物剂量。照射剂量的掌握原则与体表照射相同，黏膜对紫外线的敏感性较皮肤低，照射剂量应加大，其生物剂量是皮肤的 1.5~2 倍。化脓性感染一般以 30s 开始，根据病情增减剂量，每日或隔日照射 1 次，5~10 次为一个疗程。治疗完毕，将石英导子自患者体腔取出，再冲洗干净后将其浸泡在 75% 乙醇溶液中消毒。如鼻炎、鼻窦炎，可将鼻腔分为上、中、下三点后退照射，每个点首次照射成人 6~8MED，儿童 4~6MED，每日或隔日一次，每次可酌情增减剂量，6~8 次为一个疗程。急性扁桃腺炎，将导子直接作用于扁桃体上照射，首次照射成人 6~8MED，儿童 4~6MED，如有渗出或脓肿需酌情增加剂量，每日或隔日 1 次，每次可酌情增加 1~2MED，6~8 次为一个疗程。急性化脓性中耳炎，将导子直接插入耳道，首次照射成人 6~8MED，儿童 4~6MED，每日或隔日 1 次，每次可酌情增加 1~2MED，6~8 次为一个疗程。在临床工作中对于较深的压疮及溃疡也常用体腔照射法进行照射，以避免体表照射不能直达深层组织的缺陷。

（8）分期照射法：软组织的炎症感染的不同时期有不同的生理表现，紫外线治疗不同的生理表现应选取不同的治疗方案。如炎症浸润期紫外线治疗目的是防止炎症进一步发展，采用中心重叠法，中心区域选用强红斑量照射，一般 8~10MED，周围照射 3~5MED，每次可酌情增加 1~2MED，3~5 次炎症即可控制。化脓期若是开放性伤口用超强红斑量进行照射，首次可选 20~25MED，每次可酌情增加 3~4MED，以促进坏死组织的脱落。化脓期若是非开放性伤口，首次可选 10~20MED，每次可酌情增加 2~3MED，以促进炎症吸收。肉芽生长期，若正常新生肉芽首次可选 5~10MED，水肿肉芽首次可选 10~15MED，坏死肉芽首次可选 15~20MED，以促进肉芽的生长。上皮组织生长期，可选 2~4MED 以促进上皮的生长。临床上，比较深的软组织病变，常用体腔照射法将导子直接接触深层病变部位垂直照射。

3. 全身照射法　全身照射法在临床上主要用于治疗营养不良、抵抗力低下、佝偻病等。照射前必须先测定患者的生物剂量。采用落地式大功率紫外线灯，开启电源开关，启动高压水银石英灯需预热 10~15min，低压水银石英灯需 5~10min。照射距离为 50~100cm，要求患者全身裸露，也可仅穿着内衣，戴好防护目镜。成人分四区照射，患者取合适卧位，紫外线灯管中心依次对准双乳头之间、膝前部、背部中央、膝后上部这四个部位，照射灯距为 100cm，首次照射剂量为亚红斑量，每日 1 次，逐渐增加剂量至 4~5MED，成人照射最大强度 5MED，10~20 次为一个疗程。儿童分身体前后两区照射，灯头中心在胸腹间和腰背部，照射灯距为 50cm，从 1/2MED 开始，以后逐渐加量达到 2~3MED，每日或隔日 1 次，10~20 次为一个疗程。成年人逐次照射的剂量进度有快速剂量增加法（每次增加 1~2MED）、一般剂量增加法（每次增加 0.5~1MED）、缓慢剂量增加法（每次增加 1/4~1/2MED）三种。临床上多采用一般剂量增加法，体弱者或紫外线敏感性升高者，常用缓慢剂量增加法；对于体质较好或为了预防性照射者，可用加速剂量增加法。不同年龄的小儿其照射剂量也不同。

4. 全身紫外线治疗舱　光源采用特种紫外线灯管，UVA 和 UVB 剂量输入独立进行，也可混合同时工作；辐照剂量和时间由微电脑控制，安全可靠，保证治疗精确度，辐射强度任意调节，操作方便；设定锁定功能，防止误操作，增加暂停键，意外情况可紧急暂停，确保患者安全。主要用于治疗全身的银屑病、玫瑰糠疹等病症。

（三）照射时间间隔、次数及加量原则

1. 时间间隔、次数

（1）当上次照射红斑反应已经消失或显著减弱再进行下一次照射，如红斑反应明显则不再照射。

（2）弱红斑剂量照射可每天 1 次。

（3）中红斑量照射可隔日 1 次。

（4）强红斑量照射可间隔 3~5d。

（5）中度以上红斑量照射每个部位一般不超过 3~4 次。

2. 加量原则

（1）根据局部及全身反应增减：如照射后局部及全身反应减弱，一般增加上一次照射剂量的 30%~50%，红斑反应消失则剂量增加一倍，若红斑反应显著则停照 1~2d。

（2）根据治疗目的增减：若第一次照射坏死组织不脱落则加量 10%~20%，若为促进上皮生长则选用较小剂量。

四、临床应用

（一）适应证

适用于各种开放性和闭合性的皮肤创伤、局部化脓性感染、静脉炎、肋软骨炎、急性神经痛、急性关节炎、伤口愈合不良、佝偻病、软骨病、银屑病、白癜风、免疫功能障碍性疾病、变态反应性疾病、带状疱疹及其后遗痛等。

（二）禁忌证

禁用于恶性肿瘤、出血倾向、脏器衰竭、活动性肺结核、甲状腺功能亢进症、严重的动脉硬化、红斑狼疮、急性湿疹、光敏性疾病、应用光敏药物的患者。

（三）注意事项

1. 紫外线辐射可使空气产生臭氧，因而治疗室应通风良好。照射部位涂有药物时，应先清除，以

视频：紫外线体腔疗法操作技术

笔记

免发生光敏反应;照射创面有坏死组织及脓性分泌物时,应先清洁创面;照射头部时,宜把头发剃光。

2. 患者在治疗过程中,需用同一灯管照射。采取合适体位,充分暴露照射部位,并将非照射部位用不透光的布巾遮盖,加以防护。

3. 对初次接受治疗者,事先应说明照射后的反应,告知照射后局部可有发红、瘙痒,不要沾水和用手挠。

4. 患者和操作者均需戴防护眼镜或患者用盐水纱布遮盖眼部,以免发生电光性眼炎。

5. 应预约患者统一时间照射,以减少开闭灯管的次数。电压波动影响紫外线的强度和灯管的使用寿命,所以应配稳压器。

6. 灯管置于照射部位的垂直位置,准确测量灯管与被照射部位的距离。用秒表准确掌握照射时间。照射完毕,将灯头移到另一适当位置后,再打开布巾,嘱患者离开。

7. 注意保持灯管清洁,防止灰尘积存,勿用手摸灯管壁,以免污染管壁而影响紫外线透过,每日使用前宜用95%乙醇棉签或干细绒布擦拭管壁一次。应经常检查水冷式体腔紫外线灯的水冷系统是否良好,如有故障不得开灯。

8. 若紫外线照射剂量过大可使患者产生疼痛、瘙痒、兴奋不安等不良反应,应及时停止照射或让患者服用苯海拉明减轻不良反应。

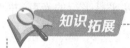

知识拓展

压力性损伤

压力性损伤(压疮)是指局部组织长时间受压最终引起血液循环障碍,导致局部不同程度的缺血性溃疡和组织坏死,压疮的形成主要与局部组织持续受压、潮湿、意识障碍、感觉障碍、营养不良和长期卧床护理不当等因素有关。美国国家压疮咨询委员会根据压疮的发展过程和轻重程度不同将压疮分为四期。Ⅰ期:皮肤仍然完整,受损部位出现红、肿、热、痛。Ⅱ期:以部分皮层丧失为特征,真皮部分缺失,表现为一个浅的开放性溃疡,也可为一完整的或破裂的血清性水疱。Ⅲ期:表皮水疱逐渐扩大破溃,创面有黄色渗出物,浅层组织坏死,可见皮下脂肪。Ⅳ期:全层组织缺失,伴有骨、肌腱或肌肉外漏,有腐肉、焦痂、脓性分泌物多,有臭味,感染可向深部扩散。

第五节 激 光 疗 法

激光在临床的应用非常广泛,在治疗方面,激光有汽化、凝固、烧灼、焊接、照射等治疗应用,目前还利用激光治疗心血管疾病,激光配合各种内镜进行腔内肿瘤的诊治技术也已日臻完善。在诊断和基础理论研究方面,出现了许多新技术,如激光荧光显微检查、激光微束照射单细胞显微检查技术、激光显微光谱分析、生物全息摄影及细胞或分子水平的激光检测等,充分显示了激光独特的性能。激光相关技术已应用于医学各学科的每一个角落。应用激光技术防治疾病和促进机体康复的治疗方法称为激光疗法(laser therapy)。

一、物理特性

激光本质上和普通光线没有什么区别,它也受光的反射、折射、吸收、透射等物理规律的制约。但是由于激光的产生形式不同于一般光线,普通光属自发辐射,而激光是因受激辐射而发生。故激光具有一些它本身固有的特点。原子的能级结构是发光现象的物质基础,激光的产生,通过激发、辐射、粒子数反转和激光的形成、光学共振腔几个步骤,其物理特性如下:

1. **高亮度性** 光源在单位面积上向某一方向的单位立体角内发射的功率,就称为光源在该方向上的亮度。激光亮度取决于它的发射角和相干性。激光在亮度上的提高主要是靠光线在发射方向上的高度集中,激光的发射角极小,一般用毫弧度表示,它几乎是高度平等准直的光束,因此能实现定向集中发射,所以激光有高亮度性。另外,激光的亮度也是相干光叠加效应的结果。一束激光经过聚焦后,由于其高亮度性的特点,能产生强烈的热效应,其焦点范围内的温度可达数千至数万度,能熔化甚至于汽化对激光有吸收能力的生物组织或非生物材料。医学用光刀切割组织、汽化表浅肿瘤以及显微光谱分析等这些新技术都是利用了激光的高亮度性所产生的高温效应。激光功率密度单位为 mW/cm^2 或 W/cm^2，能量密度为 J/cm^2。

2. 高单色性　临床上所谓的单色光也并非是单一波长的光，而是有一定波长范围的谱线。波长范围越小，谱线宽度越窄，其单色性也越好。因此，谱线的宽度是衡量光线单色性好坏的标志。激光是物质中原子（或分子、离子）受激辐射产生的光子流，它依靠发光物质内部的规律性，使光能在光谱上高度地集中起来。在激光的发光形式中，可以得到单一能级间所产生的辐射能，因此，这种光是同波长（或频率）的单色光。光谱高度集中时，其纯度甚至接近单一波长的光线，例如，氦-氖激光就是波长为 632.8nm 的单色红光，被誉为单色性之冠。

3. 高方向性　激光的定向性取决于散射角，激光的散射角非常小，通常以毫弧度计算。例如红宝石激光的散射角是 0.18°，氦-氖激光只有 1 毫弧度。因此，激光几乎是平等准直的光束，在其传播的进程中有高度的方向性。手电筒照明时，由于光的散射角大，远达数十米后，光散开并形成大而暗淡的光盘。激光由于散射角小，可以准直地射向远距离目标。由于激光的单色性和方向性好，通过透镜可以把光束聚焦到非常小的面积上，焦点的直径甚至可以接近激光本身的波长，这是普通光源所不及的。另外，从普通光源中发射出来的光含有很多波长不等的光成分，当通过透镜时，由于不同波长光的折射率不同，所以不同波长光的焦点不在一个平面上。只有激光才能辐射出几乎是平行的光束，并且波长一致，因此，可以聚焦成为很小的光点。聚焦激光光束的能量密度可以达到很高的程度，这种特点是临床外科和细胞外科使用光刀的决定条件。

4. 相干性好　相干性是一切波动现象的属性。光有波动性，因此，也有相干性。一般光源发射出来的光是非相干光，它是波长不等、杂乱无序的混合光束。由于非相干光的波长、相位、振幅极不一致，因此它们的合成波也是一条杂乱无章、毫无规律的曲线，从中不易找出它的周期性来。普通光源如日光、灯光等所辐射的就是这非相干光线。发光系统中，处于激发状态的原子受相应的外界入射光子能量激发时，就会从高能级跃迁到低能级，同时释放出一个光子，这个被释放的光子和入射的光子是完全一样的。它们两者的波长、传播方向、振幅及相位都完全一样，这样的辐射波具有相干性，它们的谱线很窄。根据波的叠加原理，如果两列波同时作用于某一点上，则该点的振动等于每列波单独作用时所起的振动代数和。相干光的合成波就是叠加效应的结果。合成波的相位、波长、传播方向皆不改变，只是振幅急剧地增加了。因此，通过叠加后的光色不变，只是光的强度极大地增加了。

二、治疗原理及治疗作用

（一）治疗原理

1. 光化学反应　激光照射生物组织所引起的生化作用主要取决于组织对于不同波长激光的透过系数（T）和吸收系数（A）的乘积。$T \cdot A$ 的乘积愈大，则此种激光对该组织的光效应也愈大，例如，用于视网膜凝固，波长为 694.3nm 的红宝石激光作用于视网膜时，$T \cdot A = 71\%$，这个数值比较大，故光凝固效果好。组织吸收了激光的量子之后可产生光化学反应、光电效应、电子跃迁、继其他波长的辐射（如荧光）、热能、自由基等一系列变化，可造成组织分解和电离，最终影响受照射组织的结构和功能，甚至导致损伤。光化学反应在光效应中有重要的作用，激光作用于活组织的光效应大小，除激光本身的各种性能外，组织的着色程度的类型起着重要的作用，互补色或近互补色的作用效果最明显。光化学反应可影响核酸的合成、酶的活性改变，最终可改变受辐射的组织结构和功能而发挥临床治疗作用。

2. 热效应　激光的本质是电磁波，若其传播的频率与组织分子的振动频率相等或相近，就将增强其振动，这是激光的热效应产生热的机制。在一定的条件下作用于组织的激光能量多转变为热能，故热效应是激光对组织的最基本作用。产生分子热运动的光主要在红外线波段附近，因此，二氧化碳激光器输出的红外激光对组织的热作用甚强烈，一定类型和功率的激光照射生物组织时，在几毫秒内可产生 200~1000℃ 以上的高温，激光的热作用引起组织热致汽化温度需达到 5000℃ 以上的高温，这是因为激光，特别是聚焦激光能够在微细的光束内集中极大的能量，例如，数十焦耳的红宝石激光或钕玻璃激光聚焦于组织微区，能在数毫秒内使该区产生数百度的高温，以致破坏该部位的蛋白质，造成烧伤或汽化,而数十焦耳的普通光是根本无此作用的。此外,还发现激光引起的升温,当停止照射后,其下降的速度比任何方式引起的升温下降速度慢,例如,数十焦耳红宝石或钕玻璃脉冲激光引起的升温要下降到原正常温度,约需数十分钟。

3. 压强效应 当一束光辐射到某一物体时,在物体上产生辐射压力,激光比普通光的辐射压力强得多。若焦点处的能量密度为 $10^8W/cm^2$,其压力为 $40g/cm^2$;当激光束聚焦到 0.2mm 以下的光点时,压力可达 $200g/cm^2$;用 10^7W 巨脉冲红宝石激光照射人体或动物的皮肤标本时,产生的压力实际测定为 $175.8kg/cm^2$。当激光束照射活组织时,由于压强很大,组织上辐射的部分激光的能量转变为机械能,形成第一次压强。同时,因组织的热膨胀而在组织内形成的压力以及反冲压向其他部位传播,产生第二次压强。这一系列的反应均可造成组织的损伤。

4. 电磁场效应 在一般强度的激光作用下,电磁场效应不明显,只有当激光强度很大时,电磁场效应才较明显。将激光聚焦后,焦点上的光能量密度达 $10^9W/cm^2$。电磁场效应可引起或改变生物组织分子及原子的量子化运动,可使体内的原子、分子、分子集团等产生激发、振荡、热效应、电离,对生化反应有催化作用,生成自由基,破坏细胞,改变组织的电化学特性等。激光照射后究竟引起哪一种或哪几种反应,与其频率和剂量有重要的关系。

5. 对器官系统的影响 取决于激光的种类、强度、输出方式和器官组织本身的生物学特性。小功率的激光照射具有明显的生物刺激作用和调节作用,目前认为治疗作用基础不是温热效应,而是光的生物化学反应。高能量的激光对组织和器官起到破坏作用,使组织烧灼、凝固。

（二）治疗作用

1. 激光的生物刺激和调节作用

（1）促进代谢和组织修复:小功率的激光照射可影响细胞膜的通透性,促进局部血液循环,加速代谢产物的排除;促进蛋白合成和胶原纤维、成纤维细胞的形成;增强酶的活性,促进组织代谢与生物合成,加速线粒体合成 ATP,加速组织修复。因此,有利于伤口、溃疡的修复和愈合,促进毛发和断离神经再生,促进骨折愈合。

（2）抗炎:小功率的激光照射虽然不能直接杀灭细菌,但可加强机体的细胞和体液免疫功能,使白细胞吞噬能力增强,免疫球蛋白增加,补体效价增加,肾上腺皮质功能加强,增加机体免疫功能,提高局部抗感染能力,有明显的消炎作用。

（3）镇痛:低强度激光对组织产生刺激、激活、光化作用,可改善组织血液循环,加速代谢产物和致痛物质的排除。通过抑制致痛物质的合成,提高痛阈,达到镇痛效果。

（4）调节血液和内分泌功能:小功率激光血管内照射,可使血液黏稠度下降,降低血脂等作用。小功率激光照射甲状腺、肾上腺等可影响内分泌腺的功能,因而可调节整个体内的代谢过程,改善全身状况。

（5）调节神经功能:用小功率的激光照射神经节段部位,交感神经节等不同部位,在某些局部症状改善的同时,可改善全身状况,如精神好转、全身乏力减轻、食欲增加等。

（6）光针的作用:小功率的激光照射穴位时,通过对经络的影响,改善脏腑功能,从而起到治疗作用。

2. 激光手术 激光手术是用一束细而准直的大能量激光束,经聚焦后,利用焦点的高能、高温、高压的电磁场作用和烧灼作用,对病变组织进行切割、黏合、汽化。只要功率掌握适当,软硬组织均可切割,在一般情况下使用时,激光的功率宜在 80W 以上。激光手术具有出血量少、术后感染率低、组织损伤小、疼痛较轻的优点。

激光治疗心血管疾病方面,可用于治疗周围血管、冠状动脉粥样斑块、心脏节律点的消融,激光心肌打孔,激光血管吻合等。在外科以及耳鼻喉科方面,利用腹腔镜配合激光可以作胆囊切开术、激光胆道吻合术,还可用激光治疗耳硬化症等。在口腔科,用激光做口腔肿瘤切除术,治疗牙体、牙髓、牙周病等。在眼科方面,用红宝石激光或氩离子激光在视网膜剥离时做激光凝结、虹膜切除、眼底血管瘤激光凝固,用氦-氖激光治疗中心性视网膜脉络膜炎;用二氧化碳激光治疗眼睑结膜上的色素痣、小赘生物等。在神经外科方面,用 CO_2 激光、氩离子激光、掺钕钇铝石榴石激光（Nd-YAG）激光治疗脑及脊髓肿瘤,主要是利用激光热作用汽化肿瘤,比手术刀切除脑组织方便、出血少。激光神经吻合术是采用低中功率聚焦后微束 CO_2 激光、Nd-YAG 激光等在神经断面对接良好的情况下进行,对神经再生具有对位好、恢复快、不产生吻合处神经纤维瘤等特点。在妇科的方面:CO_2 激光、Nd-YAG 激光及光动力学疗法(PDT)治疗外阴及宫颈病变,另外在妇科肿瘤的早期诊断方面也发挥了重要作用。在腹腔镜的直视下,用 CO_2 激光、Nd-YAG 激光可作卵巢囊肿、肿瘤、子宫肌瘤的切除、输卵管粘连的解除等手术,有着经济、简便、痛苦少的优点,患者易于接受。

三、治疗技术

(一)设备

激光器的种类很多,可分为固体、气体、液体、半导体、染料、自由电子激光器、化学激光器、红外激光器、X 射线激光器、准分子激光器、光纤导波激光器等多种类型,下面仅介绍临床上常用的激光器。

1. 氦-氖(He-Ne)激光器 以氦-氖气体为工作物质,输出波长为 632.8nm 的单色红光,光线纯度较高,连续输出,输出功率从 1 毫瓦到数十毫瓦。临床常用于局部照射、穴位照射、五官科疾病的腔内照射,以促进损伤神经组织的修复、改善血液循环、调节人体的免疫功能,治疗面神经炎、偏头痛、腮腺炎、鼻炎、咽炎、扁桃腺炎、喉炎、耳聋、耳鸣等。

2. 砷化镓(AsGa)和镓铝砷(Ga-Al-As)半导体激光器 砷化镓(AsGa)输出波长为 904nm 的红外激光,镓铝砷(Ga-Al-As)输出波长 820nm、830nm 的红外激光,单色性差,输出功率数十毫瓦至数百毫瓦不等。可直接进行体表照射或通过光导纤维进行体表或体腔内照射,目前在康复科应用广泛。临床常用于局部照射,加速伤口的愈合、促进损伤神经组织的修复,如治疗三叉神经痛、骨折及一些软组织损伤、宫颈炎、盆腔炎、面神经炎等。

3. 二氧化碳激光器 波长 1060nm 的单色远红外线激光,连续或脉冲输出,功率为 10~100W 以上。二氧化碳激光可用于散焦照射和烧灼治疗,散焦照射输出功率在 10~30W,烧灼治疗输出功率在 100~300W。二氧化碳激光器造价低,便于携带,在皮肤科应用广泛,但止血效果差,污染较大。

4. 红宝石激光器 波长 694.3nm 的单色红光,脉冲式输出(焦尔级)或连续式输出(毫瓦级),主要用于治疗眼科疾病。

5. 氮分子和氩离子激光器 氮分子激光系波长为 337.1nm 的单色长波紫外光,输出功率 0.1~2.0mJ;氩离子激光为波长 488nm、514nm 与 514.5nm 的蓝、青、绿光,连续输出,应用功率 1~2W。可用于治疗较表浅的局限的化脓性炎症,眼底血管出血的治疗。此外,氮分子激光还可作为荧光检查的光源,诊断早期肿瘤。

6. 掺钕钇铝石榴石激光器 波长为 1060nm 的近红外光,脉冲输出或连续输出,应用功率数百焦耳的掺钕钇铝石榴石激光,可做烧灼治疗。连续输出主要用于凝固、汽化治疗,脉冲输出主要用于口腔科疾病的治疗。

7. 氦镉激光器 波长 441.6nm 和 325nm 的紫光和长波紫外光,连续式输出功率为 3~16mW。可用于体表照射。将输出功率 15~20mW 的氦镉激光经光导纤维导入体腔内,借助荧光显示的特点可做肿瘤的早期诊断。

(二)治疗方法

临床上的激光器种类繁多,操作方法各异,在康复医学科目前常用的是氦-氖(He-Ne)激光器,砷化镓(AsGa)和二氧化碳(CO₂)激光治疗器。

1. 低、中能量激光疗法 采用氦-氖(He-Ne)激光器,输出红光激光。近年还采用砷化镓(AsGa)与镓铝砷(Ga-Al-As)半导体激光器,输出红光、红外激光。这些激光器的功率均为毫瓦级,可直接或通过光导纤维照射,每次 10~20min,穴位或伤口照射时每部位 3~5min,每日或隔日 1 次,10~15 次为一个疗程,目前已在康复科广泛应用。具体操作方法如下:

(1)接通电源,激光管点燃后调整电流至激光管最佳工作电流量,使激光管发光稳定。

(2)核对患者信息,检查患者是否有感觉、意识障碍。患者取舒适体位,照射创面或穴位前,需用生理盐水将要照射的部位清洗干净,告知患者注意事项(眼不可直视光源、不可随意变换体位、不可移动光源)。

文档:各激光器比较

（3）照射距离一般视病情及激光器功率而定，照射距离 5~100cm；激光束与被照射部位呈垂直照射，使光点准确照射在病变部位或经穴上。

（4）照射剂量尚无统一标准，小功率氦-氖激光输出功率在 10mW 以下，每次可照射 10~15min，每日 1~2 次。

（5）不便直接照射的部位，如耳、鼻、喉、口腔、阴道和窦道等部位可通过光导纤维照射到治疗部位。

（6）激光器一般可连续工作 4h 以上，连续治疗时，不必关机。

视频:膝关节骨性关节炎半导体激光疗法

2. 高能量激光疗法　采用二氧化碳（CO_2）激光器、掺钕钇铝石榴石（Nd-YAG）激光器，输出红外激光。这些激光器的功率均为瓦级。进行激光外科治疗时，将聚集光束对准病患部位，瞬间产生组织凝固、炭化，较小病灶可一次消除，较大病灶可分次处理，也可以通过内镜进行体腔内治疗。具体操作方法如下：

（1）首先打开水循环系统，并检查水流是否通畅，水循环系统如有故障时，不得开机工作。

（2）检查各机钮是否在"0"位后，接通电源，依次开启低压及高压开关，并调至激光器最佳工作电流，缓慢调整激光器，以散焦光束照射治疗部位。

视频:肱骨外上髁炎半导体激光治疗法

（3）患者取合适的舒适体位，充分暴露治疗部位。聚焦烧灼或汽化时治疗部位应常规消毒，必要时作局部麻醉，然后用脚踏板控制输出，治疗结束后，治疗局部应涂抹烫伤膏或绿药膏。

（4）照射距离，一般为 150~200cm，以局部有舒适的微热感为宜，勿过热，以免烫伤，每次治疗 10~15min，每日 1 次，15 次为一个疗程。

（5）治疗结束，按与开机相反顺序关闭各组机钮，关闭机钮 15min 之内勿关闭水循环。

3. 光动力疗法（photodynamic therapy，PDT）　又称光敏疗法、光化学疗法，其原理是利用光敏剂选择性聚积在靶组织中，然后用特定波长的光线激发光敏剂，使其发生光化学反应来治疗疾病的方法。由于它的诸多优点，尤其是在肿瘤治疗方面，有人称它为继放疗、化疗、手术治疗三大疗法之后的第四种疗法。成熟的 PDT 在美国、日本、英国、法国、德国、加拿大等国都取得了很大成功，已被广泛地应用在各个领域。光敏疗法必须具备三个条件:光源、光敏剂、靶组织。光源常用的有可见光、紫外线及激光。光敏剂是可吸收一定波长的光并能被其所激活的物质。常用的有煤焦油、呋喃香豆精、8-甲氧基补骨脂素、卟啉类、光敏药物、酞菁化合物类。靶组织有皮肤、血液、骨髓、肿瘤和其他组织。具体操作方法如下：

（1）治疗银屑病、白癜风的方法:先口服 8-甲氧基补骨脂素（8-MOP）20~30mg，2h 后进行全身长波紫外线照射。治疗局限性银屑病、白癜风时将 0.15%~0.5% 的 8-MOP 酊剂涂于患处皮肤，40min 后进行长波紫外线照射。隔日照射 1 次，20~30 次为一个疗程。

（2）光动力疗法（PDT）治疗恶性肿瘤的操作方法:①给血卟啉类药物前先在患者前臂皮肤划痕做过敏试验，结果阴性者，按规定 2.5~5mg/kg 给药，将药物溶于 250ml 生理盐水中静脉滴注。②一般在给药 48~72h 后开始照光，光源可以用氩离子激光或其他大功率 630nm 红光激光局部照射 20~30min。③进行体表局部直接照射治体表恶性肿瘤，或以内镜、光导纤维进行体腔内照射治疗口腔、食管、胃、膀胱等体腔内肿瘤。④一般在治疗后 24h 肿瘤变黑坏死，1 周后形成黑痂，2~3 周后脱落。⑤治疗 1~2 次，再次照射应间隔 1 周后进行。

四、临床应用

（一）适应证

1. 低、中能量激光治疗器　氦-氖（He-Ne）激光器、砷化镓（AsGa）与镓铝砷（Ga-Al-As）半导体激光器、氮分子激光器、氩离子激光器、氦镉激光器等。

（1）内科疾病:原发性高血压、低血压、哮喘、肺炎、支气管炎、胃肠功能失调、肝炎、类风湿关节炎、肿瘤患者放疗或化疗反应、白细胞减少症、神经衰弱、脑震荡后遗症、神经性头痛、神经根炎、脊髓空洞症、面神经炎、三叉神经痛、小儿脑性麻痹、遗尿症等。

（2）外科疾病:慢性伤口、慢性溃疡、压疮、烧伤疮面、甲沟炎、疖、痈、淋巴结炎、静脉炎、血管闭塞性脉管炎、腱鞘炎、滑囊炎、肩周炎、肱骨外上髁炎、软组织挫伤、扭伤、瘘管、前列腺炎等。

（3）妇科疾病：痛经、附件炎、卵巢功能紊乱、臀位转胎、外阴炎、阴道炎、性疾病等。

（4）皮肤科疾病：湿疹、皮炎、斑秃、带状疱疹、皮肤瘙痒症、神经皮炎、单纯疱疹等。

（5）口腔科疾病：慢性唇炎、地图舌、舌炎、舌乳头剥脱、创伤性口腔溃疡、复发性口疮、药物过敏性口炎、疱疹性口炎、颞颌关节功能紊乱综合征；照射牙齿表面釉质，可增强抗脱钙能力，具有防龋齿的作用。

（6）眼、耳鼻喉科疾病：睑腺炎、病毒性角膜炎、中心性浆液性脉络膜视网膜病变（中心性视网膜炎）、耳软骨膜炎、慢性鼻炎、过敏性鼻炎、萎缩性鼻炎、咽炎、扁桃腺炎、喉炎、耳聋、耳鸣等。

2. 高强能量激光治疗 采用二氧化碳激光器、掺钕钇铝石榴石（Nd-YAG）激光器、红宝石激光器治疗，这些激光器的功率均为数十至数百瓦级。

（1）输出功率10~30W，如为急性疾患多用10W以内，慢性疾患可用20W左右，治疗的疾病有感染伤口、慢性溃疡、压疮、肌纤维组织炎、肩周炎、腱鞘炎、滑囊炎、肱骨外上髁炎、扭伤、慢性腹泻、慢性风湿性关节炎、神经性皮炎、硬皮症、结节性痒疹、湿疹、手癣、面神经炎、颞颌关节功能紊乱、牙质过敏、单纯性鼻炎、外阴瘙痒症、附件炎、盆腔炎性疾病、宫颈炎、遗尿症等。

（2）输出功率30~80W，治疗的疾病有色素痣、黑色素瘤、血管瘤、鲜红斑痣、疣状痣、乳头状瘤、寻常疣、老年角化、鸡眼、皮肤原位癌、基底细胞癌、鳞状细胞癌、唇癌、舌癌、唇黏液囊肿、肥厚性鼻炎、鼻出血、子宫颈糜烂、宫颈癌等。红宝石激光主要用于治疗眼科疾病。应用脉冲式输出的红宝石激光，功率在0.1~0.5J，封闭视网膜裂孔，用以治疗黄斑部和后极部无积液的视网膜脱离、封闭孔洞，疗效达90%以上，具有显著的效果；应用1.0~2.0J的红宝石激光做虹膜切除术，治疗瞳孔膜闭继发性青光眼、去除晶状体前囊色素组织、先天性核性和绕核性白内障、先天性永存瞳孔膜（瞳孔残膜）、外伤或手术后瞳孔移位、虹膜囊肿、结膜色素症、原发性闭角青光眼等均有疗效。

（3）输出功率100~300W，聚焦后作为"光刀"施行手术，临床上已用二氧化碳"光刀"做颈部、胸腔、四肢、体表等部位的手术，其中较多用于切除肿瘤；在耳鼻喉科用于做扁桃腺切除术，全上颌骨切除术等；在烧伤方面用于痂皮或瘢痕的切除。应用输出功率在100J以上的红宝石激光可治疗色素痣、皮脂腺痣、疣状痣、浅表毛细血管扩张等。

（二）禁忌证

恶性肿瘤（光敏治疗除外），皮肤结核，活动性出血，心、肺、肾功能衰竭等；癫痫病、糖尿病、有出血倾向的患者；严重的心脏病、高血压患者、孕妇；皮肤癌患者，与黑色素瘤有关的皮肤病变；瘢痕体质；皮肤急性炎症；光敏性皮肤或正在服用光敏性药物；凝血功能障碍或正在服用抗凝剂者。

（三）注意事项

1. 了解激光仪的性能，特别是功率大小，熟悉操作规程。光导纤维不得挤压、弯曲、防止折断。

2. 照射伤口前需用生理盐水或3%硼酸水清除表面分泌物和坏死组织。治疗过程中，应随时询问患者感觉，以舒适温度为宜，并根据患者感觉随时调整照射距离。患者不得随意变换体位，或移动激光管。每3~6个月定时检测激光器的输出强度，强度过弱时应停止使用，更换灯管。

3. 激光治疗室用黑色颜料粉刷四壁为宜，因为它可以最大限度地吸收射向它的各色激光。激光器须合理放置，避免激光束射向人员走动频繁的区域，在激光辐射的方向上应安置必要的遮光板或屏风。

4. 室内灯光应充分明亮，因光线较暗时瞳孔散大，受激光照射进入眼内的光能增多，由于眼球的高倍聚光作用，对眼的损伤加重。无关人员不准进入激光室，更不得直视激光束。

5. 因激光烧灼治疗时产生异味，治疗室应安装通风、抽气设备，以防止污染的空气对人员的伤害。

6. 门窗玻璃应采用黑色幕布遮蔽，或涂色，或换有色玻璃。操作人员须穿白色工作服、戴白色工作帽。操作人员与接受面部治疗的患者应注意保护眼睛，戴相应种类防护眼镜或用盐水布巾遮盖眼部，避免激光直接照射。

7. 光敏治疗者于注射药物一个月内居住暗室，严禁日光直晒，以免引起全身性光敏反应。操作人员应做定期健康检查，特别是眼底视网膜检查。

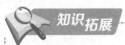

知识拓展

激光治疗肺炎

肺炎为小儿常见病,一般表现为发热、咳嗽、鼻塞、流涕、痰多,肺部有湿啰音及或多或少的重细湿啰音,病变融合时可有浊音和管状呼吸音。影像学 X 线检查,早期仅见肺纹理增加,后期则可见肺野出现小片状阴影。临床上可用氦氖激光或半导体激光配合药物治疗以促进疾病快速恢复。激光治疗时可取"天突""膻中""肺俞""身柱"四穴;若小儿伴随鼻塞流涕,则取穴增加"迎香""鼻通";若小儿伴随喘促则加"定喘";痰多则加"丰隆"。治疗时,每穴照射 3~5min,每日 1 次,十次一个疗程。

本章小结

本章主要讲述了光疗法的概念、治疗原理、治疗技术及临床应用。其中需要学生重点掌握临床常用红外线、紫外线及激光疗法的操作技术及临床应用,为临床工作提供保障。本章内容在编写过程中参考了执业考试大纲的相关内容及要求,能够满足学生的考试需要。光疗法广泛应用于临床各领域,发展相对成熟,并在各种疾病治疗上取得较好疗效。

(黄 翠)

思考题

1. 试述红外线的治疗作用。
2. 试述紫外线照射剂量的分级及临床应用。
3. 试述医用紫外线三波段的主要生物学作用。
4. 试述不同激光的治疗作用。

扫一扫,测一测

思路解析

07章 PPT

学习目标

1. 掌握　超声波疗法的概念；超声波常规剂量治疗方法及临床应用。
2. 熟悉　超声波的物理特性；超声波疗法的治疗原理与治疗作用；超声波疗法的综合治疗方法。
3. 了解　超声波疗法的设备；超声波疗法的大剂量治疗法。
4. 熟练掌握超声波疗法的操作技术和临床应用，运用临床康复的方式和思维，能规范地开展超声波疗法的各项诊疗活动。
5. 做好与患者的沟通，开展健康教育；能与相关专业医务人员进行交流，团结协作地开展康复医疗工作。

第一节　概　述

超声波应用于医学已有 70 多年历史。自 1928 年就有超声波治疗慢性耳聋的报道，至 1948 年超声波在欧美、前苏联等国已广泛应用于临床治疗，如超声波治疗神经、肌肉、骨骼等系统的疾病和创伤等。1949 年召开了第一次国际医学超声波学术会议。此后，随着对超声波在医学领域应用的深入研究和现代科学技术的进步，超声波在辅助临床诊断、基础实验及临床治疗等方面得到了进一步的发展，从而形成了一门新兴学科——超声医学（ultrasonic medicine），以专门研究超声波对机体的作用和反作用规律，并加以利用以达到医学上诊断和治疗的目的，包括超声治疗学、超声诊断学和生物医学超声工程等。

知识拓展

蝙蝠是天然的超声波探测者

1793 年意大利科学家斯帕兰扎尼（L. Spallanzani）发现，弄瞎眼睛的蝙蝠依然顺利飞行，但捂住耳朵则影响其飞行。他猜测，蝙蝠不是靠眼睛飞行，有可能是靠耳朵，靠听翅膀的拍打被障碍物反射回来的声音来飞行。他的这一猜测，为人们探索声波的眼睛打开了一扇窗户。随着现代物理技术的发展，人们发现，蝙蝠飞行发出的声音可能是人耳听不到的超声波。20 世纪 30 年代美国哈佛大学的研究生格里芬（Griffin）用超声检测仪成功记录到蝙蝠所发出的超声波。随后的试验证实，蝙蝠正是靠发出人耳听不到的几万赫兹的超声波来躲避障碍物。

一、概念

正常人耳能听到的声波频率在 16~20 000Hz；而频率高于 20 000Hz 的声波称为超声波，频率低于

16Hz 的声波称为次声波,两者都是正常人耳听不到的。超声波疗法(ultrasound therapy)是应用超声波作用于人体以达到治疗疾病目的的一种物理治疗方法。目前物理治疗常用的超声波频率范围是800~1000kHz。

二、物理特性

(一)超声波的产生

某些晶体如石英、钛酸钡等,当受到某一外力作用时,晶体发生压缩或伸长变形,在其受力面上就会产生数量相等的正、负电荷,这种将力(机械能)转变为电(电能)的现象称为压电效应。相反,对这些晶体施加交变电场则可引起晶体机械变形(压缩或伸长),形成有规律的晶体的机械振动,这种将电(电能)产生形变转变为机械能的现象称为逆压电效应(或称电致伸缩现象)。

医用超声波主要是利用逆压电效应由超声波发生装置产生。装置中主要有一块石英晶体薄片,在高频电场作用下,晶体薄片的机械振动引起周围介质的质点在其平衡位置附近做有规律的往返运动,这种振动在介质中由近及远地传播,形成一连串疏密相间的波动,这种高频率的机械振动波即是超声波(图7-1)。

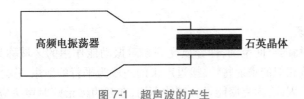

图 7-1　超声波的产生

(二)超声波的传播

1. 传播媒介与方向　超声波的传播必须依靠介质,可在固体、液体、气体中传播,但不能在真空中传播。超声波传播时产生的机械波与声波振荡方向一致,是一种弹性纵波。其传播方向与发散角有关,而发散角与频率成正相关,因此,超声波频率愈高,发散角愈小,传播方向愈接近直线传播,方向性愈好。

2. 传播速度　传播速度是指声波在介质中单位时间内传播的距离,单位为 m/s。声波的传播速度与波的类型、介质的特性(弹性、密度、温度、压力等)有关,与声波的频率无关。在不同的介质中,超声波传播速度差异很大,在固体中最快,液体次之,气体最慢。在人体中,骨骼的声速最快,约3360m/s;脑、肝、肾、血液、软组织的声速约为1500m/s。

声波的传播速度还与介质的温度、纯度、压强等因素有关。一般情况下,声波的传播速度随介质温度的上升而加快,温度每增高 1℃,声速增加约 0.6m/s;介质的纯度越高,传播速度越快;压强越大,传播速度越快。

3. 传播距离　在同一介质中,超声波的传播距离与其频率有关,频率愈高,传播距离愈近;频率愈低,则传播距离愈远。此外,超声波的传播距离又与介质的特性有关,同一频率的超声作用于不同的介质,其穿透深度亦不同,如频率为 1MHz 的超声波能穿透水 300cm、血浆 150cm、血液 50cm、脂肪8cm、肝脏6cm、肌肉4.5cm。

4. 散射与束射　当声波在传播过程中遇到厚度远远小于声波波长的微小粒子时,微粒吸收能量后会向四周各个方向辐射声波形成球面波,这种现象称为散射。但是,当声源的直径大于波长时,声波即呈直线传播;声波频率愈高,愈集中成束射。医用超声的声头直径一般为其波长的 6 倍以上,愈接近声头的中心,声束的强度愈强并形成束射。

5. 反射、折射与聚焦　声波由一种介质传播到另一种介质时,在界面处会有一部分声波反射回到第一种介质中,这种现象称为反射;其余透过界面进入第二种介质,但声波的传播方向发生偏转,这种现象称为折射。利用声波的反射、折射特性,通过透镜和弧面反射将声束聚焦于焦点以产生强大的能量,称为聚焦。

声波在界面被反射的程度完全取决于两种介质的声阻差。声阻(Z)= 介质的密度(ρ)×声速(C),单位为瑞利(rayls),1rayls = 1g/(cm^2·s)。声阻相差愈大,反射程度也愈大;声阻相同的两种介质,反射程度最小(表7-1)。

表 7-1　几种介质的声速、密度和声阻

介质	声速(m/s)	密度(g/cm³)	声阻(10⁵rayls)
空气	340	0.001 29	0.000 43
水	1480	0.997	1.47
液状石蜡	1420	0.835	1.18
人体软组织	1500	1.060	1.59
肌肉	1568	1.074	1.68
脂肪	1476	0.995	1.41
骨骼	3380	1.800	6.18

由于空气和液体或固体的声阻相差很大,声波很难由空气进入液体或固体,也很难由液体或固体进入空气,在人体与声头之间仅有 1/100mm 厚的空气也能使超声波全部反射。所以,在使用超声波治疗时,应使声头与治疗部位能密切接触,同时在治疗体表与声头之间加耦合剂,避免空气层。但人体软组织与水的声阻相差不大,两界面之间超声波的反射较少,所以水下超声则无需耦合剂直接进行治疗。

（三）超声波的声场

超声波在介质中传播的空间范围,即介质受到超声振动能作用的区域称为超声波的声场。超声波的频率高,具有与光线相似的束射特性,接近声头的一段为平行的射束,称之为近场区;随后射束开始扩散,称之为远场区。因此,为克服能量分布的不均,在超声波治疗时声头应在治疗部位缓慢移动。描写声场的主要物理参量有声压和声强。

1. 声压　即声能的压力,指介质中有声波传播时的压强与没有声波传播时的静压强之差。声波在介质中传播时,介质中出现稠密区和稀疏区,在稠密区的压强大于原来的静压强,声压为正值;在稀疏区的压强小于原来的静压强,声压为负值;这种正或负的压强所形成的声压,随声波周期而改变,因此也具有周期性变化。

2. 声强　声强代表单位时间内声能的强度,即在每秒内垂直通过介质中 1cm² 面积的能量。对超声声头,以每秒辐射总能量表示其总功率,单位为 W(瓦),用 W/cm² 作为治疗剂量单位。声强与声压的平方成正比,亦与频率的平方、振幅的平方和介质密度的乘积成正比,因此声波频率愈大,声能愈强。

声波的声压和声强一般很小。由于超声波的频率甚高,因此其声压亦特别大,声强则更大。中等治疗剂量的超声波可在组织中产生的声压约为 ±2.6atm(大气压);临床常用的超声治疗剂量为 0.1~2.5W/cm²,而震耳欲聋的大炮声声强只相当于 0.01~0.0001W/cm²。

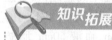

知识拓展

事实上,蝙蝠不仅能发射超声波,还能接收反射回波,通过接收障碍物或活动物体的反射回波判断物体的距离、大小等。超声拐杖即是根据此原理进行设计,来帮助盲人判断障碍物的远近来躲避障碍物的。而且,大部分蝙蝠发射的超声波脉冲的频率、宽度是变化的,越接近物体时,发射频率越快,宽度变短,以便更精确地探测方位。其实,每类蝙蝠发出的超声波声压也不尽相同,有的声压大,若人耳能听得到,会很震"耳";有些声压很小,0.3~0.5Pa,约相当于人们的"大喊大叫"。其声压的大小一般跟所需食物种类不同有关。

但是,并不是所有的蝙蝠都靠超声波导航,大部分蝙蝠是运用超声波,只有一小部分也需靠视觉导航。当然,在自然界中,合理运用超声波不是蝙蝠的专利。蚱蜢、蟋蟀、蝗虫、家鼠、鼹鼠、狷、豚类等都会发出和使用超声波。只不过,不同物种发出的超声波不一致而已。

视频:蝙蝠发射超声波与接收回波的过程

笔记

（四）超声波的吸收与穿透

1. 概念　超声波在介质中的传播可引起介质分子的振动与碰撞,并产生热量,使部分超声波被介质吸收转变为热能,声能逐渐衰减,称为超声波的吸收,又称为超声波的衰减。穿透是指超声波子在介质中的传递,吸收是指超声波能量的衰减。同一介质中,吸收能量愈多,穿透能力愈差;反之,吸收能量愈小,穿透能力愈强,表明穿透距离愈大。

半吸收层(半价层):半吸收层是指超声波在某种介质中衰减到原能量一半时的穿行距离,通常用来表明一种介质对超声波的吸收能力或超声波在该介质中的穿透能力。例如:声强为 $10W/cm^2$ 的束射超声波,当通过 3.6cm 厚的肌肉后将降低为 $5W/cm^2$,在经过 7.2cm 后将降低为 $2.5W/cm^2$。半吸收层厚度大,表明介质的吸收能力愈弱,超声波的穿透能力愈强;半吸收层厚度小,则相反(图 7-2)。

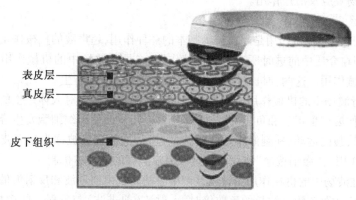

表皮层
真皮层

皮下组织

图 7-2　超声波的吸收与穿透

2. 影响因素　超声波的吸收与介质的密度、黏滞性、导热性及超声波的频率有关。超声波在固体中被吸收最少,液体中被吸收较多,气体中被吸收最多。人体组织中含水量、固体成分等不同,对超声波的吸收也不同。对同一频率的超声波,组织的平均吸收值由大到小排列为:肺>骨>肌腱>肾>肝>神经>脂肪>血液>血清。

超声波在空气中衰减剧烈,其吸收系数比在水中的吸收系数大 1000 倍,所以在超声波治疗中应避免声头下有任何极小的空气泡(表 7-2)。

表 7-2　超声波在各种生物组织中的吸收系数与穿透深度

介质	吸收系数 (cm^{-1})	穿透深度 (cm)	介质	吸收系数 (cm^{-1})	穿透深度 (cm)
肌肉	0.20~0.25	4~5	血液	0.02	50
肾脏	0.22	5	血浆	0.007	140
肝脏	0.17	6	水	0.0003	3300
脂肪	0.13	8			

频率不同,组织对超声波的吸收也不同。其吸收系数与超声波频率的平方成正比,即超声波频率愈高,在同一生物组织中传播时被吸收愈多,半吸收层愈小,穿透能力愈弱。见表 7-3,90kHz 的超声波能穿透软组织 10cm,0.8MHz 的超声波可穿透肌肉层 3.6cm,而 2.5MHz 的超声波只能穿透肌肉层 0.5cm。因此,过高频率的超声波穿透能力弱,用在深部治疗时剂量较小,宜用在表浅部位治疗;过低频率的超声波穿透能力强,用在表浅部位则不足以产生有效的治疗作用,常选深部组织的治疗。目前常用于物理治疗的超声波频率为 800~1000kHz,穿透深度约为 5cm。

表 7-3　不同生物组织的半吸收层厚度

频率(MHz)	组织	半吸收层厚度(cm)	频率(MHz)	组织	半吸收层厚度(cm)
0.09	软组织	10	0.8	脂肪+肌肉	4.9
0.8	肌肉	3.6	2.4	脂肪+肌肉	1.5
0.8	脂肪	6.8	2.5	肌肉	0.5

图片:超声波频率与其他物理特性的关系

第二节 治疗原理及治疗作用

一、治疗原理

一般认为,超声波疗法的治疗原理与三个基本作用有关:①机械作用;②温热作用;③由机械作用、温热作用促发的理化作用。超声波在这三者相互联系、相互作用的基础上,通过复杂的神经-体液调节途径来发挥生物效应及治疗作用。

(一)机械作用

1. 机械作用的产生 机械作用是超声波最基本的一种作用,超声波的机械作用有两种:一是行波场中的机械作用,即在介质中前进时所产生的机械作用;二是驻波场中的机械作用,即在介质中由于反射波所产生的机械作用。这两种机械作用分别由压力差和速度差产生。

(1)压力差:行波场中的机械作用由压力差产生。由于超声振动对人体产生的机械作用,使组织质点交替地压缩和伸展产生正压和负压的波动(即压力差),从而使组织细胞发生容积和运动的变化,进一步引起细胞质较强的运动,并刺激半透膜的弥散过程,这种现象被称为超声波对组织的"细胞按摩"或"微细按摩"作用。"微细按摩"作用是超声波治疗疾病的最基本机制。

(2)速度差:驻波场中的机械作用由速度差产生。驻波是由前进波和反射波的干涉而形成,当超声波的声头与反射面的距离为半波长的整数倍时,入射波(前进波)与反射波的叠加产生干涉形成驻波。驻波在超声波的生理作用中起着很大的作用,可影响介质张力、压力及质点的加速度。在超声波治疗时,机体体液中离子由于质量不同获得不同的加速度,这种离子之间的速度差使其产生相对运动,表现出摩擦力。

2. 生物效应 主要表现在以下几个方面。

(1)改善组织营养:微细按摩作用可促进生物体局部的血液和淋巴循环,从而加强新陈代谢,提高组织的再生能力和营养状况;刺激细胞膜的弥散过程,增强其通透性。所以,超声治疗对某些局部循环障碍性疾病,如营养不良性溃疡等,能获得较好的疗效。

(2)镇痛:可使脊髓反射幅度降低,反射传递受抑制,神经组织的生物电活动性降低,因此,超声波具有明显的镇痛作用。

(3)软化瘢痕:可使坚硬的结缔组织延长、变软,用于治疗瘢痕、硬皮症及挛缩等。

(4)杀菌:当应用大剂量的超声波时,其机械作用可导致生物体破坏性改变。大剂量的超声波集中作用于细菌体时可使其被杀灭,常用于饮水消毒。对超声波最敏感的是丝状菌,其次是杆菌,球菌最不敏感,这与细菌形态有关。

(二)温热作用

1. 温热作用的产生 超声波作用于机体产生热是一种组织"内生热"的过程,是超声波的机械能转变为热能的过程。超声波在机体传播时,由于其机械作用,使组织质点交替地压缩和伸展出现压力差而产生热能;传播过程中,声能被组织吸收,转变成热能;超声波通过不同组织的界面(如皮下组织与肌肉交界处、肌肉与骨骼交界处)时,因波的反射而产生热。此外,超声波在体液或组织中的空化作用可产生局部高温。

2. 影响超声产热量大小的因素 主要与超声剂量、频率及介质性质有关。

(1)超声剂量:剂量越高,声强越大,热作用越强。因此临床治疗中,需不时移动声头辐射位置,以防止因局部作用时间过长、剂量过大而导致的热量过高造成损伤。

(2)超声频率:不同频率的超声波在介质内产热不同。频率愈高,穿透愈浅,吸收愈多,产热愈多。

(3)介质性质:作为超声波传播介质的各种生物组织对超声波的吸收量各有差异,产热也不同。生物组织的动力学黏滞性愈高,半价层愈小,吸收能量愈多,产热愈多。同种剂量下,骨与结缔组织产热最多,肌肉次之,脂肪与血液产热最少。不同组织的界面处产热也较多,如肌肉组织与骨组织。

3. 生物效应 超声波的温热作用能增强局部血液循环,改善局部的营养,加快新陈代谢,降低肌肉和结缔组织张力及感觉神经兴奋性,缓解痉挛及疼痛。

4. 作用特点　与高频电热疗法及其他温热疗法相比,超声波的温热作用有以下特点:

(1) 产热不均匀:不同的组织产热不一,在两种不同组织的界面上产热也不同。如,在机体内的肌腱、韧带附着处,关节的软骨面、骨皮质、骨膜等处产热较多;接近骨组织、远离声头的软组织比远离骨组织、接近声头的软组织产热更多,这在关节、韧带等运动创伤的治疗上有重要意义。

(2) 血液循环影响局部升温:超声波产生的热有79%~82%经血液循环带走,18%~21%的热由邻近组织传导散热。因此,当超声波作用于缺少血液循环的组织时,如角膜、晶状体、玻璃体、睾丸等应十分注意,以免过热而发生损害。

（三）理化作用

超声波除机械作用和温热作用,还可引发一些物理化学变化。

1. 空化作用　超声波在液态介质中传播时产生声压,当产生的声压超过液体的内聚力时,液体中可出现细小空腔,即空化现象。空腔分为稳定的空腔与暂时的空腔。稳定的空腔在声压的作用下来回振动,使空腔产生局部、单向的液体流动,形成微流。

视频:清洗物品的原理——空化作用

微流可以改变细胞膜的通透性,影响细胞膜两侧钾、钙等离子的分布,增加药物进入机体内的数量,从而起到增强药物的疗效、加速组织修复过程之作用。细胞膜两侧钾、钙等离子的变化,又可改变神经电活动,从而兴奋或抑制神经细胞。微流还可以细微改变组织形态与组织缺水的状态,引起液化反应,用于强直性脊柱炎、关节韧带退行性变等治疗。另外,微流作用于局部血管,使血流加快,改善局部的营养,促进局部炎症的消散。

2. 对 pH 的影响　超声波可使组织 pH 向碱性方面转化,缓解炎症组织局部的酸中毒,减轻疼痛,有利于炎症的修复。

3. 对酶活性、蛋白质合成的影响　超声波能使复杂的蛋白质较快地解聚为普通的有机分子,影响许多酶的活性,如可使关节内还原酶、水解酶活性增强,这在超声波治疗中起重要作用。此外,细胞线粒体、核酸对超声波的作用非常敏感,低强度超声波可使细胞内的胸腺核酸含量增加,从而影响蛋白质的合成,刺激细胞生长,促进物质代谢。

4. 对自由基的影响　在高强度的超声波作用下,组织内可生成许多高活性的自由基,加速组织内氧化还原过程。此外,还可破坏氨基酸、脱氢、分裂肽键及凝固蛋白质等,这在超声波治疗癌症中有重要意义。

二、治疗作用

超声波作用于人体组织产生机械作用、温热作用和理化作用,导致人体局部组织血流加速,血液循环改善、血管壁蠕动增加、细胞膜通透性加强,离子重新分布,新陈代谢旺盛,组织中氢离子浓度减低,pH 增加,酶活性增强,组织再生修复能力加强,肌肉放松,肌张力下降,疼痛减轻或缓解。对人体各组织器官的作用,高强度、大剂量超声波($>3W/cm^2$)起抑制或破坏作用,可造成组织形态学上的不可逆性变化;低强度、中小剂量超声波($0.1~2.5W/cm^2$)起刺激、调节作用,不引起或仅引起轻微的可逆性组织形态学变化。

（一）对神经系统的作用

神经系统对超声波非常敏感,且中枢神经敏感性高于外周神经,神经元的敏感性高于神经纤维和胶质细胞。大剂量的超声波可引起中枢神经和外周神经的不可逆的损伤。

1. 外周神经　小剂量超声波能使神经兴奋性降低,神经传导速度减慢,减轻神经的炎症反应,促进神经的损伤愈合,提高痛阈,减轻疼痛。对神经炎、神经痛等外周神经疾病具有明显的镇痛作用。大剂量超声波作用于末梢神经可引起血管麻痹、组织细胞缺氧,继而坏死。

2. 中枢神经　小剂量($0.75~1.25W/cm^2$)的脉冲超声波移动法作用于大脑可刺激细胞的能量代谢,脑血管扩张,血流加快,加速侧支循环的建立,加速脑细胞功能的恢复;作用于间脑可使心跳加快,血压升高;作用于脊髓可改变感觉、运动神经的传导,故小剂量的超声波对脑卒中、脑外伤及其他中枢神经系统疾病有一定疗效。但连续超声波、较大剂量,尤其是固定法直接作用于脑组织,则可造成不可逆的损伤。

3. 自主神经　超声波对自主神经有明显的作用,可引起皮温升高,血液循环加快。用 $1W/cm^2$ 超声波作用于星状神经节,手指皮温可上升 $3℃$;作用于腰交感神经节,可使同侧下肢远端的血液循环加快、皮温升高。因此,可通过超声波对自主神经的作用来治疗支气管哮喘、胃及十二指肠溃疡等疾病。

（二）对循环系统的作用

房室束对超声波的作用非常敏感,小剂量超声波对心电图无影响,用 $0.75\sim1.25W/cm^2$ 的脉冲超声移动法作用于心前区,可以增强心肌收缩力,扩张冠状动脉及解除血管痉挛,促进侧支循环的建立和心肌细胞的修复,使心肌梗死和冠心病患者的症状缓解;大剂量超声波造成心包膜下出血、心肌点状出血,可引起心脏活动能力及节律的改变,减慢心率,诱发心绞痛,严重时发生心律失常,导致心脏/骤停。因此,在心前区应用超声波要格外小心。小剂量超声波对血管的作用是使血管扩张,血流速度加快,血管壁通透性增加,血压下降;大剂量超声波可直接引起血管内皮肿胀,血液循环障碍。

（三）对骨骼的作用

骨骼声阻很大,对超声波吸收好。在超声波的作用下,骨膜部位由于界面反射会聚积较大能量,剂量过大时可引起骨膜疼痛。小剂量超声波(连续式 $0.1\sim0.4W/cm^2$、脉冲式 $0.4\sim1W/cm^2$)可促进骨痂生长。中等剂量超声波($1\sim2W/cm^2$)可引起骨发育不全。因此,幼儿骨骺处禁用超声波。大剂量超声波则使骨折愈合迟缓,并损害骨髓,一般认为超声波移动法大于 $3.25W/cm^2$ 的治疗剂量为危险剂量。

（四）对肌肉及结缔组织的作用

横纹肌对超声波较敏感,治疗剂量的超声波可降低挛缩肌肉的张力,使肌纤维松弛而解除痉挛;大剂量超声波可改变肌肉的形态,引起肌肉损伤。结缔组织对超声波的敏感性较差,对有组织缺损的伤口,小剂量超声波有刺激结缔组织增生的作用;中等剂量的超声波可软化消散过度增生的结缔组织,如瘢痕及增生性骨关节病等。

（五）对皮肤的作用

人体不同部位的皮肤对超声波的敏感性为:面部>腹部>四肢。在治疗剂量的超声波作用下,皮肤有轻微充血、轻微刺感及温热感,但无明显红斑,可改善皮肤营养、促进真皮再生,汗腺分泌增强,但也有少数汗腺分泌不变或减弱。用固定法或用较大剂量时,皮肤可有明显的热感及灼痛,甚至会引起表皮及真皮坏死。疼痛是超声波治疗剂量超过阈值的标志,对有皮肤感觉障碍者,应注意观察,避免皮肤灼伤。

（六）对眼睛的作用

眼睛的结构决定了它对超声波反应的特殊性。眼具有球体形态、液体成分、层次多等解剖结构特点,对超声波的作用敏感,容易产生热积聚而致损伤。小剂量超声波(脉冲式 $0.4\sim0.6W/cm^2$,$3\sim6min$)可减轻炎症反应,改善血液循环,促进炎症吸收及组织修复,刺激角膜再生,对玻璃体浑浊、眼内出血、视网膜炎、外伤性白内障等眼科疾病有较好疗效;大剂量超声波可引起结膜充血、角膜水肿、角膜上皮脱落、晶状体和玻璃体浑浊、交感性眼炎、眼底变性等。

（七）对泌尿系统的作用

肾组织对超声波的剂量具有不同的敏感性。小剂量超声波有促进肾脏组织细胞的生长,扩张肾脏血管、促进肾脏血液循环的作用;大剂量超声波可使肾脏细胞变性、坏死,毛细血管和小静脉充血、渗出、出血,甚至引起严重的尿毒症和酸中毒。

（八）对生殖系统的作用

不同性别的生殖器官及腺体,对超声波均很敏感。小剂量超声波可刺激卵巢功能,促进卵泡形成、子宫内膜蜕变周期提前,还可防止盆腔附件组织内渗出物机化,促进输卵管通畅,减少粘连,软化瘢痕,并可增加精子活动性,有利于增加受孕率,故可用于治疗由上述原因引起的不孕症;中等剂量超声波($1\sim2W/cm^2$,$10\sim15min$,作用 $1\sim2$ 次)进行抑制精子生成的实验研究较多,以探索一种男性的可逆性避孕方法;大剂量超声波则可引起卵巢及睾丸破坏性损害,使卵泡变性、精子萎缩。超声波对染色体、胚胎发育亦有影响,可以造成胎儿畸形和流产。因此,孕妇不宜做腹部超声治疗。

（九）对消化系统的作用

小剂量超声波可以促进胃肠蠕动,增加胃酸分泌;大剂量超声波可造成胃肠淤血、水肿、出血,甚至坏死、穿孔。小剂量超声波可促进肝细胞再生,改善肝脏功能,促进胆汁排出;大剂量超声波对肝脏有损害作用。

第三节　治疗技术

一、设备

(一)超声波治疗机

1. 主要结构及原理　超声波治疗机由主机和声头两部分组成。主机包括电源电路、高频振荡发生器、调制器和定时器四个主要部分。电源电路提供电功率和电压;高频振荡发生器产生振荡电压,使声头内晶体产生机械振动;调制器用以调节电压幅度,选择输出方式;定时器用以调节治疗时间。声头(超声换能器)将电磁振荡转变为超声波。在高频电压作用下,声头内压电晶体的厚薄发生规律性的变化,引起机械振动,产生超声波。常用频率有 0.8MHz、1MHz、3.2MHz;声头直径有 1cm、2cm、5cm 等多种(图7-3)。

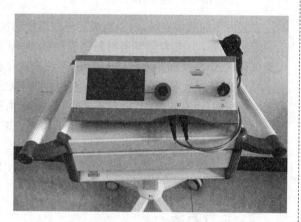

图 7-3　超声波治疗机

2. 输出形式　包括连续超声波和脉冲超声波。

(1)连续超声波:在治疗过程中,声头连续不断地辐射出声能作用于机体,此作用均匀,产热效应较大。

(2)脉冲超声波:在治疗过程中,声头间断地辐射出声能作用于机体,通断比有 1∶2、1∶5、1∶10、1∶20 等。此作用产热效应较小,既可减少在较大治疗强度超声辐射下所引起的组织过热危险,又可充分发挥超声波的机械效应(图7-4)。

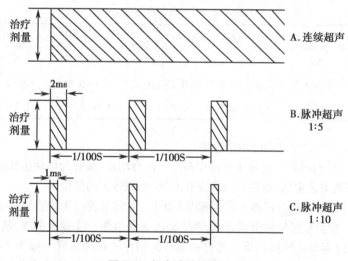

图 7-4　超声波的输出形式

(二)耦合剂

耦合剂是用于声头与皮肤之间填塞空隙,有利于超声能量通过并能防止发生界面反射的一种无污染、对人体无毒副作用液体,又称接触剂。选择的耦合剂声阻应介于声头材料与皮肤之间,以减少超声波在皮肤界面的反射消耗。常用耦合剂有煮沸过的水、液状石蜡、甘油、凡士林、蓖麻油,还有按一定比例配制的各种复合乳剂(水、油、胶的混合物)、液体凝胶等,以适应临床不同的用途(图7-5)。

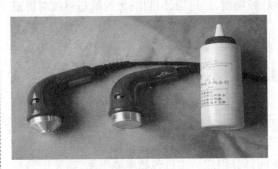

图7-5 声头、耦合剂

（三）辅助设备

辅助设备是为超声波的特殊治疗或操作方便而配备的附件，其种类有：

1. 水槽 用于水下法超声波治疗。水槽的材料可为木质、塑料、金属、玻璃和陶瓷等。水槽的容积应能容纳治疗的肢体和声头，保证治疗部位和声头均能浸在水中。

2. 水枕、水袋 当治疗体表凹凸不平时，应用水枕、水袋进行超声波治疗。水枕、水袋用塑料或薄橡皮膜制成，灌入经煮沸而去除气体的温开水，密封时注意袋内不能残留空气，以免造成超声波能量的反射损耗。治疗时水袋放置在声头与皮肤之间。

3. 水漏斗 用塑料等坚实材料制成，治疗时漏斗小口朝下放置在治疗部位，紧贴皮肤，漏斗中加入无气体水，声头从漏斗大口放入漏斗，声头表面浸在水中。漏斗用于小部位或体腔的超声波治疗。

4. 反射器 水下治疗时，可用反射器改变声束投射方向，以作用于声头不易直接投射的部位。反射器有平面的，也有凹面的，后者不仅可以改变声束投射的方向，而且有聚焦功能。

5. 凹镜和透镜 可将超声波能量集中于某一部位，聚焦焦点处能量巨大，产生高能量超声波，可用于肿瘤治疗或其他特殊治疗。

6. 声头接管 用与声头表面相同的材料制成，上端紧接声头，下端紧贴皮肤，用于小部位的超声波治疗。

二、治疗方法

超声波疗法有常规剂量治疗法、综合治疗法、大剂量治疗法三种，康复医学科常用的是前两种。

（一）常规剂量治疗法

超声波常用治疗强度一般小于 $3W/cm^2$，可分为三种剂量：$0.1\sim1W/cm$ 为小剂量；$1\sim2W/cm^2$ 为中等剂量；$2\sim3W/cm^2$ 为大剂量。在实际应用中多采用低、中等剂量，不同的治疗方法其强度等级也有不同，脉冲法、水下法、水枕法时剂量可稍大。见表7-4。

表7-4 超声波强度等级表

治疗方法	固定法			移动法		
强度等级	低	中	高	低	中	高
连续式 W/cm^2	$0.1\sim0.2$	$0.3\sim0.4$	$0.5\sim0.6$	$0.5\sim0.8$	$1.0\sim1.5$	$1.2\sim2$
脉冲式 W/cm^2	$0.3\sim0.4$	$0.5\sim0.7$	$0.8\sim1.0$	$1.0\sim1.5$	$1.5\sim2$	$2\sim2.5$

主要治疗方法有直接治疗法和间接治疗法。

1. 直接治疗法 是指将声头直接压在治疗部位上进行治疗，又分为移动法和固定法两种。

（1）移动法：该法最为常用，适用于治疗皮肤平坦、面积较大的部位。

治疗方法：①连接插线，检查仪器。②了解患者病情，询问患者有无禁忌证。③患者取舒适体位，充分暴露治疗部位。在治疗部位涂上耦合剂，声头轻压接触身体。④接通电源，调节治疗模式、频率、时间及剂量后，在治疗部位作缓慢往返或回旋移动开始治疗。移动速度一般为 $2\sim3cm/s$。治疗中注意添加耦合剂，保持声头与皮肤紧密接触。治疗剂量常用中小剂量，连续式为 $0.5\sim1.2W/cm^2$，脉冲式为 $1.0\sim2.0W/cm^2$。治疗时间每次 $5\sim10min$，大面积移动时可适当延长至 $10\sim15min$。⑤治疗结束时，将超声输出调回"0"位，关闭电源，移开声头，清洁治疗部位和声头，并将声头消毒后放置在声头架上。⑥一般急性病 $5\sim10$ 次为一个疗程，慢性病 $10\sim15$ 次为一个疗程，每日或隔日1次，疗程间隔 $1\sim2$ 周。如需治疗 $3\sim4$ 个疗程者，第2个疗程以间隔时间应适当延长。

（2）固定法：此法适用于治疗痛点、穴位、神经根和病变很小的部位。

治疗方法：①连接插线，检查仪器。②了解患者病情，询问患者有无禁忌证。③患者取舒适体位，充分暴露治疗部位。在治疗部位涂上耦合剂,声头轻压接触身体。④接通电源,调节治疗模式、频率、时间及剂量后,固定在治疗部位开始治疗。治疗剂量宜小,常用超声强度为 $0.1\sim0.5W/cm^2$,其最大量约为移动法的1/3。治疗时间每次 $3\sim5min$。治疗过程中应注意治疗部位是否过热,以及患者是否出现强烈的温热刺激或疼痛反应,一旦出现应立即降低强度或移动声头,避免发生灼伤。关机操作步骤与移动法相同。

2. 间接治疗法 指声头通过水、水袋等介体或辅助器,间接作用于治疗部位的一种治疗方法,又分为水下法和辅助器治疗法两种。

(1)水下法:是在水中进行超声波治疗的一种方法,声头应有防水装置。此法的优点是超声波不仅能垂直且能倾斜呈束状辐射到治疗部位,还可通过水使超声波传导完全,常用以治疗表面形状不规则、局部剧痛、不能直接接触治疗的部位,如肘、腕、手指、踝、足趾关节、开放性创伤、溃疡等(图7-6)。

治疗方法:①将声头与患者手、足等治疗部位浸入 $36\sim38℃$ 温开水中,声头距治疗部位 $1\sim5cm$。②接通电源,调节治疗时间及输出剂量,声头固定或作小范围缓慢移动。③其余操作步骤与直接治疗法的移动法相同。

(2)辅助器治疗法:对于某些部位如眼部、面部、颈部、脊柱、关节、阴道、前列腺、牙齿等不平之处,必须借用水枕、水袋等辅助器与治疗部位紧密接触,使治疗部位上所有不平之处均得到超声治疗。

治疗方法:①在水枕或水袋与皮肤及声头之间均涂以耦合剂,将声头以适当压力置于水枕或水袋上。②接通电源,调节治疗时间及输出剂量,声头固定。③治疗剂量、时间、疗程、关闭电源顺序与直接治疗法的固定法相同。

也可用塑料等材料制成漏斗,内盛经煮沸而去除气体的温开水,将漏斗的小口端置于治疗部位,声头放入大口内;接通电源,调节治疗时间及输出剂量;余同直接治疗法的固定法相同(图7-7,图7-8)。

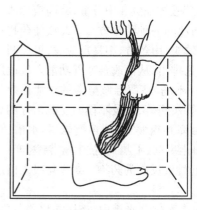

图7-6 水下法

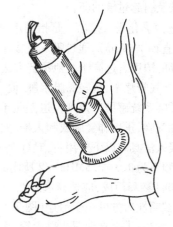

图7-7 水枕法

(二)超声综合治疗法

将超声波治疗与其他物理因子或化学治疗技术相结合,共同作用于机体以治疗疾病,从而达到比单一治疗更好的疗效,这种联合方法称为超声综合疗法。包括:超声-电疗法、超声药物透入疗法、超声雾化吸入疗法。其中超声-电疗法有超声低频电疗法(包括超声-间动电疗法、超声脉冲电疗法)和超声中频电疗法(包括超声调制中频电疗法、超声干扰电疗法、超声音频电疗法等),在此重点介绍超声-间动电疗法、超声药物透入疗法和超声雾化吸入疗法。

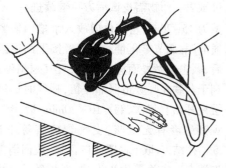

图7-8 水漏斗法

1. 超声-间动电疗法 是指同时应用超声与间动电流作用于人体,以治疗疾病的一种治疗方法。

临床常用的超声-间动电治疗仪能同时或分别输出超声与间动电,超声强度一般为 $0.5W/cm^2$,脉冲频率 50Hz,通断比 1∶1;间动电主要用密波(DF),而不用直流电成分。超声-间动电疗法具有以下作用特点:①止痛作用因两种物理因子的综合而加强,显效快。②用移动法可克服间动电流作用范围小的弱点,随着超声声头的移动而扩大治疗范围。③声头在病变区移动时,常出现局限的感觉过敏区和特征性带条状皮肤发红区,沿此区治疗,可获得较好疗效。

治疗方法:①协助患者暴露治疗部位,涂以耦合剂。②接通电源,超声声头接阴极(作用电极),将间动电阳极(非作用电极)固定在机体的相应部位,一般治疗上肢时置于肩胛间区,治疗下肢时置于腰骶区。③先将声头紧贴于治疗部位,调节超声输出强度至合适剂量(固定法 $<0.5W/cm^2$、移动法 $0.5\sim1.5W/cm^2$),再调节间动电输出至合适剂量,一般治疗 5~10min。④治疗结束时,先关间动电输出,再关超声波输出。⑤取下电极与声头,关闭电源。⑥擦净声头与皮肤上的耦合剂,并用75%乙醇棉球消毒声头。

2. 超声药物透入疗法　超声药物透入疗法又称声透疗法,是将药物加入耦合剂中,利用超声波的弥散作用将药物经体表透入人体内的一种治疗方法。也可根据药物性能配成水剂、乳剂或油膏等作为耦合剂,此法兼有超声和药物的综合作用。超声药物透入疗法具有以下作用特点:①不仅能将药物透入体内,还可保持原有药物性能,超声波和药物的综合作用使治疗效果得到加强。②可将整个药物分子透入体内,所用药源较广,不限于电离和水溶物质。③声透疗法与直流电导入不同,不存在极化问题,无电刺激现象,不发生电灼伤,操作简便。④声透疗法的缺点是药物透入体内的剂量和深度不易测定,影响药物透入的因素及超声对药物的影响等尚需进一步研究。

治疗方法:①超声药物透入疗法与一般的超声疗法方法相同,所不同的就是把药物加入耦合剂中(水剂、乳剂或油膏等)。②治疗时多采用直接治疗法,超声强度:固定法 $<0.5W/cm^2$、移动法 $0.5\sim1.5W/cm^2$,治疗时间为 5~10min。③目前常用药物有维生素 C、水杨酸、氢化可的松、呋喃西林及其他抗生素、普鲁卡因等麻醉药、丹参等活血化瘀的中药、消炎止痛软膏和瘢痕软化剂等,应避免使用强烈刺激皮肤及引起过敏的药物。

3. 超声雾化吸入疗法　是指利用超声波的空化作用,使液体在气相中分散,将药液变成微细的雾状颗粒(直径 1~8μm),通过吸入直接作用于呼吸道局部病灶的一种治疗方法。此法使药物在呼吸道病变局部的浓度远远高于其他给药方法,对呼吸道疾病疗效快、用药省、不良反应少,可控制支气管炎症、解除支气管痉挛、减轻黏膜水肿、促进支气管分泌物液化排出,从而改善通气功能。故适用于各种急慢性呼吸系统感染以及呼吸道湿化不足、痰液黏稠、排痰不畅、痉挛性咳嗽等的对症治疗。但禁用于自发性气胸、重度肺囊肿或肺大疱、大量咯血、严重心血管疾病等,以及不能耐受此治疗的患者。超声雾化吸入法具有以下作用特点:①所用的超声雾化器由高频振荡器、超声换能器、水槽、雾化罐构成,常用频率为 1.3~2.5MHz。②所用的雾化液由药物(如化痰剂、平喘剂、抗生素、激素等)加生理盐水 20~30ml 稀释而成,应选择水溶性、无毒、无刺激、不引起过敏反应的药物。③雾化吸入前应做药敏试验,皮试阴性后方可用于治疗(图 7-9)。

治疗方法:①消毒面罩或口含管,将冷蒸馏水 250ml 加入雾化器水槽内,连接雾化器各部件备用。给多位患者连续治疗时应注意槽中水位,并及时添加。②了解患者病情,询问患者有无禁忌证及药物过敏史。药物需皮试后方可继续进行。③将所需吸入的雾化液放入雾化罐中,一般成人约为 30ml,儿童为 15~20ml,将雾化罐放入水槽内嵌紧。④接通电源,调节雾化量。给患者接上面罩或口含管后,嘱患者做慢而深的呼吸,吸气末稍停片刻,以利于药物在呼吸道深部停留,呼气时尽量用鼻腔缓慢呼出。每次治疗 10~20min,治疗中应密切观察患者有无呛咳、支气管痉挛等不适反应。⑤治疗结束,取下面罩或口含管(放回消毒液中浸泡消毒),先关雾化开关,再关电源开关并拔除电源。⑥每日治疗 1~3 次,7~10 次为一个疗程,雾化量:如以开放式面罩计,耗水量为 1~3ml/min,

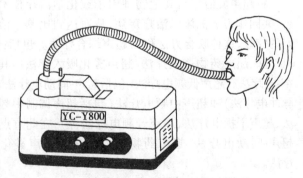

图7-9　超声雾化吸入疗法

幼儿不超过 1ml/min。⑦注意:消毒面具和螺纹管应消毒后再给下一人用,最好一人一套,防止交叉感染。每日工作结束后,面具和螺纹管浸泡消毒 30min 后晾干备用,倒去剩余雾化液及槽内余水,清洁雾化罐及水槽。

(三)大剂量超声治疗法

应用大剂量即损伤性剂量超声波作用于机体,以治疗疾病的一类方法叫大剂量超声治疗法。在一般的超声治疗中,$2\sim3W/cm^2$ 为大剂量超声;但此处的大剂量超声治疗法,其剂量远超普通治疗量,主要是指具有损伤性剂量的超声治疗法,包括超声治癌、超声碎石、超声外科-超声手术刀等。

1. 超声治癌　超声波可增强 X 线和化学药物对肿瘤细胞的杀伤力,高强度超声波可直接杀死癌细胞。

(1)超声热效应治疗癌症:超声热治疗联合放疗、化疗比单一放疗或化疗的效果好,患者受到表面灼伤的不良反应小,但无损测温问题是限制该项超声治癌技术发展的一个主要因素。

(2)聚焦超声波疗法:利用凹镜和透镜将超声能量聚焦于某一部位,利用焦点处产生的巨大能量,进行肿瘤治疗或其他特殊治疗。聚焦超声波的辐射方向可随超声透镜而发生变化,利用其产生的焦点,作用于特定的部位,可产生巨大的组织破坏作用,而对超声波所穿过的组织则不会造成损害。实际应用的超声频率为 1000kHz,焦点处超声波强度可达 $500\sim2000W/cm^2$,作用时间多采用 1s 左右,用于颅内肿瘤、内耳肿瘤的治疗。

2. 超声碎石　利用大功率超声波作用于人体,把体内结石(如肾、输尿管、膀胱及胆囊结石等)粉碎后,使结石碎粒排出体外的治疗方法,为超声碎石疗法。由于技术上的原因,超声碎石进展缓慢,目前临床上应用的体外碎石技术主要是冲击波碎石技术,冲击波碎石所用的振动波频率一般低于 20kHz,已不属于超声波的范畴,但该技术的发生原理和作用形式与超声波类似。

3. 超声外科　利用高强度的超声波对组织产生的破坏作用,代替手术刀切除病变组织的治疗方法,为超声波外科疗法。其与传统外科手术相比:毋需开刀、不留瘢痕、创伤小、恢复快,其临床应用尚在探索、试用、总结阶段。

第四节　临床应用

一、适应证

1. 软组织/关节损伤或磨损　软组织扭挫伤、肌肉劳损、冻伤、冻疮、半月板损伤、髌骨软化症、骨折、颞颌关节功能紊乱等。

2. 炎症

(1)急性炎症:急性乳腺炎、急性脊髓炎。

(2)慢性炎症:腱鞘炎、骨关节炎、肩周炎、强直性脊柱炎、肱骨外上髁炎等关节类疾病性炎症;前列腺炎、慢性胃炎、胆囊炎、消化性溃疡、盆腔炎性疾病、附件炎、鼻窦炎、乳突炎等脏器相关性疾病的炎症;脊髓灰质炎、神经性皮炎等神经性炎症疾病;肢体溃疡、蛛网膜炎、慢性支气管炎、外阴瘙痒、瘙痒症、睑板腺囊肿等其他炎症性疾病。

3. 疼痛　三叉神经痛、坐骨神经痛、肋间神经痛等神经性疼痛;腿痛、腰痛、幻肢痛等肢体性疼痛;痛经等。

4. 痉挛、瘢痕、结节性疾病　雷诺病、注射后硬结、硬皮病、瘢痕组织、阴茎硬结、附睾淤积症等。

5. 慢性疾病　颈椎病、腰椎间盘突出症、支气管哮喘、便秘、冠心病、高血压病、器质性痴呆、癫痫、耳鸣、耳聋、玻璃体浑浊、青光眼、白内障、脊髓损伤、脑卒中和脑外伤后遗症等。

6. 结石或恶性肿瘤(大剂量)　尿路结石、肾结石、胆结石、恶性肿瘤等。

7. 其他类疾病　颞颌关节功能紊乱、面神经麻痹、血肿机化等。

文档:超声波疗法与电疗法的异同点

笔记

二、禁忌证

1. 恶性肿瘤(超声治癌技术除外)、高热、出血倾向、消化道大面积溃疡、体质极度虚弱者。
2. 活动性肺结核、严重支气管扩张。
3. 化脓性炎症、急性败血症。
4. 严重心脏病的心前区和交感神经节及迷走神经部位、心绞痛、心力衰竭、置入心脏起搏器或心脏支架者。
5. 血栓性静脉炎、多发性血管硬化。
6. 高度近视患者的眼部及其邻近区域。
7. 放射线或放射性核素治疗期间及之后的半年内。
8. 孕妇的下腹部和腰骶部、小儿骨骺部禁用。
9. 感觉异常的局部慎用。
10. 脑组织附近禁用大剂量超声。

三、注意事项

1. 熟悉仪器性能,定期测定超声波治疗仪输出强度,确保超声波治疗的剂量准确。
2. 治疗前应先排除感觉障碍患者,并检查治疗部位感觉有无异常。
3. 治疗时,声头必须通过耦合剂紧密接触皮肤或浸入水中,方能调节输出,切忌声头空载或碰撞,以防晶体过热损坏或破裂。
4. 移动法或固定法治疗时,耦合剂应涂抹均匀,声头应紧贴皮肤,声头与皮肤之间不得留有任何细微间隙,并注意及时补充耦合剂;水下法或水袋法治疗时,应采用温开水缓慢灌入,气体要尽量排除干净,水中及皮肤上不得有气泡。
5. 移动法治疗时,声头要均匀移动,勿停止不动,以免引起疼痛反应或皮肤灼伤;固定法治疗时或皮下骨突出部位治疗时,超声强度宜<0.5W/cm^2。
6. 治疗过程中,不得卷曲或扭转仪器导线;应密切观察患者反应以及仪器的工作状态。如患者感觉疼痛或有烧灼感时,应减小强度或立即停止治疗,找出原因并予以纠正。
7. 治疗结束时,将超声输出调回"0"位,关闭电源后方可将声头移开,并将声头清洁后放置于安全稳定的支架上,防止声头跌落。
8. 治疗仪器连续使用时,应注意仪器和声头的散热,如有过热应暂时停机一段时间,避免烫伤患者或损坏仪器。
9. 应注意不能用增大强度来缩短治疗时间,也不能用延长时间来降低治疗强度。
10. 头部、眼睛、生殖器等部位治疗时,剂量应严格把握。
11. 治疗人员应注意自我保护,如声头握柄无超声屏蔽设计,不要直接手持声头为患者进行治疗,声头握柄上要用网套保护或戴双层手套操作,避免过量超声波引起疼痛。
12. 进行胃肠治疗时,治疗前患者应饮温开水300ml左右,坐位进行治疗。
13. 超声药物透入疗法,禁用患者过敏和对声头有腐蚀性的药物,慎用对皮肤有刺激的药物。
14. 超声雾化吸入疗法,雾化液必须当日新鲜配制,所用药物应无毒、无刺激、不引起过敏反应;饭后或体力劳动后1.5h内一般不做超声雾化吸入治疗。

本章小结

　　本章主要讲述了超声波疗法的概念、物理特性、治疗原理、治疗技术及临床应用。学生应重点掌握临床常用超声波疗法的概念、超声波常规剂量治疗方法及临床应用,熟悉其物理特性、治疗原理和治疗作用,切实为临床工作提供保障。本章内容在编写过程中参考了执业考试大纲的相关内容及要求,能够满足学生的考试需要。

(田　玲)

思考题

1. 试述超声波治疗时声头移动的意义。

2. 2d 前 10 岁患童从床上跌下,造成锁骨骨折,采取后 8 字绷带固定保守治疗,现仍然有些肿胀。

(1) 若选用通断比 1∶5,移动法的超声波治疗,请问用 1MHz 还是 3MHz 的频率治疗? 小剂量是多少 W/cm²?

(2) 试述超声波疗法的生理作用。

(3) 请说出该病例使用超声波的注意事项(至少 5 条)。

扫一扫,测一测

思路解析

08章 PPT

学习目标

1. 掌握　磁疗法分类及临床操作技术、不同磁疗法的特性及治疗作用。
2. 熟悉　各种磁疗法的适应证、禁忌证及注意事项。
3. 了解　各种磁疗法的治疗原理。
4. 具有基本医疗思维与素养,能规范地开展磁疗法的各项诊疗活动;能正确使用、管理常用器械、仪器、设备,对治疗中可能出现的问题能及时处理。
5. 能与患者及家属进行沟通,开展健康教育,指导患者在治疗前进行康复锻炼;能与相关医务人员进行专业交流与团结协作开展医疗工作。

病例导学

患者,男性,58 岁,以"摔伤致左小腿肿痛功能障碍 2 个月余"就诊。患者 2 个月前不慎跌倒致左下肢畸形、疼痛伴不能站立及行走。DR 检查示:左胫、腓骨远端骨折。给予左下肢石膏托固定等骨科常规治疗。一天前行 DR 检查提示:骨折处未见明显骨痂生长,骨折对位对线不良。查体:左下肢疼痛不明显、远端仍有畸形,左小腿及以下仍有肿胀。

问题与思考:

1. 如何对该患者进行康复治疗?
2. 为该患者制订出合理的康复治疗目标及康复治疗方案。

第一节　概　　述

磁场疗法(magnetotherapy)简称磁疗,磁疗法有着悠久的历史,在公元前 190 年,扁鹊就曾用磁石做枕,为秦穆公治疗偏头疾。公元 450 年希腊也有运用磁石治疗手足痛、风湿、下肢浮肿的记载。近年,随着磁性材料和生物磁学研究的发展,磁场疗法的应用得到了进一步拓展,成为康复治疗中较常用的物理治疗方法。

一、概念

磁场疗法是一种利用磁场作用于人体穴位或患处、局部或者全身,以达到治疗疾病的物理治疗方法。磁场作用于人体,可影响体内电流分布、电荷的运动、膜系统的通透性和生物高分子的磁矩取向等,使组织细胞的生理、生化过程发生改变,产生消炎消肿、镇静镇痛、降血压、促进血液及淋巴循环、提高骨密度等作用。

二、物理特性

（一）磁体的特性

1. 磁体　能吸引铁、镍、钴和其他某些合金的物体。

2. 磁性　磁体能将周围的铁、钴、镍等物质吸附的性质叫磁性。

3. 磁极　磁体中磁性最强的部分称为磁极,其中一极为南极(S极),另一极为北极(N极)。磁极之间具有同性相斥、异性相吸的特性。

4. 永磁体　磁性材料在去掉磁场后仍长期保持磁性者为永磁体。

（二）磁场的特性

1. 磁场　磁铁对与它接触或间隔一定距离的磁性物质表现出相吸或相斥的作用,这种磁体所及的范围称为磁场。其基本特征是能对其中的运动电荷施加作用力。

2. 磁力线　描述磁场分布情况的曲线称为磁力线。通常以磁力线的疏密程度反映磁场强度的大小。规定磁体周围的磁力线方向,从北极出来,通过空间进入南极;磁体内部从南极回到北极。磁体内外的磁力线形成一闭合曲线。磁力线符合同性相斥、异性相吸的特性。

3. 磁场方向　规定小磁针的北极在磁场中某点所受磁场力的方向为该磁场的方向。磁体外表现为磁力线的切线方向或放入磁场的小磁针在静止时北极所指的方向。

4. 磁场强度　真空磁场中,磁场的强弱用磁场强度(H)来表示。磁场中某点的磁场强度在数值上等于在该点上单位磁极所受的力,单位为"安培/米"(A/m)。

5. 磁通量　通过某一截面积的磁力线总数,用 φ 表示,单位为韦伯(Wb)。

6. 磁感应强度　在电流的磁场中,放进磁介质,在原磁场强度的基础上,又附加了一个因磁介质磁化所产生的另一个磁场强度,称为磁感应强度,用 B 表示,单位为特斯拉(T)。在讨论磁疗法的治疗剂量时,通常采用后者。

（三）磁性材料

1. 磁导及磁阻　磁力线从北(N)极到南(S)极的途径称为磁路。在磁路中导磁的力量称为磁导,而阻止磁力线通过的力量称为磁阻。磁导率(μ)反映了不同物质的磁性大小,即不同物质被磁化的程度。真空时 μ=1。按磁导率大小的不同可将物质分成三大类:

（1）顺磁质:磁导率略大于真空,即 μ>1。如空气、铝、铂、锂、镁、氧、硬橡胶等。

（2）反磁质:磁导率略小于真空,即 μ<1。如水、铍、铋、锑、水银、玻璃等。

（3）铁磁质:磁导率很大,即 μ 远大于 1。在外加磁场作用下极易被磁化,是良好的磁性材料,如铁、镍、钴、磁性合金等。

人体组织多属反磁质,也有少数顺磁质如自由基等。人体的磁导率近于 1,即 μ≈1。

2. 软磁材料和硬磁材料

（1）软磁材料:容易被磁化,也容易失去磁性的材料。它们可得到较强磁场,适用于作电磁铁和继电器的铁芯。如纯铁、铁镍合金等。

（2）硬磁材料:外加磁场撤去后,仍保留较强的磁性,磁性不易消除。它们适用于制造永磁电机和永磁扬声器等。如碳钢、钨钢、铝镍钴合金等。

三、磁场的分类

根据磁场强度和方向是否发生变化,磁场可分为静磁场和动磁场两种。

1. 静磁场　磁场的大小和方向不随时间改变而变化的为静磁场,又称恒定磁场。如磁片或电磁铁通直流电时产生的磁场。

2. 动磁场　磁场的大小和方向随时间改变而变化的为动磁场。常见的动磁场包括:交变磁场、脉冲磁场和脉动磁场。

（1）交变磁场:如工频磁疗机和异极旋转磁疗器产生的磁场。

（2）脉冲磁场:磁场强度随时间变化突然发生、突然消失,两个脉冲之间有间隙的磁场称为脉冲磁场。

（3）脉动磁场：磁场强度随时间变化而变化,但方向不变的磁场称为脉动磁场。如同极旋转磁疗机、电磁铁通以脉动直流电和磁按摩器产生的磁场。

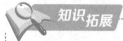

知识拓展

电磁场的发现

磁疗的理论基础是电场和磁场之间可以互相转换。这一现象的发现主要归功于法拉第、麦克斯韦及赫兹 3 人的工作。

1831 年法拉第首先以实验的方式发现：当磁棒插入导线圈时,导线圈中就产生电流。这表明,在电和磁之间存在着密切的联系。同年,法拉第把这种现象命名为"电磁感应现象"。1856 年麦克斯韦在《论法拉第力线》一文中以数学方式描述了法拉第的实验观测结果。1861~1862 年麦克斯韦在他发表的《论物理力线》中以数学模型的方式解释了静电和静磁的作用,以及变化的电场与磁场的关系。1865 年麦克斯韦提出了一组偏微分方程来表达电磁现象的基本规律,是经典电磁学的基本方程。1887 年德国物理学家赫兹用实验证实了电磁波的存在,并测定电磁波的速度等于光速。

爱因斯坦盛赞法拉第、麦克斯韦和赫兹的工作是"牛顿力学以来物理学中最伟大的变革"。

第二节　治疗原理及治疗作用

一、治疗原理

磁性物质和磁场对机体的生理功能都有一定的作用和影响。已证实,磁性物质、磁场对生物体的分子、细胞、系统等各个层次都有不同的影响。

（一）磁场对分子的影响

1. 对核酸分子的影响静磁场可能影响细胞内 DNA 分子中的氢键,或许导致细胞内 DNA 出现点突变。

2. 对酶分子的影响磁场会引起酶分子构象变形或者扭曲,使其活性中心暴露或者内包,从而影响酶的活性和代谢过程。静磁场能提高超氧化物歧化酶（SOD）的活性,增强机体抗氧化及清除体内自由基的能力,降低细胞的氧化损伤。

（二）磁场对细胞的作用

细胞内有水分子、生物小分子、电子和原子及许多带金属活性中心基团的酶,这些物质在参与细胞间物质的转运、信息的传递等活动中,多伴有电荷的运动。当电荷的转移运动受到磁场的作用时,其正常运动轨迹会受到影响及破坏。

实验研究发现,生物机体对电磁场作用的反应中细胞膜发挥主要作用。电磁场作用的初始位点是细胞膜,使膜表面蛋白质分子产生电泳作用。改变膜表面的电荷分布,调节受配体结合,激活信号传导系统,影响细胞膜上离子通道的电特性,最终导致细胞生命活动的改变。

中等强度的静磁场可使细胞膜发生形变,影响细胞膜上电压门控通道的特性,影响通道的物理特性,进一步影响与通道有关的各项细胞活动。脉冲电磁场可使细胞膜在强电场的作用下形成"微孔",细胞膜上的"微孔"在电磁脉冲的刺激下逐步扩大,形成离子可以通过的穿膜通道,离子流动进而影响细胞功能。在低场强作用下,"微孔"的形成是可逆的；但在高场强作用下,当细胞膜的跨膜电位达到 0.5~1V 并且持续数微秒至数毫秒,即可导致电穿孔效应,严重的可致细胞永久性损伤。

此外,低频脉冲电磁场能够刺激某些细胞因子持续恒定地分泌,广泛影响神经细胞、骨细胞、软骨细胞、内分泌细胞与成纤维细胞；可作用于第二信使,调节细胞增殖分化,并可引起细胞功能发生改变。

（三）磁场对神经系统的作用

磁场对中枢系统神经元既有抑制作用,又有兴奋作用,其中抑制作用占主导地位。中枢神经系统中尤其是丘脑下部和大脑皮质对磁场作用最敏感。实验表明,在静磁场的作用下,皮质及下丘脑的诱发电位的振幅增高,出现多相诱发电位变化,并且磁场强度越强,其作用越强;而动磁场可增加大脑半球神经元之间的协调性,用于治疗神经衰弱。

动物研究表明:中等强度的磁场可以改变中枢神经系统的功能,极低频的磁场可影响神经细胞的生存和死亡,脉冲磁场可在大鼠身上起到止痛作用,而且没有副作用,可类同吗啡起到缓和作用。脉冲磁场可明显提高脑梗死大鼠的神经功能。减小大鼠脑梗死灶的面积,且使梗塞软化灶显著减小。重复性磁刺激后,体外培养的海马神经元的形态无明显变化,但细胞活力及抗氧化能力明显提高。对大鼠海马神经元不会造成明显损伤,产生了神经保护作用。

实验研究证实,低频脉冲电磁场对神经损伤后的修复和再生具有促进作用。这可能与以下因素有关:促进轴索再生;促进施万细胞增殖及髓鞘再生;加速神经细胞体 RNA 转录和蛋白质的合成、连接,提高轴浆运输速度,减少轴索中胶原的含量,改善血液循环。此外,低频脉冲电磁场对自主神经有调节作用。磁场还可使动静脉毛细血管径扩大、外周阻力降低,改善微循环功能;其刺激可通过神经反射作用于全身。

（四）磁场对运动系统的作用

1. 对骨的作用　磁场能加速受损骨结构的修复与愈合;磁场刺激可以促进骨生长因子的生成、成骨细胞的增殖以及细胞外基质的形成、成熟及矿化。

磁场促进骨愈合已被实验所证实,但其作用机制目前尚不完全明确。可能有:在磁场作用下,成骨细胞膜发生变形,致细胞膜上的离子通道、离子泵等的功能发生改变,从而产生生物学效应。磁场通过活化钙离子依赖蛋白激酶,改变钙离子水平,从而调控包括细胞周期素在内的核内因子,促进成骨细胞增殖。磁场是通过作用于细胞膜上的受体,激活细胞内环磷酸腺苷（cAMP）系统,而后触发磷酸化信号放大效应,在活化酶系统刺激下,对骨细胞产生生理反应,促进其增殖分化。在磁场作用下,机体血管扩张,血流加快,改善了局部血液循环,促进渗出物及水分的吸收,为骨折端愈合提供必要营养物资及细胞生长因子和运送代谢产物的功能。

2. 对关节的作用　磁场刺激可减少退行性骨关节炎患者表层软骨的缺损,延缓关节软骨结构的退化,促进软骨损伤的修复;可促进Ⅱ型胶原蛋白分泌并减少其分解,使关节软骨对应力的反应恢复正常;体外实验中,磁场刺激可促进关节软骨内软骨蛋白的产生;可能通过促进软骨细胞内遗传物质的合成和代谢,促进软骨细胞生长;还可促进肌腱组织中多种氨基酸及胶原蛋白合成,加速肌腱组织愈合。

（五）磁场对心血管系统的作用

1. 对心脏的作用　动物实验表明,磁场对正常心脏无明显影响。但对病变的心脏,可增强左室收缩功能;预防心肌及肝脏发生脂肪变性。旋转磁场有调整心律的作用。此外,磁场可使乙酰胆碱降低心率的作用减轻,亦可对抗注射阿托品后心率加快的作用。

2. 对血管的作用　磁场可改善血管张力,使血管扩张,血流加快,改善微循环。磁场还可以促进血管内皮细胞增殖、迁移;促进内皮细胞分泌血管内皮细胞生长因子、成纤维细胞生长因子,从而促进内皮修复和血管再生;磁场通过影响高脂血症患者脂蛋白的代谢,降低血脂水平,减少胆固醇和甘油三酯进入血管内皮下沉着的机会,减轻了高血脂状态下对血管壁的损害;并能抑制主动脉内壁粥样斑块的形成,延缓动脉粥样硬化病变的进展;磁场还可改善血管舒缩功能,并改善血液循环。

（六）磁场对血液系统的作用

磁场可降低血液黏度,改善血液流变特性,促进血液循环。这可能与下列因素有关:磁场作用加快红细胞的电泳速度,增大表面电荷密度,使细胞之间的相互排斥性增加,促进红细胞聚集体解聚。动物实验表明:磁场能显著降低小鼠红细胞脆性,具有保护红细胞的作用。

（七）磁场对内分泌系统的作用

动物实验表明,磁场可激活下丘脑-垂体-肾上腺系统,使其分泌物的合成与释放增加,提高皮质醇浓度;还可引起大鼠松果体细胞超微结构改变;对大鼠垂体前叶内分泌细胞结构造成损伤,其主要受损细胞器为线粒体和粗面内质网;其还可引起大鼠肾上腺皮、髓质细胞超微结构变化,且逐渐加重。

（八）磁场对消化系统的作用

磁场可以增加肠黏膜上皮细胞膜上 ATP 酶及胆碱酯酶活性,促进肠黏膜上皮细胞对水分、葡萄糖等物质的吸收。同时,可降低肠蠕动的频率,使肠道分泌减少、蠕动减慢。而在一定的磁场作用下,可以增强胃肠生物电活动,加快胃肠蠕动,促进胃肠吸收。

二、治疗作用

(一)止痛作用

磁场有明显的止痛作用。磁疗常用于治疗各种疼痛:软组织损伤痛,神经痛,炎症性疼痛,内脏器官疼痛和癌性疼痛等。磁疗止痛作用的机制可能是多方面的:磁场可抑制神经的生物电活动,降低末梢神经的兴奋性,阻滞感觉神经的传导,提高痛阈;而且磁场能改善血液循环,可减轻因缺血、缺氧及水肿后,因致痛物质聚积而发生的疼痛;此外,磁场还可提高致痛物质水解酶的活性,使缓激肽、组胺、5-羟色胺等致痛物质水解或转化,达到止痛目的。

静磁场的止痛作用较动磁场持久,但起效较慢。磁疗对定位明确的浅表部位疼痛疗效较好,对定位不明确的某些内脏疾患引起的疼痛和牵涉痛有一定疗效,但对灼性神经痛疗效较差。

(二)消炎、消肿作用

磁场有一定的消炎作用,这与磁场改善微循环、消肿、止痛和促进免疫反应等有关。无论对急性炎症还是慢性炎症,感染性炎症或非感染性炎症,磁场均有较好的治疗效果。

磁场可使局部血管扩张、血流加快,可促进渗出物的吸收与消散,从而使肿胀减轻或消除;另一方面,磁场降低毛细血管的通透性,从而减少渗出,利于肿胀的减轻。磁疗对软组织损伤、外伤性血肿、冻伤、烫伤、炎症等有明显消肿止痛的作用。

(三)镇静作用

静磁场镇静作用较动磁场强。磁场可改善睡眠状态,延长睡眠时间,缓解肌肉痉挛,减轻面肌抽搐等。这可能与磁场对中枢神经系统的抑制作用强于兴奋作用有关。

(四)促进骨折愈合作用

磁场可改善骨折部位的血液循环,增加局部组织的血液供应,从而促进骨折的愈合。动磁场产生的微电流直接促进成骨细胞和软骨细胞的生长,并抑制破骨细胞活性,达到促进骨折愈合的作用。低频脉冲电磁场不仅可刺激并增加骨组织钙化的数量和质量,加速骨痂的形成,缩短骨折愈合时间,而且还防止假关节和肥大骨细胞的形成。低频脉冲电磁场不仅用于治疗骨不连或骨迟缓愈合,也可用于治疗新鲜骨折;它还能改善骨密度、骨生物力学性能和骨结构,因而对骨质疏松有明显防治作用。

(五)止泻作用

磁场有明显的止泻作用。在磁场作用下,肠黏膜上皮细胞膜上的 $Na-K^+-ATP$ 酶活性增强,小肠黏膜对水分、葡萄糖等物质的吸收功能增强;同时胆碱酯酶活性增加,肠道分泌减少、蠕动减慢;磁场还有抗渗出的作用,也有利于止泻。消化不良等引起的腹泻常用静磁场疗法治疗。

(六)软化瘢痕、促进创面愈合作用

在磁场作用下成纤维细胞内水分和盐类物质增加,分泌前胶原蛋白的功能障碍;成纤维细胞内的溶酶体增加,释放更多的溶酶体酶促进细胞吞噬作用,阻止瘢痕形成。磁场可以改善局部血液循环,促进渗出物的吸收和消散,为减少瘢痕形成创造条件;磁场的扩血管作用,为创面提供了更多的血液,提供了更多的营养物质和氧,有利于加速创面愈合。

第三节　治　疗　技　术

一、设备

(一)静磁场设备

静磁场设备结构简单,价格低廉,在临床上得到广泛应用。常用的静磁场设备有磁片、磁针及永磁吸取器。

1. 磁片　磁片的材料主要有稀土钴、铁氧体和金属磁三类。稀土钴磁性强、价格高。铁氧体磁性

较低,为了增加表面磁场强度,需增加其体积,其表面磁场强度可以满足一般的临床需要且价格低廉,目前应用较多。磁片的形状常用的有圆形、方形、柱形和圆珠等,但多为圆形磁片;一般直径多为1cm,厚度2~5mm。表面磁场强度为数十至数百MT。

2. 磁针 磁针多采用稀土合金永磁材料,其尖端的表面磁场强度较高,可达0.15~0.2T。磁针的永磁体安装在一个长约5cm的针柄内,使用时手持针柄进行操作。针柄用有机玻璃或其他材料制成。

3. 永磁吸取器 永磁吸取器结构比较简单,由手柄及永磁体组成。永磁体多采用稀土合金永磁材料,嵌在手柄内,手柄多用有机玻璃或金属制成,其尖端多为圆钝型,尖端的磁场强度高,可达0.26~0.3T。

（二）动磁场设备

动磁场设备结构相对复杂,一般由电源及磁头两部分组成。改变电流和磁头的组合,可获得产生治疗效果不同的动磁场。动磁场常用的设备有:旋磁机、低频交变磁场磁疗机、脉动磁场磁疗机和脉冲磁场磁疗机。将高磁场强度的磁体安置在一个动力机械上,使磁片随之转动而产生脉动磁场或交变磁场,称为旋磁法;用铁芯线圈,通以交流电或直流电而产生交变磁场或脉冲磁场,称为电磁场疗法。

1. 旋磁机 旋磁机是常用的磁疗机,主要有永磁体、电动机、外壳及整流装置。永磁体一般应用磁片,磁片以2~4片者较多,磁片一般采用稀土合金永磁材料制成,表面强度可达0.15~0.25T。当电动机转动后,磁场强度减弱至0.06~0.12T。电动机一般应用微型电动机,转速1500~3000转/min,外壳一般用硬质塑料制成,主要为避免永磁铁在随电机转动时摩擦皮肤。整流装置的作用是将交流电变为直流电,再输送给电动机,使电动机转动。袖珍式旋磁机采用干电池作为电源。

2. 低频交变磁场磁疗机 是常用的电磁治疗机之一,种类较多。电源部分是由变压器将220V的电压变压后输送给磁头。磁头主要由线圈、铁芯、外壳等组成。铁芯由硅钢片重叠后插入线圈,线圈与铁芯固定在金属壳内,金属壳一面开放使磁场进入人体,开放面装有一弹簧片,在交变磁场的作用下,弹簧装置可随之发生震动。低频交变磁场治疗机通过更换不同磁头可以产生交变、半波、间断、变频等不同波形的磁场。此种类型的磁疗器械产生的磁疗强度可以根据设计而有不同。有单一磁头的磁疗机,也有两个或两个以上磁头的磁疗机,可以进行单人治疗。多个输出孔的低频交变磁场磁疗机,可以同时治疗多个部位或多位患者。

3. 脉动磁场治疗机 脉动磁场治疗机的电流经过整流后变为脉动直流电流,通过线圈后产生脉动磁场,通过磁头此磁场作用于人体。磁场强度与通过线圈的电流大小有关。通过线圈的电流越大,产生的磁场强度越大。

4. 脉冲磁场治疗机 由主机和输出磁头组成,主机由中央处理器(CPU)控制脉冲发生装置产生的脉冲电流通过电磁铁线圈即产生不同频率和波形的脉冲磁场;磁场强度、脉冲频率、治疗时间均可预选设置。临床上常用的是低频脉冲电磁场治疗机。

二、治疗方法

（一）常用治疗方法

1. 静磁场法 将磁片直接贴敷在患病部位或穴位,以胶布或伤湿止痛膏固定。为了防止损伤或刺激皮肤,可在磁片与皮肤之间垫一层纱布或薄纸。贴敷穴位时,一般多用直径1cm左右的磁片;贴敷患区时,根据患区的范围大小,选用面积不同的磁片。贴敷患病部位时,选用患区或其邻近穴位,或是用远隔部位的穴位。

（1）直接贴敷法:指将磁片或磁珠直接贴敷于腧穴或阿是穴(痛点、病灶区)等穴位进行治疗;是临床穴位磁场疗法中常用的一种方法。其操作方法为先以75%乙醇溶液清洁消毒所选穴区,待干燥后置上磁片或磁珠,可用一大于其表面积的胶布或伤湿止痛膏予以固定。直接贴敷法可每周换贴两次。根据病情,决定应用磁片的数量及放置方式。具体贴敷方法有以下几种:

1）单磁片法:病变范围较小,且较表浅的部位,应用一个磁片贴敷于穴位或病变部位,接触皮肤的为磁片的南极(S极)或北极(N极)。

2）双磁片法：同时使用两个磁片进行治疗疾病的磁疗法。根据病变范围的大小及深浅，可分别采用并置贴敷法和对置贴敷法。①并置贴敷：在相邻的两个穴位或痛点上并行贴敷两块磁片，极性配列有同名极与异名极之分（图8-1，图8-2）。②对置贴敷：在患区两侧相对应的穴位或部位，例如腕部的内关与外关、肘部的曲池与少海以及在手足等处两个相对应的部位贴敷磁片时，用异名极使两磁片的磁力线相互联系形成一个贯通磁场，则治疗部位处在磁场作用之中（图8-3）。但在组织很厚的部位，如胸背之间、腹腰之间的对置贴敷则不会形成贯通磁场，因为磁力线通过厚组织时，会不断衰减甚至到零。

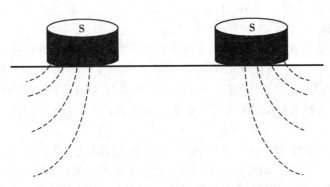

图8-1 同名极并置的磁力线分布

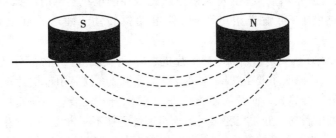

图8-2 异名极并置的磁力线分布

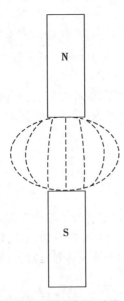

图8-3 异名极对置
的磁力线分布

3）多磁片法：是应用多个磁片贴敷于局部的方法，多为3~6片。应用于病变范围较大、较浅的疾病。磁片安置采用线形或者环形。线形即将磁片固定在同一平面上，磁片之间可以是同名极，也可以是异名极。而对肿物治疗时，磁片可采用环形安置，使肿物处在磁片的包围中。

如果患者体质衰弱，不能坚持持续贴敷磁片者；或由于手或足底部贴敷磁片时，给工作或劳动带来不方便者；或需在颜面部贴敷磁片，影响外观者，可以采用断续贴敷、间断敷磁，即只在每晚贴敷。贴敷磁片的数量，根据病情与部位可采用一片至数片。如果病变范围较小或比较局限，一般用一片磁片，其磁力线分布主要集中于磁片下的组织，接触皮肤的磁片极性一般没有规律性，可以任意安排。但有临床观察发现，个别患者疗效与极性似有一定关系。这种情况尚需要进一步探索。如果病变范围较大，则用两片或者两片以上的磁片，一般不超过6片磁片。贴敷磁片有多种形式。

（2）间接贴敷法：是将磁片缝在固定的布料里，根据磁片的多少、各穴位之间的距离，缝制固定器，以便使磁场能准确地作用于治疗部位。磁片四周，用缝线固定，以免磁片滑动。

常用的间接贴敷磁有：磁腰带上并排有五个小布袋，根据病情需要装入磁片2~5枚，适用于腰椎退行性病变、风湿病、脊柱病等的辅助治疗；磁护膝，适用于风湿性关节炎、膝关节退行性病变等的辅助治疗。

（3）耳穴贴磁法：是在耳郭穴位上贴敷磁珠的磁场疗法。磁场强度一般为0.02~0.05T或0.1T以上。磁珠的直径一般为3~8mm。每次贴敷的穴位2~4个，不宜过多，以免磁场互相干扰。两侧耳穴交替贴敷,隔日一次。耳磁法的选穴原则与耳针疗法相同。此法可治疗神经衰弱、高血压、荨麻疹和神经性皮炎等。

(4)磁针法:磁针以永磁体为主,使用时操作者手持磁针,将磁针的针尖置于穴位或者痛点处,根据患者的耐受程度,给予一定的压力。与普通的针刺疗法不同,磁针法磁针不刺破皮肤,是一种无创伤的治疗方法。磁针法主要用于一些疼痛性疾病的治疗。

2. 动磁场法

(1)旋磁疗法:将旋转磁疗机的机头,直接对准患区或穴位,穴位选取与贴敷法相同。按穴位进行治疗时,一次取穴 2~4 个。为保证磁片转动后能有较强的磁场作用,机头与治疗部位距离应尽量缩短,但不触及皮肤为限;腕、肘、踝、手及足部等皮下组织菲薄的部位,可用双机头对置法,将治疗部位置于两个不同极性的机头之间,使磁场穿透治疗部位。一般每个部位或穴位治疗时间为15~30min,个别穴位如百会穴每次治疗不超过 10min,每日 1 次,必要时也可以每日 2 次,15~20 次为一个疗程。

操作程序:①根据病情,患者坐位或卧位并显露治疗部位。②将机头置于治疗部位,固定好支臂架。③打开电源开关,电源指示灯亮后,开电机开关。④电机指示灯亮后,徐徐转动电位器旋钮,将电压调至所需电压强度。⑤治疗过程中要询问患者情况及注意机器响声是否正常,如机器响声异常时,应及时处理。⑥治疗结束,缓慢向逆时钟方向转动电位器,将电压降到零位后,再关电机开关和电源开关,移动机头。

(2)电磁疗法

1)低频交变磁疗法:采用低频交变磁疗法时,磁场的衰减和磁头与皮肤间的空隙成正相关。空隙越大,衰减也增加从而降低治疗效果。应根据治疗部位的外形,选用合适的低频交变磁场磁头。使磁头的开放面与治疗部位的皮肤密切接触,使更多的磁力线通过患区组织。由于磁头面积较大,原则上采取病变局部治疗,适当兼顾经穴。一般每次治疗时间为 20~30min,每日 1 次,15~20d 为一个疗程。由于此类磁疗机种类较多,操作方法与步骤也不完全一样,应根据具体情况与仪器使用说明书进行操作。

常规操作程序:①患者取舒适体位,暴露治疗部位。②根据治疗部位的外形和大小,选用合适的磁头。③检查机器面板开关旋钮应在"关"的位置。④将磁头输出导线插入治疗机的插口,根据治疗需要,将开关旋钮指向"弱""中"或"强"。⑤接通电源,电流通过输出导线进入磁头线圈产生磁场。⑥在治疗过程中,患者可有震动感及温热感。⑦治疗结束,把开关旋钮旋至关的位置,将磁头取下。

2)脉冲磁疗法:脉冲电磁场根据频率的不同,分为低频脉冲电磁场(频率小于 1000Hz)、中频脉冲电磁场(频率在 1000~1 000 000Hz)、高频脉冲电磁场(频率>1 000 000Hz)。根据波形不同,则可分为矩形方波磁场、正弦波磁场、类三角形及尖峰衰减波磁场等类型。

脉冲电磁场疗法常用的参数为:脉冲频率为 40~100 次/min,磁场强度为 0.15~0.8T,每次治疗时间 20~30min,每日治疗 1 次,15~20d 为一个疗程。

常规操作程序:①连接电源线是将电源线连接在位于主机的插头上,接地或使用接地端同建筑物的接地端连接。②连接磁头导线:将两个磁头上的四根导线接在四个接线柱上。红的接在红色接线柱上,黑的接在黑接线柱上。③将磁头的电缆插入主单元的输出插口;检查治疗仪面板各端口与旋钮,是否均在规定位置上。④打开电源开关,检查仪器,查看显示预设值;分别调节波段、磁场强度、波动脉冲频率及时间至治疗所需参数。⑤患者取舒适体位,暴露治疗部位;遵照医嘱,将磁头附在需治疗的部位,按开始键,磁头便可产生所需的磁场。⑥治疗结束时,按停止键,并按治疗的相反顺序关闭机器旋回各钮,取下磁头。

目前,临床上常用的是低频脉冲电磁场疗法,其生物学效应存在"窗口"现象,即细胞只对特定频率、场强与脉宽的磁场作用产生反应,如果电磁场的参数超出此范围,细胞对电磁场的反应即减弱或消失;脉冲电磁波对生物体的作用,特别是对细胞的作用是一个非线性过程,而且是一个瞬态的不稳定过程。不同参数的电磁场会产生不同的生物学效应。

3)脉动磁疗法:目前临床上脉动磁场疗法应用较少。每次治疗时间 20~30min 或 1h,每日治

视频:脉冲磁治疗操作

1次。

常规操作程序:①患者躺卧床上,将治疗部位置于两磁头之间,使磁力线垂直通过治疗部位。调节上磁头的高度,使上磁头降到距皮肤最近距离或接触皮肤(另一类型机器的磁头铁芯延长,其铁芯端已无温热感,故可接触皮肤)。②检查机器面板开关应在"关"的位置,电流表指针应在"0"位,打开电源开关,接通电流,指示灯亮。③根据病情需要,转动电流调节钮,增加电流强度达治疗剂量。④治疗结束后,将电流强度调回到"0"位,然后把开关旋钮调到关的位置,升高上磁头的高度,移开磁头。

(二)治疗剂量

1. 剂量分级　磁场的不同,治疗剂量的分级也不同。静磁场的治疗剂量以永磁体磁片的表面磁场强度为准。在动磁场疗法中,由于磁场强度随时间发生变化,或者是磁场的方向与磁场的强度均随时间发生变化;因此以治疗时最大的磁场强度作为磁疗时剂量的定量标准。静磁场和动磁场的治疗剂量都可分为小剂量、中剂量及大剂量三个级别。

(1)小剂量:静磁场中,总磁场强度(即磁片表面磁场强度之和)<0.3T;动磁场中最大磁场强度<0.1T。

(2)中剂量:静磁场中,总磁场强度(磁片表面磁场强度之和)为0.3~0.6T;动磁场中其最大磁场强度为0.1~0.3T。

(3)大剂量:静磁场中,总磁场强度(磁片表面磁场强度之和)>0.6T为大剂量;动磁场中最大磁场强度>0.3T。

2. 剂量选择　磁疗法采用的剂量与患者的一般情况、病情及治疗部位有关。年老、体弱或幼儿患者,宜从小剂量开始。病程短,病变浅的用小剂量;四肢及躯干的远心端,可用中剂量或大剂量;对胸背部及上腹部进行治疗时,宜采用小、中剂量。

第四节　临　床　应　用

一、适应证

(一)静磁场疗法与动磁场疗法

1. 内科疾病　高血压、急慢性胃炎、慢性结肠炎、类风湿关节炎、三叉神经痛、神经性头痛、神经衰弱等。

2. 外科疾病　急慢性软组织损伤、外伤性血肿、颈椎病、腱鞘囊肿、肩周炎、骨关节炎、术后痛、血管瘤、滑囊炎等。

3. 妇科疾病　月经紊乱、痛经等。

4. 儿科疾病　单纯性婴幼儿腹泻、遗尿等。

5. 其他　皮肤溃疡、耳鸣、耳聋、颞下颌关节功能紊乱等。

(二)低频脉冲电磁场

1. 骨及关节疾病　骨质疏松症、骨与软组织损伤,特别是骨折、骨折延迟愈合或不愈合、骨关节炎所致疼痛、软骨损伤、股骨头缺血性坏死、腰背痛、关节炎、慢性肌腱炎。

2. 神经系统疾病　自主神经功能紊乱、更年期综合征、睡眠障碍、神经痛、外周神经损伤。

3. 皮肤病　放射性皮炎、鳞状红斑皮炎、丘疹水肿皮炎、烧伤、慢性感染、带状疱疹、瘢痕等。

4. 其他　如支气管哮喘、慢性支气管炎、淋巴水肿、雷诺病、下肢溃疡、静脉曲张等。

二、禁忌证

磁疗法目前尚未发现有绝对禁忌证,但对以下情况可不用或慎用:

1. 体内植入心脏起搏器者或植入式大脑神经刺激器者禁用。

2. 治疗部位存在较重感染。

3. 急性出血或有出血倾向者,心绞痛患者,高热患者等。

4. 体质衰弱或过敏体质者,严重的心、肺、肝及血液疾病者。

5. 孕妇及女性月经期。

6. 副作用明显者,患者对治疗不能充分配合。

有时磁疗出现一些副作用,主要症状有心悸、心慌、恶心、呕吐、食欲减退、头昏无力、胸闷、白细胞减少、皮炎等。停止磁疗后副作用可迅速消失,不留任何后遗症。

三、注意事项

(一)注意不良反应

磁疗的不良反应少见,但治疗后如出现血压波动、头晕、恶心、嗜睡或严重失眠时,应停止治疗。白细胞较低的患者应定期做白细胞检查。磁疗中发生的不良反应多为暂时性,停止磁疗、减少剂量或改变方法,这些不良反应一般可自行消失。

(二)正确使用磁片

在静磁场疗法中采用磁片贴敷法时,应注意使用75%的乙醇消毒;避免对磁片进行加热,因加热会使磁性分子排列紊乱,磁性互相抵消而消失;不同磁场强度的磁片要分类保管,否则磁场强度小的磁片易碎裂。

(三)注意局部治疗部位情况

皮肤溃破、出血的局部不宜直接贴敷,应隔有纱布再贴敷。此外,磁疗时不要戴机械手表,以免损坏手表。

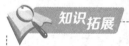

经颅磁刺激技术

经颅磁刺激(transcranial magnetic stimulation,TMS)利用脉冲磁场,作用于中枢神经系统(主要是大脑),通过感应电流调节神经细胞的动作电位,从而影响脑内代谢和神经电生理活动的磁刺激技术。由英国科学家Barker等于1985年首先创立,具有无痛、无损伤、操作简便、安全可靠等优点,很快应用于临床。在经颅磁刺激的基础上发展起来一种新的神经电生理技术——重复性经颅磁刺激(repetitive transcranial magnetic stimulation,rTMS)。临床上将刺激频率控制在1Hz或1Hz以下称作低频(慢速)rTMS,1Hz以上称作高频(快速)rTMS。低频rTMS可以使皮质的兴奋性降低,高频rTMS使大脑皮质的兴奋性增加。经颅磁刺激技术主要用于电生理检查、精神心理疾病康复、神经疾病康复、儿童康复等。

TMS治疗易操作,安全性高,不良反应少,可在门诊进行。但需要注意以下事项:

1. 治疗前要检查危险物品,患者不能携带心脏起搏器、金属物品、金属置入物、耳蜗置入物、听力辅助装置、手表、计算器、磁卡等。患者头颈部治疗时不能接打电话,电子产品及磁卡类物品远离线圈拍。

2. 约有千分之一概率的患者会产生刺激局部头痛、头晕或发胀、麻木的不适感觉,一般不需要处理,降低强度磁刺激或停止治疗可自然恢复。敏感者可服用温和止痛药解决。对工作中线圈拍产生"啪啪"的响声敏感者可戴耳塞或塞棉花一定程度进行避免。

3. 产生脉冲强磁场的高压电容回路因接触不良或者积尘受潮可能会产生火花,为避免发生危险,周围不允许有易燃易爆物品。

4. 如果线圈的温度过高可致皮肤烧伤,在进行治疗过程中要注意线圈的温度。

图片:经颅磁刺激仪

本章小结

本章介绍了磁疗法的概念、磁场的分类、治疗原理、治疗作用、设备、方法及临床应用。通过本章学习,需要重点掌握各种磁疗法的操作技术及临床应用,为临床工作提供保障。低频脉冲电磁疗法临床应用较多,经颅磁刺激技术是近年来开展较为广泛的新技术,主要应用于中枢神经系统疾病的诊断和治疗。应注意根据病情需要在熟练掌握磁疗法的适应证和禁忌证基础上,根据每种方法不同的治疗要求、治疗时间等来选择最佳的治疗方法。磁疗法发展相对成熟,广泛应用于临床各领域,并在多种疾病治疗上取得较好疗效。

(高引莉)

思考题

1. 请简述使用磁疗法时的注意事项。
2. 对于骨折延迟愈合的患者,该如何选择磁疗法? 治疗原理是什么?

扫一扫,测一测

思路解析

第九章	传导热疗法

学习目标

1. 掌握　石蜡疗法、湿热袋敷疗法、蒸汽疗法及泥疗法的治疗技术及临床应用。
2. 熟悉　石蜡疗法、湿热袋敷疗法、蒸汽疗法及泥疗法的治疗原理及治疗作用。
3. 了解　传导热疗法的概述及其他传导热疗法。
4. 具有基本医疗思维与素养,能规范地开展传导热疗法的各项诊疗活动;能使用、管理常用器械、仪器、设备,能合理安排与管理医疗与康复环境,以保证医疗活动科学、安全。
5. 能与患者及家属进行沟通,开展健康教育;能与相关医务人员进行专业交流与团结协作开展医疗工作。

第一节　概　　述

应用温热治疗疾病有着悠久的历史,在我国《史记》中曾记载:"上古之时,医有俞附,治病不以汤液醴酒,馋石桥引,案杭毒熨"。其中"熨"就是借助传导热进行的药物熨贴疗法。国外,早在古埃及时期就有人用涂泥的方法治疗疾病。此后,意、法、德等国先后开始应用泥疗,其中主要作用因素之一就是温热。目前,临床中常用的传热介体有石蜡、地蜡、泥、热气流、酒、醋、中药、化学热袋、坎离砂等,由于其介体来源广泛,设备简单,操作方便,适应证多,疗效确切,无论在各级医疗机构,还是患者家庭中都得到了广泛的应用。

一、概念

传导热疗法(conductive heat therapy)是指以各种热源为介体,将热直接传导于机体,从而达到治疗疾病以促进康复的一种治疗方法,又称温热疗法。常用传导热疗法的种类主要有石蜡疗法、湿热袋敷疗法、蒸汽疗法、泥疗、地蜡疗法及砂疗等。传导热疗法,除了各种传热介体的温热作用外,某些介体尚有机械的和化学的刺激等综合因素作用,从而达到治疗疾病的目的。

二、物理特性

（一）热作用的物理基础

1. 热与内能的概念

（1）热:是分子、原子、电子等物质微粒的一种无规则的运动状态。

（2）内能:是物体的动能与势能之和。动能由分子的无规则运动产生,势能由分子之间的相对位置所决定。

从现代观点来看,"热"和"内能"有着不可分割的联系,物体变热表示其内能在增加,变冷表示其内能在减少;对物体加热是用热传递的方式使其内能增加。

2. 热传递的三种方式

(1) 对流:即依靠液体或气体的流动来传播内能的方式。

(2) 传导:使物体的内能由高温部分传至低温部分的过程。传导为固体内能传递的唯一方式。

(3) 辐射:是指物体发热的能量以光的速度沿直线向周围传播的过程。依靠辐射可以把能量从一个物体传给别的物体。例如太阳传给地球的热量就是以热辐射方式通过宇宙空间进行的。

在热传递实际过程中,这三种方式往往是伴随出现的。

3. 热量　指由温差所引起的内能转移的量度,热量单位为 J。

4. 物体的热容量　表示物体吸热或放热性能的物理量。热容量等于使物体温度升高 1℃ 所需要的热量。

5. 物质的比热　指单位质量的物质,温度变化 1℃ 时吸收或放出的热量。比热的常用单位为 kcal/(kg·℃),1cal=4.184J。

6. 热平衡　温度不同的物质相互接触时,会发生内能从高温物体向低温物体的传递,且内能的总和保持不变,即高温物体放出的热量等于低温物体吸收的能量,这种现象称为热平衡。

7. 物态的变化

(1) 熔解和凝固:①熔解:是指物质从固态变成液态的过程,晶体只有在一定的温度下才能熔解,这个温度称为熔点。②凝固:是指物质从液态变成固态的过程,晶体也要在一定的温度下才能凝固,这个温度称为凝固点;同一种物质的凝固点与其熔点相同。③熔解热:是指单位质量的固体在熔点变成同一温度的液体时所吸收的热量,单位为 J/kg。④凝固热:是指单位质量的液体在凝固点变成同一温度的固体时所放出的热量,单位为 J/kg。

(2) 汽化和液化:①汽化:指物质从液态变成气态的现象。汽化有两种方式:蒸发和沸腾;蒸发是指在液体表面进行的汽化过程,沸腾是指在液体内部和表面同时进行汽化的过程。②液化:指物质从气态变成液态的现象。③汽化热:指单位质量的液体变成同一温度的气体时所吸收的热量,单位为 J/kg。

(二) 生物学效应和治疗作用

传导热疗法对机体的生物学效应及治疗作用主要有以下几方面。

1. 对皮肤及神经系统的影响

(1) 降低肌张力:在皮肤组织内的各种神经末梢感受器基本上都对热的刺激起反应。但专门感受热刺激的神经末梢感受器对热刺激更敏感。当皮肤局部感到热刺激时,可影响局部自主神经纤维和躯体神经纤维的传导速度,还能影响脊髓上下段的自主神经中枢、甚至脑皮质的功能,引起复杂的脊髓相应节段反应和全身反应,降低肌张力。

(2) 镇痛作用:在热刺激作用下,周围神经的疼痛阈值增高,并可减轻因肌紧张而致的疼痛,从而起到较好的镇痛作用。

2. 对血液循环的影响

(1) 促进水肿吸收:由于某些传热介体具有压缩作用,能防止组织内淋巴液和血液的渗出,从而减轻表层组织肿胀,防止出血和促进渗出液的吸收,有助于水肿消散,因而可治疗扭伤初期的局部软组织肿胀。

(2) 改善组织营养:在热刺激作用下,通过局部皮肤温热感受器中的神经轴突反射,释放的组胺和前列腺素、血管舒缓素,使毛细血管扩张、血流加快,促进局部血液及淋巴循环,进而改善组织营养,加快组织再生过程。

(3) 增强心功能:当身体大范围皮肤受到温热作用时,内脏血管和血流可能出现与皮肤血管相反的变化。外周血管扩张时,除心、肾血管以外的内脏血管收缩,使心率增快、心脏功能加强、全身血液循环加速,且不伴有血压明显改变及淋巴循环的明显改变。

3. 对创面、瘢痕及挛缩的影响

(1) 促进创面愈合:温热刺激可刺激上皮组织的再生过程,改善皮肤营养,刺激上皮生长,减轻疼痛;热作用于体表创口时,浆液性渗出物增多能协助清除病理产物及清洗创口,并可防止细菌繁殖,促进创面的愈合。

(2) 软化瘢痕:由于某些传导热介质是油质,冷却凝固时对皮肤的压力作用,以及润滑作用,能使皮肤保持柔软而富于弹性,防止皮肤过度松弛而形成皱褶;对瘢痕组织和肌腱挛缩等有软化及松解的作用,因而能缓解由于瘢痕挛缩引起的疼痛。

(3) 松解挛缩关节:温热刺激结合牵拉可以增加结缔组织的弹性和塑性。如关节损伤后,不做充分的活动,结缔组织产生进行性缩短,出现关节挛缩;当局部组织温度升高到 40~45℃ 时,同时进行按摩和适当的牵拉,可改善挛缩关节的活动度,促进关节功能的恢复。

4. 对组织代谢和炎症的影响

(1) 促进组织代谢:传导热疗法能加强组织代谢过程,使皮肤局部及深部组织温度升高,增加组织摄氧量,一般认为,温度每升高 1℃,氧化率增加 2.5 倍。因此,由于组织摄氧量的增加,进而改善组织营养,促进组织代谢和愈合,并有减轻疼痛和加强组织营养的作用。

(2) 对炎症的影响:热对化学介质有重要影响,可加剧急性炎症反应,但对慢性炎症则有明显的治疗作用。这是因为热刺激能增强组胺、缓激肽、前列腺素、白细胞趋化因子等化学介质对炎症反应的作用,并使周围血液中的白细胞总数增加和核左移,促进单核巨噬细胞系统的吞噬功能;此外,由于热刺激使血管扩张、血管通透性增强,有利于组织代谢产物的排除和对营养物质的吸收,从而起到抑制炎症发展、促进组织愈合的作用。

第二节 石 蜡 疗 法

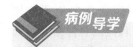

患者,女性,58 岁,右肩关节周围疼痛、活动受限半年,因近两日加重就诊。经检查患者的右肩关节前屈、后伸、外展、内外旋活动受限,关节僵硬,基本生活自理,在肩峰下有明显压痛点。查体:ROM 评定:肩关节前屈 120°,后伸 10°,外展 100°,内旋 50°,外旋 65°。X 线检查无明显异常。诊断为:右肩关节周围炎。

问题与思考:

1. 如何对患者进行康复治疗?

2. 可采取哪种传导热疗法?

石蜡疗法(paraffin therapy or paraffinotherapy)是利用加热熔解的石蜡作为传导热的介质,将热能传至机体,以预防和治疗疾病的方法。

一、物理特性

1. 石蜡由高分子碳氢化合物所构成,是一种白色或淡黄色半透明的无水、无臭、无味的固体,其化学结构式为 C_nH_{2n+2},含有 16~35 个碳原子的正烷烃,有少量的异构烷烃和环烷烃。石蜡呈中性,不易与酸、碱发生反应,在一般情况下不与氧化物发生反应。不溶于水,微溶于酒精,易溶于乙醚、汽油、苯、煤油、氯仿等。

2. 石蜡是石油的蒸馏产物,熔点为 30~70℃,沸点为 350~560℃。治疗用石蜡的比重为 0.9,熔点为 50~56℃,沸点为 110~120℃。当石蜡加热到 100℃ 或更高时,在与氧气充分接触的条件下,容易被空气中的氧气氧化变质。医用高纯度石蜡含油量 0.8%~0.9%,我国已大量生产高纯度医用石蜡,供医疗工作应用。

3. 石蜡的比热为 0.5~0.78cal/(g·℃),热容量大(表 9-1),故为良好的带热体。导热性小(导热系数 0.00059),易被人体所接受。由于石蜡不含水分,且气体和水分不能透过,使热不能对流、热量不易向四周扩散,因而其蓄热性能好。

表 9-1 石蜡在不同温度时的热容量

熔点 (℃)	温度(℃)								
	50	55	60	65	70	75	80	90	100
45.9	0.553	0.581	0.616	0.650	0.681	0.692	0.746	0.779	0.832
50.5	–	0.553	0.561	0.589	0.638	0.668	0.709	0.764	0.832
53.1	–	–	0.612	0.642	0.695	0.708	0.732	0.799	0.872
61.3	–	–	–	0.573	0.611	0.639	0.660	0.699	0.810

4. 加热的石蜡冷却时,能释放出大量的热能。每千克石蜡熔解或凝固时,吸收或放出的热(熔解热或凝固热)平均为39cal(表9-2)。蜡层越厚,熔解石蜡的温度越高,由液态变为固态的过程就越慢,保存温热的能力也就越强。

表 9-2 不同熔点石蜡的熔解热

熔点(℃)	熔解热(cal/kg)
52.2	38.9
57.3	40.6
60.9	41.7
65.4	43.9

5. 石蜡具有良好的可塑性、黏滞性和延展性。常温下为固体,加热到熔点时即变为液体,再冷却到一定温度时便凝固成半固体。凝固后的石蜡能在70~80min内保持40~48℃,且能随意伸缩变形紧贴于体表各部。石蜡向人体的热传导是缓慢进行的,蜡疗时可使局部皮肤温度升高并保持在40~45℃。

二、治疗原理及治疗作用

(一)治疗原理

1. 石蜡对人体的化学作用很小,其化学作用取决于石蜡中矿物油的含量和成分。医用高纯度石蜡,含油量0.8%~0.9%,对皮肤、瘢痕有润泽作用,可使之柔软、富有弹性。如向石蜡中加入某种化学或油类物质,用于治疗时能产生相应的化学作用。

2. 石蜡的热容量大、蓄热性能好、导热性小,能使皮肤耐受较高温度(55~60℃)的温热作用,且保持较长时间。石蜡的温热作用较深,可达皮下0.2~1cm。治疗后局部温度很快升高8~12℃,经过5~12min后皮温缓慢下降,在30~60min内保持较高的温度。

3. 石蜡具有良好的可塑性与黏滞性,能与皮肤紧密接触,同时随着温度降低、冷却凝固、体积缩小(体积可缩小10%~20%),产生对组织轻微的挤压,起到机械压迫作用,从而促进温热向深部组织传递。

(二)治疗作用

1. 改善局部血液循环,促进水肿、炎症消散 蜡疗的温热作用使局部毛细血管扩张、血流加快,改善局部血液及淋巴循环,有利于组织代谢产物的排除和对营养物质的吸收,从而起到抑制炎症发展、促进组织愈合的作用。石蜡的机械压迫作用也可使皮肤毛细血管轻度受压,能防止组织内淋巴液和血液的渗出。用于治疗急性扭挫伤,可减轻软组织肿胀,促进炎性浸润消散吸收,并有良好的止痛作用。

2. 促进上皮组织生长、创面愈合,软化松解瘢痕组织及肌腱挛缩 石蜡本身的油质和其冷却凝固时对皮肤的压缩,可使皮肤保持柔软、弹性,防止皮肤过度松弛和形成皱褶,提高皮肤紧张度。对瘢痕、肌腱挛缩等有软化及松解作用,并可减轻因瘢痕挛缩引起的疼痛。蜡疗可使局部皮肤代谢增高,营养改善。石蜡中的某些碳氢化合物能刺激上皮生长,加速表皮再生过程和真皮结缔组织增生过程,故能促进创面愈合。此外,石蜡治疗的机械压迫作用对新鲜创面有一定的止血作用,长时间的蜡敷可促进溃疡愈合及骨痂生长。

三、治疗技术

(一)设备

1. **基本设备**　开展蜡疗需要熔点为 50~56℃ 的白色医用石蜡;电热熔蜡槽,上层为蜡液,底层为水,在槽底以电热法加热熔蜡,也可以采用双层套锅(槽)隔水加热熔蜡;以及其他一些物品,如耐高温塑料布、木盘或搪瓷盘、铝盘、搪瓷筒、搪瓷盆、铝勺、毛刷、保温棉垫、0~100℃温度计、刮蜡小铲刀、毛巾等(图 9-1)。需要注意的是,应单设熔蜡室,以避免石蜡气味对患者造成的不良刺激;室内要有良好的通风设备,地面应是地砖或是水泥,墙面应刷防火漆,同时应设有防火设备。随着智能蜡疗机的使用,蜡疗在临床应用中更加方便。

2. **石蜡的选择**　蜡疗用的是医用高纯度石蜡,外观洁白、无杂质,pH 为中性,不含有水溶性酸碱,含油量不大于 0.9%,黏稠性良

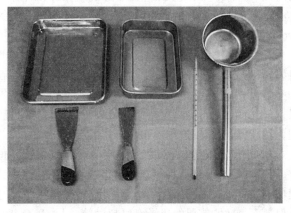

图片:蜡疗盒

图片:蜡疗机

图 9-1　基本蜡疗设备

好。熔点在 54~56℃,最适宜蜡饼治疗,蜡浴用的蜡熔点可低些。

3. **石蜡的加热**

(1) 熔蜡量:每次熔解的石蜡量,根据不同的蜡疗方法和部位的需要而定,一般按每次治疗用蜡 300~500g 计算。

(2) 加热方法:加热熔解石蜡一般采用水浴加热法。如隔水加热法,将石蜡加热熔化到 60~65℃。如果加温过度或超过 100℃ 均能使石蜡氧化变质,可刺激皮肤产生皮炎,并影响石蜡的可塑性与黏滞性。同时,应注意避免水浴锅中的水或锅内蒸汽所凝结的水流滴入蜡中,由于水的导热性比蜡大,当同样温度的水和石蜡同时作用于皮肤时,就会因水滴而引起烫伤;如果水滴进入蜡中,可采用煮沸的方法使水分蒸发出去。

(3) 防止石蜡变质燃烧:不可将熔蜡锅直接放在炉上加热,因为此法不仅可以导致石蜡氧化变性,还可使底层石蜡烧焦变味,甚至可引起燃烧。

4. **石蜡的重复使用**　石蜡可重复使用,但因每次蜡疗都会造成总量的 5%~10% 损失量,因此,一般每 1~3 个月加入一次 15%~25% 的新石蜡;重复使用的次数,一般不要超过 5~7 次。但应用在创面、溃疡面及体腔部的污染石蜡不可重复使用。

5. **石蜡的清洁**　石蜡反复使用后,会有汗液、皮屑、尘埃等杂质混入蜡中,从而降低蜡的热容量、导热性、可塑性及黏滞性,从而影响蜡疗的治疗作用;因此,必须对使用后的石蜡定期进行清洁,以清除其中的杂质维持其较好的治疗效果,一般每周或每半月清洁 1 次。常用的石蜡清洁方法有以下几种。

(1) 水煮清洁法:加等量水于石蜡内煮沸 30min,使蜡中杂质溶于水中沉淀于蜡底层,冷却凝固后将污蜡切去。

(2) 白陶土清洁:向熔解的石蜡中加白陶土或白土 2%~3%,加热到 90℃ 并搅拌 30min,蜡内污物杂质即被吸附并沉积于底部,凝固后将污蜡切去。

(3) 沉淀清洁法:用几层纱布或细孔筛等对熔化的石蜡进行过滤,将过滤后的石蜡静置冷却;或将蜡熔解后搅拌使污物下沉,上层为清洁的石蜡,凝固后切除沉积于石蜡底部比重较大的杂质。

(4) 清洗法:每次治疗后,将取下的蜡立即用急流水冲洗,以清除黏附在蜡表面的汗液、皮屑等污物杂质。

(5) 滑石粉清洁:向熔解的石蜡中加滑石粉 2%~3%,静置后将澄清的蜡液倒出或等蜡液凝固后

图片：蜡饼法

视频：蜡饼法

图片：蜡袋法

图片：刷蜡法

图片：浸蜡法

将下层污蜡切除。

6. 石蜡的消毒　将石蜡加热到100℃,经过15min即可达消毒目的。

（二）治疗方法

1. 蜡饼法　治疗方法是将加热后完全熔化的蜡液倒入铺有塑料布或橡胶布的搪瓷盘或铝盘中,使蜡液厚2~3cm,自然冷却至石蜡初步凝结成块（表面温度为45~50℃）。患者取舒适体位,暴露治疗部位,下垫棉垫或塑料布。将蜡块取出,敷于治疗部位,外包塑料布与棉垫保温。每次治疗20~30min。治疗完毕,将取下的蜡块用急流水冲洗后,放回蜡槽内。每日或隔日治疗1次,15~20次为一个疗程。本法适用于较大面积的治疗,蜡饼面积的大小,根据治疗部位而定,一般用于大腿和脊柱部的蜡饼为50cm×30cm;腰、腹部为40cm×20cm;关节部位可小一些。

2. 蜡袋法　治疗方法是用厚为0.3~0.5mm的透明聚乙烯薄膜压制成大小不等的口袋,倒入占塑料袋容积1/3的溶解石蜡,排除袋内空气封口备用。治疗时将蜡袋放入热水中加热,使蜡吸收热量至60℃熔解,水温不要超过100℃,取出后放于治疗部位,可代替蜡饼。本法的优点是温热作用比蜡饼法强,操作简单易行,容易保持蜡的清洁,并易于携带,且不浪费石蜡。其缺点是不能够充分发挥石蜡的理化特性,如机械压迫作用和润泽作用等。

3. 刷蜡法　治疗方法是将熔蜡槽内的蜡熔化并恒温在55~60℃,患者取舒适体位,暴露治疗部位,用毛刷浸蘸蜡液后在治疗部位迅速而均匀地涂抹,使蜡液在皮肤表面冷却形成一层导热性低的蜡膜保护层。再在保护层外反复涂刷,直至蜡厚0.5cm时,外面再包一块热蜡饼,然后用塑料布、棉垫包裹保温。每次刷蜡层的边缘不要超过第一层,以免烫伤。每次治疗20~30min。治疗完毕,将蜡块取下、蜡膜层剥下,清洁患者皮肤及蜡块,把蜡块放回蜡槽内。每日或隔日治疗1次,10~20次为一个疗程。该法能够加强石蜡的机械压迫作用,如治疗亚急性挫伤、扭伤等,以防止继续渗出及促使渗出液吸收。适用于四肢的治疗,操作较为方便。

4. 浸蜡法　治疗方法是将熔蜡槽内的蜡熔化并恒温在55~60℃,患者取舒适体位,先将需治疗的手或足按刷蜡法涂抹形成一层蜡膜保护层后,再浸入蜡液并立即提出,反复浸入、提出多次,直到体表的蜡层厚达0.5~1cm成为手套或袜套样,然后再持续浸于蜡液中。注意再次浸蜡时蜡的边缘不可超过第一层蜡膜边缘,以免烫伤。治疗完毕,患者将手或足从蜡液中提出,将蜡膜层剥下清洗后放回蜡槽内。每次治疗时间与疗程与蜡饼法相同。优点是保温时间长,适用手或足部的治疗。

5. 蜡垫法　是石蜡的综合治疗法,将浸有熔解蜡的纱布垫冷却到皮肤能够耐受的温度时,放于治疗部位上,然后再用较小的纱布垫浸有60~65℃高温的石蜡放在第1层纱布垫上,再放上油布棉垫保温。

四、临床应用

（一）适应证

根据蜡疗的生化作用、生理作用及治疗作用,蜡疗在临床中的适应证是非常广泛的,可应用于以下疾病:

1. 外科疾病　软组织扭挫伤、腱鞘炎、滑囊炎、腰背肌筋膜炎、肩周炎、颈椎病、腰椎间盘突出症、慢性关节炎及外伤性关节疾病、术后、烧伤、冻伤后软组织粘连、瘢痕及关节挛缩、关节纤维性强直等。

2. 内科疾病　慢性肝炎、慢性胆囊炎、慢性胃肠炎、胃或十二指肠溃疡、慢性盆腔炎等。

3. 神经系统疾病　周围神经外伤、神经炎、神经痛、神经性皮炎等。

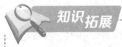

知识拓展

蜡疗在脑卒中患者中的应用研究

石蜡作为传导热的介质,能够被加热后融化为液态,在其冷却凝固的过程中,将热传递给机体,可起到改善局部血液循环,促进局部水肿、炎症的吸收和消散,软化、松解组织及肌腱挛缩的作用。关节松动术的特点是针对性强、见效快、患者痛苦小、容易接受等,两种疗法结合可有效减轻局部关节疼痛,增加本体反馈,松解粘连组织,促进组织的延展性,并能增加关节液流动。

笔记

（二）禁忌证

1. 皮肤对蜡疗过敏者。

2. 高热、急性化脓性炎症、厌氧菌感染、有出血倾向患者。

3. 甲状腺功能亢进、恶性肿瘤、结核病、心肾功能不全患者。

4. 妊娠、温热感觉障碍者、1 岁以下的婴儿。

（三）注意事项

1. 石蜡在加热过程中的注意事项

（1）不得直接加热熔解，以免石蜡烧焦、变质。石蜡易燃，保存及加热时应注意防火。

（2）定期检查加热仪器及电线，恒温器失灵及电线老化时应及时更换，以免过热引起燃烧。

（3）反复使用的石蜡，应定时清洁、消毒、加新蜡，以保证蜡质。

（4）石蜡在加热过程中释放出的有毒气体能够对人体造成伤害；因此，治疗室内要保持空气流通，要具备通风设备。

2. 石蜡在治疗过程中的注意事项

（1）根据不同的治疗方式，嘱患者取卧位或坐位。

（2）治疗部位要清洗干净，如有长毛发可涂凡士林，必要时可剃去。

（3）治疗时准确掌握蜡温，严格执行操作常规，防止烫伤。

（4）在治疗过程中，患者不得任意活动治疗部位，以防止蜡块或蜡膜破裂后蜡液流出而致烫伤。

（5）治疗时要注意观察患者反应，患者如感觉过烫应及时终止治疗，检查原因并予处理。

（6）在皮肤感觉障碍、血液循环障碍等部位蜡疗时蜡温宜稍低，骨突部位可垫小块胶布，以防止烫伤。

（7）部分患者应用蜡疗后治疗部位可出现皮疹、瘙痒等过敏反应，应立即停止蜡疗，休息观察 15min 左右，并对症处理。

第三节　湿热袋敷疗法

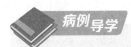

患者，男性，20 岁，踝关节肿胀疼痛 3d。患者于 3d 前打篮球时，从高空落下时踝关节扭伤。查体：T 36. 5℃，P 90 次/min，R 18 次/min，BP 100/70mmHg。患者痛苦面容，拄拐步行，踝关节肿胀疼痛，皮肤青紫，有压痛，无波动感。

问题与思考：

1. 如何制订康复治疗方案？

2. 如何对患者进行湿热袋敷疗法治疗？

湿热袋敷疗法是利用热袋中的硅胶加热后散发出的热和水蒸汽作用于机体局部治疗疾病的一种物理疗法，也称热袋法。该疗法具有较好的保温和深层热疗作用，治疗方法简单易行，在国内外已广泛应用于临床。

一、物理特性

布袋中的可塑性硅胶、皂黏土和亲水硅酸盐，这些填充物都具有吸水性；其中，硅胶颗粒中含有许多微孔，因此，在水箱中加热时，会吸收大量的热和水分，并且释放缓慢。在治疗时，将布袋置于患部，缓慢释放出热和水蒸气，起到温热敷的作用。

二、治疗原理及治疗作用

（一）治疗原理

湿热袋释放热量，通过组织传导使皮下组织温度升高，其热效应与其他热源相似，能够起到温热作用，湿热袋温度可保持 30min。

（二）治疗作用

1. 使局部血管扩张,血液循环加强,促进代谢,改善组织营养。
2. 使毛细血管通透性增高,促进渗出液的吸收,消除局部组织水肿。
3. 降低末梢神经的兴奋性,减低肌张力,缓解疼痛。
4. 软化、松解瘢痕组织和挛缩的肌腱。

三、治疗技术

（一）设备

根据治疗部位的不同,用粗帆布或亚麻布制成不同大小的方形、矩形、长带形的湿热袋(在湿热袋两角各缝制一布条吊环,以备加热时悬吊于加热温水箱),内装二氧化硅凝胶颗粒备用;毛巾、毛毯以及专用恒温水箱。

（二）治疗方法

1. 先向恒温水箱放水至水箱的 3/4 容量,加热至 80℃ 恒温,再将湿热袋悬挂浸入水中加热20～30min。

2. 患者取舒适体位,并帮助患者充分暴露治疗部位。在治疗部位上覆盖数层清洁干燥的毛巾,面积稍大于拟治疗部位。

3. 取出湿热袋并拧出多余水分(以热袋不滴水为度),将热袋置于治疗部位的毛巾上,再盖以毛毯保温;随湿热袋温度的下降,逐步抽出所垫的毛巾至治疗完毕。

4. 每日或隔日治疗 1 次,或每日 2 次,每次治疗 20～30min,15～20 次为一个疗程。

四、临床应用

（一）适应证

软组织扭挫伤恢复期、肌纤维织炎、肩关节周围炎、慢性关节炎、关节纤维强直、关节挛缩僵硬、坐骨神经痛等。

（二）禁忌证

同本章"石蜡疗法"中的"禁忌证"。

（三）注意事项

1. 注意检查恒温水箱内的水量,避免干烧。
2. 注意检查恒温器是否正常工作,以保证准确的恒温。
3. 检查湿热袋有否裂口,以免加热后硅胶颗粒漏出引起烫伤。
4. 注意观察、询问患者的反应;当湿热袋过热时增加其与患者体表间的毛巾。
5. 注意不要将湿热袋压在患者身体的下面进行治疗,以免挤压出袋内水分而引起烫伤。
6. 对老年人及局部有感觉障碍、血液循环障碍的患者不宜使用温度过高的热袋;对意识不清的患者,慎用湿热袋敷治疗。

第四节 蒸 汽 疗 法

患者,男性,28 岁,后背上的皮肤红斑,伴脱屑 2 个月。患者 2 个月前后背出现红斑并伴有脱屑现象,自行买皮炎平药膏涂抹后没有好转,故来我院就诊。查体:T 36.8℃,P 100 次/min,R 20 次/min,BP 100/60mmHg。痛苦病容,背部皮肤红斑,伴脱屑,诊断为:银屑病。

问题与思考:

1. 如何制订康复治疗方案?
2. 如何应用蒸汽疗法对患者进行康复治疗?

蒸汽疗法是利用蒸汽作用于身体来防治疾病和促进康复的一种物理疗法。常用的方法主要有全身蒸汽浴和局部熏疗法。

一、物理特性

由于蒸汽对身体的蒸腾作用,能够促进血液循环,故使药力经皮肤到达内部脏腑,对肌肤及脏腑的多种疾病起到有效的治疗作用。蒸汽疗法能够起到滋养皮肤、调理脾胃功能、增强肾脏功能的作用。同时,由于蒸熏时可适当使用中草药,又可有解表散寒,消肿除湿等功效。因此,蒸汽法可用来治疗多种病症,并可用于养生保健,治疗肥胖症等。

二、治疗原理及治疗作用

(一)治疗原理

1. 蒸汽能够使局部毛细血管扩张、血液循环加速、细胞的通透性加强,起到热传导作用。
2. 气流中微小的固体颗粒对患处起到按摩、刺激、摩擦等机械治疗作用。
3. 可根据病情选择不同的药物配方进行治疗,具有独特的药物治疗作用。

(二)治疗作用

1. 有利于血肿的吸收,加速水肿的消散。
2. 促进新陈代谢,加强巨噬细胞的吞噬能力,具有消炎作用。
3. 可软化、松解瘢痕组织和挛缩肌腱。
4. 可降低末梢神经的兴奋性,减低肌张力,具有解痉、镇痛作用。
5. 配合药物治疗达到消炎、消肿、镇痛等治疗作用。

三、治疗技术

(一)设备

需设立单独的蒸疗室,室内设备包括全身熏蒸仪,并配有洗浴室及休息室。

(二)治疗方法

1. 全身药蒸汽浴疗法

(1)药物准备:可以按照患者病情而定。常用的两周剂量为鸡血藤210g、防风120g、射干120g、桑寄生120g、艾叶12g、菖蒲120g、青木香230g、荆芥120g、淫羊藿120g、桂枝120g、香樟12g,可酌情加减。

(2)具体操作:将配好的药物放入熏蒸仪的药槽中,加水煮沸30min后,嘱患者仅着内衣躺入熏蒸仪内,头部需暴露。蒸汽温度从30~35℃开始,渐增至40~45℃,一般蒸熏时间15~30min。治疗后患者要在温暖、宽敞、干燥的休息室内休息1h,同时补充水分,以温度适中的果汁和淡盐水为宜。

(3)疗程:治疗每日或隔日1次,10~15次为一个疗程,休息2周后可进行第二个疗程。

2. 局部熏疗法 本法一般用于口鼻或患部。利用蒸汽或药物蒸汽做局部熏法,将配伍成方的中草药煮沸后先熏,后将药液洗擦局部,并可将药渣热敷局部,以治疗局部病变。因药物蒸汽兼有热和药物两种作用,故药物通过温热作用渗入局部,有利于药物的吸收,优于单纯的蒸汽浴热疗法。

(1)蒸熏法

1)药物准备:将配好的药物放入熏蒸仪的药槽中,加水煮沸30min。

2)具体操作:患者将需治疗部位直接在蒸汽上熏;腰腿痛或肢体活动不便的患者可采取卧位治疗。

3)治疗时间:每次治疗时间为20~40min,每日1次。

4)疗程:急性炎症及扭挫伤等患者治疗3~7次为一个疗程,慢性炎症、腰腿痛等患者治疗15~20次为一个疗程。

(2)喷熏法

1)药物准备:先将药物煎取滤液,放在蒸汽发生器内。

2)具体操作:加热蒸汽发生器,将喷出的药物蒸汽直接对准患部体表喷熏进行治疗。

3)治疗时间:每次治疗时间为20min,每日1次。

4)疗程:同蒸熏法。

图片:全身蒸汽浴疗法

（3）常用方药

1）用于腰椎间盘突出症：红花、透骨草、刘寄奴、土鳖虫、秦艽、荜拨、川芎、艾叶各10g，功能活血通络止痛。

2）用于急性风湿性关节炎、急性扭挫伤等：川芎10g、鸡血藤20g、川木瓜10g、牛膝10g、五加皮10g、乌药15g、三桠苦30g、豹皮樟30g、过江龙30g、半枫荷30g、山大颜30g、络石藤30g。该方药物用量可用20人次，可根据病情酌情加减。

3）用于慢性关节炎、慢性肌肉劳损、关节功能障碍等：桂枝30g、艾叶15g、川柳15g、细辛15g、炙川草乌15g、仲翁草15g、威灵仙15g、茜草15g、选骨草15g。上述药量一般可用2周左右。

四、临床应用

（一）适应证

风湿性关节炎、感冒、腰肌劳损、急性支气管炎、高血压Ⅰ期和Ⅱ期、神经衰弱、银屑病、营养性水肿病、皮肤瘙痒症、结节性红斑、荨麻疹、慢性盆腔炎、扭挫伤及瘢痕挛缩等。

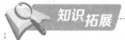

蒸汽疗法在银屑病中的应用研究

银屑病在中医中被记载为"顽癣""松皮癣""白疕""白壳疮"等。中医辨证理论认为银屑病发生机制复杂，于外有卫气不足，导致风邪或风热潜伏于营血；于内则有气血壅滞，郁而化热。当内外失和，则出现风热相搏，表现为皮肤的红斑、鳞屑。故中药治疗以养血滋阴润燥、活血化瘀行气为主。采用窄谱中波紫外线与中药蒸汽疗法相结合的方式治疗寻常型银屑病，在理论上两种方法联合治疗效果更加明显。窄谱中波紫外线联合中药蒸汽疗法治疗寻常型银屑病疗效较单纯使用中药蒸汽疗法显著，体现了中药在治疗银屑病中的作用。同时它还可以降低患者体内血管内皮细胞生长因子（VEGF）水平。

（二）禁忌证

高热患者、癫痫、严重心血管疾病、孕妇、恶性贫血、月经期、活动性肺结核禁用。年老、体弱者慎用；急性炎症已化脓者不宜进行治疗，以免炎症扩散；急性扭伤有出血倾向时，最好在24h后再做治疗。

（三）注意事项

1. 治疗前 治疗师要仔细阅读熏蒸仪使用说明书，调整好蒸汽的温度以适宜为度，以免过热引起烫伤，严格按其要求进行操作。掌握蒸汽疗法的适应证，同时，治疗室应备有急救药品，以防患者出现休克、虚脱等意外。

2. 治疗中 要随时观察和询问患者反应，若患者出现心慌、头昏、恶心等不适时，应立即停止蒸疗，给予静卧等对症处理。

3. 治疗后 洗浴室和休息室温度必须适宜，治疗后患者应注意保温，以防感冒。

第五节 泥 疗 法

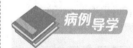

患者，女性，60岁，双侧腕关节、指间关节肿胀疼痛1年，因近两日加重就诊。经检查患者双侧腕关节功能障碍、肿大疼痛；并伴有双侧膝关节功能障碍，踝关节肿胀疼痛，既往有高血压病史；风湿三项检查为阳性。诊断为：类风湿关节炎。

问题与思考：

1. 如何对制订康复治疗方案？

2. 如何对患者进行泥疗？

采用各种泥类物质加热后为介体,涂敷在人体一定部位上,将热传至体内,以达到治疗作用的方法称为泥疗法(mud therapy)。治疗泥的分类有:淤泥、泥煤、腐植土、黏土和人工泥等。治疗泥在自然界广泛存在,资源非常丰富。近年来在拥有大量优质泥源的疗养地,泥疗主要用于保健和治疗一些慢性病。

一、物理特性

在应用泥疗治疗疾病过程中,主要应用的是泥的以下物理特性:

1. 矿物质　占泥重量的49%～92%,主要为硅酸盐,并含有大量氧化物、磷酸、氯、氟、硫、氮、氨等无机物质。当直径大于0.25mm以上的泥颗粒重量超过10%时,可降低治疗用泥的可塑性与黏滞性。含颗粒大的泥,由于其导热性不同,在治疗过程中可导致皮肤损伤。

2. 微生物　有100多种微生物与治疗泥形成有关,其中硫化氢弧菌、脱硫螺菌和各型白硫菌属等,在治疗泥形成过程中起主要作用。

3. 胶体　占泥重量的4%～20%,腐植土中占80%,为各种无机盐物质和有机盐物质组成。

4. 泥浆　占泥重量的35%～97%,主要由溶于泥浆中的矿物盐、胶体及氧、二氧化碳、氯、氮等气体构成,其中含盐类浓度愈高,对皮肤的刺激愈强。

5. 其他　某些治疗泥中尚含有维生素、激素、氨基酸、抗生素、噬菌体和放射性物质等。

二、治疗原理及治疗作用

(一)治疗原理

1. 泥中含有多种矿物质　泥中所含的矿物质,如钙、镁、钠等能够附着体表影响散热,并能调节自主神经系统功能,磷酸可促进组织对水分的吸收;如含有单宁酸和铁、铅等金属化合物则有收敛作用。

2. 泥疗具有温热作用　泥疗的温热作用是治疗疾病的主要因素,治疗泥的热容量小,并有一定可塑性与黏滞性,并且几乎无对流,故导热性较低,保温能力较大,与皮肤接触时向机体传热缓慢;因此,泥疗对机体起到温热作用;另一方面泥具有一定的抗剪力强度、黏滞度与比重,因此,当治疗泥与皮肤接触时,对机体产生一定压力而起到机械作用。

(二)治疗作用

1. 改善局部血液循环,促进机体新陈代谢。

2. 促进机体对糖、维生素及蛋白质的吸收及脂肪的代谢。

3. 加强机体代谢,改善皮温。

4. 改善消化系统及血液系统功能。

5. 调节内分泌系统功能。

6. 改善组织营养,促进组织再生。

7. 其他作用　泥中的抗菌物质有抗菌功能,生物原刺激可治疗营养性溃疡等。

三、治疗技术

(一)设备

1. 基本设施　应设有专门的更衣室、治疗室(妇科治疗室)、冲洗室、泥加温室及储泥室。

2. 泥的选择　在治疗用泥的选择上,要求不含致病菌,且不具感染性,有良好的腐败分解度(50%～60%)及可塑性及黏稠性。

3. 泥的加热　泥的加热方法主要有自然方法和人工方法两种。临床中常用人工加热方法。①天然加热法:利用日光将泥晒2～3h,使泥的温度达到38～45℃。②人工加热法:将盛泥的铁桶放置于加热的水浴中,水浴内通60℃热水或蒸汽,加热过程中注意温度的变化,过高的温度可以影响泥的胶体性能,并可使泥中的微生物死亡;同时注意在加热过程中要随时搅拌。

(二)治疗方法

1. 全身泥疗法　分泥浴法与泥敷法两种。

（1）泥浴法：用热盐水或矿泉水将泥稀释到要求的稠度。患者浸入泥浆中达乳头平面，将头外露，在前额和心前区放置冷湿布。泥浴温度 34~43℃，治疗时间 15~20min，每日或隔日 1 次，10~15 次为一个疗程。

（2）泥敷法：全身泥敷法分为日光加热泥敷法和人工加热泥敷法两种。指用不同形式加热的泥，在床上铺成厚度为 4~8cm 泥饼，让患者裸体躺在泥上，然后用泥涂布患者全身至胸部乳头高度，再依次包裹布单、胶布、棉布或毛毯。泥敷温度在 37~42℃，治疗时间 15~20min，隔 1~2d 治疗 1 次，10~15 次为一个疗程，全身泥疗结束后，用温水洗净，卧床休息 30~60min。

2. 局部泥疗法 包括局部泥疗法、局部泥浴法、泥罨包疗法和间接泥疗法等。

（1）局部泥疗法：根据治疗部位，如耳部、领区、腰腹部、短裤区、腰与下肢部、脊柱部、关节部以及手腕部的不同，将加热的泥放到调泥台上搅拌制成比所需温度高 1℃ 的泥饼，再置于需要治疗的部位上。

（2）局部泥浴法：在特制的木盆或瓷盆中，用水将泥调稀后，将治疗部位浸入，主要用以治疗手、前臂、足及小腿。

四、临床应用

（一）适应证

根据泥疗的治疗原理及其治疗作用，泥疗在临床中可应用于以下疾病：

1. 周围神经系统疾病、神经炎、神经痛及周围神经损伤后遗症。

2. 各种原因的局部水肿、烧伤后遗症、创面及愈合不良的溃疡、冻伤、血栓性静脉炎、术后粘连、外伤后的瘢痕。

3. 胃炎、胃肠功能紊乱、胃及十二指肠溃疡、肠炎、结肠炎、慢性肝炎、胆囊炎、早期高血压、小儿消化不良等。

4. 各种类型的肌炎、关节炎（非结核性）、肌腱和韧带的扭伤、滑囊炎、腱鞘炎。

5. 其他 眼及眼眶外伤性瘢痕、虹膜睫状体炎、慢性盆腔炎、附件炎、子宫周围炎等。

（二）禁忌证

1. 恶性肿瘤、活动性结核、出血倾向、体质虚弱及高热患者。

2. 心脏功能不全、急性传染病、甲状腺功能亢进患者。

3. 温热感觉障碍、妊娠及婴儿等。

（三）注意事项

1. 选择符合各项指标的治疗泥，保证治疗用泥的质量。

2. 测泥温时应准确、均匀。

3. 注意保持泥疗室的温度及湿度，并做好通风。

4. 治疗时应随时观察患者的反应，若发现患者有大量出汗、头昏等不良反应时，应立即采取措施；轻者可在密切观察下继续治疗，重者应立即停止治疗。

5. 泥疗后，患者应注意休息，不要做日光浴、游泳及长时间散步。

6. 由于泥疗能够促进机体蛋白质和碳水化合物代谢，因此，建议患者应该增加蛋白质、糖和维生素 B_1 等食物的摄入。

第六节　其他传导热疗法

一、热气流疗法

热气流疗法又称干热空气疗法，是利用强烈的干燥热气作用于治疗部位或全身来防治疾病和促进康复的一种物理疗法。

（一）物理特性

干空气随着温度的升高,密度逐渐减低,导热系数增加,黏度增加,定压比热容加大。又由于干热空气中不含水分,因此,在治疗过程中患者更易耐受高温治疗。

（二）治疗原理及治疗作用

1. 治疗原理　热气流能够使局部毛细血管扩张、血液循环加速、细胞的通透性加强;气流中微小的固体颗粒对患处起到按摩、刺激、摩擦等机械治疗作用;采用高科技制造的、具有特殊成分的悬浮粒子,则可在患处产生生化作用。例如,一些矿物质,如钙、镁、钠等可以调节自主神经系统功能;磷酸可以促进组织对水分的吸收;铁有触酶作用等,可以加速患处痊愈。

2. 治疗作用

（1）有利于血肿的吸收,加速水肿的消散。

（2）促进新陈代谢,加强巨噬细胞的吞噬能力,具有消炎作用。

（3）有软化及松解瘢痕组织及肌腱挛缩的作用。

（4）可降低末梢神经的兴奋性,降低肌张力,具有解痉、镇痛作用。

（5）热气流治疗机具有连续、间断两种工作模式。在间断模式下,可以进行关节功能训练,增加关节的活动度。

（6）其他:有些干热介质对皮肤有一定的脱敏作用。

（三）治疗技术

1. 局部热气流疗法

（1）开机后预热、待机

1）预热模式:在主电源开关开启状态下,2h 后这个模式将被自动激活,将风速设置为 50%,治疗时间 30min,预热悬浮颗粒。

2）待机模式:能够自动切断预热模式或者在治疗定时结束后使用。在待机模式下,风速保持不变,治疗温度波动在上下 3℃范围内。

（2）设置治疗参数

1）设置治疗时间:一般每次治疗时间为 10～20min。

2）设置治疗温度:一般治疗温度从 40～45℃ 开始,随着患者对热的耐受性提高,可逐渐提高温度。

3）设置风速:根据治疗需要调整风速:风速范围从 5%～100%可调。

4）设置模式:根据治疗需要选择脉冲模式:调整治疗-间歇周期。

（3）固定治疗套:将患肢放入治疗套内,并将袖带绕紧,以免悬浮颗粒溢出,再将患肢放入治疗室内。

（4）治疗频率及疗程:根据设定的治疗参数进行。每日 1 次,20～30 次一个疗程。

（5）注意事项

1）治疗结束:移出患肢的同时,将治疗套的口封闭,避免悬浮颗粒泄漏。

2）定期清洁:每日对风口过滤器、每周对所有的治疗套进行清洁处理。

3）悬浮颗粒更换:定期对悬浮颗粒进行更换,一般每 2 年更换 1 次。

2. 全身热气流疗法　本法采用特制的全身浴箱,向浴箱内通入大量的干热空气,即可进行全身治疗。为了保持箱内空气干燥,避免空气在闭塞的空间内迅速被人体散发的蒸汽所湿润,应使箱内保持足够的通风。治疗温度和时间与局部热气流疗法相同,根据不同患者的耐受程度进行温度的调整。每日 1 次。

（四）临床应用

1. 适应证　类风湿关节炎、局部疼痛、皮肤过敏、关节僵直、肌肉痉挛、水肿等。

2. 禁忌证　皮肤感觉障碍患者、急性炎症部位、严重感染的局部、禁止热疗的病变局部、开放性创伤局部、恶性肿瘤、心功能不全的患者、不明确病因或未被确诊的局部疼痛。

3. 注意事项

（1）在治疗前要仔细阅读热气流治疗仪的使用说明书，严格按其要求进行操作，调整好温度以适宜为度，以免过热引起烫伤。严格掌握治疗适应证，治疗室备有急救药品，以防患者发生休克、虚脱等意外。

（2）在治疗过程中注意随时观察询问患者反应，若患者出现心慌、头昏、恶心等不适症状，应立即停止治疗，给予静卧等对症处理。

（3）急性炎症已化脓者不宜进行治疗，以免炎症扩散。

（4）在进行全身热气流疗法时，应使浴箱内保持足够的通风，以保持箱内空气干燥。

二、坎离砂疗法

坎离砂疗法是利用氧化铁与醋酸作用生成醋酸铁时所放出的热能作为热源达到治疗作用的方法。坎离砂的制备是将净铁末烧红后倒入中药煎液（防风、川芎、透骨草和当归四味中药）及少量醋中而成。

（一）物理特性

将坎离砂用2%冰醋酸或食醋调拌后，最高产热温度在87~92℃，热作用持续时间长，温度在70℃以上的时间可长达98~145min，这是其他传导热疗法所不能及的。

（二）治疗原理及治疗作用

1. 治疗原理　本疗法的热作用特点是温度逐渐升高、达最高点后下降缓慢，使机体对这种温度变化较易适应，进而起到较好的治疗效果。

2. 治疗作用　坎离砂的主要治疗作用是热作用加药物作用。

（1）促进局部血液循环，改善组织营养：能够使局部皮温显著升高，促进汗液大量分泌、毛细血管显著扩张、血流量增加，从而改善局部血液循环及营养。

（2）消炎和镇痛作用：坎离砂疗法还能够降低末梢神经的兴奋性，具有消炎和镇痛作用。

（三）治疗技术

1. 治疗前准备　根据治疗部位的大小不同，制备不同规格的布袋和棉垫，供治疗使用。并准备面盆、小铁铲及温度计各一。

2. 操作方法

（1）坎离砂制备：将坎离砂倒入盆中，加2%冰醋酸或醋拌匀，按每750g加醋40ml拌匀，使其潮湿即可，然后按治疗部位不同分别装于大小不同的布袋中。用浴巾或毛毯包好。

（2）温度控制：用温度计及时测量温度，当坎离砂温度升至60℃以上时，在治疗部位上先放置棉垫或纱布垫，再在其上放置坎离砂布袋，然后用毛巾或毛毯包好。

（3）疗程：以每日或隔日治疗1次为主，每次治疗时间在40~60min，15次一个疗程。

（四）临床应用

1. 适应证　主要治疗关节、肌肉及韧带扭挫伤、慢性风湿性关节炎、腰椎间盘突出症、腰肌劳损、肌纤维织炎、关节手术后功能障碍、肩关节周围炎、慢性肠炎、肥大性脊柱炎等。

2. 禁忌证　同本章"石蜡疗法"中的"禁忌证"。

3. 注意事项

（1）注意防止坎离砂潮湿失效。若坎离砂最高温度达不到70℃，就不宜应用，否则热作用时间太短。

（2）坎离砂可重复使用10~15次，随着使用次数的增加，产生热效应的时间延长，应合理安排患者，提高利用率。

（3）治疗前须检查皮肤有无破损、感觉有无异常；在治疗过程中应询问患者有无不适感，以免灼伤。

（4）在治疗过程中，患者和工作人员须戴口罩，防止吸入金属灰尘。

本章小结

　　本章系统地讲述了传导热疗法中常用的石蜡疗法、湿热袋敷疗法、蒸汽疗法、泥疗法及其他传导热疗法的基本设备、治疗作用、操作技术及临床应用等内容；由于蜡疗法及湿热袋敷疗法在临床中应用广泛，且技术操作规范，要求学生对该疗法的操作技术重点记忆；同时，各项疗法临床应用中的适应证、禁忌证及注意事项是重点内容，需要同学们在学习的过程中系统掌握，为今后从事临床工作奠定理论基础。本章内容在编写过程中参考了执业考试大纲的相关内容及要求，能够满足学生的考试需要。传导热疗法应用于临床各领域，发展相对成熟，并在各种疾病治疗上取得较好疗效。

（陈　轶）

思考题

1. 试述石蜡在加热过程中的注意事项。
2. 试述刷蜡法的操作方法。
3. 试述湿热袋敷疗法的治疗技术。

扫一扫,测一测

思路解析

第十章　冷疗法与冷冻疗法

学习目标

1. 掌握　冷疗法与冷冻疗法的基本定义、分类及临床操作方法,适应证及禁忌证。
2. 熟悉　冷疗法与冷冻疗法的治疗作用。
3. 了解　冷疗法与冷冻疗法的治疗原理。
4. 具有基本医疗思维与素养,能规范地开展冷疗法的各项诊疗活动;能使用、管理常用仪器、设备,能合理安排与管理医疗与康复环境,以保证医疗活动科学、安全。
5. 能与患者及家属进行沟通,开展健康教育;能与相关医务人员进行专业交流;能够帮助和指导患者进行康复锻炼。

病例导学

患者,男性,21 岁,因"外出爬山不慎扭伤右脚,出现右侧踝关节肿胀疼痛半小时"为主诉就诊。查体:右侧踝关节肿胀明显,局部皮肤青紫,局部压痛(+),关节活动明显受限。查踝关节 X 线片:踝关节无明显脱位,无骨质破坏。

问题与思考:
1. 该患者的诊断是什么? 处在哪一分期?
2. 请拟定该患者的康复治疗方案。

第一节　冷　疗　法

冷疗法(cold therapy)是应用比人体温度低的物理因子(冷水、冰块等)刺激皮肤或黏膜以治疗疾病的一种物理治疗方法。它是一种有效、简便、安全的物理疗法。冷疗温度通常为 0℃ 以上,比体温低,它作用于人体后,不引起组织的损伤,通过寒冷的生物学机制发挥作用,以达到治疗的目的。近年来冷疗法在临床应用广泛,在外科、皮肤科、眼科、口腔科、康复医学科、运动医学领域等都有应用,并取得了良好的效果。

冷疗法历史悠久,最早可以推及到公元前 2500 年,埃及人利用冷敷来治疗受伤与发炎。在拿破仑时代,文献记载了外科医生利用冷疗来协助截肢手术。在我国,汉墓出土的《五十二病方》中,就已有井底冷泥外敷疗法的记载。晋代葛洪《肘后备急方》认为饮冷水可解"五石散"过量中毒;唐代陈藏器《本草拾遗》记载有用腊月之雪治疗一切肿毒、瘟疫、小儿热痫狂啼、大人丹毒等;金代张从正《儒门事亲》中有雪水洗眼可治目赤肿痛之说。至明代,李时珍《本草纲目》尤有详述,如:用冰敷乳房,治乳痈

164

初起；用冰敷膻中（两乳之间），治高热昏迷，并解烧酒中毒。近代，冷疗法常用于镇痛、降温和局部麻醉，主要治疗各种运动创伤、神经系统疾病及风湿性疾病等。

一、物理特性

冷疗温度通常为0℃以上、低于体温，通过寒冷刺激引起机体发生一系列功能改变，通常能达到皮下5cm。一般而言，在体表使用冷疗时，除了身体温度开始降低外，还会逐渐造成局部小动脉收缩、基础代谢率降低、血液循环减慢和血管通透性降低，从而达到止血、止痛、消炎和退热的作用。

冷疗法可分为局部冷疗和全身冷疗法。本章着重介绍局部冷疗法。冷疗的主要材料是水和冰，水在一个大气压（101kPa），温度0℃以下时为固体（冰），0℃为水的冰点，0~100℃为液态。水的热容量大，导热能力也很强，能与身体各部位密切接触，是传递冷热刺激极佳的一种介质。冰的熔化热是$3.35×10^5$J/kg。

二、治疗原理及治疗作用

（一）治疗原理

不同治疗时间及治疗方法的冷疗，对机体产生的生物作用亦不同。其生物作用主要分为瞬间的冷作用与持续的冷作用：在瞬间的寒冷刺激下，组织的兴奋性增高；在持续、长时间的低温作用下，组织的兴奋性降低。冷作用于局部不同位置，会对局部及全身产生如下作用：

1. 局部组织温度下降　冷刺激躯体可使组织温度下降，研究表明将冰袋放在人体腓肠肌部位，可使局部皮肤温度降低22℃，皮下组织温度降低13℃，肌肉温度降低10℃左右，腹部冰敷30min可使腹膜间区温度下降4~8℃。

2. 对代谢的影响　冷疗可使局部组织细胞代谢降低，耗氧量显著减少，代谢产物的蓄积减少。长时间冷刺激作用于关节，可使关节内温度降低，成纤维细胞活性降低，对风湿性关节病的治疗有良好效果。

3. 对胃肠道的影响　腹部冰敷30min可使大部分胃肠道反射活动增强，这种反应在冷敷后4~18min开始，同时有促进胃肠液分泌的作用，但饮用冷水可使胃血流量下降，胃液、总酸度和游离酸的分泌减少，胃的排空功能减弱，主要是冷直接刺激消化道的结果。

4. 对血液循环的影响　冷刺激具有强烈的收缩血管的作用，可使周围血管收缩，明显减少外周血流量，如前臂在17℃冷水中浸泡半小时，可使血流量由平均每100ml体积每秒2.6ml降低至0.7ml，冷刺激可改变血管的通透性，有助于减少水肿，防止渗出。当皮肤冷却到8~15℃可使血管的收缩力消失，小静脉和毛细血管扩张，导致血流淤滞，皮肤发绀变冷。寒冷刺激引起的血管反应和代谢抑制，对急性创伤性或炎症性水肿及血肿消退有良好作用。

5. 对肌肉的影响　其作用与冷疗时间的长短有关。短时间的刺激，对肌肉组织有兴奋作用，可促进肌肉收缩。长时间的冷刺激，降低肌张力，降低肌肉收缩力，缓解肌肉痉挛。

6. 对神经系统的影响　冷疗可影响神经的兴奋性，瞬间的寒冷刺激可使自主神经兴奋性增高，对神经有兴奋作用，例如用冷水喷射头部，可帮助昏迷患者苏醒。持续的冷作用主要是使神经的兴奋性降低。当皮肤感受器受到持续的冷作用时，先是引起神经的兴奋，接着是抑制，最后是麻痹。

7. 对皮肤的影响　皮肤的冷觉感受器比热觉感受器数目多，因而对冷刺激敏感，并通过反射机制引起局部和全身反应。当局部皮肤受到寒冷刺激时，通过轴突反射引起外周血管收缩，并通过脊髓反射引起对称部位或深部血管的反应，称为"交感反应"；当局部冷刺激达到15~30min时，血管会出现节律性收缩和舒张，称为人体对寒冷刺激的"防卫性反应"。因此，在为患者用冷疗30min后，应停止并给予1h复原时间，防止"防卫性反应"的产生。皮肤温度在降至冰点前出现刺痛感，皮肤血管收缩，触觉敏感度降低，进而皮肤麻木；降至冰点，皮肤骤然变白而发硬；温度继续降低，皮肤组织则出现苍白僵硬并轻度隆起，这种现象称为"凝冻"。

8. 对心血管的作用　对心脏局部冷敷，可使迷走神经兴奋性增强，心率减慢，心排出量减少，血压降低。局部或全身冷疗可使外周血管收缩，引起血压升高，因此对于高血压患者全身用冷刺激要慎重。

9. 抗感染作用　在低温情况下,细菌和病毒的代谢活力降低,同时可将坏死的组织和较多蛋白混合物消除掉,并且使淋巴管、小血管循环得到改善,从而促进炎症的吸收和愈合。但有学者称冷的效应必须仅仅用于炎症的最初急性阶段,用于亚急性炎症可能出现损害。

（二）治疗作用

1. 减轻局部充血和出血　因为冷疗可使血管收缩,血流减慢,血液黏稠度增加,血小板聚集,所以常用于鼻出血、扁桃体摘除术后和局部软组织损伤的早期。胃出血或上消化道出血时,可在病灶局部相应部位行冷敷止血。

2. 减轻疼痛,消除肿胀　因为冷疗可收缩局部血管,减慢神经冲动的传导,减少神经终板兴奋,提高疼痛阈值,降低神经末梢的敏感性而减轻疼痛。常用于牙痛和急性损伤的早期。冷刺激可以改变血管的通透性,防止水肿和渗出,因此对急性期炎症性水肿、创伤性水肿有消肿作用。

3. 控制炎症扩散,影响免疫反应　冷疗可以促进局部组织血管收缩,降低组织代谢,抑制血管炎性渗出和出血,对急性炎症有较好的治疗作用;局部冷疗可以降低炎性介质的活性,对类风湿性关节炎患者有一定疗效。

4. 降低体温　当冷因子直接与皮肤接触时,可将体内的热传导散发于体外,从而降低体温,因此常用于高热和中暑的患者。此外对于脑外伤、脑缺氧的患者,可利用局部或全身降温,减少脑细胞需氧量,有利于脑细胞的康复。例如:相关研究显示,亚低温治疗能减慢或停止细胞所受的损害,临床取得较好疗效。

5. 提高肌肉收缩力或缓解肌肉痉挛　常应用于脑卒中、颅脑损伤等中枢神经受损患者降低其肌肉张力的治疗,也可用于改善瘫痪肌肉的收缩能力。对于有构音障碍、吞咽障碍的患者,常用冰棉棒刺激发声、吞咽肌肉,改善肌肉的收缩,从而起到治疗作用。

6. 减少继发性损伤　继发性损伤是指原发性损伤后组织由于缺血、缺氧、自由基大量增多而引发的损伤,冷因子作用于躯体可使各种组织的温度下降,降低化学反应速度,降低细胞代谢,降低细胞对氧的需求,减少自由基的产生,因此在相对缺氧的环境下冷疗可以减少组织细胞的继发性损伤或坏死。

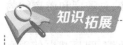

亚低温技术简介

　　低温技术早在 20 世纪 50 年代就开始应用于临床,亚低温对缺血性和外伤性脑损伤的保护作用越来越引起各国学者的重视,相应的动物实验及临床前瞻性研究均证明亚低温确实有一定效果。研究发现亚低温对脑血流有调节作用、可降低脑氧代谢率和改善细胞能量代谢、减少兴奋性氨基酸的释放、减少氧自由基的生成、减少细胞内钙超载、增加神经元泛素的合成、减少神经元坏死和凋亡、促进细胞间信号传导的恢复、减少脑梗死的面积、减轻脑水肿和降低颅内压等。研究还发现低温对血压、血氧分压、二氧化碳分压、血 pH 和血糖无影响,对实验动物心、肺、肾、小肠也未见病理性损害,说明亚低温并不增加其他组织器官的损害。亚低温技术现应用于脑血管疾病、脑炎高热性昏迷、中枢性高热、新生儿缺血缺氧性脑病（HIE）等领域。

三、治疗技术

（一）设备

常用设备为浴桶、浴盆、毛巾、水袋、冰水、冰块、冰敷袋等,以及进行冷疗法所需要的冷疗仪器、冷疗制剂、贮冷器等。

（二）治疗方法

分为全身冷疗法和局部冷疗法两个大类。

1. 全身冷疗法　温水（30℃左右）或乙醇进行全身擦浴,通过蒸发和传导作用来增加机体的散热,达到全身降温的目的,常应用于为高热患者降温。有文献研究表明患者高温寒战期,行物理降温反而容易引起体温的上升,寒战期过后体温上升达到高峰期后,物理降温效果佳。

2. 局部冷疗法

（1）冷敷法：主要有冰袋法、冷湿敷法、冰贴法等方法。

1）冰袋法：将碎冰块灌入冰袋内 1/2 或 1/3 满，排出袋内空气，夹紧袋口，敷于患部，在需要较长时间和较冷条件时采用。治疗时间根据病情而定，一般为同一部位 15~20min，若需较长时间或较深部位冷疗，可替换应用冰袋，以在同一部位最长不超过 24~48h 为宜。在治疗过程中随时查看冰袋有无漏水及被敷部位皮肤情况，若出现局部皮肤苍白、青紫或有麻木感时，应立即停止使用，防止冻伤。治疗结束，移去冰袋，擦干皮肤，检查皮肤和治疗的生理反应，进行相应的治疗后评定（图 10-1）。

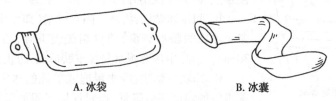

A. 冰袋　　　　　　B. 冰囊

图 10-1　冰袋、冰囊

现临床也常采用化学冰袋（图 10-2）：采用高分子材料研制而成，内为二氧化硅凝胶水合物或聚乙烯醇，可保存在冰箱或冰柜中。其特点是柔韧、不渗水、可保持低温较长时间，但不会像冰一样使皮肤产生较低温度，一般不出现感觉缺失现象。特别适用于不需要过强、过长时间的冷疗。治疗时间可根据病情需要选定。控制水肿、疼痛或出血治疗时间为 10~20min；烧伤等急救状态，可维持应用数小时。较长时间治疗者，可采用更换冰袋的方法进行，以保持冰袋和患者之间的温差相对稳定（图 10-3~图10-5）。

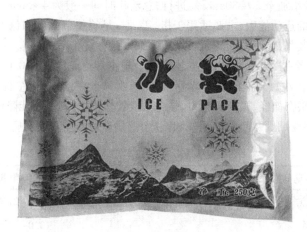

图 10-2　化学冰袋

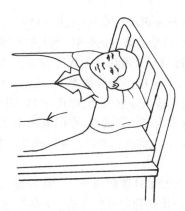

图 10-3　颈部置冰袋

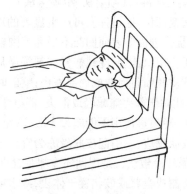

图 10-4　头部置冰袋

笔记

167

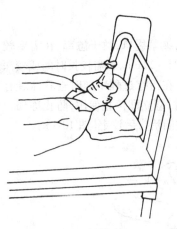

图 10-5 鼻部置冰袋

2）冷湿敷法：将毛巾或敷垫放入混有冰块的冷水中完全浸透，然后拧去多余水分，以不滴水为度，再将毛巾或敷垫敷于患处，每 3~5min 更换一次，治疗时间为 20~30min。此方法适用于大面积受累的痉挛或疼痛性肌肉痉挛。

3）冰贴法：又分为直接冰贴法、间接冰贴法、冰块按摩法三种方法。

A. 直接冰贴法：将冰块直接放在治疗部位，这种治疗方法刺激强烈，因此每次治疗的时间短，一般为 5~10min。

B. 间接冰贴法：将冰块隔着衬垫（如毛巾）放在治疗部位，可避免冰冻的骤然刺激，使皮温缓慢下降，治疗时间一般为 20~30min。治疗中注意观察局部皮肤情况，防止局部冻伤。

C. 冰块按摩法：冷水浸泡或单纯的冰袋外敷只能使患处浅部组织的温度明显降低，而对深层组织的温度影响不大，故当肌肉等深部组织损伤时，对患部深层的冷敷是非常必要的，最有效的方法是冰按摩法。冰按摩时，用冰袋或冰块直接放在患部进行擦摩，直到患部失去感觉，按摩时间最长为 20min。对于严重的损伤，在伤后 48h 内可每天进行 3~4 次，每次间隔 1~2h。治疗时要注意观察患者皮肤，以不引起皮肤发生凝冻为宜。此法适用于小范围的疼痛性肌肉痉挛或急性损伤，用于减轻疼痛、水肿或出血。

（2）浸泡法：将肢体或全身浸泡于冷水或冰水中，一般冷水温度 0~15℃。

1）局部浸泡法：将所需治疗的病变部位直接浸泡于冰水（0~5℃）中，刚开始治疗时患者可以有痛感，首次浸入时间为 2~3s，后将患者肢体从水中取出擦干，进行主动或被动活动，等体温恢复后再浸入冰水中，浸入时间逐渐增加至 20~30s，反复进行，总治疗时间一般为 4~5min。局部冷水浴能减轻疼痛，缓解痉挛，恢复肢体的运动能力，主要适用于指、手、肘、足等关节病变和偏瘫患者上下肢肌痉挛等的治疗；治疗蛇咬伤、虫咬伤，治疗时间需延长至 12~36h；治疗烧伤需 1~5h。

2）全身浸泡法：患者在冷水中短暂浸泡，水的温度根据病情而定（表 10-1），浸泡时间以患者出现冷反应（如寒战等）为准。注意浸泡时间要逐渐增加，首次一般浸泡 1min 左右，以后逐渐增加浸泡时间为 3~10min。此法有兴奋神经、提高肌张力、强化心血管作用，并利于功能障碍者进行主动和被动运动，主要适用于无力性便秘、肥胖症、关节病变和截瘫、偏瘫患者的痉挛性疾病等。

表 10-1 常用冷水浴温度范围

温度感觉分类	温度范围（℃）
凉	19.0~27.0
冷	13.0~19.0
寒冷	0.0~13.0

3. 蒸发冷冻法（喷射法、冷喷雾法） 是利用喷射装置将冷冻剂或冷空气（温度 -15℃ 以下）直接喷射于病变部位，通过挥发可产生显著的冷却作用，使局部组织温度降低的一种治疗方法，常用于四肢关节、烧伤创面等表面凹凸不平和范围较大的病变部位。冷喷雾是最快速的致冷方法，一般在运动现场应用。用氯乙烷、冷镇痛气雾剂等做局部喷射。喷射前，取毛巾等遮盖物置于皮肤表面，以防止直接对准皮肤喷射而造成局部冻伤；喷射时，从瓶口喷出的喷雾应与皮肤垂直，距皮肤 15~20cm，喷射 5s 左右，此时伤部疼痛减轻或消失，温度下降并有麻木感，有时为了加强效果，在间隔 1min 后还可再喷射一次，冷喷雾使用不能超过 3 次，以免发生冻伤。冷喷雾后，立即在伤处进行加压包扎。在治疗时要注意皮肤反应，不引起皮肤凝冻为宜。

4. 循环冷敷法 是用循环冷却装置进行治疗，可分为体外法和体腔法两种。①体外法：用金属或塑料小管制成盘状或鼓状置于体表，冷水或冷却剂在管内循环而达到制冷的方法。②体腔法：用大小合适的管子连接一球囊，置于体腔内，再从管子中通以冷水而达到冷却治疗的目的，如胃肠道的局部冷疗。

视频：冷喷雾法

笔记

5. 灌注法和饮服法　灌注法是用冷水灌入体腔内,如冰水灌肠、冰水冲洗阴道;饮服法是饮用冰水。

（三）影响冷疗的因素

1. 方法　冷疗可有湿法和干法两大类。由于水的传导能力比空气强得多,因此使用干冷法的温度应比湿冷法的低一些,才会达到治疗效果。

2. 面积　冷因子应用产生的效应与应用面积的大小有关。应用面积越大,产生的效应越强;应用的面积越小,效应就越弱。但面积过大,机体的耐受性差,容易引起全身反应。

3. 时间　冷因子应用需要有一定的时间才能产生效应,而此效应是随着时间的延长而增强的。但应用时间过长,则会发生继发效应,反而抵消治疗效果,有时还可引起不良反应。一般冷疗的时间为10~30min,时间过长或反复用冷,可导致不良反应,如寒战、面色苍白、冻疮,甚至影响呼吸或脉搏。

4. 部位　身体皮肤有厚有薄,如手和脚的皮肤较厚,对冷刺激的耐受力强;而躯体的皮肤较薄,对冷的刺激较为敏感。同样,血液循环的情况也会影响冷效果。选择部位不同,达到的效果也不同。如临床上为高热患者降温时,常选用在较大动脉处(腹股沟、腋下等处)用冷疗法或选用全身冷疗法,如酒精擦浴、温水擦浴;若局部出血或有炎症者,为减轻局部充血和出血或抑制炎症和化脓,可选用局部冷疗法。

5. 温度差　用冷疗法的温度与体表的温度相差越大,机体对冷的刺激反应越强烈;反之则对冷刺激的反应越小。其次,环境温度也可能影响冷效应。

6. 个体差异　不同的机体状态、精神状态、年龄、性别、局部皮肤对冷的耐受力也有所差异。所以,用同一强度的温度刺激,会产生不同的效应。老年人的感觉功能减退,对冷刺激的反应比较迟钝;婴幼儿的体温调节中枢发育不完善,对冷刺激反应较为强烈。故对老幼患者冷疗时应慎重。用冷时应结合患者的具体情况,如高热者,可用冷疗降温,而麻疹高热患者,则不可用冷疗降温。对末梢循环不良者,应禁忌冷疗。

四、临床应用

（一）适应证

1. 疼痛和痉挛性疾病　如偏头痛、落枕、急性腰痛、肩痛、颈椎病、痛经、截肢后残肢痛及创伤痛、肢体肌肉痉挛、瘢痕灼痛等。

2. 各种创伤急性期　擦伤、挫伤、扭伤、骨折、关节脱位、肌腱断裂的急性期,局部会出现水肿、出血、疼痛及功能受限,一般要持续24~48h,在创伤早期及时应用冷疗,可使上述反应减轻到最低程度。

3. 神经系统疾病　脑卒中早期、偏瘫后遗症期的应用。如脑卒中早期使用亚低温疗法(参见知识拓展)。对于偏瘫患者,可用冷疗法暂时消除肌肉痉挛,并进行主动运动。对于脑血管患者出现假性延髓性麻痹时,可用冰块刺激口周围、舌两侧及软腭等处,改善患者吞咽功能及发音功能。

4. 各种急性炎症早期　如疖肿、丹毒、蜂窝织炎等。

5. 末梢血管疾病　如骤发性动脉闭塞早期、冻疮、外伤性血管运动障碍、急性浅表性静脉炎等。

6. 内脏出血　如肺出血、食管出血、胃十二指肠出血等。用体腔循环冷敷法对出血部位进行局部冷疗,可以有效地控制出血。

7. 烧、烫伤的急救　可在损伤早期冰水冲洗、浸泡损伤部位,直至疼痛消失。

8. 其他　高热、中暑的物理降温;扁桃体术后喉部出血水肿;类风湿关节炎;局限性急性皮炎及瘙痒症;对由冷引起的支气管哮喘、寒冷性荨麻疹等用冷疗行脱敏治疗;蛇咬伤的辅助治疗等。

（二）禁忌证

1. 心血管疾病及循环障碍性疾病　如严重的高血压、心功能不全、动脉硬化、血栓闭塞性脉管炎等。同样,大片组织受损、局部血液循环不良、感染性休克致微循环明显障碍时也不宜用冷敷。

2. 慢性炎症或深部有化脓病灶　因为冷因子可使局部血流量减少,营养不良,妨碍炎症吸收。

3. 雷诺病、冷变态反应者、对冷过度敏感者、冷导致血红蛋白尿患者。

4. 红斑狼疮、肝肾功能不全、恶病质等全身状况较差患者。

5. 皮肤感觉障碍,言语、认知功能障碍,老年人及婴幼儿等温度调节能力差者慎用。

6. 下列部位禁用冷疗

（1）枕后、耳郭、阴囊等部位忌用，由于皮肤薄，血液循环量少，易引起冻伤。

（2）心前区忌用，以防出现反射性心率减慢，心房、心室颤动及房室传导阻滞。

（3）腹部慎用，以防出现腹泻。

（4）足心忌用，以防反射性末梢血管收缩，影响散热或引起一过性冠状动脉收缩。

（三）注意事项

1. 在治疗前需对患者做必要的解释，说明治疗的正常感觉和可能出现的不良反应。

2. 在采用冷治疗时，应防止过冷引起的冻伤。

3. 在进行治疗时，尤其是冬季，要注意非治疗部位的保暖，防止患者受凉感冒。

4. 喷射法禁用于头面部，以免造成眼、鼻、呼吸道的损伤。

5. 经皮肤冷治疗后出现痒、痛、红、肿者，应停止治疗，局部可用温热疗法如红外线等进行处理。

6. 冷过敏反应及处理

（1）一般全身反应少见，个别患者如出现震颤、头晕、恶心、面色苍白、出汗、血压下降甚至休克等情况，称为"冷过敏反应"。一旦出现，需立即停止冷疗，予以平卧休息，并在身体其他部位施以温热治疗，喝热饮料。对疑有冷过敏的患者，需要先行过敏试验，以确定是否开展冷疗。

（2）冷治疗达一定深度时，有时会引起局部疼痛，一般不需特别处理；但是对反应强烈、甚至由于疼痛而致休克的患者，需立即停止冷疗，予以卧床休息及全身复温即可恢复。

（3）冷治疗过度或时间过久，局部常可出现水肿及渗出，严重时有大疱、血疱。轻度只需预防感染，保持创面清洁。严重者应严格无菌穿刺抽液，进行无菌换药可愈。

第二节 冷 冻 疗 法

冷冻疗法（cryotherapy）是应用致冷物质和冷冻器械产生的0℃以下低温，作用于人体局部组织，使人体的组织细胞发生冻结和细胞破坏的现象，以达到治疗疾病的一种方法。

冷冻疗法是在冷疗的基础上发展起来的。自20世纪初，国外就有用液态空气治疗血管瘤、淋巴瘤的报道，并逐渐利用固态二氧化碳（干冰）、液氮冷冻器、冷刀治疗膀胱肿瘤、丘脑肿瘤等疾病。在我国冷冻治疗起步较晚，但发展迅速；在外科、眼科、妇科、皮肤科、耳鼻喉科都开展了冷冻治疗，尤其在冷冻治疗颅脑肿瘤、肺癌、肝癌等方面取得较好的效果。冷冻治疗作为一种新兴的医疗技术在良、恶性肿瘤的治疗中得到了迅速的发展。随着冷冻器械的不断革新及临床技术的不断发展，冷冻疗法从原来只治疗表面的病变，发展到治疗体内器官的病变，从开腔直视下发展到内镜监视下穿刺式冷冻治疗。

一、物理特性

正常的细胞，可由于极度冷冻而产生不可逆的损害、破坏。一般组织处于-20℃以下时，超过1min可以导致坏死。当处于-40℃以下时，细胞内外形成冰晶，造成细胞脱水、皱缩，直到细胞破坏死亡。去除制冷源后，即逐渐出现水肿、坏死、脱落，最终形成瘢痕。临床主要用以治疗体表的良性或恶性肿物，如疣、黑痣、小血管瘤、息肉等，常用的制冷剂如液氮、氯乙烷、干冰，也可用半导体制冷。

二、治疗原理及治疗作用

（一）治疗原理

在低温作用下，生物细胞发生一系列的生物化学变化和病理生理改变，最终导致细胞破坏，达到治疗目的。致冷剂温度越低，对细胞的破坏作用越大。此外，低温还能使细胞膜类脂蛋白复合物变性，产生局部血液循环障碍，进一步促进破坏作用。冷冻融解期对组织的损伤作用一直存在，所以多次冻融较一次冻融具有更大的破坏性，具有临床治疗意义，一般治疗时常应用2~3个冻融周期。冷冻对组织的作用效果与冷冻温度、冻融速度、冷冻时间、次数、局部血液供应、组织对冷冻的敏感性等有关，其作用特点如下：

1. 组织破坏的均一性　冷冻使组织坏死的临界温度为-40~-20℃。组织冷冻后,局部毛细血管堵塞,数小时至24h后组织发生坏死,组织破坏的均一性是冷冻坏死的一大特点。

2. 冷冻坏死的范围　冷冻坏死灶与周围正常组织界限清楚,冷冻坏死灶周围的正常组织修复力强,冷冻坏死灶的生理愈合较快,炎性反应较轻。

3. 冷冻坏死的恢复过程　冷冻坏死的修复经过水肿期、坏死期和恢复期。冷冻后,皮肤上首先形成水疱,数小时后局部组织发生坏死,经过数天至数周,局部肉芽组织急剧增生,然后结痂脱落,组织上皮化。

（二）治疗作用

1. 对组织细胞的作用　快速冷冻(温度变化10~100℃/min),细胞内外有冰晶形成,细胞质、细胞核和染色体内的冰晶可使细胞立即死亡。温度骤降时,细胞发生的低温休克更甚于冷冻的直接作用,有时甚至未达到冷冻程度,即可使细胞遭受损伤。如精细胞,在2℃/min的温度下降速率时细胞发生膨胀,在被冰冻前死亡。当温度复升时,由于细胞外溶质浓度的降低极为缓慢,细胞长时间处于高浓度电解质的细胞外溶质中,细胞极易受损;如复温缓慢,细胞内的小冰晶再结晶,聚集成大的冰晶。引起细胞内外电解质的再次浓缩,则进一步加速细胞的死亡。可用于治疗表浅肿瘤。

2. 冷冻粘连和炎症反应　用-30℃以下的冷探头直接与晶体囊膜接触,产生冷冻粘连,不易造成囊膜的撕破,可以用于摘除白内障,应用于眼科。用-200℃的冷冻探头接触眼球壁,可以产生视网膜与脉络膜的渗出与粘连,可以用于治疗视网膜脱离。

3. 对免疫功能的影响　组织细胞经冷冻破坏后,可形成特异的抗原物质,使机体产生相应的免疫反应。治疗肿瘤时可增强对肿瘤细胞的破坏和吸收。

三、治疗技术

（一）设备

临床上常用的设备有冷疗机、冷气雾喷射器、液态氮装置等。

（二）治疗方法

1. 接触冷冻法　是临床最常用的一种冷冻方法,有点冻法和冷冻探头接触法两种。

（1）点冻法:将液氮倒入小容量容器中,用消毒棉签蘸取少量液氮后直接压迫病变部位,并持续一定时间(数秒至数分钟)。可反复进行操作,直至病变部位发白变硬。此方法常用于治疗表浅而局限的病变,如痣、疣、面部雀斑等。

（2）冷冻探头接触法:根据病变部位选择冷冻头,直接接触病变部位,持续数秒到数分钟,治疗良性病变,选择较病变面积稍小的冷冻头;恶性病变,选择大于病变0.5~1.0cm的冷冻头,治疗时,将冷冻头轻压病灶,与病变处紧密接触。对血供丰富的组织和较深的病变,可加压冷冻。此法分为冷头和热头接触法两种。冷头接触法是指先降温后接触病灶,热头接触法是先接触病灶再启动降温冷冻病灶。在冷冻过程中为增强疗效,可反复冻融2~3个周期。因冷冻头面积相对局限,故只适用于较小范围的病变,对较大范围的病变可采用分区治疗。

2. 插入冷冻法　将针形冷冻头插入肿瘤内,以达较深部位肿瘤的治疗。主要用于破坏深部组织病变,可配合麻醉;对于较大病灶,可少量多次进行治疗。

3. 倾注冷冻法　是将液态致冷剂直接倾注于病变部位进行冷冻的一种治疗方法,适用于范围大、局部不规则、侵入程度深的恶性病变。治疗时,先用凡士林纱布或泡沫塑料保护病变周围的正常组织,在病变处覆盖消毒棉球,再将液态制冷剂倾注到棉球处,持续2~3min。其制冷速度快,破坏力较强,一般在24~48h后,局部组织细胞坏死,数天后坏死组织脱落。适用于治疗恶性肿瘤。

4. 喷射冷冻法　利用特制的喷头,将制冷物质呈雾状直接喷射至治疗部位。喷射时注意保护好病变周围的正常组织。其特点为制冷速度快,破坏力强,适用于高低不平和范围较大的病变部位。将液氮直接喷在病变区,适用于表面积大而高低不平的弥散性浅表肿瘤。如氯乙烷喷射法,多采用间歇喷射,1次喷射3~5s后停止30s,可反复进行多次。喷射时注意保护好病变周围的正常组织。此法局部反应较重,易出现水肿,渗出较多,治疗时注意观察皮肤反应,以不引起皮肤凝冻为宜。

5. 浸泡法　将病变部位直接浸泡于液态制冷剂中,2~3min后取出。此法多用于治疗指、趾和足跟等处病变,尤其是表面凹凸不平或菜花样巨大恶性肿瘤。

6. 综合法

(1)冷冻切除法:先用冷冻法使病变冻结,再用手术将病变切除。适用于治疗突起的或较厚的病变。如治疗恶性肿瘤、痔疮等。

(2)冷冻微波法:先用微波辐射器照射病变部位,时间3~5min(微波功率密度1W/cm²)。然后用冷冻治疗。此法对海绵状血管瘤疗效较好。

(三)治疗剂量

1. 冷冻的温度 不同的组织对冷冻温度的耐受性差异很大,故冷冻温度可在-196~-20℃之间选用。根据动物实验及临床观察,组织发生坏死的临界温度是-20℃。快速冷冻到-40℃以下,除大血管外,一般组织均被破坏。温度越低其破坏力越强。治疗肿瘤时,冷冻头的温度应在-80℃,甚至-100℃以下。

2. 冷冻时间 冷冻时间越长其破坏力越大。一般以病变区是否完全冻结,形成冰球,而不损伤正常组织为适宜。一般黏膜的冷冻时间为0.5~2min,皮肤的冷冻时间1~3min,治疗肿瘤的冷冻时间应为3~5min。

3. 冷冻速度 冷冻速度<100℃/min,称为缓慢冷冻,仅使细胞外水分形成冰晶,对细胞功能的破坏性较弱;冷冻速度>100℃/min,称为快速冷冻,可在细胞内外同时形成冰晶,冰晶出现在细胞质、细胞核和染色体内,对细胞功能的破坏性强。停止冷冻后,复温越慢破坏力越强,临床多采用快速升温(100℃/min)与自然复温两种方法。

4. 冻融周期 冷冻治疗包括冻结和融化两个过程。1次冻结和融化的时间称为1个冻融周期。1个冻融周期后,毛细血管闭塞,微循环终止。再次冷冻时,组织对冷的传导性增加,制冷效果提高。治疗时,一般应用2~3个冻融周期。

5. 治疗次数 冷冻治疗一般1次可以治愈,如需2次以上治疗,需脱痂后再进行治疗。

6. 间隔时间 根据病情需要,往往需要重复冷冻治疗。两次间隔的时间应据前次治疗时间而定。一般需待前次冷冻局部反应消失后再行下次治疗。短则几天,长则数周。

7. 压力 在其他条件不变的情况下,压力越大,冷冻对组织的破坏力越强。对血管丰富、位置深的病变应加压冷冻。对皮下脂肪少的部位不宜加压过重,应避开神经分布区,以免损伤神经。

(四)影响疗效的因素

1. 冷冻速度 ①缓慢冷冻,它使组织细胞外液冷冻形成冰晶,不形成对细胞有致命损害的细胞内冰晶,故对组织的破坏作用较少,不宜用于治疗恶性肿瘤;②快速冷冻,它使细胞内和细胞间同时形成冰晶,对细胞损伤破坏作用较大;③超速冷冻,细胞内冰晶来不及形成,仅组织内结冰,细胞不受致命损伤。冷冻速度除与冷冻温度有关外,还与组织的大小、性质及原有温度等有一定关系。

2. 冷冻温度 根据动物实验及临床观察,许多学者认为组织发生坏死的有效温度是-40℃。温度如果较高,只能引起细胞外冰晶形成,使细胞内液流至细胞间隙,不形成细胞内冰晶,不发生细胞膜的破裂和细胞死亡。在这种情况下,一旦冷冻停止复温后,细胞可以恢复原有的功能。

3. 冷冻时间 冷冻持续的时间愈长,被冷冻的组织温度愈低,对组织破坏力愈大,被冷冻损伤组织范围也就扩大。有人认为延长冷冻时间,不能加深组织坏死深度。除冷冻时间外,冷冻效果也受病变性质、治疗要求以及冷冻温度等因素的影响。

4. 冷冻融解速度 组织被冷冻成冰球,当停止冷冻后,冰球逐渐融化,局部充血肿胀,冰球完全融化的时间即是该组织冷冻融解速度,融解速度慢,说明被冷冻的组织温降大,缓慢融解会继续吸收热量,使细胞内冰晶增大,对细胞及组织损伤较大。

5. 冷冻次数 目前多数学者主张用冷冻—融解—再冷冻—再融解反复冷冻方法进行治疗,这样对组织损伤大。

6. 冷冻压力 加压冷冻可以使毛细血管闭塞,使组织内血流量减少,被冷冻的组织温降大。因此,冷冻血管丰富的组织、治疗皮下较深处的病变和血管瘤时,给予一定压力是必要的。

7. 冷冻面积 在冷冻探头周围被冷冻组织的温降有一定坡度,即离冷冻探头近,组织温降大;离冷冻探头远,则组织温降小。因此,探头要稍大于病变组织,特别是当冷冻恶性肿瘤时。

总之,温度越低,冷冻时间越长,冻融次数越多,降温越快,复温越慢,对细胞的杀伤力也越大。

知识拓展

"冷冻人技术"

2017年5月山东济南市民展女士接受了人体冷冻手术,成为我国"人体冷冻第一人"。这意味着"冷冻人技术"在我国迈出了历史性的第一步。人体冷冻技术经过"抗凝""灌流""降温"等步骤,最终将身体保存在液氮罐-196℃的环境当中。被保存的身体或器官,期待有合适的机会可以"重新激活"。"冷冻人技术"受到世界范围的广泛关注,目前世界上做人体冷冻技术的主要机构有三家。

四、临床应用

（一）适应证

由于冷冻治疗后,伤口修复合乎生理要求,瘢痕形成较浅、范围小,不会引起组织缺损、组织变形和功能障碍等后遗症,所以冷冻疗法在临床上的应用非常广泛。

1. 皮肤疾病　良性皮肤疾病有色素痣、雀斑、寻常疣、扁平疣、胼胝、单纯性血管瘤、渐进性脂肪坏死、光线性角化病、脂溢性角化病、良性表浅肿瘤、鸡眼等。恶性肿瘤有鳞状上皮癌、基底细胞癌、皮肤附件癌、恶性黑色素瘤等皮肤癌。

2. 外科疾病　良性疾病有内外痔、肛门湿疹、肛门溃疡、肛门脓肿及直肠息肉、腋臭、尿道肉阜、尿道口囊肿等。恶性肿瘤有颅脑肿瘤、肺癌、肝癌、直肠癌、软骨肉瘤、巨细胞瘤、阴茎癌等。

3. 五官疾病　良性疾病有白内障、视网膜剥离、睑缘疣、耳郭软骨膜炎、耳血管瘤、耳乳头状瘤、过敏性鼻炎、鼻出血、鼻前庭和咽部乳头状瘤、慢性咽炎、喉部血管瘤、口腔白斑、口腔黏膜囊肿、舌下囊肿及舌血管瘤等。恶性肿瘤有牙龈癌、舌癌、鼻咽癌、睑板腺癌等。

4. 妇科疾病　良性疾病有慢性宫颈炎、宫颈糜烂、宫颈息肉、宫颈间1~2级尖锐湿疣、宫颈黏膜白斑、纳氏腺囊肿、棘皮症、外阴白斑、外阴血管瘤及外阴神经性皮炎等。恶性肿瘤有子宫原位癌、宫颈癌等。

（二）禁忌证

雷诺病、严重的寒冷性荨麻疹、冷球蛋白血症、冷纤维蛋白血症、严重冻疮、严重糖尿病患者以及年老、幼儿、体弱等对冷冻治疗不耐受者。详情可参考第一节"冷疗法"禁忌证。

（三）注意事项

1. 在治疗前应向患者说明治疗的正常反应和可能出现的不良反应,若治疗中患者出现不适,应及时向操作人员反映。患者在治疗中不得随意变换体位和触摸冷冻机器。

2. 在采用冷治疗时,注意保护非治疗部位,操作时避免致冷剂外漏,溅洒在正常组织和衣物上。眼部治疗时,注意防止致冷剂损伤角膜。

3. 喷射法治疗后局部会出现水肿,渗出较多,应严格选择适应证,禁用于头面部,以免造成眼、鼻、呼吸道的损伤。

4. 加压冷冻治疗时,应避开主要神经分布区,以免损伤神经。皮下脂肪较少的部位不宜加压过重。

5. 冷冻治疗后3~5d保持创面清洁、干燥,结痂后禁用手揭,应让其自然脱落。

6. 常见并发症的处理

（1）水肿和渗液:冷冻后局部组织发生明显的水肿和大量渗液,一般冷冻后数分钟,组织内部水肿就迅速发展,12~24h后达高峰。术后1周左右可自行消退。但是,对咽喉部的病变进行冷冻治疗后,需常规应用糖皮质激素等药物雾化吸入或肌内注射,以防止局部水肿反应严重而影响呼吸道通畅。

（2）出血:多因冷冻与病变组织黏着未完全融解而强行将冷刀抽出所致,多发生在黏膜病变上。

恶性肿瘤冷冻时也较容易发生出血,血管瘤在重复冷冻后有时因表面坏死而出血。对于局部小出血灶,可采用止血剂及压迫止血;如出现搏动性出血或出血较多,应采用结扎止血或堵塞止血。

(3) 局部创面感染:冷冻治疗本身对局部创面有灭菌作用,但如创口已发生感染,应给予抗生素治疗,并进行伤口换药。

(4) 瘢痕形成:加压重复冷冻后常于冷冻表面出现菲薄的瘢痕,咽部病变加压冷冻后,多数出现局部瘢痕,如咽侧腺癌,冷冻后因翼内肌瘢痕挛缩,发生牙关紧闭;鼻腔侧壁血管瘤,冷冻后发生瘢痕而致前鼻孔狭窄。

(5) 色素减退:各种病变行深度冷冻后局部色素常减退,以皮肤最明显,与周围正常的皮肤形成鲜明的界线,一般需半年至一年后开始逐渐恢复。

(6) 疼痛:在深度冷冻过程中和冷冻后,绝大多数患者都感疼痛,但多能耐受。如对咽喉部病变进行冷冻,常规用1%的丁卡因喷雾表面麻醉。冷冻治疗后出现的短暂疼痛,一般不用做任何处理。如果患者对疼痛耐受较差或疼痛持续较久时,应酌情给予止痛剂以缓解疼痛。

(7) 神经损伤:冷冻对病变区穿过的神经支干有破坏作用。如损伤感觉神经,表现为神经支配区域出现麻木;损伤运动神经,出现神经所支配的肌肉麻痹。一般这种神经损伤是可逆性的,多在给予神经损伤常规治疗后3个月左右恢复功能。

本章小结

本章主要讲述了冷疗法及冷冻疗法的概念、治疗原理、治疗技术及临床应用。其中需要学生重点掌握冷疗法及冷冻疗法的操作技术及临床应用,为临床工作提供保障。本章内容在编写过程中参考了执业考试大纲的相关内容及要求,能够满足学生的考试需要。冷疗法及冷冻疗法近年发展迅速,广泛应用于外科、妇科、皮肤科、神经科、康复医学科、运动医学等各领域,取得较好疗效。

(陈 睿)

思考题

患者因运动中不慎摔倒在地,出现右侧膝关节损伤3h就诊,现关节出现肿胀、疼痛及关节活动受限。

1. 为进一步明确诊断,可首选什么检查?
2. 若患者影像学检查排除骨折,可行什么物理因子治疗?
3. 除上述处理外,还可以做的治疗有哪些?

扫一扫,测一测

思路解析

第十一章　水疗法

11章 PPT

学习目标

1. 掌握　水疗法的定义及分类;水疗法的操作技术;水疗法的适应证、禁忌证和注意事项。
2. 熟悉　水疗法的物理学特性;水疗法的治疗原理和治疗作用;水疗法的设备与设施。
3. 了解　水疗的历史;水疗法对人体各系统的影响。
4. 能与患者及家属进行沟通,开展健康教育;能与相关医务人员进行专业交流;能开展农村社区的健康检查、慢性病管理、疾病预防等卫生工作,帮助和指导患者进行康复锻炼。

第一节　概　述

水在自然界中,广泛存在且取之便利,它是我们维持生命的重要元素,也是我们强身健体和防治疾病不可缺少的重要物质。现代水疗法发展较快,如水中运动、Hubbard 槽浴、步行浴、涡流浴、喷射浴和气泡浴等方法,广泛应用于临床和康复当中。水疗法可以单独应用,也可作为综合治疗的一种手段,它既方便日常康复应用,也大大减少了药物疗法的不良反应,因而它是一种应予重视的物理因子治疗方法。

水疗法最早提法为国外泉水浴场,而在我国用水治病已有悠久的历史,《黄帝内经》中的《素问·阴阳应象大论》说:“其有邪者,渍形以为汗。”这里的“渍形”即是指用热汤洗浴治病的方法。《素问·玉机真脏论》中有汤烫法和浴法的记载。《伤寒论》中有“灌水法”。《千金方》中有“冷水浴法”。《礼记》中有“头有创则沐,身有病则浴”。《医学纲目》中有“冷水搭胸法”。齐德之著《外科精义》中,总结了前人应用水疗法治疗疾病的经验,有“渫、渍、疮、肿法”专节论述,说:“疮肿初生,经一二日不退,即需用汤水淋射之,其在四肢者渫渍之;其在腰腹背者淋射之;其在下部委曲者浴渍之。”又说“……以净帛或新棉蘸药水,稍热渫其患处,渐渐洗渫淋浴之,稍凉则急令再换,慎用冷用。”说明了用水治病的种类和操作方法。明代伟大药物学家李时珍所著《本草纲目》对水疗之应用及各种不同成分的水均有较为详尽的阐述。

病例导学

患者,男性,50 岁,已婚,因“右膝关节疼痛、肿胀,功能受限 5 年,加重 1 周”来诊。患者于 5 年前始出现双侧关节肿胀疼痛不适,以右侧明显,阴天及天气变冷时明显,症状渐加重,活动轻度受限,诊为“双侧膝关节炎”,期间口服药物治疗,效差,时有发作。近一周来患者右膝关节疼痛明显,活动明显受限,影响夜间睡眠,遂来诊。医生建议行物理因子治疗以期改善膝关节疼痛、关节功能障碍等症状。

问题与思考:

1. 采用何种水疗法为最佳治疗方法?
2. 水疗法的分类,以及相应的操作技巧有哪些?

一、概念

凡是以水为媒介,利用不同温度、压力、成分的水,以不同的形式作用于人体,以达到预防和治疗疾病、提高康复效果的方法称为水疗法(hydrotherapy)。水的热容量大,导热能力也很强,在通常情况下水为液体,能溶解各种物质,能与身体各部位密切接触,是传递冷热刺激极佳的一种介质。

二、物理特性

众所周知,水是由氢和氧两种元素化合而成的。它的最简单的化学式是 H_2O。在常温下,水是以液态存在的,有着一般液体的共性,如流动性、不可压缩性等。但同时又具有许多与其他物质截然不同的特殊物理化学性质。水就是依靠这些特殊性质来发挥它在自然界的种种巨大作用和对人类的重要性。

水之所以能被广泛应用在医疗上,不仅因为它在自然界中有存在广泛和取之便利的特点,更主要的是水有几种特性,使其有特殊的治疗功效:

1. 水的热容量和热量大　受热时,水吸收热后温度升高。吸收的热量越多,温度升得越高。停止加热后,水遇冷要释放出热量,释放出热量越多,温度降低就越低。物体吸收热或释放热的多少,称为热量。我们将物体升高 1℃ 所需要的热量,称为该物体的热容量。水比任何其他物质都能吸收更多的热量,几乎是乙醇或石蜡的 2 倍,铜或铁的 10 倍以上,铅或金的 30 倍以上,这使其非常适用于治疗。而水的热容量比其他任何物质都要高,大约是黏土的 2 倍,比石蜡和淤泥都要高,这为水用于治疗奠定了基础。

2. 水的导热性较高　热从高温物体传递给低温物体称为热传导。各种物质导热时热能力不尽相同。水有很强的传导热的能力,大约是空气的 33 倍,是石蜡的近 3 倍。

3. 水是一种良好的溶剂　水是一种很好的溶剂,通常被认为是万能溶剂,可溶解多种化学物质,特别是人体需要的物质,都可以很好地溶解于水中。因而可以遵照医疗上的需要,投入一定的天然或化学药剂,如加入某种药物或气体时,对皮肤等具有化学刺激作用,使机体产生相应的反应。

4. 水是传递刺激的一种最佳物质　水在通常情况下为液体,它可以与身体各部分密切接触,可以将各种刺激传递给身体,以达到最佳的治疗效果。

5. 物理性状的可变性大　在一定温度范围内,水能够依据所在容器的不同,改变其物理性状,如从液态到固态,从液态到气态等。在液体状态时,水可以被用作填充剂、浴用剂、喷雾剂以及冲洗液等;液态的水还具有蒸发、对流等特性;静止的水通过传导的方式传递热,流动的水通过对流的方式传递热。在固体状态时,冰是一种非常有效的冷却剂。在汽化状态,可以被用做蒸汽浴或吸入剂的热导体。

6. 水具有很好的浮力　水的浮力是和重力方向相反的力,它能降低重力对人体组织器官的一种压迫,所以在水中运动时,可明显减轻重力作用,达到减轻肢体负重的目的。

7. 水的密度接近于人体　水可以作为瘫痪、炎症或肌肉萎缩患者训练的介质。躯体浸没在水中,流体静水压作用于身体表面,可以促进外周静脉和淋巴液的回流及尿液的排泄。

此外,水的另一个独特之处是处处可得,并且应用简单、所需装备价格较低廉。

三、水疗法的分类

1. 按作用部位分类　①局部水疗法:包括局部擦浴、局部冲洗浴、手浴、足浴、坐浴、半身浴等。②全身水疗法:包括全身擦浴、全身冲洗浴、全身浸浴、全身淋浴、全身湿布包裹疗法等。

2. 按治疗作用分类　镇静、兴奋、退热、发汗、强烈刺激、柔和刺激及锻炼等。

3. 按温度分类　包括冷水浴(低于 25℃)、低温水浴(25～32℃)、不感温水浴(33～35℃)、温水浴(36～38℃)、热水浴(38℃以上)。

4. 按水的压力分类　①低压淋浴(1 个大气压以下)。②中压淋浴(1～2 个大气压力)。③高压淋浴(2～4 个大气压力)。

5. 按水的成分分类　包括海水浴、淡水浴、温泉浴、药物浴(西药浴及中药浴)、矿泉浴、气水浴等。

6. 按水疗的方法分类 ①温热疗法,包括温敷布、包裹浴、渐加温浴、交替浴、全身浴等。②机械疗法,包括涡流浴、气泡沸腾浴、水中按摩、水中冲洗。③化学疗法,包括各种温泉浴、药物浴等。④运动疗法,包括运动用大槽浴、运动用池浴。⑤其他疗法,包括喷淋、冲洗、气泡浴、人工碳酸浴、砂浴、药浴、肠洗浴、刷洗浴、电水浴、蒸汽浴、蒸汽喷淋等。

第二节　治疗原理及治疗作用

一、治疗原理

水是一种很好的溶剂,可溶解多种化学物质,同时水也是与人体体液成分接近的最好物质。通过水中溶解的化学药物进行治疗,既可使药物直接作用于局部,又可避免全身用药所致的副作用。在使用水疗时,即使采用淡水浴,也会溶有少量的盐类物质,从而具有微量矿物质的化学刺激作用。淡水的作用同蒸馏水的作用是有本质区别的,比如我们在蒸馏水的浴盆中,加入少量食盐,就会发现高温蒸馏水浸浴容易耐受些。加入少量食盐的浸浴,虽然与蒸馏水浸浴是同样的温度,但不易于耐受。由于水能溶解各种矿物质盐类、液体及微量的气体,所以在施行水疗时,可以加入各种矿物盐类、药物和气体。这些化学物质的刺激可加强水疗法的作用,并能使机体获得特殊的反应。采用水疗法时,其主要作用原理有:

1. 温度刺激 温度对机体生命活动过程的影响很大,温度的高低变化,引起机体反应不同,温度刺激也是水疗法最为显著的刺激作用。由于人体皮肤的冷热感受器分布不同,所以对寒冷刺激的反应迅速、激烈,而对温热刺激引起的反应则较为缓慢、不强烈和逐渐感到温热。人能耐受的温度变动范围是十分有限的,温度刺激愈迅速,水温和体温之间的差异愈大,被作用的面积愈大,刺激愈强,对人体的影响也就愈大。根据刺激温度不同,水疗法分温水浴、热水浴、不感温水浴、冷水浴、凉水浴。温水浴与热水浴可使血管扩张、充血,促进血液循环和新陈代谢,降低神经的兴奋性、缓解痉挛、减轻疼痛,热水浴还有明显的发汗作用;不感温水浴的镇静作用明显;冷水浴、凉水浴可使血管收缩、神经兴奋性增高,肌张力提高。

2. 机械效应 水疗法除了水本身的静水压、浮力所致机械力外,也可以通过水的喷雾、冲洗、摩擦、涡流等碰撞身体表面产生机械效应。

（1）静水压力作用:在普通的静水浴时,静水压力为 $40\sim60g/cm^2$。这种静水压力可压迫胸廓、腹部,使呼吸有某种程度的阻力,患者不得不用力呼吸来代偿,使机体增强了呼吸运动和气体交换。静水压力还可压迫体表静脉和淋巴管,使体液回流量增加,促进了血液和淋巴循环,有利于减轻水肿。还可利用静水压减轻机体局部的压力,利于创面血液循环,促进创面愈合,故可作为烧伤、慢性溃疡、压疮、糖尿病足等疾病重要的治疗手段。

（2）浮力作用:有实验证明,人体在水中失去的重量约为体重的 9/10。水的浮力可使浸入水中的躯干、肢体、骨关节受到向上力的支托而漂浮起来,明显地减轻了躯干、肢体和关节的负荷,便于活动和进行运动功能的训练,大大提高了患者的关节活动范围和运动能力,有利于肢体功能障碍患者早日下床进行肢体活动。

（3）水流冲击作用:有实验证明,用 $2\sim3$ 个标准大气压的定向水流冲击(如直喷浴、扇形浴、针状浴等),会产生很强的机械刺激作用。因为这些机械性刺激可对周围血管起到扩张作用,可引起外周神经系统的兴奋,如果和水的低温作用结合起来,则效果将会更加明显。

二、治疗作用

（一）对皮肤的影响

在水疗法时皮肤是第一个接受刺激的器官。皮肤有丰富的毛细血管和神经末梢。当毛细血管呈扩张状态时能容纳周身循环血量的 30%,可以调节全身血液。在热代谢过程中,皮肤起着很重要的作用,它占全部散热的 60%~80%。皮肤还分布有大量的神经末梢,它与中枢和内脏都有密切的关系。皮肤受到温度、机械和化学刺激时,除了影响体温调节、新陈代谢、心血管和呼吸系统外,还可引起内分泌及免疫功能等变化。

温度刺激后皮肤会出现不同的反应,受到冷的刺激后,早期出现皮肤苍白、血管收缩、局部缺血、皮肤有冷感觉,持续比较短的时间很快出现血管扩张、皮肤变红、皮肤有热感,如果刺激继续,将会出现局部淤血、皮肤青紫等表现;受到热的刺激后,皮肤血管扩张,加强其营养和代谢,促进皮肤伤口和溃疡愈合,软化瘢痕,改善皮肤功能。

各种水疗法主要作用于皮肤,亦可作用于体腔黏膜,通过神经和体液反射而致局部、节段性或全身性反射作用,如手沐浴能影响胸腔脏器、足沐浴能影响脑部血液循环、坐沐浴能影响盆腔器官等。

（二）对循环系统的影响

水疗法对心血管系统的影响,主要取决于水的温度和作用持续时间。

当心脏部位施行冷敷时,心搏次数减少,但心脏收缩力增强,脉搏有力、血压下降;心脏部位施行热敷时,心搏加快,可增加心肌张力。当施行全身冷水浴时,早期毛细血管收缩、血压上升,随后出现血管扩张、心搏变慢、血压降低,可减轻心脏的负担。因此,寒冷可提高心肌能力,使心搏变慢,改善心肌营养。

当水温在37～39℃水浴时,周围血管扩张,脉搏增快,血压下降,造成体内血液再分配。但是,当这种再分配发生急剧改变时,则会出现部分脑血供障碍的症状,如面色改变、头重、头晕、眼花、耳鸣等,这是我们在施行水疗法时应该尽量要避免发生的。

无论是进行局部或全身性的治疗,其目的都是最大限度增强血氧含量、营养含量,减低毒素含量。如果结合适当的活动训练、适当的营养摄取和适当的解毒治疗,水疗法则是达到这种效果最有效的治疗方法之一。

与这种改变相关的生理原理有以下五种:

1. 诱导作用　水疗法通过其诱导作用增加器官或躯体局部如肢端的血流量。常采用交替使用冷敷/热敷、冷热水洗浴或喷雾等方法治疗一定时间来实现。

2. 衍生作用　是诱导作用的相对作用,其主要作用是改变器官或躯体局部的血容量。常采用延长冷敷或热敷的时间来很好地达到这种作用。

3. 脊髓反射作用　是通过局部治疗对躯体的远隔区域产生影响,局部足够强烈的冷/热敷不仅可以对皮肤直接接触的区域产生影响,而且可以通过脊髓反射弧介导产生远距离的生理学改变。

4. 侧支循环作用　可能被认为是衍生作用的特殊情况,通常利用衍生作用可以使躯体的血容量从一个部位转移到另一个部位。

5. 动脉干反射　是人体反射作用的一种特殊情况,长时间的冷敷动脉干,可以引起动脉及其远端分支收缩。

不感温水浴对于心血管影响不大。

（三）对泌尿系统的影响

正常肾脏的泌尿功能,受全身血压及血管口径的影响,排尿量与肾脏的血流量成正比。肾脏血管与皮肤血管对刺激的反应相似,不同温度的水疗法,对肾脏及汗腺引起不同反应。

温热刺激能引起肾脏血管扩张而增加利尿,冷刺激则使尿量减少。但在实际工作中,热水浴时由于大量出汗,使排尿量相对减少;冷水沐浴时出汗少,使排尿量相对增多。一般在施行水疗的情况下,一昼夜之间并不能看到排尿量有什么显著变化,几乎同没有水疗法的作用一样,仅仅在长时间的温水浴作用下,才能使一昼夜的尿量、钠盐和尿素的排出量增加。这种排出量的增加,是血液循环显著改善的结果。

（四）对呼吸系统的影响

水疗法对呼吸次数和深度的影响,主要是通过神经性反射实现的,同时也有静水压对呼吸肌的影响所致。瞬间的冷刺激使吸气加深,甚至有短暂的呼吸停止或深呼吸,温度越低,刺激越突然,呼吸停止得越快越急剧,继之从一系列深呼吸运动变为呼吸频率更快更深。受到热刺激时,所见到的情况与冷刺激一样,但不十分急剧,呼吸节律变快,而且较为浅表。呼吸加快是由于糖和脂肪代谢的增快,二氧化碳积累的结果。长时间的温水沐浴使呼吸减慢。

（五）对肌肉系统的影响

一般认为短时间冷刺激可提高肌肉的应激能力、增加肌力、减少疲劳,尤其伴有机械作用时明显。

但长时间作用则引起组织内温度降低,肌肉发生僵直,造成运动困难。温热刺激能使正常的肌肉从疲劳中迅速恢复,主要是由于温热作用使肌肉血液循环改善、代谢加速、乳酸被充分氧化。热刺激还能缓解病理性的肌肉痉挛,温热通过对疼痛的抑制来缓解疼痛引起的肌紧张和肌痉挛。短时间的温热刺激,使胃肠道平滑肌的蠕动增强;长时间作用则使蠕动减弱和肌张力下降,有缓解和消除痉挛的作用。

（六）对汗腺分泌的影响

在热水浴作用下,汗腺分泌增加,排出大量汗液,有害代谢产物及毒素也随之排出。由于液体丧失、血液浓缩,组织内的水分进入血管,所以它能促进渗出液的吸收;但大量出汗也损失大量氯化钠,使身体有虚弱的感觉。因此,水疗时如出汗过多,应饮用些盐水以补偿损耗。

（七）对新陈代谢的影响

新陈代谢与体温有着密切的关系。在体温升高和氧化过程加速的情况下,基础代谢率增高;组织温度降低时,基础代谢则降低。冷水浴主要影响脂肪代谢、气体代谢及血液循环,促进营养物质的吸收。16℃水浸浴后,CO_2排泄增加64.8%,O_2的吸收增加46.8%。16℃水淋浴后,CO_2排泄增加149%,O_2的吸收增加110%。温水浴能在某种程度上降低代谢过程。过度的热作用以及蒸汽浴或空气浴能使碳水化合物及蛋白的燃烧加速,大量出汗后,造成体内脱水及丧失部分矿物盐类。

（八）对血液成分的影响

全身水疗法能引起血液的质量变化。比重、黏稠度增加,血红蛋白增加14%,红细胞增加百万以上,白细胞也有增加。一般认为这种血液成分的变化,不是绝对的数量增加,而是血液分布状态改变的结果。因为水疗时,在储血器官中的有形成分进入了血液循环。

（九）对神经系统的影响

全身水疗法对神经系统的影响,因温度不同而有差别。皮肤有丰富的感受器,温度刺激由传入神经传到中枢,引起各系统的反应。适当的冷水浴,能兴奋神经,民间常用冷水喷洒头面部,以帮助昏迷患者苏醒。多次施行不感温水沐浴,能使从外周传入大脑皮质的冲动减少,神经兴奋性降低,加强大脑皮质抑制功能,起镇静催眠的作用。40℃以上热水沐浴,先是兴奋,继则出现疲劳、软弱、欲睡。

第三节　治 疗 技 术

一、设备

水疗法以其操作简便、患者自己可以操作为特点,简单的水疗可以在一些基层医疗机构甚至患者的家中进行。但是,一些较复杂的水疗法,仍需要专门的设备和专业培训人员。设备较完善的水疗室由下列各室组成:更衣室、淋浴室、盆浴室、水中运动池、湿布包裹疗法室及疗后休息室等。

1. 更衣室　在设计上要符合无障碍通道的要求,而且要比一般更衣室大些,可同时为几种水疗服务。根据条件可设置贮衣柜或在墙上装置衣钩。

2. 综合淋浴室

（1）面积:综合淋浴室的面积35~40m²,房间高度3.5~4m,每个淋浴设置占3~4m²。

（2）淋浴操纵台:供应各种淋浴规定温度和压力的水。应装在距离墙1m,距离对面墙4m,距离患者扶手架3~3.5m以上的地方。

（3）淋浴室:装设多种淋浴喷头,如雾样的、雨样的、针状的、周身的、上行的(即坐浴)和可以活动的直喷头等。

3. 盆浴室　一般要求与淋浴室分开来设置,以免在施行喷浴时把水淋到盆浴患者身上。每个盆浴间参考面积为6~8m²,房间高3.5m。浴盆用陶瓷或搪瓷均可,亦可用白瓷砖,浴盆的长度1.7m左右,宽60cm,深40~45cm。

4. 湿布包裹疗法室　要求有治疗床,冷、热水管道,一个可以用来浸湿被单的陶瓷盆装置。

5. 水中运动池　成人浴池容积大于10m×3m×(1~1.4)m,治疗浴池采用水泥瓷砖建成;儿童浴池多采用圆形,深度为0.6~1.05m,材料多用不锈钢或陶瓷制成。

治疗浴池辅助设备包括:①电动悬吊装置,方便转移患者出入治疗池,有担架式、坐位式及轮椅式等多种,悬吊装置要求操作简便,启动灵活,安全可靠。②治疗床或椅:为患者提供在水中的固定位置,这种床和椅子要求有足够的重量,能牢固地保持在池底,防滑,而且要防锈。③步行训练用双杠:重量亦足够大,高度可调,防锈,其规格与地面上的相同。④漂浮物:如橡皮圈、软木块、泡沫塑料等,用于支撑患者头颈部或肢体,或作为在水中进行抗阻力运动以及促进运动的辅助工具。⑤水过滤与消毒装置:保持水中运动池水清洁是非常重要的问题,故水中运动池应安装过滤、循环和消毒装置。

其他如Hubbard槽浴池、涡流浴池、气泡浴池、步行浴池。

6. 水疗休息室　应有坐位和卧位休息两种,其数量按照水疗室的整个规模来决定。卧位占75%,坐位占25%。

除上述条件外,为了保证供应一定温度和压力的水,水疗室应有自己的小锅炉房和加压水泵,还应有自己的厕所设备,并同治疗室相连接。

7. 水疗室的一般要求

(1)采光:要求应该有足够的自然光。装置人工光源的,光源要装置在侧面,以免光线直接刺激眼睛。

(2)通风:要求要有良好的通风设备。

(3)温度:一定的温度在治疗上具有很大的重要性。盆浴室、淋浴室、水中运动室、湿布包裹疗法室,温度应在22~23℃。更衣室温度在19~20℃。

(4)湿度:水疗室要保持一定的湿度,最好安装一个湿度计,但湿度一般不要高于75%。

(5)管道:一般要求自来水管3~4英寸(1英寸=2.54cm),排水管4~6英寸,易生锈的应涂抹防锈漆,热水管要注意保温。

(6)墙壁:最好是镶嵌白瓷砖。

(7)地面:要有一定的坡度,而且是光滑水磨石面,以利排水和清洁。

二、治疗方法

(一)湿布包裹疗法

用一定温度的水,浸湿被单,按照一定方式包裹全身,再用毛毯包裹保温的方法称为湿布包裹疗法。湿布包裹是最有用的水疗操作之一。如果提供足够的指导,这种治疗既可以在诊所也可以在家中进行。它有退烧、发汗、镇静等作用,分为全身和局部包裹两种。依据治疗目的和患者的情况,每次治疗1~3h。操作方法如下:

1. 使用床或治疗台　将两张毛毯纵放在治疗台上,在头部放一小枕头。毯子必须足够大并能够盖住患者。首选没有绒毛的毯子,次选丙烯酸类的毯子。

2. 湿处理　在包裹前,患者必须是潮湿的,如果不是,可以让患者先进行热水盆浴或淋浴,然后用干毛毯包裹,从背部进行透热疗法或任何其他适当的治疗。

3. 准备床单　患者准备就绪后,将干净的白棉布床单(长度与患者的身高相当)浸渍冷水后充分拧干,如果有两个人一起拧绞床单则更方便。床单沿着治疗台纵向打开,两边留置的宽度相当,床单应该下垂到毛毯下方30~60cm。

4. 下肢包裹　患者脱去所有的衣服,躺在床单上,双肩在床单顶部下10cm处,患者举起双手,护理员快速将床单的一边缠绕躯体向对侧折叠,并小心塑形。臀部以下,床单包裹同侧的下肢。

5. 上肢包裹　放下上肢,然后将床单对侧叠起缠绕双上肢及躯体,同时也卷起对侧的下肢。湿床单很快平铺在躯体上,与躯体全面接触,并且缠绕双足部。整个治疗过程应快而有效地进行。

6. 毛毯包裹　很快地将毛毯套在身体上并紧紧缠绕躯体,确保颈部和足部没有通风,另一条毛毯盖在患者身上并适当地缠绕。可以给患者戴上添加了燃料的帽子以增加热作用。

当患者被包裹好以后,整个治疗过程中应有人在患者旁边,有些患者会突然惊恐发作并出现极端的焦虑。如果出现这种情况,首先应从足部开始,拆除床单,保证患者有足够的活动空间以缓和惊恐;如无效,则可能应该停止治疗。治疗过程中给患者喝热茶,如果患者主诉发冷,则应加盖毛毯,在足部放一个热水瓶,或提供热饮料。

湿毯包裹分四个阶段起作用:增强或冷却期、不感温期、加热期、作用消退期。为了达到预期的效果,治疗师可以延长任何一个治疗阶段。

(二)淋浴法

淋浴法指的是以各种形式的水流或水射流,在一定压力下向人体喷射的治疗方法。包括:直喷浴、扇形淋浴、冷热交替法、雨样淋浴、针状浴、周围淋浴等。

1. 淋浴法的操作常规

(1)操作人员按医嘱调好水温及水压。先开冷热水开关,再开下水开关,然后调节温度计,使温度达到医嘱要求。打开治疗开关,关闭下水开关,调节水压。

(2)让患者入浴时应戴防水帽,进行水枪浴及扇形浴时,患者应在距操纵台2.5~3m处,禁止水直射头部、前胸及会阴部。

(3)治疗中密切观察患者反应,出现头昏、心慌气短、面色苍白、全身无力等症状时,应停止治疗。

(4)治疗结束后,先打开下水开关,即此时淋浴不再喷射。

(5)让患者出浴,用毛巾擦干皮肤,休息20~30min。

(6)注意保护仪器,防止生锈。

2. 各种淋浴法的具体操作

(1)直喷淋浴:患者脱衣服,头戴防水帽,立于操纵台前2.5~3m处,背向操纵台。操作人员以密集水流直接喷射患者。喷射顺序:背—肩,背—足部,水柱不断移动,均匀喷射,再进行两侧面喷射。然后患者面向操作人员,操作人员用散开的水流喷射胸腹部,到下肢时再用密集水流。如是进行,直到皮肤发红为止,水温开始为35℃逐渐降至28~25℃,水压开始为1~1.5atm,逐渐增加到2~2.5atm。治疗结束后,用被单或干毛巾擦拭皮肤,直至出现皮肤的正常反应。

(2)扇形淋浴:患者脱衣服,头戴防水帽,站在操纵台前2.5~3m处。操作者用右手拇指按压喷水口,使水流成扇形射向患者,自足到头2~3次。患者转动顺序:背侧—前侧,每侧2~3次,时间2min,水温由33℃逐渐降低到28℃,水压由1.5atm逐渐增高为3atm。治疗结束用干毛巾摩擦身体。扇形淋浴可单独应用,亦可并用于直喷浴之前或盆浴之后。

(3)冷热交替浴:是直喷浴的一种变形,是用两个不同水温水枪交替喷射的疗法。热水温度40~45℃,15~30min,冷水温度20℃,10~20min,水压相同,先热后冷,重复2~3次,最后以热水结束治疗。治疗完毕,皮肤有明显充血反应,时间为3~5min;治疗结束后,擦干皮肤,休息20~30min。

(4)雨样淋浴(图11-1):为下行淋浴,水流较细,刺激作用较小,主要为温度作用。

(5)针状浴(图11-2):是雨样淋浴的一种变型,应用水压为2~3atm进行治疗,刺激性大,可引起患者针刺样感觉。

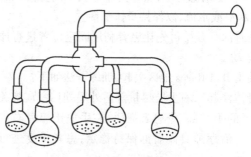

图11-1 雨样淋浴

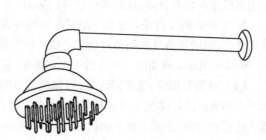

图11-2 针样淋浴

(6)周围淋浴:患者受到四周和上部的水流喷射,水温36~33℃,压力2~2.5atm,时间为3~5min。

笔记

（三）水中运动疗法

水中运动疗法指利用水的浮力进行步行训练、平衡训练和关节活动度训练,或利用水的阻力进行力量训练和耐力训练等的治疗方法。同时利用浸没在水中产生的生理效应及水的特性有利于运动能力、增强肌力、提高稳定性与平衡能力、帮助放松与缓解疼痛,给患者提供便利的运动环境,而在陆地上这些运动由于重力关系受到限制。它对肢体运动功能障碍、关节挛缩、肌张力增高的患者较为适宜。水中运动疗法主要是利用水疗的温度作用、机械作用、化学作用使人体产生一系列反应。利用水的温度作用,如前所述可使机体产生相应的变化。利用水的机械作用,静水压力和水流的冲击可以使血管扩张、血液循环改善;水的浮力可以使人体的重量减轻,使僵硬的关节容易活动,肌肉所需要的力量较在空气中小,利于患者进行各种功能训练。利用水的化学作用,在实行水疗时,可以加入各种矿物质和药物,以达到刺激机体加强水疗的作用(图11-3)。

图片:水中运动疗法

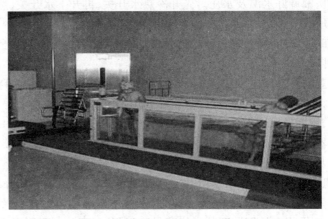

图 11-3　水中运动

1. 固定体位　开始训练时,治疗师通过器械或特别的固定装置使患者的肢体固定。患者可以躺在水中治疗床或治疗托板上,抓住栏杆、池边或池中固定器材如平行杠等物体,甚至可以用带子固定肢体。

2. 利用器械辅助训练　利用胶皮手掌或脚掌,可增加水的阻力;利用水中步行训练平行杠可以练站立平衡和行走;利用水中肋木可训练肩和肘关节活动功能;利用水球做游戏训练上肢的推力。

3. 水中步行训练　水是步行训练时一种可利用的介质,通常水中步行可以在地面上训练之前进行。如果患者平衡功能好,因有水的帮助,在水中步行较在地面上容易。训练方法是:让患者进入水中,站在平行杠内,水面达颈部,双手抓杠练习行走。在水中,由于浮力作用,身体的重量比地面上轻,因而大大减低下肢承受的体重,即使对于肌力比较弱的患者,亦有可能支撑起身体行走。对于负重关节有疼痛的骨性关节病患者或下肢骨折恢复期患者,训练时均会发现其在水中站立和行走较在地面上容易得多,而且感到舒适或疼痛明显减轻。

4. 水中平衡训练　让患者站在平行杠内,水深以患者能站稳为准,然后治疗师从不同方向推水浪或用水流冲击患者身体,让患者通过自己努力,去对抗水浪或水流,以保持身体平衡。

5. 水中协调性训练　在水中最好的协调性训练是游泳。开始可先让患者利用固定位置进行原地游泳动作,以后逐渐过渡到患者能完全独立进行游泳运动。

6. Bad Ragaz 训练法　亦称救生圈训练法,它从瑞士 Bad Ragaz 地区兴起,训练方法如下:

(1) 肩关节训练:患者仰卧位(可佩戴救生圈使身体浮起),右上肢尽量舒适外展,肘关节、腕关节和手指伸展。治疗师位于患者右上方,将右手放在患者的手掌部,令患者握手;左手放于患者右肩背部扶托患者,再让患者上肢主动内收,使上肢靠近躯干。治疗师身体后仰保持稳定,患者重复进行双上肢弧形运动。

(2) 上肢训练:患者俯卧位,由躯干圈和双踝关节周围的小浮圈支托。有时也可以使用颈圈,但它会妨碍肩部运动。治疗师面向患者,站在其左边头侧。患者左肩屈曲(抬高),治疗师将左手放在患者的左手掌中,令患者保持肘关节伸展,握紧治疗师的手并拉向外下方。与此同时,患者右手划水,身体在水中向前移动。当运动达到最大限度时,其左肩向前超过治疗师左肩的位置(注意肘关节在整个运动过程中必须保持伸展)。必要时治疗师可用右手诱导患者进行水中的运动。

（3）躯干部的训练:患者仰卧位,由颈圈和躯干圈支托。治疗师在患者足侧,背靠池壁站立,尽可能使自己的身体保持稳定,然后治疗师双手握住患者的双足背部,令患者将足上抬屈髋,将双膝转向右方,并抬头看足。当达到充分屈曲后,治疗师将双足放于水中,双手握住患者足背部,令患者将双膝再转向左方,头部后仰。达到最大伸展后再重复屈曲,稍停顿后,再改变旋转方向,即患者躯干屈曲时,膝部转向右方,伸展时则转向左方。

（4）髋关节训练:治疗师站在患者的足端,双手握住患者足跟后外侧。患者取仰卧位,双膝关节伸展,髋关节外旋。令患者双足跟向下外方用力蹬。治疗师对这一运动施加阻抗,并将双手向下方和侧方移动。当患者在水中向治疗师靠近时,躯干向后仰,训练髋关节屈伸。

（5）下肢训练:患者仰卧位,治疗师站于患者足侧,将右手放于患者左足跖侧,用力将足拉向下方,使髋关节呈伸展、外展和内旋位。左手放在患者右足背侧,首先指示患者左下肢向下外方用力,并克服治疗师的阻力,保持这一肢位。在保持左下肢等长运动的同时,令患者右下肢髋关节屈曲、内收和外旋,膝屈曲,足背伸内翻,运动达终点时,放松下肢,然后返回至起始位,反复进行这一运动。固定侧的下肢可以在屈曲或伸展共同运动中进行等长收缩运动。

7. Halliwiek 法　又称为游泳训练法,这是根据流体力学和运动学原理,研究脑瘫及其他患者游泳的训练方法,强调水中康复练习循序渐进的训练方法,这种方法不借助任何器具,由治疗师和患者进行一对一训练,分步骤教授患者游泳的方法,最终目标是患者克服各种障碍在水中获得完全独立的游泳活动。

8. 水中运动用浴槽（图11-4）　水中运动用浴槽是为了进行简单水中运动疗法而制造的、供个人全身使用的、各种形状的（如蝶形）浴槽,又称为哈巴式槽（Hubbard tank）。它的特点是治疗师站于池边不必下水,方便对患者进行浴槽中的治疗操作。此浴槽比运动池省水,易于消毒和清洁,电热费与水中运动池相比也比较便宜。身体活动不便的患者可以通过手动、电动、油压升降机等方法进入浴槽。可以根据病情需要,进行被动关节活动、按摩、抗阻或辅助等各种运动训练,同时浴槽还装配有多种附属装置,可产生气泡和涡流,因此还具有水中按摩、喷浴的优点。

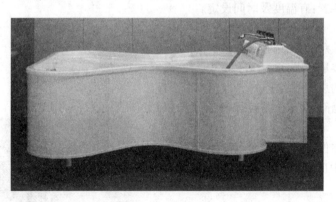

图 11-4　蝶形槽浴

图片:蝶形
槽浴

9. 步行浴　治疗前先检查升降机等设备是否完好,然后在步行浴槽内放入 2/3 容量的水,温度 35~39℃,便可对患者进行训练。训练方法如下:

（1）仰卧位训练:将患者移上担架,利用升降机把患者送入水中,使其头部抬高,浮在水面,身体浸入水中,让患者借助水的浮力,进行移动体位、翻身和伸展四肢的训练。患者在水中由于受温度和浮力的影响,其活动要较在地面上容易得多。

（2）坐位训练:让患者坐在浴槽的浅水处,或使用水中的椅子,借助水的浮力,做坐位状态下的肢体活动训练。

（3）起立训练:用升降机将患者送入水中之后,调节升降机或治疗椅的高度,让患者在浅水中依托升降机或椅子进行起立训练。

（4）站立平衡训练:在大约1m深的步行浴槽内调节扶手,让患者进行站立、交替踏步的平衡运动训练。

（5）步行训练:依照站立训练的方法,在站立平衡训练的基础上进行步行训练。开始时偏瘫患者先迈出患肢,后迈出健肢。截肢患者可依托上肢和扶手的支撑练习步行。治疗时间每次15~20min,每日1次,20~30次为一个疗程。

步行浴是步行训练的理想方法,目前国内开展尚少。训练时需应用一种步行浴槽,浴槽由不锈钢制成,有浴槽和油压升降机两个部分。浴槽全长230cm,宽130cm,容水量2t。立面是个透明的观察窗,通过观察窗能对患者训练情况进行观察、拍照和记录。为了更好地观察患者的活动情况,有的在观察窗上印制测量标准线以测量患者的步态参数,用以指导患者训练。小型油压升降机可将患者从坐位或卧位送入水槽中治疗,它通过电钮操纵使治疗椅(担架)停止在任何一个高度,患者可以得到治疗所需的适宜高度。

（四）涡流浴

1. 治疗作用 涡流喷射的按摩作用可以缓解躯体六个部位(颈部、肩部、胸背部、腰骶部、大腿部及足部)的肌张力。涡流浴有3个作用:热、浮力以及按摩作用,使患者的训练既有放松作用又有治疗作用。

（1）热效应:浸泡在热水中可以增加体温和扩张血管,以加快血液循环。

（2）浮力作用:水的浮力作用可以缓解关节和肌肉的压力,产生失重的放松感觉。

（3）按摩作用:通过喷射出温热的水汽混合物,涡流能够起到放松作用。这种能够供给热能的水流能够放松紧张的肌肉,刺激躯体致痛物质的代谢。涡流浴不仅能够提供很好的水疗按摩,而且浸泡在回荡的热水中,能够得到心理上和情绪上的放松。浸泡在水中可以使肌肉放松,减轻关节训练及日常训练产生的疼痛和张力。

2. 涡流浴设备 现代的涡流浴槽多用不锈钢或塑料制成,水的温度、涡流刺激作用的强弱以及治疗时间,均能自动控制调节。

（1）上肢涡流装置:浴槽容量较大,槽内有一个喷水嘴,能容纳一只手臂或两只手臂。

（2）下肢涡流装置:浴槽容量较大,槽内有喷嘴,适合于下肢治疗。

（3）涡流设备装置:有温度及时间设定。

3. 操作方法

（1）根据患者治疗部位,选择合适的涡流浴装置,并进行检查。

（2）注入2/3容量浴水,水温37~43℃,打开涡流开关、充气开关。

（3）上肢治疗的患者脱去上衣,下肢治疗脱去裤子。

（4）患者采取舒适体位,将肢体浸入水中进行治疗。

（5）治疗过程中保持恒温,水流强度要适中。

（6）治疗过程中应使患者全身感觉舒适,精神爽快,无疲劳感。

图片:糖尿病足涡流浴

典型的涡流浴缸可以对躯干下部如大腿、膝部、小腿及足部进行水疗。根据患者治疗部位,选择大小适宜的涡流浴装置。在涡流浴治疗中,温度仍然是一个重要因素。对大多数患者应维持水温39℃左右;治疗关节炎,水温可以高些;治疗非开放性损伤,水温则应低些。糖尿病足治疗时可在水中加入甲硝唑等药物,每次治疗15~30min,10~20次为一个疗程(图11-5)。

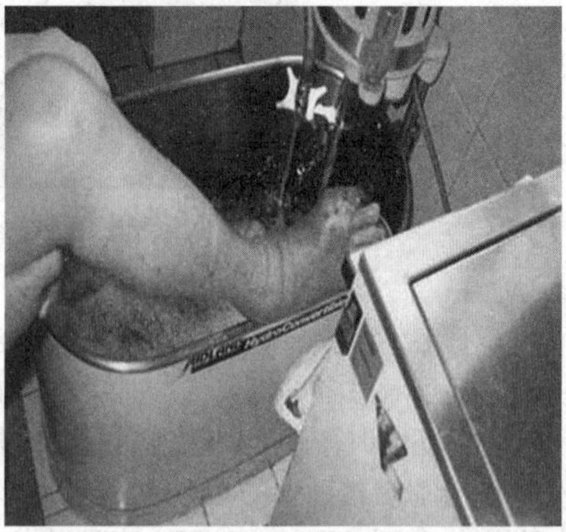

图 11-5 糖尿病足涡流浴

（五）浸浴法

浸浴法是临床上利用水温及静水压的刺激作用来达到治疗作用的一种最常见方法,是让患者身体局部或全身浸入水中进行治疗的方法。

1. 根据治疗部位的不同,浸浴法可分为以下三种。

（1）全身浸浴法（图 11-6）：将患者全身浸入水中进行治疗的方法。其操作常规：①患者更换浴衣、拖鞋，准备治疗。②操作人员根据医嘱，在浴盆中放入 200～250L 水，测定水温。需药物浴者，再加入相应剂量的药物，使其符合医嘱。③让患者入浴，入浴后水面高度不宜超过胸部乳腺以上。采用卧式，使头颈及前胸部露出水面，以减少水对心脏的机械压迫。④医嘱要求热水浴时，头部应予以冷敷。⑤开始记录治疗时间。⑥治疗中应密切观察患者反应，如有头晕、心慌气短、面色苍白、全身无力等症状时，操作人员应该立即将患者扶出。⑦治疗结束后，用干毛巾擦身，不得进行冲洗。⑧治疗结束后，可休息 20～30min，再离开浴盆。⑨治疗结束后，应对浴盆进行消毒。即先用清水冲洗两遍，然后用 20% 甲酚皂消毒两遍，再用清水冲洗两遍。

（2）半身浸浴法（图 11-7）：是让患者坐于浴盆中，伴以冲洗和摩擦，于治疗中逐渐降低水温的一种柔和的治疗方法。具体分为：兴奋性半身浸浴法、强壮性半身浸浴法、镇静性半身浸浴法、退热性半身浸浴法。

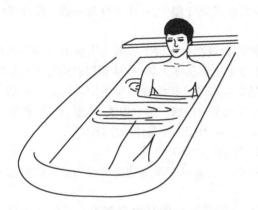

图 11-6 全身浸浴

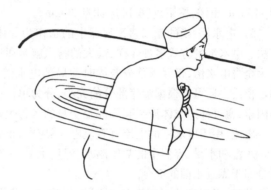

图 11-7 半身浸浴

图片：全身浸浴

图片：半身浸浴

半身浸浴法操作常规：①先向浴盆中倒入一定温度的水，再让患者脱去衣服，淋湿头部，将颈以下身体数次浸入水中。②在浴盆中坐起，水面没过脐部，用小桶舀取浴盆中的水，以均匀速度的水流冲洗患者背部及胸部。③边冲洗边摩擦患者的背部、肩部、腹部，直至出现良好反应为止。④冲洗加摩擦的处置，要反复进行数次，并在治疗中将水温降低 2～3℃。⑤最后用水冲洗患者背部、胸部，令患者出浴，用干毛巾擦干全身。⑥水温在 35℃～30℃，治疗时间不超过 5min，治疗后休息 20min，每日或隔日 1 次。⑦治疗过程中出现寒战，应立即停止治疗。⑧治疗过程中要求动作迅速，尽快完成。

兴奋性半身浸浴，水温 30～20℃，逐渐降至 20℃ 以下。强壮性半身浸浴法，开始时水温 35～36℃，逐渐降至 30℃，治疗时用 2 小桶比水浴温度低 1～2℃ 的水冲洗。镇静性半身浸浴法，开始水温 37～36℃，逐渐降至 34～33℃，进行极轻按摩，浴终时不冲洗。退热性半身浸浴法，水温为 19℃，进行强力按摩。

（3）局部浸浴法：将人体某一部分浸浴在不同的水中，由冷热水的直接刺激，引起局部或全身产生一系列生理性改变，从而达到治疗目的的一种方法。依据部位可分为：手盆浴、足盆浴、坐浴、渐加温浴、电水浴。

1）手盆浴：将脸盆放在椅子上或盆架上，倒入 40～50℃ 水。患者脱去外衣，将衣袖挽至两肘以上 6～9cm 部位。患者坐在椅子上，面对脸盆将一侧或双侧手腕与前臂浸泡于盆内。每次治疗时间为 30min，为保持水温，需不断加入热水或更换热水。治疗结束后，应擦干皮肤，用棉衣或棉被包裹保温。可以应用冷热交替法进行，冷水为 20℃ 以下，热水为 40～45℃，先热水 0.5～1min，再冷水 10～15s，交替进行。治疗结束后，让患者休息，可增强疗效。

2）足盆浴操作：同手盆浴。

3）坐浴：是骨盆区域的局部浸浴。在特殊结构的浴盆中很容易进行，但是在普通的浴盆中进行也同样有效。坐浴可以采用热水浴、不感温浴、冷水浴或交替冷热水浴。

热水浴：通常持续 10～30min，水温控制在 40.6～46.1℃。其主要的作用是止痛。

不感温浴：通常水温为 33.3～40.6℃，持续时间为 15min 到 2h，坐浴期间有必要提供足够的覆盖

笔记

185

物以免寒战。在水中加入适量的草药、盐或其他药物可达到更佳的治疗效果。在1~3min的温热水坐浴后立即给予冷水坐浴,水温12.8~23.9℃,持续0.5~8min。

冷水浴:通常水温为25℃以下,持续时间为15min到2h。其主要作用是止痛,防止组织渗出引起水肿。

交替冷热水浴:一般有三组,即三次热水和冷水的交替。需要两个独立的浴缸以便于操作。热水的温度为40.6~46.1℃,冷水的温度为12.8~29.4℃,重复交替时的温度依据治疗的条件以及患者的承受能力决定。标准治疗方案是3min热水和30s冷水交替进行。热水浴缸中的水面应高于冷水浴缸水面约30cm,并充分覆盖以减少寒战。交替冷热水浴与所有的水疗处理一样,都是以冷水浴结束。交替冷热水浴可改善盆腔循环,增强局部平滑肌的张力。

4)渐加温浴:患者脱衣服,将手和足部放在相应水浴槽中。浴槽有盖,盖上有一小孔,插入水温计。患者坐在椅子上,用被单及毛毯盖好,头上包冷毛巾。开始水温为36~37℃,7~10min内,水温上升到44~45℃。让患者出汗,先面部后全身。操作人员将患者的汗擦干,让患者保持安静。治疗持续10~15min,出浴,擦干皮肤,卧床休息30min。

5)电水浴:指的是以盛于容器中的水作为导体,把各种电流引入浸于容器内人体的一种特殊电疗法。电水浴的方式多种多样,最大的特点就是通过水浴把电流引入人体,躯体和四肢均浸于水浴时称为全身电水浴,仅浸入部分肢体时称局部电水浴。局部电水浴又按治疗部位不同可以分为手槽浴和足槽浴。还可以根据治疗部分的大小,分为单槽或多槽电水浴疗法。综合电流、水温、药物、静水压等因素,通过神经或体液引起局部及全身的各种生理反应。该治疗方法具体治疗技术为:

电流:用于电水浴的电流有直流电、感应电、正弦电、脉动电和高频电等。

水温和水量:容器中的常用温水,温度大致在36~38℃,水量以刚没过病变部位为宜。因电流主要分布于靠近水面的部分。

药物:根据病种不同选择不同的药物透入浴水中,具体药物选用可参考直流电药物离子导入章节。

电流强度:一般按每槽10~15mA计算,最高可达20~30mA。

治疗时间:每次治疗5~30min,每日一次或隔日一次。治疗完毕后休息片刻方能离开。

2. 根据水温,浸泡法分为以下三种。①冷水浸浴法包含冰水浴法、冷水浸浴法、低温水浸浴法。②不感温水浸浴法。③热水浸浴法:包括温水浴、热水浴、高热水浴,禁用于全身,可用于局部。

不感温水浸浴:或称平温浴,是一种全身浸浴,水温通常与皮肤温度相同,为33.3~35.0℃,时间10~15min。接受浴疗的患者既不感觉到热又不感觉到凉,小于1℃的细微温度变化可能产生完全不同的治疗效果。理想的水温依据患者的状况与其对水温的反应而定,通常最好利用患者的感觉而不是温度计来指导水温的调节。不感温水浸浴的时间可以持续15min至4h,如果浴疗的时间超过20min,有必要添加热水以维持温度。不感温水浸浴的主要作用是产生一种兴奋性减低的状态,如对神经系统的镇静作用。激发作用主要是对肾脏的激活,因中性的温度不会刺激出汗导致水分丢失,长时间的浸浴躯体,促进水的吸收使尿液的生成增加,还可以促使肾病患者的磷酸盐排泄增加。因此,长时间浸浴应引起特别关注。最后,因缺乏正常的产热刺激如冷空气对皮肤的作用,不感温水浸浴可以引起体表温度的下降。体表温度可以下降2.2℃,在浸浴后将引起轻微的发冷感,因此治疗后应特别注意给患者保温。建议家庭治疗时,不感温水浸浴最好在上床前进行,以免引起寒战。

3. 根据水中成分,可分为:海水浸浴法、淡水浸浴法、温泉浸浴法、矿泉浸浴法、药物浸浴法、气水浸浴法。

(1)海水浸浴法:采用的方法为游泳、浅水浴、涉水浴、坐浴。我国北部沿海,水温应是20℃以上,气温高于水温。应在饭后1~1.5h进行,饱餐及空腹后不宜进行。入浴前,应体检,详查血压及心率,并进行适当的体操活动和日光浴。海水浴前先在浅水用手捧水冲洗头颈、胸腹部再入浴。海水浴后,温热淡水淋浴,躺卧休息10min。海水浴均应有救生和抢救设备。

(2)淡水浸浴法:同局部浸浴法的操作常规。

(3)温泉浸浴法:应用温泉的温度进行治疗。操作方法同局部浸浴操作技术。

(4)矿泉浸浴法:应用水中的矿物质及温度进行治疗。操作方法同局部浸浴操作方法。

（5）药物浸浴法:应用特殊的中药及西药进行治疗,包括:盐水浴、人工海水浴、松脂浴、芥末浴、碳酸氢钠浴、硫磺浴及中药浴。操作方法同部位浸浴法操作方法。

盐水浴:将普通的海盐或矿盐加入淡水浴中即可,其含盐量 1%～2.5%,水温 38～40℃,时间 8～15min。

人工海水浴:即是在浴盆中加入海盐,使得含盐量达 4%～5%,水温 38～40℃,时间 8～15min。

松脂浴:处方食盐 1000g、白松油 5g、乙醇 15g、荧光素 1.5g、纯松节油 5g,水温 36～38℃,时间 15～20min。

芥末浴:芥末粉 200～500g,先用少量水调成糊状,再加入浴盆中,水温 35～38℃,时间 5～10min,可以全身浸浴,也可以局部手足浸浴。

碳酸氢钠浴:碳酸氢钠 75～100g,水温 36～38℃,时间 8～15min。

硫磺浴:取硫磺 18g、50%碳酸氢钠 120ml、0.3%氢氧化钙 300ml,高压加热至硫磺融化备用,取制好硫磺溶液 100ml 加入淡水浴盆中,水温 37～39℃,时间 10～20min。

中药浴:中药制剂放入锅内,加水煮 30～40min,制成 1500～2000ml 溶液,去渣备用。每次用 200ml,具体成方如:黄连、黄柏各 18g,黄芩、白芍、白蔹、甘草各 24g;功用为控制感染,清洁伤口,适用于治疗灼伤后伴有伤口继发感染者。如白鲜皮、地肤子、蛇床子、苦参、黄柏、防风各 30g,艾叶 60g,大黄、枯矾、朴硝、丹皮各 18g,荆穗、生川乌、草乌各 30g;适用于治疗皮肤瘙痒症。如威灵仙、生川乌、草乌、透骨草、海桐皮、刘寄奴各 30g,防风、羌活、麻黄各 24g;适用于风湿性关节炎、类风湿关节炎、风湿性肌痛症、神经痛、神经炎等。

（6）气水浸浴法:指的是含有饱和气体的水浴,包括二氧化碳浴、氧气浴、硫化氢浴、氢气浴。主要应用气体的化学刺激作用于人体达到治疗目的。

二氧化碳浴:在浴盆底撒一层碳酸氢钠 500～1000g,然后加入稀盐酸溶液（即比重为 1.14 的工业盐酸,用水稀释 2～3 倍）约 800ml,注入所需温度的水,水温 32～34℃,时间 5～12min。

氧气浴:应用罐装氧气,将氧气注入盆底,水温为 35～33℃,治疗时间为 10～20min。

硫化氢浴:所用药物为 10%硫化钠溶液、工业用盐酸（比重 1.14）、粗制碳酸氢钠,所需比例约为:如配置每升水含硫化氢 150mg 时,在 200ml 浴水中,需用如下数量的药品:硫化钠 71g、盐酸 190ml、碳酸氢钠 54g、氯化钠 1020g。水温 38～33℃,时间为 5～15min。

氢气浴:采用罐装氢气,将氢气注入盆底,水温为 35～33℃,时间为 10～20min。

（六）泉水疗法

通过泉水沐浴或饮用来防治疾病、身心康复的方法,称为泉水疗法（图 11-8）。泉水是指由地下深处自然（或钻孔）涌出于地面含有一定量矿物质的水。泉水的种类很多,依其温度高低,可分冷泉（<25℃）,低温泉（25～33℃）,微温泉（34～36℃）,温泉（38℃）,热泉（38～42℃）,高热泉（43℃以上）。温泉、热泉多外浴。按泉水所含矿物质的不同,可分为硫磺泉、朱砂泉、矾石泉、雄黄泉、食盐泉、砒石泉等。而砒石泉有毒,不作康复之用。

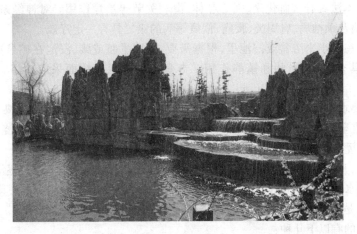

图 11-8　泉水疗法

图片:泉水疗法

1. 作用　泉水具升浮之力,故有利于残障患者克服肢体重力而进行功能锻炼。由于泉水的水温和含有成分的不同,各种不同的矿泉具有不同的性味和功能,矿泉康复法就是利用矿泉这种特殊的性味和功能。"寒者热之,热者寒之,温者清之,凉者温之。"纠患者阴阳气血之偏,祛邪固本,从而达到疾去正复的康复作用。

《本草纲目·水部》云:"盖水为万化之源""其体纯阴,其用纯阳",饮用之泉水,大多数性味甘平,具补养之功。人可以数日不进谷食,但不可以不饮水。所谓"水去则营竭"。可见人体脏腑气机的升降出入赖水以濡润,气血津液赖水以滋荣。

矿泉康复法具有以下作用:

(1) 外浴矿泉水,多以温泉、热泉或高热泉。其气味辛热,具有行气活血、发散寒邪的作用。

(2) 内饮矿泉水,常用冷泉、低温泉或微温泉。其性平味甘,有和中补虚之功,故"人饮之者,痼疾皆除"。

(3) 朱砂泉性甘寒,归心经,具清心安神解毒之功;硫黄泉性甘温,能解毒杀虫;食盐泉,气味咸寒,可清热解毒,软坚散结;雄黄泉,性温味辛,功专解毒杀虫。

(4) 冷泉调和脾胃,滋阴津而清热。

(5) 煮沸饮用又有温阳除寒之功。

(6) 温泉多性味辛热有微毒,外浴以除疥癣诸疮毒,并有温通经络,活畅气血,化瘀舒筋,愉悦精神,舒展情志,增强体质等功用。

2. 方法

(1) 泉浴法:泉浴法又称"浴疗",是康复治疗中最常用的方法。泉浴法所使用的泉水,以温泉为主,但也可根据病情需要,选用冷泉。

1) 全身浴法:患者仰卧浸泡在浴盆或专备的矿泉浴池里,以水浸平乳头为佳,如水面过高会影响心跳与呼吸。

全身浴法,凡按摩适用范围,均可配合水下按摩法,效果更好。皮肤化脓性疾病除外。

根据泉水温度的不同与浸浴时间的长短,全身浴法又可分为温浴法和时浴法两种,以适应不同病情的需要。还可依其浴中结合何种疗法而分为以下几种:

单纯浸浴法:方法见浸浴法。

喷柱浸浴法:浸浴中,配以 40~50℃ 的强压(7~10mH₂O)热矿泉水浇注身体各部的方法。喷柱直径 0.5~1cm,喷注次序:腹→上肢→腰→背→患部。压注时间分别为 5min,总入浴时间不超过 20min。本法具有舒筋通络、活血化瘀、理气止痛的作用。适用于伤筋、腰痛(瘀血腰痛)、风寒湿痹等证。

按摩浸浴法:浸浴过程中,由按摩师施行水下按摩,水温 38~39℃,入浴时间 15~20min。按摩手法以被动运动为主。本法具有舒筋通络、滑利关节等作用。

运动浸浴法:浸浴过程中,在医务人员指导下,配合医疗体操锻炼。水温 38~39℃,入浴时间 15~20min。本法须在特定的水中运动治疗室中进行(水池面积 300m² 左右,水深 1.5m,周缘设有扶手、栏杆、双杠等器械)。本法具有活血化瘀、强心壮体、滑利关节等治疗作用。对神经系统疾病、代谢系统疾病、呼吸系统疾病及颈椎病、肩周炎、腰痛、偏瘫等病的康复具有一定疗效。

2) 半身浴法:患者半坐浴盆或浴池里,根据需要,水面平脐或腰,浸泡在矿泉中。其上身覆盖大毛巾,以免受冻。具有振奋、强壮和镇静作用。半身浴也可视病情而采取冷浴、温浴、热浴等不同方法。

温补半身浴:要求温泉水温度较低。开始温泉 38~39℃,随着机体适应性提高,每浴 1~2 次将水温降低 0.5~1℃,直至降至 32~34℃ 时,嘱患者沐浴中用力摩擦皮肤,同时向背部浇水。每次 3~5min,浴后擦干皮肤以防受凉。本法具有温阳强壮作用,浴后有全身温暖舒适感。

镇静半身浴:开始温度 38~39℃,随着治疗次数增加和个体耐受性增高,逐渐将水温降至 36~37℃。泉浴时不用水冲背,也不需摩擦皮肤,浸泡于泉水中,每次 10~15min。本法具有镇静安神作用。

3) 局部浴法:是指在人体某一局部区域进行浴疗,如坐浴、手臂浴和足浴等。具有舒筋活络、镇静安眠作用。常用的有以下几种:

坐浴:坐于浴盆中,使臀部、腰部、骨盆及大腿上部浸泡于矿泉水中的方法。水温 38~39℃,时间

15~20min。此法具有行气活血、镇惊安神、解痉止痛等作用。常用于前阴诸疾、痔漏手术后遗症等的康复。

手臂浴:将手及前臂浸在热矿泉水中,水温40~42℃,时间15~20min,有行气宽胸、活血止痛之效。可用于咳喘、胸痹心痛等病的康复。

足浴:双足浸泡于热泉水中的方法。水温40~42℃,时间15~20min,功效引火归元,平肝潜阳,主治头痛、眩晕、不寐等病。

4)淋浴法:具有强壮体质作用,宜于体质虚弱和清洁皮肤之用。其中也有冷浴和温浴两种。可按习惯选择。

5)喷浴法:喷浴法是指用特制水管喷射某一局部,以达到治疗疾病的目的。其中喷射温泉,有舒筋活络的功效,喷射冷泉,有止血除毒、消肿、兴奋等功用。

6)肠浴法:肠浴法是指用泉水灌肠,以治肠道疾病的一种方法,近年来应用较多。此法古称洗肠法。《本草纲目·山岩泉水》记载:"霍乱烦闷,呕吐腹空,转筋恐入腹,宜多服之,名曰洗肠,勿令腹空,空则更服。人皆惧此,然尝试有效。但身冷力弱者,防致脏寒,当以意消息之。"两者的差别,不过今日用灌肠法,那时用口服法而已。

(2)饮泉疗法:饮泉疗法又称泉饮法。泉饮法皆用冷泉。《本草纲目》认为,饮泉治病、健身,以井泉水、玉井泉、乳穴泉水为上品。此即后世所称清泉、甘泉。这些泉水以性味甘平,清澄明澈,饮之甘美爽口,无特殊气味为特点。

1)冷饮法:用冷泉水适量(以饮用者自觉舒适为度,不勉强多饮,100~300ml不等),空腹或饭后片刻饮用为宜。每日3~4次,每次数分钟内饮完,有强壮、滋阴、解毒功效。用于消渴病、肥胖症、反胃症、胃脘满痛、慢性便秘、眩晕、慢性肝胆疾病、淋证、慢性癃闭、虚损等。

2)热饮法:将热泉水煮沸,待温饮用,以适量为度。对体质虚弱者较适宜。

3)煮食法:用冷泉作日常煮茶、食用,可增进营养。用冷泉加补阴药可增强养阴作用。

(七)擦浴

擦浴是一种用不同温度的水浸湿毛巾或布料,对皮肤进行摩擦,达到机械刺激为主的简便的治疗方法,擦浴分为冷摩擦与清洗。冷摩擦或清洗是按预定的顺序用冷水对躯体进行摩擦。

1. 冷摩擦 它不同于海绵擦浴法,表现为冷摩擦更能提高张力,并且是使用更粗糙的材料更用力地进行操作。毛织的擦浴手套很适用,也可以使用粗的毛巾或丝瓜绒。治疗师用擦浴手套蘸取凉水或冷水强有力地摩擦躯体的一个部位,直至摩擦部位发红;依据需要达到的冷却反应,擦浴手套的干湿比摩擦更重要。如果患者很虚弱,最好在开始操作时使用粗的干毛巾擦干。如果患者强壮有力,可以等到治疗结束后再擦干。仰卧位的患者,清洗治疗的顺序是从胸到手臂再到腿,然后给患者翻身,到腿和足的后部、臀部,最后是背部。冷擦浴主要起增强作用,因此可用于需要补益治疗的情况,如疾病、手术或热敷(如桑拿浴、涡流浴或热水浴)后疲劳。有规则地使用冷摩擦与清洗,联合桑拿浴、热水盆浴与按摩可以很好地预防疾病。

2. 清洗 患者脱衣直立,用温度相差1℃的两种水,先用温度高的水冲洗,再用温度低的水冲洗,使水流缓慢地从颈部、肩部均匀地流向整个身体,治疗时间2~3min,每天一次,治疗操作要迅速。

(八)桑拿浴

桑拿浴是水疗的一种类型,系利用蒸汽的温度和湿度达到治疗目的的一种方法。桑拿浴不仅对风湿性关节炎等具有疗效,而且对强身、消除疲劳和减肥等,都具有很好的实用价值。

1. 桑拿浴的种类 桑拿浴可分为干热蒸汽浴和湿热蒸汽浴两种。

(1)干热蒸汽浴:干热蒸汽浴根据浴室温度的不同,一般可分为两种类型。

芬兰浴:使用比较广泛,其特点是室内温度较高,可达90~100℃,但其相对湿度较低,为20%~40%,治疗过程中人体干热感较强。

罗马浴:罗马浴室内干热空气相对地较低,为60~70℃,但湿度则较芬兰浴稍大。

(2)湿热蒸汽浴:根据浴室内的温度和湿度的不同可分为三种类型。

土耳其浴:土耳其浴室内的温度40~50℃,其湿度通过蒸汽根据需要进行调节。

俄罗斯浴:俄罗斯浴室内温度同土耳其浴,因此种浴室内充满蒸汽,其湿度可增至100%。

伊朗浴:伊朗浴室内湿度也较高,但不形成水雾,室温为50～55℃。

2. 治疗方法　患者或健康人脱去衣服先进入淋浴室,用温水、肥皂洗净全身并擦干,然后进入桑拿浴室,治疗7～10min,使体温升高2～3℃,然后到10～20℃的冷水中冲洗,或者到10～30℃的凉水中浸浴2～3min,使身体迅速降温,休息10min后再进入桑拿浴室,反复2～3次后,再用温水洗净全身,然后擦干身体到休息室中休息30min。休息时可饮用矿泉水、盐水或其他饮料,以补充浴中身体丢失的体液。桑拿浴进行的剂量,如温度、湿度和时间等,应由医师根据个体的全身情况决定。一般每周可进行1次。

3. 适应证和禁忌证

（1）适应证:风湿和类风湿关节炎、非特异性上呼吸道感染、外周性血液循环障碍、肥胖症、神经症、喘息性支气管炎等患者。

（2）禁忌证:急性化脓性炎症、肺结核、心脏疾患、重度高血压、动脉硬化、糖尿病伴有酸中毒、肾功能不全等患者。

知识拓展:
芬兰浴的来历

第四节　临 床 应 用

一、适应证

1. 内科疾病　高血压、血管神经症、早期动脉硬化、心脏疾患代偿期、胃肠功能紊乱、功能性结肠炎、习惯性便秘、肥胖症、风湿性肌痛症、疲劳综合征、风湿或类风湿关节炎、痛风、肾脏疾患、多汗症、职业性铅中毒或汞中毒等。

2. 神经科疾病　神经衰弱、自主神经功能紊乱、神经痛、神经炎、外周神经麻痹、雷诺病等。

3. 外科疾病　慢性湿疹、荨麻疹、皮肤瘙痒症、银屑病(牛皮癣)、脂溢性皮炎、多发性疖肿、多发性毛囊炎、慢性闭塞性动脉内膜炎、灼伤后继发感染、大面积瘢痕挛缩、关节强直、外伤后功能锻炼及恢复、痔疮、前列腺炎等。

4. 妇科疾病　闭经、卵巢功能不全、盆腔炎性疾病等。

二、禁忌证

1. 绝对禁忌证　精神意识紊乱或失定向力、恐水症、皮肤传染性疾病、频发癫痫、严重的动脉硬化、心功能不全、肾功能不全、活动性肺结核、癌瘤及恶病质、身体极度衰弱及各种出血倾向者。此外,妊娠、月经期、大小便失禁、过度疲劳者等禁忌全身浸浴。

2. 相对禁忌证　对血压过高或过低患者,可酌情选用水中运动,但治疗时间宜短,治疗后休息时间宜长;大便失禁者,入浴前排空大便,宜做短时间治疗,防止排便于池水中。

三、注意事项

1. 水疗室温度应保持在23℃左右,室内通风良好,整洁安静。

2. 治疗前应检查浴槽、起重装置是否完好。

3. 患者水疗前应进行必要的检查,排除传染病、心肺肝肾功能不全、重症动脉硬化、皮肤破损感染、肿瘤、出血、妊娠等禁忌证。检查患者是否有二便失禁等。

4. 每次水疗前应测量体温、脉搏、血压、体重等。

5. 盆浴患者入浴后,胸前区应露出水面,以减轻静水压对心功能的影响,用38℃以上热水时,应给患者头部放置冷水袋或冰帽。

6. 活动不便的患者进行水疗时,必须由工作人员协助患者上下轮椅,穿脱衣服及出入浴器等。对于年老体弱、儿童或由特殊情况者,治疗中应严格观察,注意安全,加强护理。

7. 不得在饥饿或饱餐1h内进行水疗。

8. 感冒、发热、炎症、感染、呼吸道感染等不宜进行水疗。

9. 膀胱、直肠功能紊乱者,应排空大、小便,方可入浴。

本章小结

　　水疗法是指凡是以水为媒介,利用不同温度、压力、成分的水,以不同的形式作用于人体,以达到预防和治疗疾病、提高康复效果的方法。水的物理特性有水的热容量和热量大、导热性较高、是一种良好的溶剂、是传递刺激的一种最佳物质、物理性状的可变性大、具有很好的浮力、密度接近于人体、处处可得并且应用简单、所需装备价格较低廉。水疗法可以按照不同的分类方法来进行分类,如按照作用部位、按照治疗作用、按照温度、按照水的压力、按照水疗的方法等进行分类。水疗法的治疗作用主要体现在对皮肤的影响、对循环系统的影响、对泌尿系统的影响、对呼吸系统的影响、对肌肉系统的影响、对汗腺分泌的影响、对新陈代谢的影响、对血液成分的影响、对神经系统的影响等各个方面。常用的水疗的治疗方法包括湿布包裹疗法、淋浴法、水中运动疗法、涡流浴、浸浴、擦浴、桑拿浴等方法,应该按照每种方法不同的治疗要求、治疗时间来合理选择合适的治疗方法。熟练掌握水疗法的适应证和禁忌证,是合理选择合适的治疗方法和治疗疾病的重要前提,在治疗过程中注意正确的操作和各种注意事项,以求达到最佳的治疗效果。

(贾建昌)

思考题

1. 简述水中运动疗法的作用机制及训练方法。
2. 水疗法的绝对禁忌证有哪些?
3. 简述水疗法的适应证。
4. 在使用水疗法进行治疗时有哪些注意事项?
5. 请从临床角度思考水疗法的治疗作用主要体现在哪些方面?

扫一扫,测一测

思路解析

第十二章　压力疗法

学习目标

1. 掌握　压力疗法的各种治疗方法与治疗参数;压力疗法的临床应用。
2. 熟悉　压力疗法的治疗作用;压力疗法的操作流程。
3. 了解　压力疗法的发展过程;压力疗法的物理特性。
4. 具有基本医疗思维与素养,能规范地开展压力疗法的各项诊疗活动;能使用、管理常用仪器、设备;能合理安排与管理医疗与康复环境,以保证医疗活动科学、安全。
5. 能与患者及家属进行沟通,开展健康教育;能与相关医务人员进行专业交流与团结协作,开展医疗工作。

第一节　概　　述

我们的生活环境存在大气压,当环境压力发生改变时,不论是增高或减少,由于突然破坏了长期以来机体所适应的这种环境,其生理功能必然会产生一定的变化。20 世纪 90 年代以来,随着微电脑技术的日趋普及,压力疗法的设备有了较大的改进,其临床应用范围也不断扩大。

一、概念

压力疗法(compress therapy)是指改变机体局部的压力,以达到治疗某些疾病的一种方法。压力疗法通过改变机体的外部压力,促使血管内外物质交换,从而促进组织的再生、修复,促进水肿的吸收,促进溃疡、压疮等的愈合。

二、压力疗法的分类

如果我们正常的环境下大气压为"零",则把高于环境大气压的压力称为正压,低于环境大气压的压力称为负压。故压力疗法可分为正压疗法与负压疗法,或两种压力交替的正负压疗法。我国传统医学的拔罐疗法,也可以看作一种局部的负压疗法。

在临床上,压力疗法一般常以改变肢体压力为主,多用于四肢疾病的治疗。其既可以是增加压力,也可以是减少压力或两者交替进行,故本章主要介绍正压疗法(正压顺序循环疗法、皮肤表面加压疗法)、负压疗法、正负压疗法和体外反搏疗法。

第二节 正压疗法

患者,男性,55岁,以"突然昏倒1周"主诉入院,诊断为多发性脑出血。经过两周的积极对症治疗,李某现在病情稳定。查体:T 36.8℃,P 90次/min,R 20次/min,BP 100/60mmHg。无皮疹和发绀,浅表淋巴结未触及,巩膜不黄,颈软,颈静脉无怒张,心界不大,肺清无啰音,腹平软,肝脾未触及。右侧肢体活动正常,未见其他异常;左侧肢体瘫痪,左上肢疼痛、手部肿胀明显,左下肢不肿,但患者不能进行起床、站立等活动。医生针对李某的情况作正压顺序循环疗法治疗。

问题与思考:

1. 为什么医生给予患者正压顺序循环疗法治疗?

2. 如何使用正压顺序循环疗法设备?

正压疗法是指利用高于大气压的压力作用于人体的治疗方法。目前临床常用的方法包括改善血液淋巴循环的正压顺序循环疗法和防治瘢痕增生的皮肤表面加压疗法。

一、物理特性

正压顺序循环疗法(sequential compression therapy)一般采用气袋式加压装置,将肢体组织间隙的过量积液由肢体远端向近端挤压,促进静脉血和淋巴液沿正常生理方向回流,促进肢体血液和淋巴循环。皮肤表面加压疗法(pressure therapy)则通过对人体体表施加适当的压力,以预防或抑制皮肤瘢痕增生、防治肢体肿胀,是经循证医学证实的防治增生性瘢痕最为有效的方法之一,常用于控制瘢痕增生、防治水肿和促进截肢残端塑形。

正压疗法不管以哪种方式,当正压作用于局部肢体时,毛细血管和静脉中的血液以及淋巴管中的淋巴液受到挤压,向压力小的肢体部位流动,如果这种压力梯度设计是从远心端向近心端依次进行,即可使外周淤积的血液、淋巴液向中心回流,而随着局部毛细血管和淋巴管的排空,引起组织水肿的液体回流到血管和淋巴管的数量相对增加,使局部水肿减轻。

二、治疗原理及治疗作用

(一)治疗原理

1. 正压顺序循环疗法

(1)增加纤溶系统的活性:目前研究显示,正压顺序循环治疗可增加纤溶系统的活性,刺激内源性纤维蛋白溶解。其机制可能与减少纤维蛋白溶酶原活化素抑制因子-1(plasminogen activator inhibitor-1,PAI-1)、增加组织型纤维蛋白溶酶原活化素(tissue plasminogen activator,tPA)的活性有关。

(2)提高组织液静水压,迫使静脉血和淋巴液回流:人体组织液静水压正常约为1.33kPa,肢体加压时,经组织间压力传导,组织液静水压可提高到6.67kPa以上,从而产生克服毛细血管内压及组织间胶体渗透压的作用,促进组织间液向静脉及淋巴管内回流。同时套在肢体上的气囊,由远端向近端序贯充气及排气产生挤压、放松的效果,这种压力由远端向近端产生梯度式的压差,从而使静脉血和淋巴回流,有利于肢体水肿的消退。

正压顺序循环治疗过程中,肢体血管被反复挤压和放松,增加了血管内的压力差,有利于血管的扩张和再通,肢体动脉侧支和吻合支开放增加,使肢体远端供血、供氧增加,在适当保压时间下,血管顺向流量的增加明显大于反向流量的增加。治疗过程中,加压时可使小腿静脉血管排空,减压时静脉血液自动回流,增加静脉血流速度,减少血液淤滞,并形成脉动流,从而有促进肢体血液循环的作用。气压治疗仪的气囊随着压力的上升对肢体进行大面积的挤压、按摩,其挤压力和刺激可达深部肌肉、血管和淋巴管。加压时使加压部位静脉血管尽量排空,加速血液回流或流向周围毛细血管,骤然减压时使静脉迅速自动充盈,从而显著地增大血流速度。研究表明静脉受到挤压时血流的速度可达无挤压时速度的175%~366%，气压脉动挤压时比无挤压时静脉血流量增加达175%。血流的搏动性显著地降低了血液淤滞，减少了血栓的形成。由于血流速度增快，流经局部的血流量增大，从而增加了氧和其他营养成分的供给，促进新陈代谢，增强网状内皮细胞的吞噬功能，促进渗出液的吸收，加速病理产物的代谢和排泄，因而具有消除肿胀、促进溃疡愈合、增强对非细菌性炎症的治疗作用。

2. 皮肤表面加压疗法 瘢痕是皮肤组织创伤修复后的必然产物，一般认为修复细胞中成纤维细胞的大量增殖与凋亡抑制、细胞外基质中胶原纤维合成降解失衡、部分生长因子的大量产生及三者的密切关系构成了病理性瘢痕形成的生物学基础。皮肤表面加压疗法用于治疗瘢痕的机制目前尚不清楚，综合文献报道认为，治疗局部长期缺血、缺氧可导致下面一系列变化。

（1）缺氧状态下承担细胞氧化功能的线粒体形态学发生改变，如肿胀、空泡变性等，功能减退甚至消失导致成纤维细胞增殖及合成胶原等细胞外基质障碍，胶原纤维产生减少，从而抑制瘢痕生长。

（2）肌成纤维细胞发生退行性变，释放出的溶酶体酶水解包绕在胶原结节外的异常黏多糖，促进胶原酶水解胶原结节，从而使螺旋状排列的胶原变为平行排列。

（3）缺血后局部 α_2-M 球蛋白减少，对胶原酶的抑制作用减弱，胶原酶增加，破坏胶原纤维。

（4）缺血后合成黏多糖所需的酶减少，水肿减轻，减少了黏多糖的沉淀与合成，使胶原纤维生成减少。

（5）加压可减轻局部的水肿，减弱葡萄糖氨基淀粉酶的水合作用，减少黏多糖的沉积与合成，抑制瘢痕的增生。

经过正规的加压疗法后，瘢痕软化，组织学观察见胶原纤维变细、排列规则；透射电镜检查见成纤维细胞减少、线粒体空泡化、内皮细胞核破碎、胶原纤维呈细束状；扫描电镜不见胶原纤维结节状结构。

（二）治疗作用

1. 正压顺序循环法的作用 有研究显示，使用正压顺序循环治疗后可使下肢静脉排血量增加23%，血流速度增加（77±35）%，在充气加压期间，血流速度有短暂时间为零，提示静脉排空良好。治疗后，血中纤维蛋白降解产物和纤维蛋白原降解产物显著增加，复合物也显著增加，而优球蛋白溶解时间明显缩短，PAI-1 也减少，股静脉血流量明显增加。停用后，上述结果迅速恢复到原来水平。有一组研究数据显示，在预防术后静脉血栓形成方面，本疗法与低分子肝素的预防效果相近。

2. 皮肤表面加压疗法的作用

（1）控制瘢痕增生：压力疗法可有效预防和治疗增生性瘢痕。

（2）控制水肿：可促进血液和淋巴回流、减轻水肿。

（3）促进肢体塑形：可促进截肢残端塑形，利于假肢的装配和使用。

（4）预防关节挛缩和畸形：通过控制瘢痕增生可预防和治疗因增生性瘢痕所致的挛缩和畸形。

（5）预防下肢静脉曲张：可预防从事久坐或久站工作人群下肢静脉曲张的发生。

三、治疗技术

（一）设备

1. 正压顺序循环治疗设备（sequential compress device） 为气袋式治疗装置，目前临床上应用广泛，因仪器体积小、操作简便，患者可在家庭中使用。治疗仪器由主机（气泵和控制系统）、导气管道和上下肢气囊三部分组成。根据型号不同，目前厂家生产的有 4~12 腔不等的气袋治疗设备，每腔压力为 0~180mmHg 可调，采用梯度加压的工作方式，可作用于上、下肢。腔的数量越多，分级加压层次越多，对于逐级加压更有利。每腔压力可单独设定，如遇伤口处不宜加压，可设定该处"零"压力跳过此处。套筒坚固耐用，内有衬垫方便拆洗，并且有些设备可选配髋部套筒，同时可选择多种工作模式，单独设立各气囊充气的顺序及压力，既可完成由远端向近端的顺序循环加压治疗，必要时亦可完成由近端向远端的反向顺序循环加压治疗。对一些以改善末梢循环为目的的治疗，也可选用组合正向与反向加压交替的治疗模式（图 12-1）。

2. 皮肤表面加压疗法设备 常用的工具和设备包括缝纫机、加热炉、剪刀、裁纸刀、直尺、软尺、恒温水箱、热风枪及各种绷带、压力衣、压力垫、支架制作材料等。

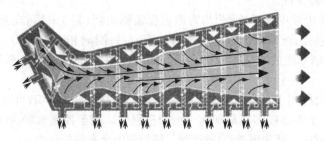

挤出作用示意图

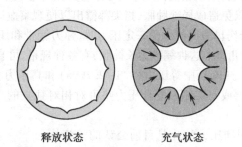

释放状态　　　　充气状态

气囊截面图

图 12-1　正压顺序循环治疗设备原理示意图

（二）治疗方法

1. 正压顺序循环疗法

（1）患者取坐位或仰卧位，保证患者处在舒适、安全的体位。

（2）患者肢体局部若无异常，可选择大小合适的气囊套在患肢上，并拉好拉链。

（3）将导气管按顺序插在气囊接口上。

（4）设定压力及时间，打开电源即开始治疗。其末端压力可设定在 13.3～17.3kPa（100～130mmHg），其他各节段压力由电脑控制相应递减，或人为手动调节。每次治疗 20～30min，特殊患者可适当调整但以<60min 为宜。

（5）治疗为每日 1 次或 2 次，6～10 次为一个疗程。

2. 皮肤表面加压疗法　常用的加压疗法包括海绵加压固定法、热塑料夹板法、绷带加压法、压力衣加压法、硅胶膜贴敷加压法及附件。

（1）海绵加压固定法：①将聚丁二烯盐海绵剪成与所压迫瘢痕同样大小。②用黏胶将海绵固定于瘢痕处。③用弹力绷带和弹力套压迫。④每隔 4～7d 更换 1 次。⑤压迫致瘢痕致充血消退、变软、复平后再巩固治疗 1～2 个月，防止复发。

（2）热塑料夹板法：①热塑料夹板为 1,4-异戊二烯塑料制品，具有可塑性，在 72～77℃热水中可软化，在软化时容易被塑形成所需要的形态，冷却 10min 即变硬、定型。根据上述特性，临床上将裁剪好的热塑料夹板，放入 72℃的水中软化后置于患处塑形。②因其塑形后变硬无弹性，故应内衬海绵和纱布，防止其直接接触皮肤造成皮肤破损，同时为增加透气性，将热塑料夹板软化后快速打孔，并经常更换衬垫及敷料，保持敷料干燥，避免因潮湿引起皮肤感染。

（3）绷带（bandage）加压法：绷带加压法指通过使用绷带进行加压的方法，根据使用材料和方法的不同，绷带加压法包括弹力绷带加压法、自黏绷带加压法、筒状绷带加压法等。

1）弹力绷带加压法：主要用于早期瘢痕因存在部分创面而不宜使用压力衣者。弹力绷带为含有橡皮筋的纤维织物，每层可产生 1.33～2.13kPa 的压力，包扎 2 或 3 层可获得 2.67～5.34kPa 的压力，可按患者需要做成各种样式。主要作用原理是控制水肿、促进静脉血及淋巴回流，对新愈合创面及移植物提供血管保护。使用时根据松紧情况和肢体运动情况需 4～6h 更换一次。开始时压力不要过大，待患者适应后再加压力，至患者可耐受为限。治疗初愈创面时，内层要敷 1～2 层纱布，以减轻对皮肤的损伤。优点为价格低廉、清洗方便、易于使用，缺点为难以准确控制压力，可能会导致水肿、影响血液循环、引起疼痛和神经变性。

使用方法:由远端正常皮肤开始[若均为瘢痕仅需露出指(趾)末端]向近端肢体缠绕,均匀地做螺旋形或"8"字形包扎,近端压力不应超过远端压力;每圈间相互重叠1/3~1/2;末端避免环状缠绕。压力以绷带下刚好能放入两指较为合适。四肢需缠绕弹力绷带2或3层,躯干则需缠绕3或4层。

2)自黏绷带加压法:用于衣服外面或不能耐受较大压力的脆弱组织,可在开放性伤口上加一层薄纱布后使用,主要用于手部或脚部早期伤口愈合过程中。用于控制水肿、提供血管支持和减轻瘢痕。对于2岁以下儿童的手部和脚部,自黏绷带能够提供安全有效的压力。

使用方法:与弹力绷带加压法基本相同。以手为例,先从各指指尖分别向指根缠绕,然后再缠绕手掌部及腕部,中间不留裸区以免造成局部肿胀,指尖部露出以便观察血运情况。

3)筒状绷带加压法:用于伤口表面可承受一定压力时,弹力绷带和压力衣之间的过渡时期,尤其适于3岁以下生长发育迅速的儿童。这种绷带为长筒状,有各种规格,可直接剪下使用,根据选择尺寸不同,压力分为低压力(0.7~1.3kPa)、中等压力(1.3~2.7kPa)和高压力(2.7~4.0kPa),具有使用简便、尺寸易于选择等特点。单层或双层绷带配合压力垫可对相对独立的小面积瘢痕组织提供较好的压力。

4)硅酮弹力绷带法:硅酮和压力治疗是目前公认的治疗烧伤后增生性瘢痕的有效方法,因此可将两者结合使用。国内学者报道弹力套与硅凝胶合用效果更好,可使疗程缩短,对不宜长期使用加压疗法者更具优越性。

(4)压力衣(pressure garment)加压法:通过制作压力服饰进行加压的方法,包括成品压力衣加压法和量身定做压力衣加压法(图12-2)。

1)成品压力衣加压法:可通过使用购买的成品压力衣进行压力治疗。如选择合适,作用等同量身定做的压力衣。特点为做工良好、外形美观、使用方便及时、不需量身定做,适合不具备制作压力衣条件的单位使用。缺点为选择少、合身性差,尤其是严重烧伤肢体变形者难以选择适合的压力衣。

2)量身定做压力衣加压法:利用有一定弹力和张力的尼龙类织物,使用双苯二甲酸、乙二酯纤维及含有88%以上的聚氨甲酸乙酯的长链聚合体纤维组成的珠罗纱立体织物,根据患者需加压

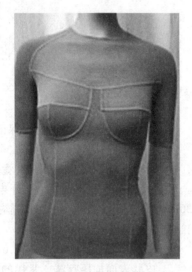

图12-2 压力衣

的位置和肢体形态,通过准确测量和计算,制成头套、压力上衣、压力手套、压力肢套、压力裤等。优点为压力控制良好,穿戴舒适、合身。缺点为制作程序较复杂、需时长、外形不如成品压力衣美观。

(5)硅胶膜贴敷加压法:使用材料为硅胶膜,将硅胶膜贴敷于瘢痕处即可。

(6)附件:在进行压力治疗时需要配合使用一些附件以保证加压效果,同时尽量减少压力治疗的不良反应。

1)压力垫(pressure padding):由于人体形状不规则,为了保持凹面或平面瘢痕均匀受压或增加局部压力,需在穿压力衣时配置压力垫。压力垫常用的材料有海绵、泡沫、塑性胶、合成树脂、合成橡胶、热塑板等。

2)支架(splintage):支架也常用于配合压力衣使用,以保护鼻部、前额、双颊、耳郭、鼻孔、掌弓等易受损伤或易变形的部位。支架常用材料为低温热塑材料。

四、临床应用

(一)适应证

1. 正压顺序循环疗法

(1)肢体创伤后水肿。

(2)淋巴回流障碍性水肿或某些手术后的淋巴水肿(如乳腺癌根治术后上肢淋巴水肿)。

视频:正压
疗法操作

（3）截肢后残端肿胀。

（4）复杂性区域性疼痛综合征（如神经反射性水肿、脑血管意外后偏瘫肢体水肿）。

（5）静脉淤滞性溃疡。

（6）对长期卧床或手术被动体位者预防下肢深静脉血栓形成。

2. 皮肤表面加压疗法

（1）增生性瘢痕：各种原因所致瘢痕，包括外科手术后的瘢痕和烧伤后的增生性瘢痕。

（2）水肿：各种原因所致肢体水肿，如偏瘫肢体的肿胀、淋巴回流障碍的肢体肿胀、下肢静脉曲张性水肿、手术后的下肢肿胀等。

（3）截肢：截肢残端塑形，防止残端肥大皮瓣对假肢应用的影响。

（4）预防性治疗：①防止烧伤后21d以上愈合的创面发展成增生性瘢痕和预防瘢痕所致的关节挛缩和畸形。②久坐或久站工作者：预防下肢静脉曲张发生。

（二）禁忌证

1. 正压顺序循环疗法

（1）肢体重症感染未得到有效控制。

（2）近期下肢深静脉血栓形成。

（3）大面积溃疡性皮疹。

2. 皮肤表面加压疗法

（1）治疗部位有感染性创面：此时加压不利于创面愈合，甚至导致感染扩散。

（2）脉管炎急性发作：加压加重了局部缺血，甚至造成坏死。

（3）下肢深静脉血栓形成：加压有使血栓脱落的危险，脱落的栓子可能导致肺栓塞或脑栓塞，造成严重后果。

（三）注意事项

1. 正压顺序循环疗法

（1）治疗前应检查设备是否完好和患者有无出血倾向。

（2）每次治疗前应检查患肢，若有尚未结痂的溃疡或压疮应加以隔离保护后再行治疗，若有新鲜的出血伤口则应暂缓治疗。

（3）治疗应在患者清醒的状态下进行，患肢应无感觉障碍。

（4）治疗过程中，应注意观察患肢的肤色变化情况，并询问患者的感觉，根据情况及时调整治疗剂量。

（5）治疗前应向患者说明治疗作用，解除其顾虑，鼓励患者积极参与并配合治疗。

（6）对老年、血管弹性差者，治疗压力可从低值开始，治疗几次后逐渐增加至所需的治疗压力。

2. 皮肤表面加压疗法

（1）应用压力疗法越早疗效越好，应在早期肉芽创面期和深度烧伤创面愈合后尚未形成瘢痕时就开始使用。初愈的创面皮肤较嫩，易起水疱，内层应敷两层纱布再戴弹力套，平铺后用尼龙搭扣黏合加压。

（2）在不影响肢体远端血运和患者可耐受的情况下，要有足够的、适当的压力，压力应持续保持在1.3~3.3kPa。压力过低疗效不明显，压力过高时，轻则引起患者的不适，重则会造成局部静脉回流受阻、组织水肿，甚至发生缺血坏死。

（3）主张持续加压有两方面的含义，一方面是指不间断加压，每天连续加压24h，若需间断时，每次间断不超过半小时；另一方面是指长时间加压，最少3~6个月。

（4）特殊部位应给予特殊的处理，如皮肤薄嫩处及骨突处应加软衬垫，以防止皮肤破溃；皮肤凹陷处应给予必要的充填，以使压力均匀地达到各处；对于中空或易变形的部位，如鼻背瘢痕和外耳瘢痕，加压时应给予必要的支撑和充填，以免造成或加重畸形。

（5）压力衣的肘、膝、手指关节部位往往因包扎过紧导致关节活动受限，可在关节处将压力衣剪开一个小口以减轻压力。

（6）定期清洗、随时检查。定期清洗保持清洁，可以提高舒适性；应随时检查压力的大小，绷带的弹性有无变小,局部皮肤有无异常,以及治疗的效果等。

(7)压力治疗需要较长的时间,不少患者会失去耐心和信心,因此要做好充足的解释工作,必要时可向其介绍成功案例的治疗前后对照资料,以提高其信心。

(8)压力疗法应尽可能舒适,以提高患者尤其是儿童患者的依从性。

(9)压力疗法并不是治疗烧伤后瘢痕的唯一有效疗法,更不能取代手术治疗,对烧伤后的瘢痕,应采取包括手术、功能锻炼、其他物理疗法等在内的综合治疗措施。

第三节 负压疗法

患者,女性,40 岁,自诉糖尿病 5 年伴左足疼痛 1 个月余。患者 1 个多月前自觉左足出现疼痛、发凉怕冷,走路困难。查体:T 36.8℃,P 80 次/min,R 20 次/min,BP 120/75mmHg。左足皮温降低,水肿,左胫后动脉或足背动脉搏动减弱,左下肢体软弱无力、感觉麻木,但无皮肤破溃。医生针对患者的情况作负压治疗。

问题与思考:

1. 负压治疗的适应证有哪些?

2. 如何使用负压疗法设备?

负压疗法是指将低于大气压的压力应用于人体有目的地治疗疾病的一种方法。负压疗法可分为全身负压和局部负压两种,目前仅局部负压治疗用于临床治疗。局部负压有腹部负压、股部负压、下半体负压、肢体负压及拔火罐等。目前常用的是肢体负压疗法,肢体局部负压疗法又称大火罐疗法,是在祖国医学拔火罐疗法的基础上发展而来,具有安全、简便、无创及疗效显著等优点。

一、物理特性

当负压作用于肢体时,由于肢体外部的压力低于体内压力,血管被动扩张,同时沿动脉血流方向的压力梯度较正常状态明显增大,肢体产生被动充血,流入微循环的动脉血相对增加,使肢体的营养和能量供应得以提高,有利于组织的修复及微循环的重建。

二、治疗原理及治疗作用

目前对于负压疗法的作用机制尚不十分清楚,可能与下列因素有关:

1. 负压下血管被动扩张,血管跨壁压增高,血流量增加,改善微循环。通过对上肢末端指甲微循环的观察,经过负压治疗后 93% 的患者得到改善。

2. 促进建立侧支循环,可促进早期病变血管的扩张,晚期周边血管扩张代偿。

3. 减轻缺血肢体自由基损伤。有研究表明,肢体负压疗法可减少缺血肢体的脂质过氧化反应,使血中脂质过氧化物(lipid peroxides,LPO)降低,而超氧化物歧化酶(superoxide dismutase,SOD)活性增加,增加氧自由基的清除能力,减轻缺血损伤。

4. P 物质(substance P)及降钙素基因相关肽(calcitonin gene-related peptide,CGRP)的释放增多。关于周围动脉闭塞模型的研究指出,经过肢体负压治疗后,P 物质及 CGRP 释放增多。P 物质与 CGRP 共同广泛存在于神经系统中,P 物质对外周血管具有强大的扩张作用,CGRP 对外周血管,尤其是对微血管有强烈扩张作用。P 物质与 CGRP 共同作用,刺激血管内皮细胞释放一氧化氮,舒张血管平滑肌,扩张血管,提高血流量。

5. 使 P 物质及 CGRP 免疫反应阳性神经纤维减少。皮肤中的 P 物质、CGRP 免疫反应阳性神经纤维参与机体痛觉的传递,动脉闭塞病变后肢体远端皮肤中的 P 物质反应阳性神经纤维增加。负压治疗可以减少 P 物质及 CGRP 免疫反应阳性神经纤维,阻止形成疼痛信息,减少伤害性刺激的传入,达到抑制疼痛的目的。

三、治疗技术

（一）设备

负压疗法的设备为专用的负压舱。可将上肢或下肢单独放入舱内,出入口处由专用的垫圈密封,用空压机抽取舱内空气,产生负压。舱体留有可观察肢体情况的"窗口"。

（二）治疗方法

1. 患者取坐位或仰卧位。

2. 调整好压力舱的高度和倾斜角度,以使患者在治疗过程中保持舒适体位利于治疗。如患肢水肿,可采取水平位;如有动脉循环障碍而无水肿,可稍向下倾斜。压力舱底部垫数层大毛巾。

3. 将患肢裸露,伸入舱内,用与患肢周径相符的柔软而有弹性的垫圈,使之在压力舱口处固定,并密封舱口。

4. 适当移动治疗仪,使舱口尽量靠近患肢根部,再用皮带将患者的坐椅或床与仪器固定。

5. 设定所需的负压值,上肢压力范围为 $-13.3 \sim -8.6$ kPa($-100 \sim -65$ mmHg),一般为 -10.7 kPa (-80 mmHg);下肢压力范围为 $-17.3 \sim -10.7$ kPa($-130 \sim -80$ mmHg),一般为 -13.3 kPa(-100 mmHg)。

6. 打开电源开关,舱内压力从"0"开始缓慢下降至负压设定值,开始计时。

7. 每次治疗 10~15min,每日 1 次,10~20 次为一个疗程。

负压封闭引流治疗或创面负压治疗

负压封闭引流治疗(vacuum sealing drainage,VSD)或创面负压治疗(negative pressure wound therapy,NPWT)于 20 世纪 90 年代初期开始应用于急性大面积伤口或软组织创面治疗中,经临床证明是一种有效的治疗方法。负压封闭引流治疗或创面负压治疗装置包括医用泡沫敷料、多侧孔引流管、半透性黏贴薄膜和负压源等四部分。负压封闭引流治疗可缩短创面愈合时间,创面愈合度良好,减少频繁换药的痛苦,减少了交叉感染。虽然负压封闭引流治疗在临床上已经取得了明确的疗效,但其临床应用及作用机制还需进一步探讨及研究。

1. 适应证　急性创伤(包括上肢或下肢)、烧伤;慢性压疮、小腿溃疡、糖尿病溃疡;海难中撕裂伤口、创口感染、骨筋膜炎、术后胸骨感染;手术辅助、皮肤移植、皮瓣移植、创面移植床准备。在骨科应用于严重软组织缺损、开放性骨折可能或已合并感染、骨筋膜室综合征、关节腔感染需切开引流、急慢性骨髓炎需开窗引流等。

2. 禁忌证　活动性出血。

四、临床应用

（一）适应证

一般认为凡肢体缺血性疾病,若不宜手术或患者不愿手术,均可应用负压治疗,如雷诺现象(雷诺病)、血栓闭塞性脉管炎、糖尿病足及下肢坏疽等。

此外不同部位的负压疗法有着其自身的适应证,如腹部负压最早用于缩短产程和减轻分娩疼痛,下半体负压用于治疗充血性心力衰竭。还可以用特制形状的负压治疗仪作用于阴茎,治疗功能性阳痿。

（二）禁忌证

出血倾向、静脉栓塞早期、近期有外伤史、动脉瘤、大面积坏疽、血管手术后、治疗部位有感染灶、治疗部位有恶性肿瘤等。

（三）注意事项

1. 治疗前应检查患者有无出血倾向和设备是否完好。

2. 每次治疗前应检查患肢,若有尚未结痂的溃疡灶或压疮应加以隔离保护后再治疗。若有新鲜的出血伤口,则应暂缓治疗。

3. 治疗应在患者清醒的状态下进行,患肢应无感觉障碍。

4. 治疗过程中应注意观察患肢的肤色变化情况,并询问患者的感觉,根据情况及时对治疗剂量进行调整。

5. 治疗前应向患者说明治疗作用,解除其顾虑,鼓励患者积极参与并配合治疗。

6. 患者对负压引起的感觉,不如正负压治疗舒适,压力过大还会出现胀感,应根据患者耐受情况,逐渐将压力调到适宜强度。

7. 负压治疗肢体出现淤血是正常反应,淤血在停止治疗 2h 后即可恢复,但应防止肢体出血;若有明显出血情况应停止治疗。

8. 首次治疗时压力应从低值开始,酌情逐渐增加,以有轻度肿胀感为宜。

9. 高龄患者或体弱患者以卧位治疗为宜。

10. 治疗中患者如出现头昏、恶心、心慌、气短、出汗等症状时应立即暂停治疗。

第四节 正负压疗法

患者,男性,70 岁,因从床上跌落导致腰部疼痛,活动受限 2h。查体:腰部活动受限,无明显红肿,L_2 椎体棘突压痛明显,腰部及以下皮肤感觉正常,肌力正常,大小便正常,经 X 线及 MRI 检查确诊为 L_2 腰椎稳定性压缩性骨折。医生针对患者的情况作仰卧硬板床及正负压治疗仪治疗。

问题与思考:

1. 正负压治疗的适应证有哪些?

2. 如何使用正负压治疗设备?

正负压疗法(vacuum compression therapy,VCT)是利用高于和低于大气压的压力交替作用于人体局部以促进血液循环的物理疗法。

一、物理特性

正负压疗法目前主要应用于人体四肢,通过改变肢体外部的压力,达到增加血管跨壁压力以促进肢体血液循环的目的。其不仅可用于肢体血管疾病,还可应用于由血液循环障碍所引起的各种疾病的治疗。

二、治疗原理及治疗作用

当施予高于大气压的压力时,肢体毛细血管、静脉及淋巴管内的液体受到挤压,向压力小的即处于常压下的肢体近心端方向流动,促使外周淤积的血液加速进入血液循环,随着毛细血管的排空,使组织间水肿的液体易于回到血管中,有利于水肿的消退。当负压作用于肢体时,由于外部压力低于体内压力,血管被动扩张,并且使沿动脉血流方向压力下降梯度增大,肢体被动充血,促使大量动脉血流入,改善组织循环,增加了肢体营养和能量供给,有利于组织的修复和建立侧支循环。

总之,由于正负压变化是周期性的,促使毛细血管壁两侧压力也产生一个周期性的压差,相当于在微循环内加入一个吸排泵的作用,它可促进血管内外的物质交换,改善由于各种病因造成的物质交换障碍,促进溃疡、压疮以及局部因营养障碍引起的各种病变的修复。

三、治疗技术

(一)设备

目前所采用的正负压疗法装置多为电脑调控舱或压力治疗舱,可单纯进行负压治疗,也可单纯进行正压治疗,还可进行正负压交替治疗。正负压疗法装置与负压疗法设备的不同之处是,除了可加负压外,空压机还可向舱内加压,即正负压的转换。舱式正负压治疗仪主要由透明筒状压力舱及密封肢体固定装置、操作和控制系统、压力表等组成。

（二）治疗方法

1. 患者取坐位或仰卧位。

2. 调整好压力舱的高度和倾斜角度,以使患者在治疗过程中体位舒适便于治疗。如患肢水肿,可采取水平位;如无水肿仅有动脉循环障碍,可稍向下倾斜。压力舱底部可垫数层大毛巾,以增加舒适性和稳定性。

3. 将患肢裸露,伸入舱内,用与患肢周径相符的柔软而有弹性的垫圈,使之在压力舱口处固定,并密封舱口。

4. 移动治疗仪,使舱口尽量靠近患肢根部,再将患者的坐椅或床与仪器用皮带固定好。

5. 设定所需的正、负压力值。通常设定在$-6.67 \sim 13.3$kPa($-50 \sim 100$mmHg)较合适。治疗时宜从正压开始,使四肢淤血排出后,再给予负压使之充血。

6. 设置持续时间。打开电源开关,舱内压力从"0"开始缓慢增高,达到设定的正压值后维持一段时间,缓慢下降至负压设定值,保持一段时间后,再缓慢回升,每个周期的时间为90s或更长。

7. 单侧肢体每次治疗$30 \sim 60$min,若双侧均需治疗,则每一肢体治疗45min;若病情较重,患肢可治疗90min,另一肢体治疗30min。

8. 病情极重者,可每日治疗数次,但不宜1次连续治疗时间过长。一般每日1次,或每周治疗$5 \sim 6$次,如病情有所减轻,可减至每周治疗3次。$20 \sim 30$次为一个疗程。病情较轻的患者可结合运动疗法进行治疗。

四、临床应用

（一）适应证

1. 单纯性静脉曲张、静脉炎早期和病情已经稳定的动脉栓塞引起的循环障碍。

2. 四肢动脉粥样硬化、动脉中层硬化、血栓闭塞性脉管炎。

3. 周围血液循环障碍,包括外伤后血管痉挛、雷诺现象(雷诺病)、弛缓性瘫痪合并循环障碍(如复杂性区域性疼痛综合征)。

4. 免疫性疾病引起的血管病变,如多发性动脉炎、硬皮病、类风湿关节炎合并脉管炎、系统性红斑狼疮。

5. 糖尿病性血管病变。

6. 局部循环障碍引起的皮肤溃疡、压疮、组织坏死。

7. 其他非禁忌疾病引起的血液循环障碍,如真性红细胞增多症早期。

8. 淋巴水肿,如乳腺癌术后术侧上肢淋巴性水肿。

9. 冻伤。

10. 预防下肢深静脉血栓形成等。

（二）禁忌证

同第三节"负压疗法"中的"禁忌证"。

（三）注意事项

1. 治疗前应首先检查设备是否完好和患者有无出血倾向。

2. 每次治疗前应检查患肢,若存在尚未结痂的溃疡面或压疮,应加以隔离保护后再行治疗;若有新鲜的出血伤口,则应暂缓治疗。

3. 治疗时,应在患者清醒状态下进行,有感觉障碍者慎用。

4. 治疗过程中,应注意观察患肢的颜色变化,并及时询问患者的感觉,根据情况及时调整治疗剂量。

5. 治疗前应向患者说明治疗作用,以解除其顾虑;鼓励患者积极参与并配合治疗。

第五节 体外反搏疗法

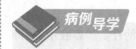

病例导学

患者,女性,60岁,诉反复心前区疼痛7年,加重半年。查体:心前区及心尖搏动未见异常;心率56次/min,心律齐,各瓣膜听诊区未闻及明显杂音;周围血管征阴性;辅助检查:血尿便常规、肝肾功能、电解质、凝血四项等未见明显异常;心脏彩超及胸部X线检查未见明显异常。心电图:窦性心动过缓。冠脉造影检查示:①前降支近段轻度狭窄约40%,自狭窄处起始至远段血管普遍细小;②回旋支近段轻度狭窄约45%;③右冠状动脉中段轻度狭窄约40%。诊断为:冠心病(前降支、回旋支、右冠状动脉轻度狭窄)。暂不适合放支架,征求家属意见,同意保守治疗。

问题与思考:
1. 请阐述体外反搏治疗技术规范操作。
2. 体外反搏治疗技术的适应证有哪些?

体外反搏(external counterpulsation,ECP)是通过包裹在四肢和臀部的气囊,在心脏舒张期对气囊充气加压,促使肢体动脉的血液被压返回至主动脉,使主动脉舒张压明显增高,从而增加冠状动脉、脑动脉及肾动脉的血流量,起到辅助循环的一种无创性治疗方法。

20世纪50年代起,人们开始了对体外反搏技术的研究,初衷是为冠心病急性心肌梗死和心源性休克的患者提供机械辅助的循环支持,改善冠状动脉血流,改善患者的临床预后。1980年以中山医科大学为主的课题组对早期的体外反搏装置进行了重大革新,成功研制了现今通行的增强型体外反搏装置(enhanced external counterpulsation,EECP),并且报道了EECP在循环支持和临床预后方面的良好效果。美国、德国、日本等二十余个国家亦相继开展了EECP治疗冠心病、心力衰竭等疾病的研究。迄今为止,美国和我国已经完成了3个与体外反搏有关的大型临床试验,即增强型体外反搏多中心研究(The Multicenter Study of Enhanced External Counterpulsation,MUST-EECP)、增强型体外反搏装置治疗充血性心力衰竭的前瞻性评估(Prospective Evaluation of EECP in Congestive Heart Failure,PEECH)和体外反搏治疗冠心病的临床研究(Research on Enhanced external Counterpulsation therapy in Coronary artery disease,RECC),从循证医学的角度证明了体外反搏在冠心病、心绞痛患者的确切疗效和对部分心力衰竭患者的有益作用。基于EECP循证医学的良好证据,2002年美国心脏病学会(American College of Cardiology,ACC)/美国心脏学会(American Heart Association,AHA)正式将该疗法纳入冠心病、心绞痛的临床治疗指南,成为确立EECP临床应用地位的历史性标志。

体外反搏是综合多学科的高科技产物,它应用了血流动力学、生物工程、临床心脏学,同时还涉及电子技术、自动化控制、计算机工程、软件技术、信息技术、通讯技术等手段。由于它是一项崭新的物理治疗方法,因此还需要根据大量的临床资料,对医学参数进行优化选择。

一、物理特性

目前国内外不同生产厂家研制开发的ECP装置,多属于增强型,应称为增强型体外反搏装置(enhanced external counterpulsation,EECP),故EECP可泛指"体外反搏"。EECP的工作原理是:在患者的小腿及臀部分段包裹特制的气囊套,由电子控制系统检测出患者的心电图R波信号,在心脏进入舒张早期时,将扎于四肢及臀部的气囊以大约50ms的时差序贯充气,并由远端向近端依次快速加压,迫使主动脉流向四肢的血液受阻,并产生逆向压力波,提高主动脉的舒张压,从而增加冠状动脉、脑动脉及肾动脉的血流量;当心脏进入收缩期,电脑指令全部气囊迅速同步排气,下肢减压后,动脉舒张,接纳来自主动脉的血压,从而减轻心脏的后负荷。增强型体外反搏装置在心室舒张期,通过对小腿、大腿及臀部的序贯加压,使舒张期反搏波压力升高至20.0~22.6kPa,因而在治疗冠心病中取得显著疗效。

主动脉内球囊反搏

在各种辅助循环技术中,主动脉内球囊反搏(intra-aortic balloon pump,IABP)是最早以心肌氧供氧耗为理论基础的辅助循环方式。该技术是将一条长纺锤状的气囊经外周动脉植入降主动脉,具体位置是在左锁骨下动脉与肾动脉开口之间。工作时利用心电或血压信号触发体外的反搏仪,在心脏舒张期结束时以氦气迅速充盈球囊或排空球囊,阻滞主动脉血液,使主动脉内舒张期压力增高以将更多的血液挤压到冠状动脉,改善冠状动脉的供血;在左心室收缩期球囊突然排气,主动脉内压力骤然下降,使左心室射血阻力降低,可以减轻左心室的后负荷,减少左室壁张力、左室做功和耗氧。IABP 与 EECP 在作用原理上相似,但 EECP 可以同时挤压双下肢静脉,可使静脉回心血流量增加,提高心排血量,而 IABP 则不能。

二、治疗原理及治疗作用

(一)治疗原理

1. 体外反搏血流动力学特征及其对血管内皮细胞作用的生物力学基础　体外反搏是在心脏舒张期序贯地加压于小腿、大腿和臀部,驱动血液向主动脉反流,产生舒张期增压波,如耳脉波。由此出现的双脉动血流是体外反搏独特的血流动力学特征。这种双脉动方式及其强度对动脉系统的作用是其他治疗方法不可能实现的。在急性心肌缺血动物模型上,已经观察到体外反搏对犬头臂干动脉切应力的影响,证实随着反搏时间的延长,心肌缺血犬头臂干动脉切应力的正向峰值、负向峰值、平均切应力和切应力的变化范围均显著增加,其中脉动切应力可高达 $40\sim50\mathrm{dyn/cm^2}$($1\mathrm{dyn}=1/105\mathrm{N}$)(图 12-3)。

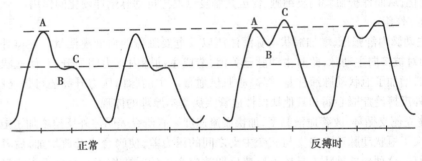

图 12-3　耳脉波
A. 主波;B. 重脉凹;C. 重脉波或反搏波。

体外反搏的双脉动血流及其切应力刺激对血管内皮的生长和损伤修复所带来的影响程度和范围目前还不十分清楚,但有两点可以肯定:①体外反搏增加了血流速度和切应力;②切应力的增加能促进血管内皮细胞合成并分泌、表达一系列有利于血管内皮修复、抗氧化、抗动脉粥样硬化损伤的生物活性物质。与此同时,血管内皮细胞被拉长,其长轴与血流方向趋向一致,这种变化与切应力大小和持续时间有关。这种形态结构的变化可能是其功能变化的基础。

2. 体外反搏对人体的生物化学改变　体外反搏对冠状动脉侧支循环有影响,并有促血管新生的作用。EECP 显著提高舒张期冠状动脉灌注压,可直接使原已存在的血管吻合支开通,建立侧支循环;EECP 引起的高切应力可直接促使血管内皮细胞释放生长因子如血管内皮生长因子(VEGF)、纤维细胞生长因子(FGF)、血小板衍生生长因子(PDGF)、肝细胞生长因子(HGF)等,现认为 HGF 的促血管新生作用较 VEGF 更强大。血管生成和血管新生是一个极其复杂的病理生理过程,这些生长因子及 NO 在此过程中可能起重要作用。新生的血管发生重构,最终形成具有功能的侧支循环,其始动因素仍是切应力。

近十余年国内外学者通过临床或动物实验,发现体外反搏时血流切应力增高,测定血液中 PGI_2、

NO、t-PA、SOD 等抗动脉粥样硬化物质显著增高；血栓烷 B_2（TXB_2）、内皮素（ET-1）、血管紧张素 Ⅱ（Ang Ⅱ）、血管紧张素转换酶（ACE）、丙二醛（MDA）等致动脉粥样硬化物质显著降低，证实 EECP 具有保护血管内皮功能的作用。EECP 可使严重冠心病患者血中的 NO 水平迅速升高达正常水平，并呈剂量依赖性。EECP 抑制氧化应激，几小时的 EECP 治疗即可使血中氧化应激标志物直线下降。目前尽管对 EECP 抑制氧化应激的机制尚不清楚，但活性氧可直接灭活 NO，因此推测，这是 EECP 升高 NO 的另一条途径。研究已证实，Ang Ⅱ 可引起氧化应激，灭活 NO。EECP 可使冠心病患者血中的 Ang Ⅱ 水平显著下降，从而提高 NO 水平。

3. 体外反搏改善血管内皮细胞功能　对于体外反搏治疗冠心病的机制，过去认为主要是提高灌注压力，促进侧支循环，改善组织供血，改善血液流变学的异常。随着血管医学研究的飞速进展和长期的体外反搏应用实践，发现反搏过程中双脉动血流的作用不仅仅在于改善血流动力学效应本身，而且还在于提高血流切应力（即血流作用于血管壁的摩擦力）。提高了的血流切应力作用于血管内壁，导致血管内皮细胞形态与功能发生一系列良性变化，从而调动血管内皮细胞功能的修复及抗动脉粥样硬化，这是体外反搏治疗冠心病的另一重要机制。

在正常生理动脉血流切应力（>15dyn/cm^2）的作用下，血管内皮细胞呈梭形，排列整齐，其长轴与血流方向一致，所分泌的活性物质具有血管舒张、抗氧化、抗凝血/纤溶等抗动脉粥样硬化的作用；反之，在动脉血流切应力低（<4dyn/cm^2）的情况下，血管内皮细胞呈多角形，排列不规则，主要分泌缩血管物质、炎症介质及黏附分子等，在动脉粥样硬化的发生、发展过程中起重要作用。运动可促进全身血流加速，使血流切应力提高，长期运动锻炼用于心血管病的康复与预防已有多年历史。20 世纪 90 年代以来运动医学的研究进一步证实：运动是通过提高血流切应力，促进血管内皮细胞功能，实现血管的保护和修复。通过运动防治动脉硬化体现了回归自然；然而运动并不适用于所有的人，也有一定的限制性。

体外反搏在心室舒张期通过对下肢进行序贯性加压，可驱动血液形成双脉冲而灌注全身。压力高，血流速度快，可明显地提高血流切应力，起到与运动相同的作用，使血管内皮细胞形态与功能发生一系列良性变化，从而保护血管内皮细胞、促进其修复以发挥抗动脉粥样硬化的作用。

（二）治疗作用

1. 提高主动脉内舒张压，增加冠状动脉灌注压以及重要脏器的血液灌注量　在体外反搏时四肢动脉内血液相对被挤向主动脉，此时主动脉已关闭，造成主动脉内压力明显升高，使冠状动脉口的灌注压明显增加，增加了冠状动脉灌注量，提高心肌供血量。主动脉内压力升高还可提高脑、内脏的血流量，这是体外反搏治疗冠心病和其他缺血性血管疾病基本原理的体现。

2. 促进建立侧支循环，改善血液黏度，加快血流速度　有研究表明体外反搏增加了冠状动脉健支的灌注压，增大了冠状动脉正常主支与病变主支之间的压力差，使吻合支开放增加，后者促使病变组织建立侧支循环，这种现象被认为是体外反搏后期效应产生的重要作用。心血管疾病患者还常伴有血液流变学的异常，其中红细胞的轴心性流动作用在血黏度中起重要作用，体外反搏通过提高舒张压而加快血流速度，使血细胞呈轴心性流动性增强，从而起到降低血黏度的作用。实验证明在进行体外反搏时，当四肢气囊压力超过 0.35kg/cm^2 时，耳脉波（能够间接反映主动脉压）中代表舒张期血压峰值的重脉波明显升高，并可达到代表收缩期血压峰值的主波，即由体外反搏而产生的新高峰波，称为反搏波（见图 12-3）。以心率 70 次/min 计算：反搏 1h 即有 4200 个反搏波产生，一个疗程共有 151 200 个反搏波反复冲向全身各个器官，这个人工形成的"第二套大脉搏"压力高、流量大、反复冲击，对人体健康起了积极作用。

三、治疗技术

（一）设备

体外反搏设备按驱动动力，可分为气压式和液压式；按充气方式，可分为非序贯式和序贯式；按反搏部位，可分为双下肢反搏、双下肢加臀部反搏、四肢反搏及四肢加臀部反搏；按正负压力，可分为正压反搏和正负压反搏。目前，国内多数医院使用的体外反搏仪为单纯正压型和正压、负压双向型，两种型号均为四肢序贯式充排气反搏仪。体外反搏装置的基本结构均由三大部分组成：控制系统、床体和专用气泵（图 12-4）。

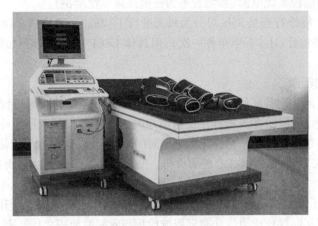

图 12-4 体外反搏仪

（二）治疗方法

1. 治疗前准备

（1）向被治疗者说明治疗时有肢体紧束感及跳动感,无明显的不适及危害,免除患者因紧张造成的心率改变而影响反搏效果。

（2）患者仰卧于反搏床上,连接心电电极,红色阳极置于心尖部,白色阴极置于胸骨右缘第2或第3肋间,黑色地线置于剑突下方。用胶布将相应电极固定牢固,防止在治疗中松动而影响触发反应。

（3）使用前检查各接头连接是否正确和牢固,将充排气开关置于"0"位,并将心电模拟开关置于"模拟位"。打开监控系统电源,调整相关旋钮使心电波、充排气信号、脉搏波在示波荧光屏上的亮度及位置适宜。

（4）根据患者体形选择合适的气囊套包扎于四肢及臀部,患者应穿棉质柔软衣裤,注意包扎时拉平衣裤,以防打褶处摩擦损害皮肤。气囊套要松紧适度,一般以在气囊套与肢体间能插入两指为宜。气囊套连接软管不可扭曲,并有适当的余量。

（5）置心电开关于"心电位",开启导联开关后,在示波屏上显示心电波,推动充气调节旋钮的位置使充气信号落在T波顶峰处,推动排气旋钮使排气信号在下一个QRS波之前50ms结束,心率较慢者可根据情况提早排气。

2. 开机步骤及监控

（1）如果患者心率正常,反搏比率开关置于"1:1"档位,即反搏次数与心率次数一致;如患者心率过快,反搏比率开关可置于"1:2"档,即两次心搏进行一次反搏。

（2）开启充排气开关,可听到电磁阀启动声响,将调节阀旋转至起始端,防止开泵时充气压力突然上升。

（3）开启气泵开关,旋转调压阀使充气压力逐渐上升,治疗充气压维持在0.035~0.042MPa,气囊序贯时限为40~50ms。

（4）将脉搏传感器耳夹夹于患者耳垂,开启脉搏观察开关,在荧光屏上观察脉搏曲线。通过调整充气钮(调整充气时限)和调整调压阀,使反搏波起始于主波峰值之后约50ms处或于重搏波起始切迹处。一般认为反搏波波峰略高于主波峰约20%或至少与主波持平,效果较好。

（5）反搏气压应尽量保持相对恒定,充气压以压力表指针摆至最大时的读数为准,当患者心率发生变化时,需调整调压阀,避免压力过高或过低。

（6）当控制系统发生故障或患者心律失常时,应立即关闭气泵,排除故障或心率正常后重新开启仪器。

3. 关机步骤

（1）首先旋转调压阀,使压力下降,再关闭气泵。

（2）先关闭全部充气开关,然后关闭排气开关。

（3）关闭耳脉开关,取下脉搏传感器、心前区皮肤表面电极,解除全部气囊,将各开关、旋钮恢复到"0"位或原位。关闭监控系统电源(新型设备为按键式调节控制钮)。

4. EECP 的疗程 标准疗程是 36h,可分为每天进行 1~2h。一般持续 7~8 周。过去推荐患者每年接受两个标准疗程的治疗(上、下半年各一次),但具体 EECP 的最佳疗程如何确定,目前还缺乏大规模的临床研究资料。

（三）影响治疗的因素

1. 选择充、排气时间 充气起始时间必须正好处于心脏舒张期的开始,目前临床大多采用指(耳垂)脉搏波作为反搏治疗效应的客观指标。反搏治疗时为了使舒张期增压波峰值尽可能超过叩击波(收缩波)峰值,操作者往往会将反搏治疗充气起始时间不断前移,这样有可能使充气起始时间落在前一心动周期的心脏收缩后期,从而增加心脏的负荷。采用耳垂脉搏波无法解决这一问题,必须采用指动脉压力脉搏波。

2. 保压时间 为了使冠状动脉能有一个较长的灌注时间,主动脉舒张压升高需有一个持续时间(即保压时间),因此在实际操作中更应注意舒张波面积与收缩波面积之比。有学者提出,当反搏治疗产生的舒张压面积与收缩压面积之比为 1.5~2.0 时,或舒张期增压波与收缩波之比>1.2(专家共识推荐),将获得最佳的血流动力学效果。

3. 充气压力 气囊对肢体的作用为反搏治疗的效应器,而充气压力是效应器的决定性因素。以指动脉压力脉搏波(简称"指脉波")为观察指标,在充气时间确定后,气囊内的压力以达到指脉波之舒张波升高并最大限度超过收缩波,且舒张波的面积明显大于收缩波面积时所需的最小压力为宜。因此认为 0.035~0.045MPa 为反搏治疗标准压力(正压反搏为 0.04~0.06MPa)。

在实际操作时,要注意气囊内压力和充气气囊对肢体的压力是不同的,压力表仅反映气囊内的充气压力。反搏衣包扎后,在保证气囊充气后反搏衣不会松动的条件下,上述两者压力可看作近似相同;如反搏衣已松动,即气囊与肢体存在较大空隙时,尽管压力表显示较大压力,但气囊对肢体的压力却很小。为了避免上述情况的发生,最好在反搏衣外加用一加固装置。

4. 反搏方式 实验证明:以指脉波之舒张波(反搏波)升高并超过收缩波的程度为指征,采用双下肢加臀部位置正负压反搏的增强型体外反搏为最佳方式。

5. 综合治疗 临床试验证明体外反搏合并药物治疗组的疗效最佳,因此为了提高体外反搏治疗效果,往往采用体外反搏治疗与药物及其他疗法进行综合治疗。

四、临床应用

（一）适应证

体外反搏治疗的独特之处在于它是无创性治疗,避免了侵入性治疗所产生的副作用,同时操作简便,患者在门诊即可完成治疗而无须住院,易于推广。其不但在心脑血管疾病防治与康复领域有广泛的应用前景,而且对运动员体力恢复,糖尿病、功能性功能障碍等相关疾病的治疗也有独特的作用。具体来说体外反搏治疗的适应证包括冠心病、脑血管病、高血压、糖尿病、心力衰竭、经皮冠状动脉介入(percutaneous coronary intervention,PCI)、抗血小板治疗、抗凝治疗、心房颤动、缺血性肾脏疾病、缺血性肢体疾病(如动脉硬化性血管闭塞、血栓闭塞性脉管炎、末梢循环障碍等)等。

中国应用 EECP 的应用指征相对较宽,而且经验更为丰富,除冠心病、心绞痛以外,脑卒中后遗症、突发性耳聋、视网膜中央动脉栓塞等也可以从 EECP 治疗中获益,各地都有很多临床病例研究资料。近年来,随着对 EECP 应用基础研究的深入,EECP 在防止血管内皮功能损伤、抑制动脉粥样硬化损害等方面也获得了许多实验证据,大规模和深入的临床观察正在进行当中。

（二）禁忌证

1. 心律失常且对体外反搏设备的心电触发系统有明显干扰者。

2. 失代偿性心衰[如中心静脉压(CVP)>0.9kPa、肺水肿]。

3. 控制不良的高血压(BP>21.3/13.3kPa)。

4. 频发性期前收缩或心率>140 次/min。

5. 严重的主动脉瓣关闭不全。

6. 需要进行外科治疗的主动脉瘤。

7. 2个月内发生的下肢血栓栓塞性脉管炎。

8. 肢体有感染、皮炎及新近有静脉血栓形成。

9. 存在出血倾向,或国际标准化比值(INR)≥3.0的服用华法林者。

10. 妊娠者。

（三）注意事项

1. 要求患者提前15min到治疗室,治疗前嘱患者排尿及排便。

2. 保证室温舒适。

3. 治疗前后应检查并记录心率、血压,必要时记录心电图。

4. 下列情况须立即停止反搏 ①监控系统工作不正常;②气泵故障或管道漏气,反搏压达不到0.035MPa;③充排气系统发生故障;④反搏中出现心律失常,心电电极脱落,或患者自诉明显不适而不能坚持治疗时。

5. 脉搏曲线的反搏波波幅及时限不符合要求时,应及时查找原因,并及时调整有关影响因素,以保证反搏效果。

6. 注意治疗后的反应 进行体外反搏治疗的大部分患者都没有严重的不适或并发症。最常见的不良反应为轻微头痛、头晕、身体乏力或肌肉酸痛,少数患者在气囊充气的位置有可能感到不适,包括出现疼痛、皮肤压痕、瘀伤或水疱等。治疗中配合适当的软垫可减少这些不适。

本章小结

本章主要讲述了压力疗法的治疗原理、治疗技术以及临床应用等知识,为从事临床工作提供了基本保障。目前临床上压力疗法常以改变肢体压力为主,具体方法有正压疗法(正压顺序循环疗法、皮肤表面加压疗法)、负压疗法、正负压疗法和体外反搏疗法。由于压力疗法的发展历史较短,还需要我们进一步研究其作用机制和临床应用范围,不断改进治疗技术和治疗设备,丰富压力疗法的内涵。

（尚经轩）

思考题

1. 简述压力疗法治疗烧伤后瘢痕的具体方法以及使用特点。

2. 简述负压疗法的治疗作用。

3. 简述体外反搏疗法治疗冠心病的优势。

扫一扫,测一测

思路解析

第十三章　生物反馈疗法

1. 掌握　生物反馈疗法的概念与分类;生物反馈疗法的训练方法和技巧、适应证、禁忌证及注意事项。
2. 熟悉　生物反馈疗法的治疗原理与治疗作用。
3. 了解　生物反馈疗法作用机制与理论基础。
4. 具有基本医疗思维与素养,能规范地开展生物反馈疗法的各项诊疗活动;能使用、管理常用仪器、设备;能合理安排与管理医疗与康复环境,以保证医疗活动科学、安全。
5. 能与患者及家属进行沟通,开展健康教育;能与相关医务人员进行专业交流;能够帮助和指导患者进行康复锻炼。

第一节　概　　述

生物反馈疗法(biofeedback therapy,BFT)兴起于 20 世纪 60 年代末的一些发达国家,随后被世界上许多国家采用而逐渐成为一项新兴的治疗手段,中国于 20 世纪 80 年代开始应用于临床、教育及运动训练中。生物反馈疗法的开展和应用极大地丰富了传统治疗学的内容,成为防病、治病的有效手段之一。作为现代物理治疗学的一项新技术,生物反馈疗法涉及物理医学、心理学、生理学、电子信息技术等学科和领域。由于生物反馈疗法是将被治疗者作为一个整体进行治疗,注重被治疗者的主动参与,对某些疾病特别是身心疾病具有较好的治疗效果,更加适应生物-心理-社会这种新的医学模式的发展趋势;生物反馈疗法是一种安全、有效和经济的非药物治疗方法。目前正逐渐被越来越多的专家和患者接受及采用。

把生物反馈技术应用于临床有许多有利之处。对于患者而言:①增加患者对自己心理生理活动的认知、反应的恢复能力;②增加患者自我管理心理生理活动的能力和信心;③领会思维、行为和生理变化之间的关系;④发展对心理生理自我管理的技能以及加快学习速度;⑤增加对心理治疗的认可;⑥增加应用心理生理自我管理技能来处理新问题的兴趣;⑦意味着一种安全、有效和经济的非药物治疗方法;⑧对于监控和改进中国气功、药物治疗以及自我练习,是一个很有价值的工具。对于使用者而言:①提供有价值的诊断和治疗信息;②可以很好地评估一些症状导致的心理生理反应,包括对刺激的反应和刺激后的恢复能力;③可以很好地评估心理治疗过程中以及治疗前后的心理生理变化;④增加专业人员对于传授患者自我管理心身变化的技能和信心。

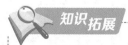

知识拓展

生物反馈的发展

　　最早将反馈相关理论应用于治疗的学者是美国的 Jacabson,20 世纪 20 年代他使用肌电仪监测患者的肌电活动,通过肌电仪记录的信息指导患者进行肌肉放松训练。随着 20 世纪 40 年代控制论的兴起及电子信息技术的发展特别是计算机的出现,人们对于复杂信号的分析处理水平也大大提高了。20 世纪 60 年代末美国首先将生物反馈疗法应用于临床,20 世纪 70 年代研究者们开始研究自主神经系统控制、整合骨骼肌-内脏反应的方式,通过他们对人体和动物的研究,证明了以操作性训练为主的生物反馈技术能够帮助个体增强对内脏反应感知的作用,包括对血压、心率、血管收缩舒张、唾液分泌、皮肤电反应等的感知。这些感知使个体能够通过自我管理来调节这些变化,从而为生物反馈疗法的临床应用奠定了坚实的理论基础。近年来,随着相关基础理论的研究和实践应用的增多,生物反馈疗法已日渐广泛地应用于医疗、教育、体育、军事及职业训练。

一、概念

　　1. 反馈(feedback)　是指将控制系统的输出信号以某种方式反输回控制系统,以调节控制系统的方法。反馈控制技术常用于工程和电子技术方面,用于生物和医学的反馈技术称为生物反馈。

　　2. 生物反馈(biofeedback)　由于有人的意识参与故称为生物反馈。生物反馈的形成不同于某些动物经训练而形成的条件反射,它需要发挥人的主观意识的作用,需要根据治疗要求而有意识地改变声、光等信号的强度。当患者掌握了用意念控制声、光信号时,就学会了控制和调节自身的某些生理活动。从这个意义上讲,生物反馈法属于一种借助于专门仪器的行为疗法。

　　3. 生物反馈疗法　是应用电子仪器将人体内正常的或异常的生理活动信息转换为可识别的光、声、图像、曲线等信号,以此训练患者学会通过控制这些现实的信号来调控那些不随意的(或不完全随意的)、通常不能接受到的生理活动,以达到调节生理功能及治疗某些身心性疾病的目的。由于在开始训练治疗时必须借助于灵敏的电子仪器(生物反馈仪)进行监视,所以,此法又称电子生物反馈训练法。

二、生物反馈的作用方式

　　生物反馈的作用方式有两类。

　　1. 直接作用　直接作用即利用反馈仪发出的信号来补充、完善体内反馈联系通路,以达到加强对骨骼肌运动的调节能力和内脏器官活动的随意性调节。如通过生物反馈训练,可直接降低或提高骨骼肌的肌张力,对急性腰扭伤、落枕、肌痉挛等的治疗是直接通过肌张力的下降而达到治疗目的。

　　2. 间接作用　间接作用是通过反复训练,改变行为模式,达到抗应激的作用。如生物反馈放松训练,对身心疾病起良好的治疗作用。

　　以上两种作用方式都是从行为疗法基础上发展起来的,经训练后,建立操作性条件反射。

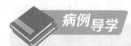

　　患者,女性,65 岁。因"右侧肢体活动不灵 15d"为主诉入院。查体:意识清楚,血压正常,右侧鼻唇沟浅,伸舌右偏,左侧肢体偏瘫,Brunnstrom 分级Ⅳ级,肌张力轻度升高,被动伸直时,在 ROM后 50% 范围内出现卡住,腱反射亢进,右下肢病理征阳性。脑 CT 示未见异常。诊断为脑梗死。

　　问题与思考:

　　1. 如何对患者进行康复治疗?

　　2. 可采取哪种生物反馈疗法?

第二节 治疗原理及治疗作用

一、治疗原理

（一）自我调节与控制系统

人体适应内外环境的改变主要是通过自我调节的方式，从而达到维持内外环境的相对稳定状态，以进行各项生命活动。

人体自我调节的方式主要有神经调节、体液调节、器官组织自我调节。

1. 神经调节　神经调节是人体的主要调节方式。这种调节过程是通过神经反射活动（reflex）实现的，包括5个环节，即：感受器→传入神经→中枢→传出神经→效应器。这5个环节总起来称为反射弧（reflex arc）。反射弧结构的完整是其行使功能的基础，任何一个环节的破坏，都将使这种反射不能实现或者出现异常，从而导致神经调节功能的丧失或紊乱。例如，疼痛可以导致正常人受刺激的局部肢体回缩；若偏瘫患者的瘫痪肢体受到疼痛刺激，便可能出现虽然患者能感到疼痛但局部肢体却不能躲避刺激的情况，原因是由于偏瘫患者的运动中枢受到损伤，导致神经反射无法正常完成。

2. 体液调节　由人体内分泌腺体和某些内脏器官分泌的激素（hormone），通过血液循环输往全身，调节人体新陈代谢、生长、发育、生殖等重要生理功能。血液中激素的浓度维持着相对恒定水平，激素过多或不足，都会引起相应的生理功能紊乱或者内分泌疾病。如体内肾上腺皮质激素分泌过多则会导致原发性皮质醇增多症，胰岛素分泌不足则会导致糖尿病。

3. 器官组织自我调节　是指身体内外环境发生变化时，这些器官和组织不依赖神经体液调节所产生的适应性反应。如心肌收缩产生的能量与收缩前心肌长度变化成正比，收缩前心肌纤维越长，收缩时释放能量越多；又如脑血管的血流量，在一定程度上不依赖于动脉血压的变化，脑血管在这个范围内不会随着平均动脉压的升降而发生明显的收缩或舒张，从而使脑血流量保持在相对恒定的水平，以更好地行使其各项生理功能。

人体的这些自身调节的方式，组成了人体自我控制系统。中枢神经系统为控制部分，被调节组织器官为被控制部分，在控制部分和被控制部分之间，通过各种不同的形式进行着信息传递。这些信息，有控制部分发往被控制部分的指令信息，也有被控制部分发回到控制部分的反馈信息。因此，一个控制系统必须是一个闭合回路，控制部分与被控制部分之间存在着往返的双向联系，即在自我调节过程中，一方面由控制部分发出信息，以调整被控制部分的功能状态；另一方面，被控制部分也不断地向控制部分发出信息，以调整控制部分对被控制部分的影响。信息传递有多种形式，可以是电信号（如神经冲动），也可以是化学信号（离子通道）或机械信号（牵张刺激）。

（二）生物反馈

生物反馈就是应用人体自我调节和控制系统的相关理论，通过测量和呈现患者感知不到的非正常生理病理信息，选择性地转换为可识别的视觉或听觉信号，通过患者自己意识的控制和反复的行为练习，来调整机体的内环境、改善身体内部调节机制。建立生物反馈需要两个必要的条件：①要有将生物信息转换为声、光、图像等信号的电子仪器；②要有人的意识参与（主动性），才能构成完整的反馈环路。正是由于有人的意识参与所以才被称为"生物反馈"。生物反馈的形成不同于某些动物经训练而形成的条件反射，它需要发挥人的主观意识的作用，需要根据治疗要求而有意识的改变声、光、图像等信号的强度。当被治疗者掌握了用意念控制这些信号的方法的时候，就学会了控制和调节自身的某些生理活动。

生物反馈作用原理（图13-1）：图的上半部分，是受大脑皮质与脊髓控制的随意活动领域，称为意识上水平；图的下半部分，是受皮质下和自主神经系统控制的不随意活动领域，称为意识下水平。人对外界刺激的感知，通过①→②→③→④引起应激生理反应。再通过反馈仪⑤，使人间接感知体内信息变化，经有意识学习或训练⑥，形成⑦→③→④的新变化，达到应激反应的修正。这个控制环路，在随意控制下，维持着机体内环境的平衡。另外，机体内还可通过⑨→⑩→⑦的内部信息反馈环路，调节机体的生理反应。

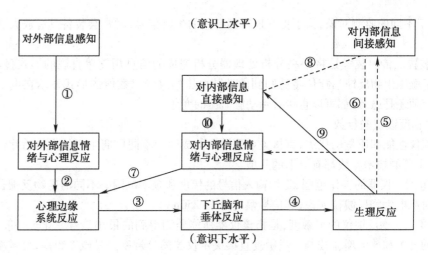

图 13-1 生物反馈作用原理

二、治疗作用

随着生物反馈疗法的广泛应用和对其研究的深入,目前发现生物反馈疗法的作用主要集中在以下三个方面:

(一)调节自主神经功能

生物反馈疗法通过电子仪器记录并显示有关自主神经参与调节的生物信息,如血压、心率、血管收缩和舒张等,让被治疗者直观地观察到与其所患疾病密切相关的关键的生理改变,从而通过强化训练,用自身主观意识去控制这些生理改变,达到减轻临床症状、甚至治愈相关疾病的目的。可用于原发性高血压、某些类型的心律失常、血管性疾病的临床治疗。

(二)调节肌张力

生物反馈疗法通过电子仪器记录并显示肌肉的电位信号,让被治疗者直观地观察到与其所患疾病密切相关的肌肉电位变化情况,从而通过强化训练,用自身主观意识去控制这些生理改变,达到降低或提高相应肌肉张力,放松或加强肌肉收缩的目的。可用于某些肌肉痉挛或者瘫痪患者的临床治疗。

(三)调节脑电波节律

生物反馈疗法通过电子仪器记录并显示与某种身体活动或者状态有关的脑电波类型和节律,并记住相应的特征,然后通过主动诱导该类型脑电波的出现及强化训练,达到增强有利脑电波、抑制不利脑电波的目的,从而缓解和控制某些神经精神疾病。

第三节 治 疗 技 术

一、设备

目前用于生物反馈临床治疗的仪器称为"生物反馈仪"。生物反馈仪根据监测和记录生物信号的不同可以分为肌电反馈仪、心电反馈仪、脑电反馈仪、皮肤温度反馈仪等。

(一)生物反馈仪的基本结构

无论哪一种生物反馈治疗仪,其结构基本都包括以下几个方面:

1. 连接传感器 连接传感器是与人体相应部位直接连接并能感受和转换生物体中相应信号变化的装置。在生物反馈中习惯把这种连接传感器称为电极。比如肌电生物反馈仪中的电极是感受和测量肌肉收缩时经皮肤表面传导的生物电势,也就是两个电极间电势差的连接传感器;温度生物反馈电极是用热敏元件制成,能迅速而准确地反映温度变化的连接传感器。

2. 中央分析处理器 中央分析处理器主要是接受连接传感器转换后的生物信号,通过对其进行相应分析的装置。类似一般电脑的中央处理器。中央分析处理器的结构是生物反馈治疗仪中最为复

211

杂的结构,对于不同的监测对象,为了更好地得到有用的生物信号,时常会装备具有放大、过滤和噪作用的元件。

3. 传出装置　传出装置是将中央分析处理器分析完成的信息用简单直观的形式显示出来的设备。比如电子血压生物反馈治疗仪将感知到的动脉血压的改变以数值的形式显示在电子屏幕上,这样无论是治疗师还是患者,都可以直接看到动脉血压的变化。

（二）生物反馈仪的参数

生物反馈仪性能和质量的优劣,直接关系到治疗的成败。不同厂商生产的生物治疗仪,尽管外观不尽相同,但主要的技术参数都有以下的几项:

1. 工作范围　仪器的工作范围,是指输入信号的幅度和频率范围。不同的生物反馈仪,有不同的工作范围。对肌电生物反馈仪来说,其信号幅度为 $1\sim250\mu V$。

2. 灵敏度　生物反馈仪的灵敏度,是指该仪器所能监测得到的最小信号变化。一般仪器均具有可调灵敏度的开关和放大增益控制。灵敏度直接决定仪器的分辨率。灵敏度越高,分辨率越好,能测得的最小信号变化值就越精确;灵敏度越低,分辨率就越差,能测得的最小信号变化值就越模糊。但太高的灵敏度,又可能导致生物反馈治疗仪不稳定。一般生物反馈仪的灵敏度,根据要求的不同范围通常 $0\sim1000\mu V$。

3. 频响与带宽　频响即频率响应,它是描述仪器对被测信号的各个频率成分具有不同灵敏度响应的一个参数。因为在实际应用中生物信号总是多种频率组合的复杂形式,为了更加真实地复现这些生物信号的变化,必然要求仪器对生物信号所有频率成分的灵敏度都一样。

带宽是表示频率响应的一个重要参数。仪器带宽应该覆盖被测信号的主要频率成分,因为主要频率成分对总体信号的影响是最大的。比如肌肉活动所形成的电势,有效频率 $2\sim8000Hz$,但相关研究表示,影响肌电大小的频率成分,主要在 $30\sim100Hz$ 的低频段,而 $2000Hz$ 以上的频率,对总电压大小的影响已经不大;决定肌电信号波形的频率成分,主要 $100\sim1000Hz$。因而,从综合信号大小和波形这两种因素考虑,在肌电生物反馈仪设计时,选择 $30\sim1000Hz$ 频率带宽较为理想。

4. 音噪比　信号噪声比,简称音噪比,是指信号大小与各种噪声干扰总和的相对比值。音噪比越大,仪器性能越好。所谓噪声干扰,是泛指肌电以外的其他信号,它既来自仪器本身(包括电极),也来自人体自身的某些生理信号(运动、动脉波动、出汗潮湿、脑电、心电等)。从这个意义上讲,我们不但要求在仪器本身设计生产方面要考虑有一定的抗干扰能力,而且在具体治疗操作的过程中,也要主动排除各种干扰因素,以便更加准确地记录和监测需要的生物信号。

5. 稳定性　稳定性是指肌电生物反馈仪在干扰震动等不良的条件下,能维持仪器本身的稳定工作状态,使之不致失控而发生振荡的能力,即仪器自身的抗干扰能力。仪器的稳定性与放大器、滤波器、增益及反馈量的大小等因素都有密切关系。就整个仪器的工作范围来说,都应具有良好的稳定性。

6. 显示方式　目前的生物反馈治疗仪多利用视觉和听觉信息来显示。

（1）视觉信息:视觉信息是人体获得外界信息的主要方式,人体接受的外界信息大部分是通过视觉实现的。生物反馈治疗仪通常采用表式指针、数字、有色光标、曲线和图形等方式显示。这些方式以图形或曲线显示最优,数字读数次之,表式更次之。

（2）听觉信息:外界信息除了通过视觉被人体感知,还可以通过听觉被人体感知,生物反馈治疗仪通常采用的方式有声音频率、节拍和音调变化等,音调以柔和、舒缓为佳。

二、治疗方法

由于生物反馈疗法十分强调患者的主动参与,因此,相比其他物理治疗方法,更加需要注意遵循正确的治疗原则和采取恰当的治疗方法,才能达到预期的治疗效果。

（一）治疗原则

1. 合理、可信以及安全的设备　生物反馈治疗技术需要使用一定的治疗设备,并且在一定程度上依赖治疗设备和仪器。生物反馈治疗的仪器设备种类繁多,但是无论哪一种设备仪器,都应该满足设计合理、结果可信、使用安全无害的基本条件。

2. 迅速、有效地反馈信息 　根据生物反馈疗法的定义,生物反馈疗法中的主要环节涉及生物信息的反馈,因此,迅速、有效的信息反馈能够提高生物反馈治疗的效率和准确性。

3. 正确地解释信号意义 　从生物反馈的定义看,信号是一个强化物。信号应该尽可能地简单直观,就像"红线代表温度,绿线代表肌肉活动"。此外,当身体信号发生变化时,还应当能够立即觉察到这些信息的变化,患者只需要知道他们看到或者听到的信息是和他们的生理反应相连的,并且需要正确理解这些信号改变所代表的生理意义。比如在使用某些肌电生物反馈治疗仪时候,治疗师可以告知患者"当看到绿线比较密集的时候,表明肌肉正在收缩"等。

4. 胜任的治疗师 　治疗师在整个生物反馈治疗的过程中,起到指导、监督的作用。在患者初期治疗的时候给予患者充分的指导和强化训练,并及时调整治疗计划,以获得较快的治疗效果、增加患者的治疗信心;在后期治疗过程中,患者对于治疗方法的掌握已经比较熟练,这时治疗师就要起到监督患者的作用,以保证治疗的连续性。

5. 正确的评估方法和程序 　生物反馈作为一种新的治疗方法,患者通过训练,逐步学会自我调节的方法和提高自我控制的能力,达到身体放松、消除病理状态、恢复身心健康的目的,那么客观正确地评价临床的治疗效果就极为重要。通常选择的评估指标包括患者的自觉症状、治疗师观察到的客观指征和必要的理化检查等,这些需要治疗师根据具体的治疗内容和患者的具体情况进行安排和设计。

6. 足够的患者教育 　由于生物反馈疗法在很大程度上依赖患者对于治疗过程的理解和主动参与,所以在治疗前应将治疗原理、治疗方法及相关注意事项详细地告知患者,并且尽可能让其掌握要领。

7. 足够的治疗依从性 　患者的依从性对于生物反馈疗法的效果有着十分重要的作用。只有患者有足够的依从性,在治疗过程中严格遵照治疗程序和要求,自觉主动地参与治疗,才能达到预期的治疗效果。

8. 多样化的管理方式 　生物反馈治疗需要加强管理,以便及时根据具体情况的变化而调整治疗方案,尤其是患者作为生物反馈治疗过程中的主体,在治疗中更需要加强自我管理。具体的管理方法多种多样,可以根据患者的实际情况选择。例如,可以让患者随身携带一个小日记本,逐日记录自己的生活、病情、治疗或训练情况,这样可以帮助治疗者根据训练日记分析病情,预测发展和制订或调整相应的治疗方案。举例紧张性头痛治疗的日记记录,见表13-1。

表 13-1 紧张性头痛生物反馈训练日记表

姓名_____ 年龄_____ 性别_____ 文化程度_____
家庭住址_____ 联系方式_____

治疗时间 项目						
头痛程度						
头痛诱因						
睡眠情况						
生活事件						
本次训练基线点位						
头痛缓解所需时间						
有无服镇痛药						

注:头痛程度:1=偶尔头痛,2=轻度头痛,3=中度头痛,4=重度头痛。
　　头痛诱因:生气、焦虑、恐惧、劳累、噪声、不确定。
　　睡眠情况:好、一般、差。
　　生活事件:工作变动、家中来客、亲人病故、经济压力、与人争吵等。
　　训练日记要记录整个治疗相关项目和内容,形式可以因人而异,原则是要具体、详尽、一目了然。

（二）治疗前准备
治疗前准备包括治疗师的准备和患者的准备两个方面。

1. 治疗师的准备 　治疗师的准备主要包括资质准备、仪器用品准备、环境准备和了解患者病情、取得相互了解和信任。

（1）资质准备：治疗师需要熟练掌握仪器和操作常规，具有相关培训认证和临床经验，并且需要制订特定生物反馈治疗的具体观察表格，以便整个治疗过程顺利实施和得到理想的治疗效果。

（2）仪器用品准备：在治疗前，治疗师需要选择灵敏、有效、安全的生物治疗仪器，并且准备治疗过程中可能需要的相关用品（如清洁治疗部位皮肤需要的细砂纸、棉签、乙醇等）。

（3）环境准备：训练场所要安静、舒适、空气清新，室温适宜（18～25℃），光线柔和偏暗，陈设整洁，尽量减少不必要的谈话和人员的走动。条件允许时，应该在一个相对独立的与周围环境隔绝的房间中进行训练，以免受到外界环境和闲杂人员的干扰。患者所坐的椅子或所躺的治疗床要柔软宽敞，头部有依托物更好。

（4）了解患者病情、取得相互了解和信任：生物反馈训练前，治疗师要与患者进行比较细致的交谈，掌握患者所存在的病理情况和心理状态，对其进行全面地检查，从而了解疾病的性质和特点，对其功能障碍情况及可能恢复的程度、智力、视听能力、注意力和自我调节能力等作出全面评估，并与患者充分沟通上述情况，取得患者的理解和信任，这样可以最大限度地保证患者在治疗过程中的依从性，能够更加快速地取得理想的治疗效果，也能够减少医患矛盾和纠纷。

2. 患者的准备　患者的准备主要包括心理准备和生理准备。

（1）心理准备：生物反馈训练前，患者的心理准备很重要。治疗师要有针对性地消除患者对于治疗的担心和顾虑，如向患者说明什么是生物反馈疗法，生物反馈治疗是否有效、是否安全、如何进行、如何坚持训练和注意问题，以及最终要达到自我控制和自我调节的目的；还要说明生物反馈仪是一种治疗工具，在仪器上出现的反馈信号，能帮助其进一步了解功能受损的状况，从而使患者对这种方法逐渐了解，产生信心，积极参与治疗。

（2）生理准备：患者的训练应至少在餐后半小时进行，排空二便，穿着舒适宽松的衣裤，选择最舒适的体位，安静休息15～20min。同时，治疗师要帮助患者进行治疗部位的皮肤清洁，一般皮肤先用肥皂水清洗，再用75%的乙醇脱脂；对角质层较厚的皮肤，还要用细砂纸轻轻摩擦，以保证电极良好的导电性。

（三）一般治疗方法

一般治疗方法就是适合所有的生物反馈治疗的方法。几乎所有的生物反馈疗法都涉及这些方法的使用。

1. 体会肌感　所谓肌感，就是让患者仔细体会肌肉紧张和放松的感觉。通常可以采取渐进放松法培养患者的肌感。具体做法是：让患者根据治疗师的指导语，注意听觉和视觉信号，依次进行四肢部位肌肉紧张和放松训练，如右手→右上肢→左手→左上肢→右足→右小腿→右大腿→左足→左小腿→左大腿。体会的过程中需要患者全神贯注，认真体会肌肉收缩、放松的感觉及身体内部的相应变化，并且一边训练一边用话语描述两种感觉的不同之处，从而逐渐凭借这些感觉对肌肉进行有效的放松或紧张调节。

2. 施加强化刺激　强化刺激是指患者在出现预期反应时生物反馈仪所提供的反馈信号。要想取得生物反馈疗效，就必须不断反复施加强化刺激，强化患者对反馈信息的认识和记忆。如当肌肉放松时，肌电生物反馈仪上反馈的相应肌电电位的数值就会减小，这个就是进行放松性肌电反馈训练的强化刺激。

3. 指导语的使用　患者的训练应该在治疗师一定的指导语引导下进行。治疗师指导语的速度、声调及音量都要适当。具体可以采用治疗师现场从旁指导或者播放录音磁带的方式进行。当患者熟悉指导语后，就可让患者自行默诵指导语。如在进行手指温度反馈训练时，结合我们经验制订手指温度反馈训练指导语。具体如下：

（1）请闭上你的眼睛，静听（或默诵）指导语，并缓慢地逐个部位进行体检。

（2）请跟我默念。

1）我的呼吸平静、缓慢。

2）我的呼吸很慢、很深。

3）我感到安静，我感到十分安静。

4）我感到头脑安详、轻松。

5）轻松的暖流,流到我的颈部,我感到放松、温暖。

6）轻松的暖流,流到我的双肩,我感到放松、温暖。

7）轻松的暖流,流到我的胳膊,我感到放松、温暖。

8）轻松的暖流,流到我的双手,我感到双手放松、温暖。

9）轻松的暖流,流到我的背部,我感到背部放松、温暖。

10）轻松的暖流,流到我的腹部,我感到腹部放松、温暖。

11）轻松的暖流,流到我的腰部,我感到腰部放松、温暖。

12）轻松的暖流,流到我的臀部,我感到臀部放松、温暖。

13）轻松的暖流,流到我的双腿,我感到双腿放松、温暖。

14）轻松的暖流,流到我的双足,我感到双足放松、温暖。

15）我的全身感到放松、感到温暖。

16）我的双手好像戴着一副皮手套那样温暖(重复)。

17）我的双手好像在炉火旁烘烤,感到发热、感到发烫(重复)。

18）我的呼吸越来越慢,越来越深。

19）我感到舒适、安详、放松。

20）我的头脑安静,我已经超脱周围的一切、一切。

21）我的思想已经专注到身体内部,我是安闲的、超脱的。

22）我的头脑是清醒的,十分舒适,十分安静,专注身体内部状态。

23）我感到身体内部非常平静(保持1min)。

24）放松和平静感受现在结束。深吸一口气,慢慢睁开你的双眼。

25）我感到身体富有生命活力和力量,流到我的全身,头部、颈部、双肩、双臂、双手、背部、腹部、腰部、双腿、双足。这力量使我感到轻松、充满活力。

26）我恢复了活动。

完成第一次训练后,可教给患者一个生物反馈训练口诀:

全神贯注,排除杂念。

放松肢体,体会肌感(温暖、放松)。

自我调节,刻苦训练。

掌握要领,功效可见。

4. 重视第一次训练 生物反馈治疗过程中,第一次训练十分重要。治疗师要针对患者的具体病情、文化程度、暗示性以及相关生物信号在生物反馈仪上的反馈形式,尽可能给予说明和帮助,使其尽快地领会并掌握这种训练方法,尤其是要体会到信号变化与自身的关系。若第一次训练十分顺利并且产生了一定的治疗效果,那么就能在很大程度上增强患者的信心和积极性;反之,如果第一次治疗过程出现很多困难或意外,就会导致患者对于生物反馈治疗技术的信任感降低,对于治疗的依从性下降,从而导致最终不能达到预期效果,甚至会导致患者中途放弃治疗。

5. 实时记录 每个患者的训练情况治疗师均要详细地记录,以便对治疗过程、方法进行总结及对治疗效果进行评估。同时,患者对于自己平时自行进行的一些治疗情况、生活事件、治疗体会都应该有相应的记录,做好自我管理。

(四)具体治疗方法

目前已有的生物反馈治疗方法包括:肌电生物反馈疗法、脑电生物反馈疗法、心电生物反馈疗法、血压生物反馈疗法、手指皮肤温度生物反馈疗法以及直流电皮肤电反应生物反馈疗法等。下面将对临床常用的生物反馈治疗的具体治疗方法做逐一介绍。

1. 肌电生物反馈疗法(electromyography biofeedback therapy,EMGBFT) 肌电生物反馈利用的反馈信息是肌电信号。其原理是将所采得的肌电信号,经过肌电生物反馈治疗仪的放大、滤波、双向整流、积分等作用,转换成显示屏上可以直接观察到的信号(比如曲线、声音响度或指示灯显示的颜色)。由于肌电的高低与肌紧张成正比关系,当肌肉紧张时肌电升高,肌肉松弛时肌电降低,我们借此能间接感知被测试肌肉的紧张或者松弛水平。因为正常情况下人们能够随意控制骨骼肌的收缩,所以肌电自身调节比较容易学会,治疗方法也较容易被患者接受。长期的研究表明肌电生物反馈疗效可靠,是目前临床应用范围最广、最成功的一种反馈疗法。

根据具体的治疗目的不同,肌电生物反馈又可以分为两种方法:

(1) 放松性肌电生物反馈疗法:放松性肌电生物反馈疗法主要针对局部持续紧张或痉挛的肌肉进行治疗。治疗前,治疗师分析并选择有代表性的肌肉作为治疗部位,将肌电生物反馈仪的皮肤电极安放在患者持续紧张或痉挛的肌肉肌腹部位。治疗开始,先在 10min 的安静状态下,测量出该肌的基线肌电电位数值,使患者能够清楚地听到或看到相应的声音响度或曲线的密集程度,并记录下仪器上显示的这些信号。然后治疗师指导患者,使其通过主动意念的控制,设法让自己放松下来、降低该肌的张力,同时注意仪器荧光屏上肌电电位数值的下降、声音响度的变小和曲线密度的变稀疏。训练者要不断地启发患者努力通过主观意念去放松肌肉,适当地运用指导语以使病肌肌张力下降。为了使患者更容易领会仪器上的信号变化及意义,可先将电极置于健侧的正常肌肉上,通过肌肉的活动来熟悉信号的变化,然后再用相同的方法对病侧进行训练。

例如,紧张性头痛、腰背痛、支气管哮喘、肺气肿、口吃、儿童多动症等可以通过放松性肌电生物反馈的方法治疗。

紧张性头痛是由于头面颈肩部肌肉紧张或血管长期持久收缩而产生的。临床上常见的情况多是由于精神因素引起上述部位肌肉、血管收缩导致局部循环障碍和缺血所致。训练时通常选择额部肌肉,让患者在治疗过程中注意自己额部异常的肌电信号,并与正常情况下的额部肌电信号相比较,鼓励通过主观意识去控制肌电反馈仪所反馈的信号,从而达到放松的目的。每次训练 30~40min,每日 1次,15~20 次为一个疗程。一般经过一周的治疗后,大多数患者都能控制额部异常的肌电活动。为了巩固疗效,必要时可以进行数个疗程的治疗。

慢性腰背痛患者,大都有慢性抑郁的表现,易生气、有无助感,对一般性治疗失去信心。采用生物反馈疗法训练的目的在于可以让患者掌握焦虑-紧张-疼痛之间的规律性联系,达到心理、生理放松,使腰背疼痛缓解,能耐受持续 60min 的坐位姿势。经验证明,当患者做到全身放松时,原来所诉部位的疼痛也随之消失。开始训练时,应着眼于全身肌肉的放松,而不是疼痛部位的局部放松。放松的程度可以通过肌电反馈仪监测。

哮喘发作患者发作的重要因素是外来刺激和气道高反应性。而精神性刺激因素对于支气管哮喘的发作和症状加剧也很重要,约有半数以上的支气管哮喘患者可以追寻到引起发作的精神性刺激。通过放松性肌电生物反馈疗法,逐渐让患者放松身体,使呼吸平和,而减少哮喘发作频率、缩短持续时间及减轻症状严重程度。治疗每次 30min,每周 5 次,共治疗 4 周。

肺气肿的患者膈肌活动度降低,因此加重了肺残气量的增多及通气功能的减退。治疗时通过放松性肌电生物反馈疗法,训练患者采用腹式呼吸的方法:将电极放置于左右侧腹肌处,令患者一手放在自己胸部,另一手放在腹部,呼气时双手下压,吸气时双手上抬,利用腹肌的肌电信号强化训练患者正确的呼吸方式,从而不同程度地改善患者通气不畅的症状。每次治疗 20~30min,每周治疗 3~4 次。

对于口吃患者来说,正常人说话时双侧咬肌呈放松状态,而口吃患者却恰恰相反,在开始说话时咬肌便处于紧张状态,因而说话不连贯,形成口吃。现在可以利用肌电生物反馈疗法进行针对咬肌的控制训练。训练计划是首先努力降低不说话时面部肌肉的张力,然后利用这一技巧去控制说话时的肌电位,最后利用自我行为控制去维持降低了的生理性电活动。近年来,国外有学者利用延迟声响的反馈方法治疗口吃,具体是通过一种名为"人造回音仪"的反馈装置。这种仪器是一个比香烟盒稍大一点的小盒子,可以放在衣服口袋中随身携带,借助耳机与该装置相连接后,口吃患者能够较迟地听见自己的说话声,从而可以有意识地放松面部肌肉、放缓说话速度,最后通过训练大脑接受并习惯了这样的说话方式,达到改善口吃的目的。

多动症患儿应用放松性肌电生物反馈治疗,可以改善其过度活动的状况。通过肌电描记显示,一旦出现肌肉紧张信号时,便提示患儿放松并努力消除紧张情绪。经过连续 1 周(4~5 次)的治疗,肌肉紧张逐渐降低,2 周后症状可以得到有效控制。

(2) 强化性肌电生物反馈疗法:强化性肌电生物反馈疗法的目的主要是通过强化训练使患者自主地提高病肌的肌张力,增强肌肉的收缩功能,预防肌肉萎缩,恢复肌力。基本的治疗方法与放松性肌电生物反馈疗法是相同的,只是给予的强化刺激是肌电生物反馈仪屏幕上显示的肌电电位数值的升高、声音响度的变大和曲线密集程度的变密集。

例如,面神经麻痹、痉挛性斜颈可以采用紧张性肌电生物反馈的方法治疗。

面神经麻痹是以颜面表情肌群运动功能障碍为主要特征的一种常见病。对于病史在1年以上恢复缓慢者可以采用生物反馈疗法。治疗开始之前先向患者讲解面部肌肉的解剖知识,为指导下一步如何活动指定的肌肉做好准备,以便取得患者的配合。训练时,首先让患者在镜子前尝试活动患侧面部肌肉,为达到这个目的,通常需要将健侧面部遮挡住,使患者只能看见自己患侧的面部;然后患者在治疗师的指导下,通过肌电生物反馈治疗仪的反馈信息,有针对性地尝试活动相关的面部肌肉,从而达到改善麻痹症状的目的。

痉挛性斜颈主要原因是一侧胸锁乳突肌痉挛,可以采用强化性肌电生物反馈技术治疗。治疗时将表面电极放在患者弱侧的胸锁乳突肌上,让患者进行增强肌力训练。此时,令患者向健侧转头。不能转动时,由治疗师协助。待能转动时,再让患者作抗阻力收缩。本法的实质不是松弛痉挛肌,而是加强弱肌,治疗效果比较理想。

(3)放松性与强化性肌电生物反馈联合应用:除了单独应用以外,放松性肌电生物反馈疗法与强化性肌电生物反馈疗法还可以联合使用。如对于脊髓脊膜膨出导致小便失禁、偏瘫、脊髓损伤、脑瘫等疾病可以采用综合治疗。

尿失禁主要是尿道括约肌和泌尿生殖膈的失调引起的。具体方法是将肌电生物反馈治疗仪的电极置于患者会阴部3点及9点的位置,记录排尿时尿道外括约肌和盆底肌的电位活动,指导患者观察相应的电位变化,逐渐控制排尿时尿道括约肌和盆底肌的舒缩活动。治疗过程中,一定要注意保护患者的隐私,尽量在只有患者及其家属的房间里单独进行治疗,不要有其他人在场。每次治疗上下午各1h,每周4次,经过2个月的治疗取得一定效果后,治疗时间可逐渐缩短至每周5h。通常经过6个月的训练,患者可能自主控制尿道括约肌和盆底肌肉的协调活动,从而改善尿失禁。

在偏瘫患者康复中,肌电生物反馈治疗取得了较好的效果。一般来说患者下肢训练比上肢训练出现更大的功能改善。采用生物反馈疗法的最理想时间和任何康复治疗一样,强调早期治疗。影响偏瘫患者生物反馈应用的因素主要有:①生物反馈训练开始前有随意的动作电位存在;②动机和合作很重要;③不能听命令或感觉性失语患者不能进行生物反馈训练;④严重本体感觉障碍、明显痉挛和肢体不能随意运动。

对于偏瘫患者下肢的训练:下肢的目标训练比上肢简单,主要的功能目标是改善步行和步行时的刻板模式。下肢训练不需要像上肢那样从近端到远端进行,它的复杂性在于在特殊的运动模式下同时训练多个肢体节段。生物反馈能较好地应用于下肢训练中的多种传统的运动方法。例如:①肌肉训练:髋和膝的伸展肌群、髋屈曲伴膝伸展、髋伸展伴膝屈曲、髋外展、踝背屈等肌群的训练;②步行训练:肌电位置反馈与力量反馈共同用于训练步行所需的肌肉和运动模式,进行各个实用的练习和其他需要的运动训练,然后整合到行走的模式中去,当患者从卧位到站位或行走时生物反馈训练可改善步态的站立相或摆动相。

对于偏瘫患者上肢的训练:自从20世纪60年代以来,生物反馈就已经开始用于偏瘫患者上肢的治疗,可以通过有针对性地进行上肢主要关节活动或肌肉的训练。

1)肩屈曲:是偏瘫患者通常最难进行的肩部运动,因为肩屈曲能引起共同运动模式,包括肩胛骨上抬和肩的外展。可训练患者在进行前三角肌运动时,减少上斜方肌或中三角肌的活动。

2)肩伸展:如果患者最初仅存在伸展而不是上举的问题,从三角肌的中部与前部开始,患者通常斜靠在治疗椅上,治疗师开始在受累肩的中立位及肘全屈曲情况下进行被动屈曲90°的运动。患者首先需要在无外展的情况下维持肩关节的屈曲,试图让三角肌前部收缩,而三角肌中部为持续阈下运动,接着保持三角肌前部继续作离心收缩,在90°时起始,慢慢放下上臂。当患者能够在控制下完成上述范围,我们再进一步训练离心收缩直到患者能够控制肩关节全范围的屈曲和伸展。

3)胸大肌:生物反馈可用于胸大肌痉挛的放松训练,首先训练患者在休息时、注意力分散时(如交谈)和正常肢体运动时放松胸大肌,此时肌肉被放置或保持在进行性增加长度的位置。进一步的胸大肌放松也可与肩部的各种主动活动的生物反馈训练结合起来。

4）肘:主要是肘部屈肌和伸肌的放松不足以致不能产生完全关节活动范围。屈肌通常存在的最大的问题是被动牵拉过程中的放松,然而所有肌肉要求在主动活动中训练。放松训练开始时,被训练肌肉的姿势是在肌肉缩短姿势,前臂有很好的支撑,且患者舒适安全。可以利用双通道监视器来训练屈肘肌和伸肘肌的相互放松与募集,运动通过小的且较为容易完成的部分范围进行练习,首先需要使患者维持拮抗肌放松时主动肌收缩,每次试图反向活动之前停止主动肌活动。屈肘和伸肘分离的训练之后,这些运动可以与肩屈曲相结合。可以让患者在桌上预定的地方滑动一个装豆的袋子,并且通过增加物体的高度和距离提高作业的难度。

5）前臂:包括前臂的旋前或旋后的反馈训练。

6）腕和手指:目标训练常由放松痉挛的腕和手指的屈肌开始,用一对电极放置在前臂屈肌中央可进行监测。首先,肢体应放在屈肌完全放松的位置,然后可用肌电生物反馈与任何其他技术一起帮助训练放松。患者在运动对侧肢体以及当腕屈肌放置并维持在进行性增加长度的姿势时,试图维持前臂屈肌的放松,然后同时牵伸腕和手指。还可以采用动态牵伸的方法:首先缓慢地然后快速地牵伸腕部;其次,牵伸手指同时腕进行性增加伸展角度。此法可在家甚至在没有肌电生物反馈时维持或增加腕和手指屈肌被动关节活动度。前臂屈肌放松练习也可以和主动的腕伸展运动相结合。

偏瘫患者联合肢体运动的训练:偏瘫患者最终达到学会整个肢体的运动控制。例如,患者训练肱二头肌放松,并且在取物时维持前臂中立位或旋后位,利用来自前臂的阈值反馈提醒患者,避免旋前。也可结合肱二头肌肌电反馈,鼓励放松。如果患者旋前前臂或拉紧肱二头肌,就会触发各自的反馈信号,患者可以利用这个反馈帮助进行适当的调整。

偏瘫患者抗阻等长收缩训练:抗阻等长收缩有利于促进伸肌的募集,伸肌募集的肌电目标水平是在维持最小的屈肌活动水平上进行的。促进技术如拍打、快速牵伸或抗阻负重可以观察到,而反馈和肢位的改变也可用来帮助减少这些共同运动模式。

对于大多数偏瘫患者而言,开始手指伸展是很困难的。尤其在病程超过1年的手指不能伸展患者中,主动伸展手指尤为困难。而在有轻微主动伸指的患者中,经过治疗以后他们在运动和功能方面改善的结果令人鼓舞。训练由手和腕的屈曲开始,并逐渐增加腕部伸展量。和腕部一样,各种肢位的促进技术可用于联合生物反馈以训练独立的手指伸展。在训练腕部和手指的同时,患者要进一步控制近端肢体反馈治疗,这些可以进一步将功能性活动时的近端与远端的运动结合起来。

应用肌电反馈治疗脊髓损伤患者的最初目的在很大程度上与偏瘫患者相同。先是试图减少过强运动反应,以诱导痉挛肌肉的长度改变。痉挛肌肉的过于活跃行为,可发生在上肢或下肢对可能触知的刺激发生反应时,也可发生在自发阵挛时,或诱导阵挛性的发作时。一旦患者在仰卧、坐位和最终的站立位姿势可以通过自我控制来减少这些反应,那么用力便可以直接增加无力肌肉的募集,从而恢复肢体运动能力。在治疗截瘫患者时通常都需要减少股内收肌和小腿三头肌的复合运动。

痉挛型脑瘫患者的临床表现和他们的日常生活活动困难实际上不是痉挛本身,而是相关的力量和控制缺乏。有观点证明脑瘫患儿痉挛肌的异常肌电活动常常不能合理地归于牵张反射活动亢进,因此有学者主张个别肌肉保持异常肌肉张力不应作为治疗的焦点,而应强调整体姿势和运动模式的控制对肌肉张力分布的重要性。将肌电生物反馈治疗技术引进脑瘫患儿姿势和运动康复治疗中的方法,正得到越来越多的实践和应用。

（4）治疗部位的选择:对于肌电生物反馈的治疗,关键是需要准确找到治疗部位,即需要针对的肌肉,尤其是在强化性训练的过程中。要准确找到适合的治疗部位,就需要治疗师对于疾病或功能障碍的解剖和电生理基础有所了解。下面就对常用的治疗部位做一些介绍:

1）面部主要肌肉信号电极放置法:①额肌:对两侧额肌,信号电极应放置在眼眉与发际之间。在进行放松治疗时,信号电极距离应加大,可左右各放一个电极,以利获得最大的额肌电信号。②颞肌:最佳位置是颞弓的正上方,相当于头维穴和太阳穴连线的中点。一般不需要精确定位,两个信号电极可按水平排列,也可上下排列。③咬肌:下颌角是咬肌部的明显标志,相当于颊车穴区。在多数情况下,信号电极以垂直放置为佳。

2）颈及躯干主要肌肉电极放置法:①胸锁乳突肌:两电极置于乳突下前方4横指胸锁乳突肌肌腹中心,或先从乳突(耳后骨隆起处)到锁骨中部隆起处划一条线,两个信号电极置于此线的中心点位置。②胸大肌:两电极置于锁骨下4横指腋前褶处,胸大肌的胸肋头。信号电极置于乳房区上方时,一般信号检测效果不好。胸大肌锁骨头,信号电极置于锁骨中点下方约两指宽处,外侧电极可稍低一些,两极间距离大约为2cm。③背阔肌:电极放在肩胛骨下角附近的中部,即背阔肌肌腹外缘,恰在腋后褶内下方。④斜方肌:斜方肌上纤维,电极放在4cm长的卵圆区域内,顺长轴方向,在肩峰角和第七颈椎之间。斜方肌下纤维,电极放在肩胛骨内下角与第七胸椎之间。⑤菱形肌和斜方肌中纤维:电极置于肩胛骨内缘和胸椎(T1～T6)之间的长卵圆形区中部。

3) 上肢主要肌肉信号电极放置法:①肱三头肌:肱三头肌中头,电极置于一小卵圆形区中心。即从肩峰角到鹰嘴之间距离的60%处。肱三头肌外侧头,电极置于一小卵圆形区中部,中心定在肩峰角与鹰嘴间距离50%处外侧1横指;肱三头肌内侧头,电极置于一小卵圆形区中部,其中心定在肩峰角与鹰嘴间距离的50%处内侧1横指、稍上方处。②肱二头肌:电极置于肌腹中点最高隆起处。③桡、尺侧腕屈肌:电极置于肱二头肌外侧头与豌豆骨连线的中点处。④桡侧腕长、短伸肌:让患者前臂呈旋前位,从肘横纹外侧端到腕的中部话一条线,电极置于此线上1/3处。⑤肱桡肌:让患者手内旋,肘屈曲,从肘横纹3/4处到桡骨茎突画一条线,电极置于肘横纹外侧到桡骨茎突上1/3处的一卵圆形区域内。⑥旋前圆肌:从肱骨内上髁向下划一条垂线,电极置于与此线桡侧呈45℃线上距交点5cm处。⑦指屈肌、指总伸肌:指屈肌是从肱骨内上髁到尺骨茎突画一条线,电极置于此线中间位置。用表面电极很难排除浅层指屈肌肌电干扰而区分出深层指屈肌肌电。指总伸肌是肱骨外上髁到尺骨茎突画一条线,电极置于此线近端1/4处。

4) 下肢主要肌肉信号电极放置法:①臀大肌:电极置于臀部中心最突出部位,即骶骨和大转子间距约1/2处。②腘绳肌:腘绳肌外侧腱,电极置于大腿外侧一竖长卵圆形区中部。腘绳肌内侧腱(半膜肌和半腱肌),电极置于大腿内侧与上述相似的另一卵圆形区内。③股四头肌:为了更好地监测到整个肌群的电信号,电极宜置于股直肌上一大卵圆形区内,其中下面的一个电极离髌骨最小距离应为10cm。股外侧肌电极位置为外下侧,股内侧肌电极的最好位置是内下侧卵圆形区域,对肌肉发达的患者,这些肌肉均有明显隆起。④胫骨前肌:电极置于一狭长卵圆形区中心,距胫骨粗隆1～2横指。但电极放置部位也可低于上述位置,可达胫骨体外侧中部。⑤腓肠肌:电极置于腓肠肌的内侧头和外侧头的隆起部位。⑥比目鱼肌:电极置于小腿屈侧面1/2线下,腓肠肌腱内侧的一窄长椭圆形区域中部。外侧放置电极效果欠佳。

5) 内脏括约肌信号电极放置法:①盆底肌和肛门括约肌:电极置于阴道(女性)或肛门里。②食管及胃肠道平滑肌或括约肌:压力传感器放在体腔或空腔脏器内,将局部压力的变化由多导记录器描记下来。训练患者根据记录器上的反馈信号自主地控制食管或胃肠道平滑肌或括约肌的功能,从而治疗胃食管反流、结肠痉挛性肠道过敏综合征等。

(5) 治疗时间及疗程:肌电生物反馈治疗通常每次训练5min,强化性肌电生物反馈治疗时肌肉收缩要达到75～100次,然后休息3min,反复训练4次为1次治疗,每日根据情况可治疗1～3次,通常需连续治疗10～20d。

2. 手指皮肤温度生物反馈疗法(finger skin temperature biofeedback therapy,FSTBFT) 手指皮肤温度生物反馈疗法实质上是通过训练使患者能随意地使交感神经兴奋性降低,从而缓解小动脉痉挛,减低动脉管壁张力,以使局部血液循环改善,皮肤温度升高。目前临床使用较多。

治疗采用手指皮肤温度生物反馈治疗仪,该治疗仪有一个温度传感器,通常为红外线测量装置。治疗时,将温度传感器固定于患者的示指或中指末节指腹上,治疗仪可以显示该处皮肤温度的读数曲线、不同颜色的灯光和声音信号。患者在指导语和治疗仪显示的反馈信号引导下,通过自我调节皮肤温度升高或下降,而控制指端的血管紧张度。通常每次训练15～20min,每日1～3次。当患者初步掌握自我感觉和自我控制后,回家可以利用一般的皮肤温度计进行训练,以后逐渐过渡到不用仪器就能训练。

偏头痛也可以采取此种方法治疗。偏头痛为发作性神经-血管功能障碍所引起的头痛,其病理生理学基础是血管舒缩异常及血流动力学变化,是交感神经亢进的表现。当交感神经兴奋性减低时,常出现手部发热,几分钟内局部温度可以上升5℃,与此同时,头痛可以缓解。可以利用这一原理,通过手指皮肤温度生物反馈疗法,达到随意控制交感神经兴奋性的目的。开始可以给患者降低手温的反馈训练(将双手浸入冷水中),这时头痛无明显改善;随后给患者手部加温(将双手浸入温热水中),当手部温度明显升高、局部发红时,头痛症状立即减轻并逐渐消失。

3. 皮肤电阻生物反馈疗法(galvanic skin response biofeedback therapy,GSRBFT) 皮肤电阻生物反馈疗法就是利用皮肤电阻信号反馈进行治疗的方法。皮肤电阻与皮肤血管舒张和汗腺分泌有密切关系。在精神紧张和交感神经兴奋时,手掌心或足心出汗,皮肤表面汗液中水分和氯化钠可使皮肤电阻值降低,因而应用皮肤电阻生物反馈疗法能调节情绪、血压和周围血管张力,可用于治疗交感神经兴奋性增高的疾病。采用皮肤电阻生物反馈治疗仪时,将两个皮肤电极固定于患者的示指或中指末节指腹或者手掌背面,治疗仪便可以显示该处的皮肤电阻数值和不同颜色的灯光、声音信号,借此反映交感神经功能。通过学习和强化训练使患者能按治疗需要调节皮肤电阻,而随意控制外周血管的舒缩和汗腺的分泌。通常每次训练 15~20min,每日 1~3 次。

4. 血压生物反馈疗法(blood pressure biofeedback therapy,BPBFT) 血压生物反馈疗法是利用血压信号反馈进行治疗的方法。由于血压的高低与交感神经兴奋性的高低有关,采用血压反馈治疗仪器,将可以连续监测血压的装置安放在患者的上臂,治疗仪可以显示血压数值和不同颜色的灯光与声音信号。通过学习与训练使患者能够按照治疗需要随意控制外周血管紧张度,使血管扩张、血压降低,或使血管收缩、血压升高。通常每次训练 30~40min,两次训练之间需要休息 1min,以利于肢体血液循环,每周训练 3~5 次。

例如,原发性高血压、体位性低血压等可以应用血压生物反馈疗法。生物反馈的训练,能降低交感神经兴奋性,使血中儿茶酚胺含量下降,周围血管扩张;对精神紧张、心理障碍等因素造成或加重的高血压疗效显著,因此生物反馈疗法治疗原发性高血压的前景比较乐观。治疗时将袖带固定于上臂,根据仪器显示的血压数值,指导患者努力通过主观意念调节血压的变化。注意在每两次袖带充气的间期需要放松袖带 1min,治疗每次总共 40min 左右,每周 3~5 次。

体位性低血压:体位性低血压在高位截瘫患者中时常出现,由于交感神经节功能紊乱导致患者从卧位到站立位时的血压明显降低,甚至发生晕厥。通过血压生物反馈治疗可以指导患者经过强化训练而随意控制交感神经兴奋性,从而在体位变化时控制血压的水平。

5. 心率生物反馈疗法(heart rate biofeedback therapy,HRBFT) 心率是由自主神经控制的。正常人的心率每分钟 60~100 次,在精神松弛、心情平静的状态下,心率减慢;情绪激动、焦虑、运动和其他刺激,则使心率加快。心率生物反馈疗法通过电极将患者的心电信号引入心率生物治疗反馈仪中,仪器以红、绿、黄三种指示灯的颜色来显示心率的快慢。当红灯亮时,表示心率较正常快,要告知患者设法放松心情,从而减慢心率;当绿灯亮时,表示心率较正常慢,这时要告知患者可以设法紧张起来,从而加快心率;当黄灯亮时则表示心率正常或心率控制成功。患者通过反复的训练便可以根据指示灯的颜色变化调节自身心率。一般在训练开始,可先让患者学会通过意念增快心率,然后再学会减慢心率。每 5min 交替 1 次,每次训练 30~40min,1 个疗程 10~20 次。经过如此的反复训练,最后力求达到脱离仪器而自主地控制和调节心率。

6. 脑电生物反馈疗法(electroencephelography biofeedback therapy,EEGBFT) 人类的脑电波有 α、β、δ 和 θ 四种基本波形。α 波是正常人处于安静、清醒和闭眼放松状态下的主要脑电波,其频率为 8~13Hz,波幅为 20~100μV;β 波的频率为 14~30Hz,波幅为 5~20μV;θ 波频率为 4~7Hz;δ 波频率为 0.5~3Hz。θ 波及 δ 波由于频率较低又称作慢波,常见于正常婴儿至儿童期以及成年人的睡眠期。在个体情绪紧张或焦虑的情况下,α 波消失,而 β 波增多。θ 波在人体欲睡时增大,在焦虑、失望时,也有发生。目前脑电生物反馈治疗常利用 α 波和 θ 波作为反馈信息。治疗训练时,将脑电生物反馈治疗仪的电极置于患者的头部并让其注意仪器显示的声、光反馈信号的变化,一旦特定的脑电节律出现即告知其认清并记住当时反馈信号的特征,并有意识地增加相应目标波形的成分。在治疗过程中,要求患者努力寻求产生这种信号时大脑和身体所有表现的活动状态,并逐渐熟练地诱导产生这种信号的方法。通过这种方法便可以利用脑电生物反馈仪训练患者产生特定的脑电节律,从而达到治疗目的。

例如,癫痫可以通过脑电生物反馈的方法治疗。癫痫是脑部的局部神经元突发的重复过度放电引起的阵发性脑功能异常,是以生物电活动异常为主的一种慢性临床综合征。在癫痫患者的治疗中,多采用感觉运动节律的方法。感觉运动节律是由大脑中央回诱发出来的脑电波,其频率为 12~15Hz,

不具有 4~7Hz 的高幅 θ 波成分。一般认为,感觉运动节律的出现,意味着运动系统受到抑制。训练时要求患者必须注意仪器发出的反馈信号,一旦感觉运动节律出现,即刻让患者记住当时的信号特征;然后要求患者通过主观意念去寻求产生这种信号的状态和方法。通过训练,使患者脑电的感觉运动节律得到加强,同时使频率为 4~7Hz 的脑电波受到抑制,从而使癫痫发作得到缓解。

总体来说,根据治疗目的的不同以及可以利用的反馈信号的不同,生物反馈治疗的具体方法多种多样,基本的操作过程也有相似之处。治疗师在对患者进行生物反馈治疗的过程中,要不断根据患者的治疗反应情况而适当调整,并且可以利用一定的方法,逐渐扩大生物反馈训练效果。其具体做法就是:当患者通过训练达到一定程度的控制时,反馈信号维持在一定水平上,这时再次提高放松训练效果,可以将仪器灵敏度降低,减小反馈信号放大倍数,使控制提高到一个新水平。就这样,由易到难,由浅到深,一步一步提高反馈控制的难度,最终能够较快地增强训练效果。

（五）家庭训练

1. 概念　家庭训练是指不在治疗室中,脱离生物反馈仪的情况下进行自我训练。要求患者把在治疗室内学会放松训练的感受,脱离开仪器独自重复训练 2~3 次,每次 20min 左右,目的在于强化条件刺激,巩固治疗效果。

2. 意义　通过一定生物反馈训练之后,患者不仅在安静环境中,即使在嘈杂场合,只要默念指导语,在 3~5min 内就能进入指导语所暗示的感觉和精神状态。一旦达到这种训练水平,患者一进入治疗室,就可以引起条件反射性情绪反应。此时若与仪器连接,就会发现,即使不用指导语,仪器信号也会向放松方向变化。当患者通过操作条件反射,形成一种固定的、随意的习惯行为之后,就改变了原有生活习惯,建立起一种新生活模式。这种新生活模式形成后仍易消退,需不断强化。因此,要求患者对家庭训练能长年坚持,在适应长期变化环境中,巩固生物反馈治疗效果。

3. 方法　家庭训练是在治疗室训练基础上进行的。患者在治疗室训练时,要认真听从医生指导,背诵指导语,体会指导语内容,注意每次训练基线数值和放松程度。在家中要模拟治疗室训练原则方法,认真做到每天早晚各训练一次。患者应将家中训练情况、感受,写成训练日记,向医生汇报家庭训练效果,征得医生帮助指导。

患者对家庭训练的重要性必须有一定认识。要认识到家庭训练在整个生物反馈训练中占有重要地位,它是重新塑造行为模式的重要手段,要主动克服那种认为在家中没条件、时间少,或家人不支持等各种不利因素,做到长期坚持,持之以恒。

4. 写好训练日记　在进行生物反馈治疗时,要求患者随身携带一个小日记本,逐日认真记录自己的生活、病情、治疗或训练情况。训练日记要记录整个与医疗有关的项目和内容,使医生根据训练日记分析病情,预测发展和制订正确治疗方案。训练日记形式因人因病而异,可多种多样,不拘一格。但无论何种记录方式,其原则是具体、详尽,重点突出,一目了然。

（六）生物反馈治疗效果与评价

生物反馈是一种新的治疗方法,患者通过仪器训练,可以逐步学会自我调节和提高自我控制能力,达到身体放松、情绪改善、疾病痊愈。那么,如何正确评价患者放松能力,如何客观评价临床的治疗效果,除了临床上常用的根据自觉症状、客观指征和必要的理化检查作为评价之外,目前还用如下评价方法:

1. 肌电生物反馈评价方法　在正常情况下,进行肌电生物反馈放松训练,随着放松能力提高,其肌电信号的基线值应逐渐下降,一般把肌电下降能力作为放松能力的一种指标。其计算公式为:

$$肌电下降能力 = \frac{基线值 - 训练后达到最低值}{基线值} \times 100\%$$

上式中基线值为安静状态下 4min 的肌电均值。

2. 温度生物反馈评价方法　在温度生物反馈进行训练时,随着放松能力的提高,皮温将会上升。但皮温因受室温、衣着、饮食、运动、心理活动等因素影响较大,一般不把皮温最高值作为评价放松指标,而是把"皮温上升能力"作为评价放松能力的标准,通常按下列公式计算:

$$皮温上升能力 = \frac{实际升高温度}{可能升高温度} \times 100\% = \frac{训练达到最高温度 - 基线值}{36.7℃ - 基线值} \times 100\%$$

上式中 36.7℃是皮温所能达到的最高温度;基线值是在安静状态下 4min 的皮温均值。

3. 治疗效果的评价　评价治疗效果一般较为复杂,因疾病种类不同,评价方法也不一样。通常可以根据观察记录、训练日记和各项客观评价指标综合进行评价。如头痛患者,可以用 24h 头痛强度表示。整个指标通过患者训练日记头痛强度曲线求得:

$$24 小时头痛强度平均值 = \frac{(1 \times 6) + (2 \times 5) + (3 \times 2) + (4 \times 2)}{24} = 1.25$$

上式表示患者在 1d 中,头痛强度 1 级(偶尔)为 6h,2 级(轻度)为 5h,3 级(中度)为 2h,4 级(重度)为 2h,全天头痛强度平均值为 1.25 级。由此可见,这个平均值与头痛强度和头痛持续时间有关。逐日计算这个平均值变化,参考训练日记中服药情况和伴随症状的变化,就可评价出阶段治疗效果。当然,小时头痛强度平均值,仅为评价偏头痛患者治疗效果的一项指标,还需结合临床其他指标作出全面评价。

小时头痛强度平均值,亦可作为其他疼痛综合征评价方法的参考。

视频:生物
反馈疗法

第四节　临床应用

一、适应证

1. 神经精神疾病　包括偏瘫、截瘫、脑瘫、周围神经损伤、紧张性头痛、偏头痛、肢端动脉痉挛症(雷诺病)、癫痫、口吃、面神经麻痹、更年期综合征、焦虑症、抑郁症、书写痉挛、多动症等。

2. 心血管疾病　包括心律失常、原发性高血压、体位性低血压等。

3. 呼吸系统疾病　包括支气管哮喘、肺气肿等。

4. 消化系统疾病　包括小儿脊髓脊膜膨出导致大便失禁、消化性溃疡等。

5. 泌尿系统疾病　包括尿失禁等。

6. 骨关节疾病　包括肩关节周围炎、急性腰背痛、痉挛性斜颈等。

除此以外,生物反馈疗法还广泛应用于对运动员、飞行员、海员、演员等的体能和自我控制训练,可以稳定情绪,提高自控能力,提高自我感觉的灵敏性和准确性,以适应专业需要。

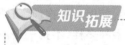

中医气功疗法

与生物反馈疗法相比,早在几千年前中医学中的医疗气功就有着与其相似的治疗方法,即气功疗法。中医气功疗法包括吐纳、导引、静坐等,是调身、调息、调心融为一体的心身锻炼技能。气功疗法的特点是发挥患者的主观能动性,患者在医生指导下,通过自我锻炼而恢复健康。气功通过调神来促使气机协调,以实现防治疾病的目的,其中要用到大量的自我心理暗示,可以说气功就是通过自我心理调整,促使生理功能变得协调,从而达到防治疾病的目的。

二、禁忌证

1. 不愿接受训练者,不能合作者。

2. 5 岁以下儿童,智力障碍者,精神分裂症急性发作期。

3. 感觉性失语或其他交流理解障碍的患者。

4. 严重心脏病患者,心肌梗死前期或发作期间,复杂的心律失常伴血流动力学紊乱者。

5. 青光眼或治疗中出现眼压升高者。

6. 在训练过程中出现血压骤然升高、痛、头晕、恶心、呕吐或治疗后失眠、幻觉等其他精神症状时应及时停止治疗。

7. 其他任何临床疾病的急性期。

三、注意事项

1. 治疗室保持安静、舒适,光线稍暗,将外界的干扰降到最低。

2. 治疗前向被治疗者解释该疗法的原理、方法以及要求达到的目的,解除疑虑,求得被治疗者的充分合作。

3. 治疗前要找好最合适的测试记录类别和电极放置部位。治疗后在皮肤上做好记号,以便保证以后治疗的效果。

4. 治疗训练时要让被治疗者注意力集中,密切配合治疗师的指导和仪器显示。

5. 治疗训练时治疗师用指导语引导,其速度、声调、音调要适宜,也可采用播放录音带的方式进行,待被治疗者熟悉指导语后,便可以让其默诵指导语。

6. 治疗过程中可以同时施行心理治疗,但注意不能使被治疗者有疲劳或疼痛的感觉。

7. 根据被治疗者的情况,可以每日进行生物反馈训练 1 次或数次,每次 5～40min,一般 10～20 次为一个疗程。有些疾病常常需要连续训练数周乃至数月。

本章小结

本章系统地讲述了生物反馈疗法概念、治疗原理及治疗作用、操作技能及其临床应用等内容。由于生物反馈疗法在临床中应用广泛,且技术操作规范,要求对该疗法的操作技术重点记忆。同时,生物反馈疗法临床应用中的适应证、禁忌证及注意事项是重点内容,需要在学习的过程中系统掌握,为今后从事临床工作奠定理论基础。

（千怀兴）

思考题

1. 试述生物反馈疗法的治疗原则。

2. 试述生物反馈疗法的一般治疗方法。

3. 试述生物反馈疗法的注意事项。

扫一扫,测一测

思路解析

14章 PPT

学习目标

1. 掌握　冲击波疗法的概念及分类、治疗作用、治疗方法、适应证、禁忌证及注意事项。
2. 熟悉　体外冲击波产生的原理及常用设备。
3. 了解　体外冲击波疗法的作用机制和理论基础。
4. 具有基本医疗思维与素养,能规范地开展体外冲击波疗法的各项诊疗活动;能使用、管理常用器械、仪器、设备,能合理安排与管理医疗与康复环境,以保证医疗活动科学、安全。
5. 能与患者及家属进行沟通,开展健康教育;能与相关医务人员进行专业交流与团结协作开展医疗工作。

第一节　概　　述

冲击波是一种利用电能产生脉冲磁场与液体之间的物理作用而产生的机械脉冲压力波,具有声学、光学和力学等物理性质。1980 年 Chaussy 等首先将冲击波用于肾结石的治疗并取得了成功。广义的冲击波在人们的日常生活中很常见,如震动、雷电、爆炸和超音速航空器等均能产生冲击波,都具有压力瞬间增高和高速传导的特性。而冲击波疗法是指利用高能量冲击波进行治疗的物理治疗方法,具有促进组织修复及再生的作用。

知识拓展

冲击波疗法的发展历程

20 世纪 60 年代初西德(联邦德国)道尼尔航空公司的科技人员就发现当飞机高速穿过雨云时,可产生一种冲击波可使飞机内部的器件受损,而飞机的外壳却完好无损,这一现象引起了物理学家的重视,1963 年该公司成立了冲击波研究室。1966 年该研究室的一位工程师偶然接触到正在工作的冲击波靶子,他的身体产生了如同电击一样的感觉,这位博学的工程师立即意识到这是冲击波进入人体后产生的效应。爱森波格(慕尼黑大学外科研究所教授)与道尼尔公司冲击波效应研究室人员通力合作,终于在 1972 年证明了经水传播的冲击波能够粉碎离体肾结石,这一成功是体外冲击波碎石史上的第一里程碑,它开辟了尿路结石治疗的新纪元。

一、概念

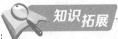

体外冲击波疗法(extracorporeal shock wave therapy,ESWT)是利用液电能量转换及传递原理产生

的冲击波进行治疗,具有裂解硬化骨、松解粘连、刺激微血管再生、促进骨生成等作用。

二、物理特性

(一)体外冲击波的产生原理

体外冲击波是一种兼具声、光、力学特性的机械波,在穿越人体组织时,其能量不易被浅表组织吸收,可直接到达组织深部。冲击波由以下四种物理学效应来产生:

1. 利用高压电、大电容,在水中电极进行瞬间放电而产生冲击波,利用冲击波在不同物质中传递时的声阻抗差所产生强大的能量来刺激成骨细胞增殖分化,促进微血管新生,达到成骨组织再生以及修复的功能。

2. 利用电磁线圈,在电能的作用下,产生强大的电磁场,电磁能量遇到绝缘膜后折射到水囊中产生冲击波,再由凹透镜聚焦后导入需要治疗的区域。

3. 利用压电晶体,在电能的作用下,压电晶体共同振动,发出冲击波,经椭球体的收集,将能量聚集于焦点处。

4. 利用压缩气体产生的能量,驱动手柄内子弹体,使子弹体以脉冲式冲击波的形式到达治疗区域。

(二)体外冲击波的物理机制

1. 机械效应 冲击波由于频率很高,它传递给介质的能量要比一般声波大得多,可高于人耳能忍受的声强($1W/m^2$)的10万倍,因为波的强度与频率的平方成正比,因而冲击波与物体作用时有很强的机械作用。冲击波振动可引起组织细胞内物质运动,从而显示出一种细微的按摩作用;可产生细胞质运动,细胞质颗粒震荡;可刺激细胞膜的弥散过程,促进新陈代谢,加强血液和淋巴循环,改善组织营养,提高再生功能。

2. 空化作用 研究表明,当冲击波强度超过一定值时,焦斑中通常含有小"孔"或"内爆",这些"孔"可能是由组织间液体(主要是水)的"暴沸"所引起的,这种效应被称为空化作用。其有利于疏通闭塞的微细血管,松解关节软组织的粘连。

3. 声学效应 冲击波是一种频率从几赫兹至几兆赫兹的机械波,在均匀介质中的传播符合声学原理。冲击波在进入不同密度的物质时,所遇到的声阻抗不同,其传播速度也不同。物质密度低,传播速度快;密度高,传播速度慢。水与生物软组织的密度、声阻抗相近,当冲击波从水传播到生物软组织时,衰减很少;但当冲击波遇到骨组织时,因密度变化引起速度变化,在结石表面产生很大的阻抗,导致在骨组织表面及内部产生应力作用,使成骨细胞增殖分化,这就是体外冲击波能安全有效地促进骨组织生长的原因。冲击波频率低、波长较长,具有衰减小、传播远、穿透力强的物理特性。

4. 光学效应 冲击波从一种介质进入另一种介质时,会产生折射或反射现象,这近似于光的传播特性。

(1)反射与衍射:冲击波在媒质表面转换的方向取决于两种媒质的声速,当声速是由慢变快时,如在体液或软组织内的肾结石,冲击波的方向以入射波为主。

(2)折射:冲击波由于媒质的不均匀性而在媒质的分界面上发生弯曲被称为折射。通常当一束波折射时它同样反射,冲击波在从介质的底面向上传播的过程中,自然发生许多折射波。

(3)散射与衰减:由于组织的非均匀性而发生散射并衰减,即使冲击波的厚度仅仅改变很小的长度,压力也将大大的不同或将可能发生转换。如果冲击波厚度大,那么剪切形变的区域宽度就大,而组织就能够适应或克服冲击波的剪切变形力。

(4)冲击波的聚焦:在聚焦过程中,聚焦波走过的路程比衍射波长。利用这种特性,根据光的折射、反射几何学关系原理进行聚焦,使冲击波的能量集中,达到治疗目的。

5. 热效应 冲击波在生物体系内传播过程中,其振动能量不断地被媒质吸收转变为热能,而使媒质温度升高。产生热能的多少取决于媒质的吸收系数、冲击波强度及作用时间。冲击波在组织内的产热是不均匀的。在两种不同组织的界面上,温度升高特别显著,如皮下组织与肌肉组织交界处,肌肉组织与骨组织交界处。人体内可被优先加热的有肌腱、韧带附着处、关节的软骨面及骨皮质。冲击波热效应可增强血液循环,改善局部组织营养,缓解痉挛及减轻疼痛。

第二节　治疗原理及治疗作用

体外冲击波主要是通过两种原理发挥其治疗作用：一是物理效应，二是生物效应。但这两种效应均取决于冲击波的能级和能流密度。体外冲击波通常分为低、中、高 3 个能级：低能量范围是 $0.06 \sim 0.11 mJ/mm^2$；中能量范围是 $0.12 \sim 0.24 mJ/mm^2$；高能量范围是 $0.25 \sim 0.39 mJ/mm^2$。不同能量范围的治疗作用是不同的。

一、治疗原理

（一）物理效应

1. 材料破坏机制　冲击波破坏材料的方式有直接作用和间接作用两种。直接作用是指由冲击波本身产生的力学效应。间接作用是指冲击波产生的空化作用对材料的破坏。在冲击波的直接和间接的共同作用下，达到治疗疾病的目的。

2. 成骨效应　实验证实，冲击波的成骨促进作用发生在骨皮质部分和网状结构部分的界面处。冲击波的间接作用共同导致了新骨形成。空化作用不仅造成部分细胞坏死，而且也会诱发成骨细胞移行和新的骨组织形成。

3. 镇痛效应　冲击波能对轴突进行强刺激从而产生镇痛作用。随着疼痛记忆消失，正常的运动方式得以恢复，并且不再需要神经和肌肉的代偿性保护机制，从而消除慢性疲劳性疼痛。

4. 代谢激活效应　冲击波可改变局部细胞膜的通透性。一方面，压力波可以改变离子通道，导致细胞膜分子间距增大。神经膜的极性发生变化，通过抑制去极化作用也能产生镇痛效应。另一方面，代谢反应可以使细胞内外离子交换过程活跃，代谢过程中代谢分解的终产物被清除和吸收。慢性炎症反应也可以产生如上效应，使慢性炎症减轻和消退。

（二）生物效应

1. 空化作用的生物效应　空化作用是指在液体中由热、声或机械机制所致的气泡形成过程及其活性作用。体外冲击波不仅可在体外，也能在体内产生空化作用。空化作用是体外冲击波致损伤的主要因素。

2. 应力作用的生物效应　体外冲击波进入人体后，由于所接触的介质不同，如脂肪、肌腱、韧带等软组织以及骨骼组织、结石、钙化部位等，因此，在不同组织的界面处可以产生不同的机械应力效应，表现为对细胞产生不同的拉应力和压应力。拉应力可以引起组织间的松解，促进微循环；压应力可以使细胞弹性变形，增加细胞摄氧，从而达到治疗目的。

3. 压电作用的生物效应　体外冲击波作为一种机械力作用于骨骼后，增加了骨组织的应力，产生极化电位，引起压电效应，这种压电效应对骨组织的影响与体外冲击波的能量大小有关。低能量的体外冲击波可以刺激骨的生成。

4. 时间依赖性和累积效应　动物实验证明，体外冲击波的治疗效果存在"时间依赖性"。临床研究也发现慢性肩袖钙化性肌腱炎应用冲击波治疗的时间越长效果越好。体外冲击波治疗存在着累积效应。对于"时间依赖性"和"累积效应"现象，以及其形成机制、时间长短、在治疗应用中如何对待等问题，还有待进一步探索。

根据可冲击波穿越组织的顺序，来解释其治疗骨关节疾患的作用机制。当冲击波穿越人体组织时，从时间上可分为以下 4 个阶段。

（1）物理学阶段：也就是前面所提到的应力效应。当冲击波作用于人体组织时，直接产生细胞外空化作用。此作用有些类似普通超声波的物理效应，但其并不是冲击波治疗骨关节病有效的重要原因之一。

（2）物理-化学阶段：由于冲击波能量较强，当其作用于细胞组织时，可改变局部组织结构，产生放射性针状局部组织出血。

（3）化学阶段：体外冲击波产生的压力和局部高温可引起水分子发生化学变化，生成过氧化氢和多种自由基，两者均为强氧化剂，其与工作电压和冲击波次数呈正相关。当细胞外受到再次作用时，细胞间温度升温,细胞膜被进一步破坏。

（4）生物学阶段:细胞最终将有一些生物学方面的变化,如细胞弹性变形,促进弹力纤维形成,组织局部细胞膜通透性改变,从而促进软组织损伤的修复。

二、治疗作用

（一）对骨组织的生物学作用

体外冲击波能够增加骨痂中骨形态发生蛋白的表达,加强诱导成骨作用,促进骨痂形成,加速骨折愈合。还可促进钙盐沉积,同时也可击碎骨不连处的坚硬的钙化骨端,促进新骨形成。随着应用范围的不断扩展,体外冲击波已用于治疗骨不连、股骨头缺血性坏死等多种运动系统疾病。

（二）对肌腱组织的生物学作用

体外冲击波可最大限度诱导和激发肌腱组织和细胞的内在愈合能力,减轻粘连,成为临床治疗肌腱末端病的一大新兴发展方向。有研究表明体外冲击波可以促使治疗部位组织内新生血管形成。

（三）对相关细胞的生物学作用

体外冲击波通过对骨髓间充质干细胞、成骨细胞、成纤维细胞及淋巴细胞等代谢的影响而促进骨细胞增殖及骨再生。

第三节　治疗技术

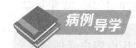

病例导学

　　患者,女性,55 岁。因"右肘关节疼痛 1 周"为主诉就诊。患者在 1 周前做家务后出现右肘部疼痛,用力时疼痛加重。查体:右侧肱骨外上髁部压痛。诊断为肱骨外上髁炎。
　　问题与思考:
　　如何对患者进行康复治疗?

一、设备

根据冲击波波源产生的不同形式,体外冲击波治疗机分为 4 种类型:液电式、电磁波式、压电式和气压弹道式,前 3 种治疗机属传统的体外冲击波治疗机,均通过反射体将能量聚焦于治疗部位进行治疗。而气压弹道式冲击波治疗机则不需要聚焦能量,可通过冲击波治疗探头(图 14-1),由气压弹道产生的冲击波以放射状扩散的方式传送至治疗部位(图 14-2)。

（一）液电式冲击波源

液电式冲击波源于 1980 年 2 月 2 日在德国慕尼黑首次应用于临床。该技术成熟可靠,是目前国内外大部分体外冲击波治疗机的发生源。

1. 工作原理　液电式冲击波源是利用液中放电原理产生冲击波的装置。最早应用于冲击波碎石机。它是通过水下电极的尖端瞬间高压放电产生冲击波,毫微秒级的强脉冲放电产生液电效应,冲击波经半椭圆形反射聚焦后,通过水的传播进入人体,作用于治疗部位。其优点是技术成熟、安全可靠、能量大,特别适用于骨骼疾病的治疗。其缺点是更换电极频繁,一般治疗 1 例患者就要更换 1 次电极;且电极尖端在高压放电过程中有较大损耗,使极间距离增大,造成焦点漂移。另外,液电冲击波治疗机在工作过程中产生很大的噪声,而且工作过程使用高电压,部分心律失常患者不适宜做此治疗。

2. 特性
（1）具有尖锐的压力脉冲。
（2）可以产生相当高的冲击波峰值。
（3）可以通过设定电参数成为一个窄脉冲。
（4）在生物组织中传播时衰减少,穿透性能好。

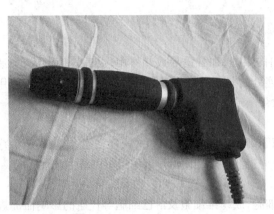

图 14-1 冲击波治疗手柄

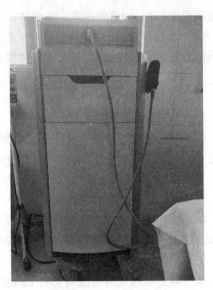

图 14-2 冲击波治疗仪

（二）压电式冲击波源

压电式冲击波源的体外冲击波治疗机于 1989 年在法国研制成功。其原理是在一个半球的内壁上安装很多压电晶体，当有高频高压电源加载在压电晶体上时，压电晶体就会产生伸缩效应，发生振动，产生冲击波。

1. 工作原理 压电式冲击波源是在一个充满水的球冠体内镶嵌数以百计的压电陶瓷元件制作而成，这些压电陶瓷在相同的时间、相同的电脉冲元件作用下产生相同的逆压电效应，引起压电陶瓷片的机械振动，由于与陶瓷片接触的介质是水，因此陶瓷片的机械振动必然引起水分子的振动，继而产生冲击波。压电式冲击波源高压放电电路原理与液电式、电磁式波源相似，不同的是，后两者只需要一套高压电路，而压电式波源中的每一个放电单元就需要一套独立的放电单元，但每个功率却很小。一个波源通常需要由数百套独立的放电单元组成，同步放电时，可产生极高的压力。

2. 特性

（1）频率较高，穿透能力较弱，衰减较大。

（2）频率单一，杂波少，但治疗效率也较低。

（三）电磁式冲击波源

电磁式冲击波源也是在 1989 年研制成功的，到 20 世纪 90 年代中期世界主要的冲击波治疗机厂家几乎都采用了电磁式冲击波技术。其原理是高压线圈通电后发生脉冲磁场，推动金属振膜在水中振动，产生冲击波。

1. 工作原理 电磁式波源有一个线圈和一块与水接触的金属膜。脉冲电能通过线圈转化成脉冲电磁场，磁场对金属膜产生感应磁涡流，线圈磁场对金属膜感应磁场的排斥作用，使金属膜高速振动，从而推动水分子运动产生冲击波。电磁式波源与液电式波源的电路原理图是一样的，主要区别在于把高压输出接电极改成接一个线圈。电磁式波源比液电式波源使用的电能较高，原因是液电式波源是由电能直接转变成机械能的，而电磁式样是由电能先转变成磁能，即所谓的电磁效应，再从磁能转化成冲击波形式的机械能。经过两次转换，电磁式波源能量输出的效率低于液电式波源。

2. 特性

（1）可以得到十分陡峭的脉冲前沿、窄的脉宽和较高的峰值。

（2）焦区较长，磁通密度中心区域远大于边缘，中心区的冲击波能量密度较集中。

（3）聚点稳定，不易偏移，毋需更换电极，但发生器价格较高且要定期更换。对患者心脏无危险，噪声很小。

（四）气压弹道式冲击波源

气压弹道系统是 20 世纪 90 年代开始应用的，最初用于体外碎石。它的原理和建筑工地上所用的

"水泥枪"相似,是利用压缩气体产生的能量驱动手柄内的子弹体,使子弹体脉冲式冲击而产生止痛作用,促进组织增生。应用气压弹道式冲击波治疗慢性肌肉骨骼疼痛的机制包括:

1. 释放更多的P物质 在人体活性物质中有一种多肽被称为P物质,它是一种血管活性物质,是疼痛介质和生长因素。冲击波一方面可以促使P物质的释放,起到止痛的效果。另一方面,可以促进血管扩张,刺激血液循环和促使新的骨组织的形成。同时,刺激血管内皮细胞产生的NO也有血管扩张的效果,可以增强胶原合成,帮助肌腱恢复。

2. 抑制二型环氧 冲击波通过抑制起活化作用的介质,如二型环氧酶,起到抗活化的效果,可以削减任何活化过程。

3. 刺激细胞防护 冲击波能够使机体释放自由基,通过其作用,帮助加强机体内部细胞防护机制来抵御疼痛。

4. 增强刺激神经纤维 通过增强刺激神经纤维来阻止疼痛刺激的增加并由此加强止痛效果。

（五）几种冲击波源的优、缺点比较

1. 液电式冲击波源

（1）优点:液电式冲击波源是最早使用的冲击波源,发展时间长,技术比较成熟。其冲击波能量大,脉冲波形稳,冲击时间快。临床效果相对优于电磁式冲击波源。

（2）缺点:噪声大,消耗电极,放电稳定性差,焦点漂移。对组织损伤较压电式和电磁式大。

2. 压电式冲击波源

（1）优点:噪声极小。

（2）缺点:功率较小,对晶体的质量、寿命及安装都要求较高。

3. 电磁冲击波源

（1）优点:噪声小,不用更换电极,放电稳定。

（2）缺点:冲击波时间慢,临床效果相对比液电式冲击波源差。

4. 气压弹道冲击波源

（1）优点:对肌肉组织病损疗效好。

（2）缺点:不能同时处理慢性病损所形成的息肉及狭窄。

二、治疗方法

（一）麻醉、止痛与体位

在体外冲击波治疗中恰当地用药,使患者保持安静、无痛苦状态,是提高治疗效果不容忽视的环节。对于主诉疼痛者,应该给予充分止痛。轻者可用镇静、安定药或一般性止痛剂,重者用哌替啶50~100mg或行硬膜外麻醉、臂丛麻醉及全麻。国外统计的资料表明,由于体外冲击波治疗不同于体外冲击波碎石术,所用能量高出后者1/3~1倍,多数患者无法耐受由此引起的疼痛。65%~95%的应用体外冲击波治疗的患者选用局部浸润麻醉、硬膜外麻醉、臂丛麻醉及全麻。全麻用在局部麻醉有禁忌的患者,或患者要求全麻时。对于恐惧治疗的患者,由于需防止治疗期间不能控制的活动,也可用全麻。

（二）定位方法

常见体外冲击波的定位方法包括:①体表解剖标志结合痛点定位;②X线定位;③B超检查定位。

（三）能量选择

1. 钙化性冈上肌腱炎 治疗疼痛时只需低能量。当粉碎钙沉积物时,则需中级能量。可逐渐提高能量级直至所需要的治疗水平。能流密度可选择为0.08~0.14mJ/mm²,每期冲击2000次左右,需治疗1~5期,平均为2期。

2. 肱骨外上髁炎(网球肘)及肱骨内上髁炎(高尔夫球肘) 能流密度为0.08~0.12mJ/mm²,应逐渐提高能量到所需水平。推荐使用3个疗程,1500~2000次冲击/期。

3. 跟痛症(跖筋膜炎) 宜用低到中等能量治疗跟痛症。应逐渐提高能量到所需水平,能流密度为0.08~0.14mJ/mm²。推荐2~3个疗程,1500~2000次冲击/期。

4. 骨不连、骨折延迟愈合及假关节 治疗时,应从低能级起始,随后逐渐增加至所需的治疗能级。具体的冲击方法是:每1cm的裂隙长度需要500~800次的高能体外冲击波治疗。一般每次治疗需

图片:体外冲击波治疗仪网球肘治疗开机画面

笔记

冲击 6000~10 000 次,能流密度为 0.14~0.28mJ/mm²。在治疗过程中,应定时使用 X 线进行影像跟踪,保证聚焦准确。治疗后 6 周至 4 个月时,观察疗效。在此期间可不必重复治疗。体外冲击波治疗后,需进行局部石膏固定制动。如果可能的话,可让患者全负重,以促进骨折的愈合过程。

5. 股骨头缺血 选择能流密度为 0.18~0.28mJ/mm²,根据不同的体外冲击波治疗机的电容情况换算所需的工作电压,一般为 18~26kV,对于不同的治疗部位应灵活掌握治疗能量。

需要指出的是,不同的体外冲击波治疗机治疗同一种疾病,所需的能流密度可能相差较大。在体外冲击波治疗实践中,存在一些特殊的现象:如时间依赖性和累积效应。因此,具体治疗能量应根据体外冲击波治疗机厂家提供的治疗参数制订。

（四）治疗频次

1. 肌筋膜炎及滑囊炎 每次冲击 800~1500 次,肩峰下滑囊炎、肱二头肌长头肌腱炎、肱骨外上髁炎一般治疗 2~3 次,每次治疗间隔 3~5d;足底筋膜炎、钙化性冈上肌腱炎治疗 2~5 次,每次治疗间隔 5d。

2. 骨不连、骨折延迟愈合及股骨头缺血 有两种方法,一种是足量 1 次,一般冲击 4000~6000 次;另一种是适量多次,每次治疗 1000~2000 次,治疗 3 次以上,每次治疗间隔 3~5d。

第四节 临床应用

一、适应证

视频:体外冲击波治疗仪实训操作

（一）绝对适应证

1. 骨组织疾病 包括骨折延迟愈合和骨不连等。
2. 软组织慢性损伤性疾病 包括钙化性肌腱炎、肱骨外上髁炎、跟痛症等。

（二）相对适应证

肩峰下滑囊炎、肱二头肌长头腱炎、肱骨内上髁炎、弹响髋、胫骨结节骨骺骨软骨炎、成人股骨头缺血性坏死等。

二、禁忌证

（一）整体因素

1. 严重心脏病、心律失常及高血压病患者,年老体弱,全身情况很差,或有严重内科疾病如心、肺、肝、肾等重要脏器功能障碍等。
2. 植入心脏起搏器的患者应避免造成心脏起搏器工作异常。
3. 出血性疾病凝血功能障碍患者可能引起局部组织出血。
4. 使用抗免疫药剂患者,免疫抑制有可能影响体外冲击波治疗诱导的组织损伤修复过程。
5. 各类肿瘤患者应避免造成肿瘤生长加快及扩散。
6. 血栓形成患者应避免造成血栓栓子脱落,造成严重的后果。
7. 骨质未成熟患者目前仍无有关体外冲击波治疗对发育中骨质及骨骺影响的研究报道,因此,对骨质未成熟患者不建议使用体外冲击波治疗,但对于位于拉力性骨骺部位的炎症,国外有人行体外冲击波治疗,如胫骨结节骨骺骨软骨炎等疾病。
8. 妊娠作为体外冲击波治疗的禁忌证无疑是合理的,因为绝大部分患者可以等待分娩后接受治疗。

（二）局部因素

1. 局部感染及皮肤破溃患者,易引起感染扩散,影响破溃皮肤愈合。
2. 肌腱及筋膜急性损伤,组织损伤急性期一般都会伴有明显的损伤修复过程,冲击波可能会干扰这一过程,不利于组织损伤的修复。
3. 关节液渗漏的患者,易引起关节液渗出加重。
4. 冲击波焦点位于脑及脊髓组织者,可能损伤神经组织。
5. 冲击波焦点位于大血管及重要神经干走行处者,可能造成局部组织损伤。
6. 冲击波焦点位于肺组织者,肺组织是一种实质性含气器官,当暴露于冲击波时,肺内气体比肺组织声阻抗小得多,所以在两者的界面处会发生强烈的相互作用,造成肺组织严重损伤。

7. 对于萎缩性骨不连,由于骨折两断端骨质萎缩、营养不良、血供差,体外冲击波治疗无法诱导新骨形成;而对于感染性骨不连,体外冲击波治疗可能引起感染扩散。

8. 大段缺损性骨不连　骨缺损大于1cm者应行手术植骨治疗。

三、注意事项

(一)治疗前

治疗前首先向患者及家属讲解体外冲击波治疗肌骨系统疾病的原理,应用体外冲击波治疗骨肌系统疾病的效果,以打消患者的顾虑并取得充分合作。指导并协助患者采取正确的体位,术前应向患者说明定位的重要性,不要在治疗中随意移动体位,同时做好治疗前各项准备工作。由于冲击波进入人体皮肤时有一定痛感,术前30min可肌内注射地西泮10mg。体外冲击波治疗前均作血常规、尿常规检查,肝、肾功能测定,心电图检查。

(二)治疗中

定位前,详细了解患者对疼痛的耐受性,让患者先用手感受一下体外冲击波的强度,从而减轻患者的恐惧感,防止定位后由于冲击波冲击造成部位移动而影响治疗效果。

(三)治疗后

治疗结束后首先检查患者治疗区域的皮肤情况,查看是否有红、肿及皮下出血点。术后患者可有短暂的血压升高,一般不需处理,观察1~2d血压即可恢复正常。其原理是因为利用高能冲击波能使机体组织产生物理和生物化学改变,引起血管紧张素增多,导致血压升高。因此,建议术后卧床休息,注意监测血压,询问患者有无头痛、头晕等高血压现象,发现异常情况及时报告医生处理。例如,跟痛症患者在治疗结束后,立即会感到足跟疼痛缓解,2~3d后疼痛又会出现,此症状为治疗后的正常反应,1周后疼痛进行性减轻,直至消失。指导患者在结束治疗后3个月内要少走路、少站立,每天用温热水泡脚,穿柔软、宽松的鞋,以巩固疗效。

本章小结

本章主要讲述了冲击波疗法的概念、治疗原理、治疗技术及临床应用。体外冲击波疗法目前在临床中应用广泛,因此需要学生重点掌握临床体外冲击波疗法的规范操作技术;同时,临床应用中的适应证、禁忌证及注意事项是重点内容,需要同学们在学习的过程中系统掌握,为今后从事临床工作奠定理论基础。本章内容在编写过程中参考了执业考试大纲的相关内容及要求,能够满足学生的考试需要。冲击波疗法广泛应用于临床领域,发展日趋成熟,并在各种疾病治疗上取得较好疗效。

(邓　婕)

思考题

1. 冲击波治疗肱骨外上髁炎的主要机制是什么?
2. 特别适合使用液电式冲击波源进行治疗的疾病种类有哪些?
3. 冲击波疗法为何禁用于胸部治疗?

扫一扫,测一测

思路解析

第十五章　高压氧疗法

第一节　概　述

一、概念

我们生活的地球在大气包围之中，人体承受着大气层的压力，我们把这种压力称为大气压，把海拔在 0m 处的大气压称为标准大气压（atmosphere，atm），凡超过 1atm 的压力，称为高气压。一个标准大气压下空气中所含的氧称为常压氧，也就是我们现在生活环境中的氧气，感受不到任何的压力。

通过吸入氧气来纠正患者缺氧状态的治疗方法称为氧气疗法（简称氧疗）。氧疗包括常压氧疗和高压氧疗。常压氧疗是临床中最常用的治疗方法，如鼻导管吸氧。高气压环境下吸高浓度氧称为高压氧。高压氧（hyperbaricoxygen，HBO）治疗是在高压氧舱密闭环境内通过压力调整和以氧疗为主的综合性治疗，可完成舱内抢救、手术、疾病治疗及特殊气压环境损伤治疗和康复的一种特殊医疗技术。高压氧对于机体的治疗作用是一个复杂的综合性的过程，它涉及的范围广、影响大，其作用不仅仅是在高压氧环境下单纯地吸氧，而是人体吸入高压氧后对机体各系统或器官所产生的综合作用。在高压氧下，机体各系统或器官功能状态都会发生某些变化，如神经系统、血液系统、循环系统、呼吸系统、消化系统、内分泌系统、泌尿系统、生殖系统等。高压氧医学在我国发展较晚，临床应用从 20 世纪 60 年代才起步。经过短短几十年的发展，高压氧治疗已成为一门专业性较强的医学学科。在临床治疗中，许多疾病早期由于得到高压氧治疗而完全康复，且大大缩短了临床住院时间；许多疾病的康复期由于有高压氧参与治疗而降低了伤残率及死亡率。与此同时一些亚健康的人群通过科学而合理地吸入高压氧消除了疾病的隐患，大大提高了人们的生活质量。随着高压氧治疗的循证医学发展，高压氧治疗应用的准确性、合理性不断提高，高压氧治疗也将会越来越广泛、成熟地被运用到临床治疗中。

二、物理特性

高压氧与常压氧之间的关系是量变到质变的关系。常压下吸入纯氧,血氧饱和度即使达到100%,其组织液中的物理溶解氧,机体中氧的储存量都不能产生质的变化。氧在组织中的弥散半径既不是取决于吸入氧气的浓度,也不是血氧饱和度,而是取决于氧分压(PaO_2)的大小。高压氧能达到常压下不能达到的氧分压,使氧的储藏量、氧的穿透力和物理溶解氧的量发生显著增加,从而对许多疾病的治疗效果起到一个质的飞跃。

(一)氧的物理溶解量

根据亨利(Henry)定律:在某一温度下,气体在液体中的溶解量与该气体分压成正比。即某气体分压越高,则溶解于血浆和组织液中的气体越多。常压下吸入空气时动脉血物理溶解氧为0.3ml/100ml,常压下吸纯氧时动脉血物理溶解氧为2.0ml/100ml,在0.2MPa氧下动脉血物理溶解氧为4.2ml/100ml,而在0.3MPa氧下为6.5ml/100ml。正常人生理需求量为5ml/100ml。因此,高压氧可以实现无血生存。这是常压氧所办不到的。高压氧在此时引起的是质变。因此,高压氧成为了治疗一氧化碳中毒的首选方法。一氧化碳中毒是因为CO与Hb的亲和力比氧气大250~300倍。所以CO很容易从氧合血红蛋白(HbO_2)中把氧排挤掉,形成碳氧血红蛋白(COHb),使Hb失去携氧能力,并妨碍HbO_2解离,阻碍氧的释放,造成全身组织缺氧。接着通过一系列的级联反应,使各系统受损(其中对大脑的损害最严重),如果救治不及时,则可造成严重的后果,如迟发性脑病、植物人,甚至死亡。高压氧对此可产生不能被其他方法所能替代的特殊治疗作用。它一方面与被CO结合的血红蛋白、肌红蛋白竞争,加速COHb的解离,促进CO的清除(吸入新鲜空气时CO由COHb中释放出约需4h;吸入纯氧时可缩短至30~40min,吸入3个大气压的纯氧可缩短至20min)。另一重要作用,增加血浆物理溶解氧,将氧经血浆直接运送给组织。同时,高压氧还能提高超氧化物歧化酶(SOD)活性,减少自由基的损害。

(二)组织中氧的储备

人体对氧的储备能力极差,缺氧如不及时解除,将造成许多不可逆性损害,其中以神经系统的损害最为突出。高压氧能够提高组织中的氧储备,使缺氧的安全时限延长。常温常压下吸入空气时,阻断循环的安全时限为3~3.5min,常温常压下吸纯氧时只有4min,因此常压氧下不可进行心脏手术;而在常温0.3MPa氧下,安全断血时间为8~12min,低温0.3MPa氧下可达27~30min。这在没有体外循环时,进行心脏手术的风险大大减低。

(三)氧的穿透力

氧的弥散半径取决于氧分压:人脑灰质毛细血管静脉端于常压空气条件下,氧的有效弥散半径为30μm,通常脑细胞距毛细血管最远处亦约30μm,两毛细血管间距约为60μm。在0.3MPa氧压下氧的弥散半径可达100μm,从而使在一般常压下氧气无法远达的组织细胞也能获得足够的氧气供应。因此,高压氧可使氧的穿透力增加,用于治疗组织缺血以及水肿。

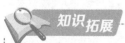

知识拓展

高压氧治疗糖尿病足的机制

糖尿病足的创面供氧不足,缺氧导致胶原合成异常或停止,胶原的多肽前体、乳酸和氢在组织中蓄积而至组织肿胀,阻碍愈合,糖尿病患者的脂肪、蛋白质代谢紊乱,糖化血红蛋白增多,出现高脂血症、血黏度增高、循环障碍、免疫力减低,表现为血管壁增厚,管腔狭窄,血流量减少,血流速度减慢,甚至血管闭塞,血流中断,局部组织缺血、缺氧,遇到有创伤,哪怕是微小的伤口也不易愈合,此时护理不当,即成糖尿病足。用高压氧综合治疗糖尿病足,其组织缺血得到明显改善。

(四)杀菌

不同量的氧分压对细菌的作用有着明显的量变与质变关系:0.3MPa氧压下,组织内氧分压可使所有厌氧菌停止生长、繁殖,并抑制某些毒素的产生。氧分压<30mmHg,厌氧菌则可生长。PaO_2 30~80mmHg,厌氧菌生长不良。PaO_2>90mmHg,厌氧菌不能生长,PaO_2>240mmHg,抑制厌氧菌产生外毒素,$PaO_2>1520mmHg$,厌氧菌体被杀灭。

气性坏疽是由厌氧的革兰阳性梭状芽胞杆菌引起的特殊感染,致病菌产生的外毒素能够破坏机体组织,引起组织坏死和全身严重中毒。过去为了挽救生命,一旦确诊,立即截肢。然而有了高压氧,只要简单清创,及时高压氧治疗就能获得理想的治疗效果。尽早进行高压氧治疗可明显减少死亡和截肢。所以有了高压氧后,面对厌氧菌感染的患者,不仅可挽救生命,还可挽救肢体。

（五）调节全身各系统

高压氧刺激使脑垂体分泌促肾上腺皮质激素增多,后者可促使肾上腺皮质产生肾上腺皮质激素增多。肾上腺皮质激素除有抗炎、抗免疫作用外,尚有提高血管儿茶酚胺的敏感性,促进糖原异生,稳定溶酶体膜等作用。高压氧能够抑制体液免疫和细胞免疫,可应用于器官移植排斥反应及治疗一些与免疫有关的疾病如支气管哮喘、重症肌无力等。有人用高压氧辅助治疗支气管哮喘,对照组采用常规治疗(抗感染、平喘、祛痰、抗过敏等治疗),高压氧组在常规治疗的基础上加上高压氧治疗,两者差异显著($P<0.05$)。高压氧治疗支气管哮喘可以减轻发作时的症状及预防哮喘的复发,具有显著提高疗效,缩短疗程等优点。而常压氧没有这种功能。

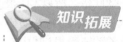

常压氧疗和高压氧疗的区别

氧疗包括常压氧疗与高压氧疗。两者之间有以下三个方面的区别:

1. 要求的压力设备不同。常压下吸氧,患者在一个大气压的条件下,用鼻导管、戴面罩、氧帐或人工呼吸机等方法吸氧;而高压下吸氧,患者在特制的高压氧舱内,在超过一个大气压的环境下吸纯氧。

2. 吸入氧的浓度不同。压下吸氧,氧浓度一般在25%~55%,而高压氧下氧浓度为85%~99%。

3. 疗效截然不同。高压下吸氧可使血氧含量较常压下吸氧增加数倍以至数十倍。高压氧下还可使血中物理溶解氧含量明显增加,每增加1个大气压,物理溶解氧量较常压下吸氧增加14~17倍。

三、相关概念

1. 常压(标准大气压强)　地球纬度45°的海平面上,温度零度时测出每平方厘米面积所承受的压强为760mmHg,称为1个标准大气压强,也就是常压。

2. 附加压(表面压)　常压以外增加的压强为附加压。其大小可通过压力显示出来,又称表面压力。一般不做标注,必要时可以在其右下角标注"e",即P_e,常压时表压显示为"0"。

3. 绝对压　单位面积上所承受的压强称为绝对压,临床应用高压氧治疗时,常用绝对压作为治疗压力。绝对压 = 常压 + 附加压,一般需在表示绝对压力的符号的右下角标注"ABS",即P_{abs},$1P_{abs} = 0.1MPa$(兆帕)$= 100kPa$(千帕)高压氧舱2~2.5atm。

4. 高气压　凡是高于常压(1个标准大气压)的压力称为高气压。

第二节　治疗原理与治疗作用

一、治疗原理

高压氧的治疗主要体现在:①直接作用;②间接作用(人体吸入高压氧后对机体各系统产生的综合效应)。

（一）直接作用

1. 增加血氧含量,提高血氧分压　血氧运输途径:

(1)化学溶解:与血红蛋白直接结合,形成HbO_2。每100ml的血液中约含有14g Hb,常压下能结合氧约19ml(血红蛋白结合氧饱和度为97%),是常压下氧运输的主要方式。

（2）物理状态溶解：常压下，每100ml血液中只溶解0.3ml氧气。尽管这种方式运输的氧量少，但是首先被组织利用，然后HbO_2中的氧才与Hb分离，溶解到血液中，弥散到组织间液中，被组织细胞利用。

高气压下，Hb氧饱和度迅速达到100%，不能再结合氧。而血浆中以物理状态溶解的氧随着PaO_2的升高不断增加。在3个标准大气压（atm）下，以物理状态溶解的氧量可达6.6ml/100ml血液，此数值与常压下呼吸空气时人体动静脉氧含量差6ml/100ml血液大致相等。即是说，在3atm下，仅物理溶解的氧就已经完全可以向组织细胞提供氧供。

因此，高压氧用于治疗Hb丧失或失活性疾病，如一氧化碳中毒、失血及其他变性血红蛋白症，可作为代偿血流量减少的一种应急措施。

2. 增加血氧弥散，提高组织氧储备量　根据气体物理定律，气体弥散的速度与气体的压力差成正比。压力差愈大，弥散速度快，弥散量大，弥散距离远。在高压氧治疗时，肺泡氧分压明显增加，肺泡内氧气向动脉血液中弥散的量比常压下增加，动脉血液中的氧含量也明显升高。由动脉毛细血管中向组织细胞的弥散量也增加，弥散距离增大，机体组织的氧储备量也大大增加。

常压下，呼吸空气时，机体内毛细血管中氧的弥散半径为30μm；在3atm氧下，有效弥散半径可增至100μm，毛细血管周围的组织细胞和体液中的氧含量及氧分压也增加。

高压氧用于治疗组织水肿致使弥散距离增加的疾病：如脑水肿、肺水肿，也可用于治疗毛细血管损伤或血管阻塞而造成供氧障碍的疾病：脑血栓形成、烧伤、肢体挤压伤、外伤术后血液循环障碍等。

3. 收缩全身血管　高压氧下，血氧张力增高，血管自动调节，致使血管平滑肌收缩。在脑组织中，脑血管收缩时，脑血流量减少；但是由于血中结合氧及物理溶解氧的增加，脑组织、脑脊液的氧分压实际比常压下增加。因此，高压氧对脑缺氧、脑水肿的抢救治疗十分有效。它通过增加血氧含量，提高血氧分压，改善脑组织缺氧状态。同时，由于脑血管收缩，脑血流量下降，减轻了脑水肿，降低了颅内压，从而打断了脑缺氧-脑水肿-颅内压升高恶性循环。

在高压氧下，颈动脉系统血流量减少，而椎动脉血流量反而增加。因而，网状激活系统脑干部位的氧分压相对增加，有利于昏迷患者的觉醒和生命功能活动的维持。

4. 促进纤维母细胞增生和胶原的生成　当局部组织氧分压在5~10mmHg时，纤维母细胞增生及胶原纤维的形成受到抑制。高压氧下，血氧分压和细胞外液的氧分压增加，刺激血管纤维母细胞分裂活动和胶原纤维的形成，促进新血管的生成，加速了侧支循环的建立，有效地纠正和改善组织的缺氧状态。有氧代谢旺盛，产生足够的三磷酸腺苷，有利于蛋白质的合成，促进新鲜肉芽和上皮的生长。高压氧用于治疗植皮、断指（趾）再植、脑血栓形成、顽固性溃疡、无菌性骨坏死、慢性骨髓炎和骨折愈合不良等多种疾病。

5. 抑制厌氧菌生长　厌氧菌只有在无氧或氧分压较低的环境下才可生长，当氧分压为250mmHg时，产气梭状芽胞杆菌的外毒素产生也受到抑制。故在2.5~3.0atm氧下，所有厌氧菌都不能在体内生长繁殖。

6. 消除体内气泡　气体压强与其体积成反比。高压氧下，气泡被压缩。在2atm时，气泡缩小1/2；在3atm氧下，气泡缩至1/3。被气泡堵塞的血管恢复血液供应。同时血液中的氧气置换气泡内氮气，并加以利用，气泡很快消失。

（二）高压氧的间接作用

1. 对心血管和侧支循环的影响　高压氧可使许多器官或组织（脑、心、肾、四肢等）的血管发生收缩，阻力增加，导致灌注范围内血流量减少（表15-1）。

表15-1　不同氧压下各主要脏器血流减少率

氧压（atm）	脑血流	冠状动脉血流	肾血流	四肢血流
1	10%~12%	18.7%	17%~19%	9%~10%
2	21%	25%	32%~33%	19%~29%
2.7	18%~23%			
3.5	25%			
4		31%	34%	32%

235

（1）高压氧使全身血管（椎动脉和肝动脉除外）收缩，血压升高。对低血压有治疗作用，而对血压过高者进行高压氧治疗必须慎重。高压氧下脑血流减少，对减轻脑水肿和颅高压有一定作用。

（2）高压氧下心率减慢、心肌传导减慢、心肌收缩力减弱、心肌耗氧量减少，因此适合冠心病患者的治疗，但心内传导阻滞、心动过缓者进行高压氧治疗需要慎重。

（3）高压氧下椎动脉和肝动脉扩张，高压氧对椎动脉供血不全、昏迷患者、肝病患者有治疗作用。

2. 高压氧可使凝血功能轻度降低，红细胞减少。过去曾将贫血和出血性疾病视为相对禁忌证。经过长期临床观察发现其作用较弱，现在只是将活动性颅内出血定为禁忌证，而将女性月经期高压氧治疗禁忌予以取消。红细胞减少和轻度抗凝作用则对脑梗死、冠心病、红细胞增多症有益。

3. 高压氧可使消化液分泌减少，胃肠蠕动增强，肝功能改善，并可促进肠内气体吸收。高压氧可用于消化性溃疡、肠气囊肿病、肝病等。

4. 高压氧对内分泌系统有兴奋和调节作用　可促进肾上腺皮质激素分泌增加，相当于应用糖皮质激素，高压氧对多种变应性疾病有一定的疗效；高压氧可使肾上腺髓质分泌的肾素增加；高压氧可促使胰岛素分泌并对其功能有改善作用，对糖尿病有效；高压氧可促使甲状腺激素分泌，对甲状腺功能低下者有治疗作用。

5. 高压氧对机体免疫功能有抑制加调节作用　高压氧可抑制细胞免疫和体液免疫，对变应性疾病（免疫功能紊乱）、器官移植排斥反应有一定的治疗作用。近年将高压氧用于病毒性疾病，以及动物研究发现高压氧对免疫功能有较好的调节作用。

6. 高压氧对肾脏的作用　肾血管收缩，肾血流量减少，但是肾小球的滤过率增加，肾功能改善。

7. 高压氧对中枢神经的作用　高压氧对中枢神经有轻度的兴奋作用，大脑是全身耗氧量最大的器官，高压氧可促进脑内氧化代谢，改善其功能。高压氧对昏迷患者有促进苏醒作用。高压氧下血-脑屏障的通透性增加，可以增加药物对脑病的作用。

8. 高压氧对损伤的修复作用组织损伤时，受损区出现渗出、水肿、变性、坏死等改变。高压氧治疗下使受损组织的氧分压增高，缺氧状态得以改善，新陈代谢加强，ATP 生成增多，纤维细胞增殖活跃，胶原纤维合成增加。使受损组织的局部血液循环得以改善，渗出、水肿得到消除，新生血管形成，侧支循环再建立。从而上皮组织及损伤组织的修复和伤口的愈合加速。

二、治疗作用

1. 迅速纠正机体缺氧状态　高压氧可增加血氧含量，提高血氧分压，增加血浆中物理溶解氧，可治疗：心血管疾病、脑血管意外、心肺复苏术后急性脑功能障碍、一氧化碳中毒等。

2. 有效改善微循环，提高血氧弥散能力　使氧的有效弥散半径加大，组织内氧含量和储氧量增加，可治疗伴有微循环障碍的疾病，如烧伤、冻伤、挤压伤、休克、植皮、植骨、断肢再植等。

3. 防治各类水肿　高压氧对血管有收缩作用（肝动脉与椎动脉除外），故可降低血管通透性，减少血管、组织渗出，改善各种水肿，如治疗脑水肿，降低颅内压 30%~40%；治疗肢体肿胀、创面渗出，减少大面积烧伤患者的液体丢失。

4. 促使侧支循环的建立，增加血-脑屏障的通透性，促进有害气体的排出，可治疗因缺氧所导致的一系列疾病：心肌梗死、缺血性脑病、断肢再植、某些眼底病及皮瓣移植的成活。

5. 加速组织、血管、细胞的再生和修复，特别是缺血、缺氧组织。

6. 抑制厌氧菌生长、繁殖和产生毒素的能力，是气性坏疽特效疗法。

7. 抑制微生物生长繁殖，对许多需氧菌及其他微生物的生长繁殖都有抑制作用，增加某些抗生素药效，协同治疗感染性疾病。

8. 增强放疗、化疗对恶性肿瘤的疗效。

第三节　治疗技术

一、设备

临床上应用的高压氧舱基本上可分为空气加压舱（介质为空气）、氧气加压舱（介质为氧气），舱型又分为多人舱、单人舱、婴儿舱等。每一个高压氧舱主要由供排气系统、供排氧系统、电气系统、空调设备、通讯与闭路监控、测氧仪等组成。

二、治疗方案的制订

应根据患者的年龄、病情、病种等具体情况选择制订适当的治疗方案。治疗方案的内容应包括选择舱型,决定压力(绝对压)、疗次与疗程,制订加、减压方案及患者治疗前后的处理等。

（一）治疗方案的基本原则

1. 保证治疗的有效性　应选择适当的治疗压力及吸氧方案。目前有些治疗方案选择的压力过低,吸氧时间过短,不能达到满意的治疗效果。

2. 保证治疗的安全性　根据治疗压力决定吸氧方案,防止氧中毒。选择适当的减压方案,防止发生减压病。选择正确的加、减压方法及速率,防止各类气压伤。正确选择治疗前用药和治疗中、治疗后的治疗方案,保证及时和安全治疗。

（二）治疗舱型的选择

1. 危重患者抢救应选择大型空气加压舱,以保证舱内陪护和进行治疗。

2. 不需陪护的患者可选用氧气加压舱,烧伤、巨大溃疡等亦可选用氧气加压舱,使创面"浸泡"在高压氧中。

3. 年龄在 3 个月以下的婴儿可选用婴儿氧舱。如哭闹,可适当使用镇静剂如水合氯醛。

4. 年龄在 3 个月以上的儿童,治疗时常需成人陪护,可选用成人氧气加压舱。

5. 需 0.28MPa 以上压力治疗时应选择空气加压舱。

（三）治疗压力选择

1. 根据病种选择治疗压力　如减压病、气栓症需选择较高压力;气性坏疽应选用 0.25~0.3MPa 压力;呼吸系统疾病宜选用 0.2MPa 以下的压力。

2. 儿童与成人的治疗压力不应有太大的悬殊。

3. 体质衰弱或处于疲劳状态的患者宜选用偏低的治疗压力。

4. 不同海拔高度地区应根据当地的实际大气压选择正确的治疗压力。治疗时应首先确定高压氧治疗的附加压(表压),然后再加上当地大气压,即为应选定的治疗压力。例如西藏某地区实际大气压为 0.06MPa,我们选定的治疗附加压为 0.1MPa,那么治疗压力应为 0.16MPa,其治疗作用应略相当于常压地区 0.2MPa 高压氧治疗作用。

（四）吸氧方式与时间的选择

1. 儿童、体质衰弱者和重患者,因为乏力,常不能有效地使用一般吸氧面罩,宜用氧气加压舱或用开放式面罩供氧,亦可采用头帐、氧帐等方式供氧。

2. 一般患者可用活瓣式面罩供氧。

3. 危重患者治疗时,不宜选择过高压力,要严密注意肺型氧中毒的发生。

4. 陪护的医护人员和陪舱亲属可在减压时吸氧。

5. 为防止高压氧的毒副作用,特别是防止神经型氧中毒的发生,需对高压氧治疗时吸入纯氧制订"压力-时程限值"。此限值为一定压力下吸入纯氧的最长时限。

（五）疗次与疗程的选择

1. 氧在体内无积蓄作用,故每日治疗次数可以为 1~4 次,如断肢再植术后、整形术后、严重创伤后、气性坏疽等常需每日治疗多次。

2. 高压氧一般以 7~10d 为 1 个疗程,必要时可以延长,也可以缩短。2 个疗程之间可酌情休息 5~7d,必要时也可连续治疗 20~30 次。

3. 高压氧治疗总疗程不受限制。某些疾病需要较长的疗程,如持续性植物状态至少需治疗 50 次以上。为预防重度一氧化碳中毒患者发生迟发性脑病,总疗程不应少于 40 次。此外,婴幼儿缺氧性脑病也常需较长的疗程。

三、治疗方法

虽然各种舱型的操作原理基本相同,但由于各种舱的大小、技术设备及加压介质不尽相同,临床治疗的对象也有区别,因此各种氧舱的操作方法及规则不完全一样。现将空气压力舱(多人舱,图 15-1)、单人纯氧舱、婴儿氧舱等三种不同类型的氧舱的具体操作流程作如下介绍。

图片:空气压力舱

图片:空气压力舱内部

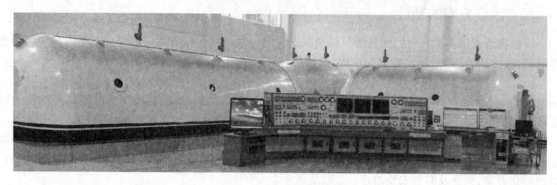

图 15-1　空气压力舱

（一）空气加压舱（多人舱）的操作流程

1. 开舱前的准备

（1）每次开舱前要反复检查氧舱各个部件及电器控制系统是否处于完好状态,氧舱必须保证无故障的情况下才能开舱使用。

（2）检查压缩气源是否足够治疗必需的供气量,并打开供气阀。

（3）检查氧气气源,表压不少于 0.4~0.6MPa。

（4）检查操作台上各加减压和供排氧阀门是否关闭。

（5）打开操作台上的总电源开关,接通所需使用的各种仪器、仪表电源(监测器、测氧仪、对讲机、音箱等)。

（6）检查患者的吸氧面罩和三通阀是否接通,并交代正确的吸氧方法。

（7）检查并关闭递物筒内外盖,关闭内外盖上的放气阀。

（8）将配置有雾化吸氧装置阀调试到合适部位,安装好雾化药物瓶。

（9）配有微机控制系统的氧舱,检查其通电后的工作情况,并输入治疗方案程序准备运行。

（10）宣教进舱须知。

（11）凡多人舱要求必须两人同时操作。

（12）工作期间一定要认真并密切观察。

2. 进舱人员注意事项

（1）高压氧治疗的患者,须经高压氧专科医生检查并同意后方可进行治疗。

（2）严禁将易燃、易爆(如打火机、火柴、烟花爆竹、电动玩具、手机、钢笔等)、易挥发物品(如汽油、油脂等)带入舱内。

（3）进舱前要排空大小便。

（4）治疗期间不宜吃产气类食物,如牛奶、豆制品、葱、蒜等。

（5）进舱治疗时必须服从医务人员的安排。

（6）加压过程中,在医务人员的指导下做好鼓气试验,如出现耳痛等不适及时向医务人员说明。

（7）吸氧治疗过程中,不要过度呼吸,如果出现口唇、肢体麻木或抽搐应立即停止吸氧,及时报告医务人员。

（8）切勿随意乱动舱内设备,以免发生意外。

（9）保持舱内安静、整洁、卫生。

（10）危重患者必须备好各种需用的药物、器械等。

3. 氧舱加压阶段

（1）应严格掌握加压速度,并观察和询问舱内人员情况。加压初始阶段应缓慢加压,在治疗压力为 0.1~0.15MPa 时,总加压时间不得少于 15min。

（2）加压过程中,根据舱内环境温度的高低,开启制冷或制热空调。

笔记

（3）加压过程中,如舱内人员出现不适等情况,应立即停止加压并通知医生做好对症处理。

4. 氧舱稳压阶段

（1）舱内压力加至治疗压力时停止加压,打开操作台上的供氧阀和雾化吸氧控制阀,通知患者戴好吸氧面罩开始吸氧。供氧压力应保持在0.4~0.6MPa范围内,同时打开操作台上的排气阀。

（2）检测舱内氧浓度,严格控制在23%以内,如氧浓度增高过快应及时查明原因并及时排除,同时应通风换气。

（3）吸氧结束时,应及时关闭氧气气源。

5. 氧舱减压阶段

（1）通知舱内人员按规定减压方案进行减压,治疗压力超过0.12MPa,总减压时间不得少于30min。

（2）严格掌握减压方案,保持舱内适当的温度。

（3）减压过程中如出现雾气,应放慢减压速度或暂停减压,使雾气消失再减压。

6. 出舱后的整理

（1）患者出舱后打扫舱内卫生,清理舱内物品,用紫外线或电子灭菌灯进行舱内空气消毒。

（2）关闭操作台上的电源,关闭压缩机与氧气气源,并进行排污处理。

（3）将操作舱登记记录本填写完整。

7. 空气加压舱紧急处理应急预案　当舱内发生火灾、人为破坏等情况时,操作人员应:

（1）迅速关闭供氧、供气阀门,切断总电源并打开应急电源。

（2）指导舱内人员使用舱内灭火器或舱内水喷淋系统灭火。

（3）迅速打开紧急减压阀等减压装置,力争尽快减压。

（4）立即通知火警、单位领导,做好抢救工作。

（5）保护现场,以便查清事故原因。

（二）单人纯氧舱的操作流程

1. 开舱前的准备

（1）检查氧舱设备及电器控制系统是否处于完好状态,氧舱必须保证无故障的情况下才能开舱使用。

（2）检查氧气气源是否充足。

（3）检查操作台上各加减压和供排氧阀门是否关闭。

（4）检查测氧仪是否准确。

（5）检查舱内床单被褥是否干净,打开舱门推出滑动床,准备迎接患者。

（6）协助并检查患者(儿)将自己的衣物全部脱掉,穿戴医院统一制作的纯棉衣裤,将头发加湿并全部塞入纯棉帽内,严禁使用发胶类物品,将化妆品全部洗净。

（7）固定好静电装置。

（8）向患者交代注意事项及鼓气调压方法。

（9）核对患者的姓名、诊断、高压氧治疗方案,填写好记录。

2. 操作过程

（1）通知患者做好准备,开始加压。

（2）打开微量输入阀门进行加压,初始阶段应缓慢,并随时询问舱内患者情况,严格按治疗方案进行加压。

（3）当表压升到0.02MPa,应进行舱内换气(洗舱)。

（4）随时注意患者反应,如有耳痛不适,应减慢或暂停加压,待不适消除后再加压。

（5）控制舱内温度,压力升至预定值时,关闭输入阀门并记录好时间。

（6）舱内氧浓度应保持在70%以上。

（7）掌握好通风换气,一般每隔15~20min换气一次,每次3~5min。

（8）稳压结束时,通知患者做好减压准备,并开始减法。

（9）患者出舱后,整理舱内各物品,并进行消毒。

（10）做好患者治疗登记。

3. 单人纯氧舱治疗患者进舱注意事项

（1）患者须经高压氧专科医生检查同意后，方可进舱进行治疗。

（2）进舱前一天应洗头，严禁使用发胶及面部油脂类化妆品。

（3）全部换用医院特制的全棉衣裤及被褥，自带内衣裤、袜子、尿布及被褥等一律不准入舱。

（4）将头发加湿并全部塞入纯棉帽内。

（5）进舱前应排空大小便。

（6）严禁将易燃、易爆（如打火机、火柴、烟花爆竹、电动玩具、手机、钢笔等）、易挥发物品（如汽油、油脂等）带入舱内。

（7）在舱内尽量保持安静，严禁剧烈运动，尤其是头部不要乱动，以防静电起火。

（8）治疗时出现任何不适，应及时报告医务人员。

4. 单人纯氧舱紧急情况应急处理预案（同空气加压舱紧急情况应急处理预案）

（三）婴儿氧舱的操作流程

1. 操作流程

（1）治疗前常规检查氧舱所有仪表、检测系统、供排氧系统等部件。

（2）打开舱门，用纯棉被服包裹婴儿后放置在托盘上，侧卧固定，关闭舱门。

（3）缓慢开启氧气瓶调节器进行加压，舱内输出压力不得大于 0.15MPa。

（4）医务人员根据婴幼儿年龄及病情制订治疗方案。

（5）舱内氧浓度必须达到 60% 以上，一般在 75%~85% 氧浓度之间。

（6）严密观察并记录患儿治疗情况，做好操舱记录。

（7）治疗结束后，开启排氧阀和排氧针阀进行减压，所有仪器开关恢复启用前状态。

2. 婴儿氧舱治疗患儿家属进舱注意事项

（1）严禁携带玩具及易燃易爆品进舱。

（2）患儿进舱前须换纯棉衣被及尿布等，经检查无误后方可进舱。

（3）新生儿入舱前 1h 喂半量奶。

（4）入舱前应解好大小便。

（5）婴幼儿在治疗中有医务人员全程监护，家属不得远离治疗室。

3. 婴儿氧舱紧急情况应急处理预案

（1）高压氧治疗中婴幼儿发生危及患儿生命安全的紧急情况（如呕吐、窒息、抽搐、发绀等），应立即减压，尽快出舱。

（2）婴儿舱一旦发生火灾时，应立即关闭进气阀，减压出舱，并立即向上级有关科室部门报告。

四、常见高压氧舱治疗方案

（一）空气加压舱（多人舱）常规治疗方案

成年人的一般急、慢性疾病的治疗方案见表 15-2。

表 15-2　空气加压舱常规治疗方案

供氧方式	舱压（绝对压）（MPa）	加压时间（min）	稳压时间（min）	吸氧方法		减压时间（min）
				吸 O_2	间歇	
空气加压面罩吸氧	0.17	10	110	30min×3	10min×2	<20
	0.20	10~15	90	40min×2	10min	20
	0.25	10~20	70	30min×2	10min	25~30
	0.30	20	70	30min×2	10min	45~60

（二）氧气加压舱（单/双人舱）治疗方案

氧气加压舱因舱容所限，只能容 1 人或 2 人卧位治疗，如患者发生脑型氧中毒等意外情况，处理十分不便。因此氧气加压舱常规治疗时多选用 0.22MPa 以下的治疗压力,仅在治疗气性坏疽、气栓症时才选用较高压力,并减少稳压吸氧时间(表 15-3、表 15-4)。

表 15-3　氧气加压舱(单/双人舱)治疗方案

供氧方式	舱压(绝对压) (MPa)	加压时间 (min)	稳压吸氧时间 (min)	减压时间 (min)
氧气加压	0.20	10~15	60~80	15~20
	0.25	10~20	60	20~25
	0.30	20	40~50	45~60

表 15-4　纯氧舱允许使用压力(绝对压)与允许吸氧时间

舱内压力(MPa)	允许时间(min)
0.2	150
0.2~0.25	120
0.3	40

(三)新生儿及婴幼儿治疗方案

儿童与成人的高压氧治疗没有重大的原则区别,但应考虑到新生儿及婴幼儿治疗时常需有人陪伴护理,同时婴幼儿不能配合使用一般的吸氧面罩,而且婴幼儿不能提供主诉,高压氧对婴幼儿引起的不良反应也较难于判断,所以一般主张新生儿及婴幼儿高压氧治疗使用的压力应略低于成人,吸氧时间也应适当缩短。学龄及青少年儿童的高压氧治疗一般可按成人高压氧常规治疗进行。新生儿及婴幼儿治疗方案见表 15-5。

表 15-5　婴幼儿治疗方案

年龄	治疗压力(绝对压) (MPa)	加压时间 (min)	稳压时间 (min)	减压时间 (min)
新生儿(1~28d)	0.15	10~15	20~30	10~15
婴儿(28d 至 1 岁)	0.16~0.18	15	30	15
幼儿(1~3 岁)	0.18~0.20	20	40	20

第四节　临 床 应 用

一、适应证

1. **急诊科**　急性一氧化碳中毒及中毒性脑病、有害气体中毒(天然气、液化石油气、硫化氢、氨气、光气等)、其他毒物中毒(氰化物、农药、安眠药、奎宁、汽油等)、心肺复苏后急性脑功能障碍(电击伤、溺水、缢伤、窒息、麻醉意外等)、肺水肿(除心源性肺水肿)、脑水肿、气性坏疽、破伤风及其他厌氧菌感染、减压病、气栓症、休克的辅助治疗。

2. **神经外科**　颅脑损伤(脑震荡、脑挫裂伤、脑干损伤、脑弥漫性轴突损伤)、颅内血肿及清除术后、脊髓损伤、脑血管疾病术后、颅内良性肿瘤术后及后遗症、放射性的脑与脊髓损伤、脑水肿。

3. **神经内科**　缺血性脑血管病(脑动脉硬化症、TIA、脑血栓形成、脑栓塞)、脑血管意外后遗症、脑出血恢复期、高原适应不全症、植物状态、面神经炎(贝尔麻痹)、运动神经元病、病毒性脑炎及后遗症、血管神经性头痛、自主神经功能紊乱、急性感染性多发性神经根炎、周围神经炎、多发性硬化、进行性肌营养不良、帕金森病、血管性痴呆、老年性痴呆、脑萎缩、坐骨神经痛、肋间神经痛。

4. **骨科**　骨折及骨折后骨愈合不良、断肢(指、趾)再植术后、拇指再造术后等矫形术后、挤压伤及挤压综合征、骨髓炎、脊髓损伤、放射性或无菌性骨坏死、颈椎病、老年腰腿痛、腰椎间盘突出、筋膜间隔区综合征、运动性损伤。

5. 耳鼻喉科　突发性耳聋、耳鸣、梅尼埃病、眩晕、耳鼻器官断裂。

6. 眼科　中心性浆液性脉络膜视网膜炎、视神经萎缩、视网膜血管阻塞(中央动脉阻塞、中央静脉阻塞)。

7. 口腔科　牙周病(炎)、复发性溃疡、口疮、牙齿再植和移植术、牙颌正畸术后。

8. 普外科及其他外科　周围血管病变(脉管炎、雷诺病、深静脉血栓形成等)、麻痹性肠梗阻、蜂窝织炎、先天性心脏病修复术后、心脏血管架桥术后、前列腺增生、移植术后排异反应。

9. 心内科　冠心病(心绞痛、心肌梗死等)、心肌炎、快速性心律失常(房颤、期前收缩、心动过速)。

10. 消化科　消化性溃疡、溃疡性结肠炎、传染性肝炎(使用传染病专用舱)。

11. 呼吸科　急性呼吸窘迫综合征、支气管哮喘。

12. 内分泌科　糖尿病及并发症(如糖尿病足、皮肤溃疡、神经炎等)。

13. 妇产科　胎儿宫内发育迟缓、更年期综合征、深部霉菌病、妊娠并发症(糖尿病、子痫、心脏病)、先兆流产、过期妊娠、胎儿宫内窒迫。

14. 儿科　脑瘫、新生儿窒息、各种脑炎及后遗症。

15. 皮肤科　慢性皮肤溃疡(动脉供血障碍、静脉淤血、压疮)、脓疱疮、银屑病、玫瑰糠疹、斑秃、湿疹。

16. 烧伤整形科　植皮术后、整形术后、烧(烫)伤、冻伤。

17. 肿瘤科　恶性肿瘤(与放疗或化疗并用)、放射性损伤(骨坏死、脑损伤、软组织损伤、膀胱炎、直肠炎等)。

18. 亚健康人群的保健　高血脂、记忆力下降、注意力涣散、头晕、目眩、疲倦乏力、急躁易怒、心慌焦虑、失眠早醒、悲观忧郁、性功能低下等亚健康人群均有良好保健作用。

二、禁忌证

(一)绝对禁忌证

未经处理的气胸、纵隔气肿、肺大疱、活动性内出血及出血性疾病、结核性空洞形成并咯血等。

(二)相对禁忌证

重症上呼吸道感染、重症肺气肿、支气管扩张症、重度鼻窦炎、心脏二度以上房室传导阻滞、血压过高者(>160/100mmHg)、心动过缓、未经处理的恶性肿瘤、视网膜脱离、早期妊娠(3个月以内)等。

三、注意事项

1. 患者和陪舱人员,须经高压氧科医生检诊同意后方可治疗。

2. 严禁携带打火机、火柴、手机、电子钥匙、电动玩具及其他易燃易爆、电子类物品进入舱内。

3. 请勿将手表、钢笔及其他与治疗无关的物品带入舱内,以防损毁。

4. 治疗期间不宜吃产气类食物,如豆制品、葱、蒜等。

5. 进舱前要排空大、小便。

6. 入舱人员如患有冠心病、高血压等基础疾病,或有感冒、发热及其他任何不适,入舱前均应报告医务人员。血压、眼压过高、感冒、咳嗽、高热、腹泻、急性传染病暂停治疗。月经期不得进舱。

7. 进舱治疗必须服从医务人员指挥。在治疗进程中出现不适应随时报告医务人员,等候处置。

8. 加压过程中,应每隔几秒做中耳调压动作,如捏鼻鼓气、吞咽、活动下颌、咀嚼。减压过程中严禁屏气。如出现耳痛等不适症状应立即报告医务人员。

9. 吸氧时,面罩要扣紧口鼻处,与面颊部贴紧,不要漏气。请勿过度呼吸,如果出现口唇、肢体麻木或抽搐,立即停止吸氧,及时报告医务人员。

10. 加压过程舱内温度会升高,减压过程舱内温度会降低,这是正常的物理现象,请注意适当增减衣服。

11. 切勿随意乱动舱内设备,以免发生意外。

12. 保持舱内安静整洁。

本章小结

　　本章主要讲述了高压氧疗法的概念、治疗原理、治疗技术及临床应用。高压氧疗法经过短短几十年的发展,高压氧治疗已成为一门专业性较强的医学学科,因此需要学生重点掌握高压氧疗法的规范操作技术;临床应用中的适应证、禁忌证及注意事项是重点内容。高压氧疗法广泛应用于临床领域,发展日趋成熟,并在各种疾病治疗上取得较好疗效。

（张维杰）

思考题

1. 思考高压氧治疗的特点有哪些?
2. 高压氧治疗和常压氧治疗有哪些区别?

扫一扫,测一测

思路解析

第十六章 　自然疗法

　　自然疗法(naturopathy)是利用自然物理因子的影响,促进人体疾病及身心的康复,达到强身健体、防病治病的方法,亦称自然康复法。常用的自然物理因子有气候、日光、海滩、洞穴、森林、矿泉等。各种自然物理因子对机体的生理或病理过程进行调节或直接参与新陈代谢,进而达到防病治病的目的。根据各种自然物理因子的不同,常用的自然疗法可以分为空气浴疗法、岩洞疗法、高山疗法、日光浴疗法、沙浴疗法、森林浴疗法等。自然物理因子广泛存在于自然界中,有易取、易用、经济实惠、无明显副作用等特点,易于被人们接受,它与其他治疗方法联合使用,将更有益于健康,更有利于患者的康复。

第一节　空气浴疗法

　　裸体或半裸体直接接触空气,利用空气中温度、湿度、气流及其化学成分等理化因素对人体的综合作用来养生康复的疗法,称为空气浴疗法,亦称空气浴康复法。
　　空气具有一定的温度、湿度,富含氧气,富有紫外线的散射光线,以及特殊环境中的一些特殊物质,如海滨地区的无机盐类、微量元素,森林地区的芳香物质,山间瀑布地区较多的空气负离子等,这些理化因子直接作用于人体肌肤,对人体的代谢过程可以产生各种有益的变化。空气浴可使人体的体温调节功能、血管运动中枢的反射活动得到锻炼,提高神经系统的兴奋性及机体对外界环境的适应能力,抵御外界六淫之邪对人体的侵袭,从而达到"正气存内、邪不可干"的目的。

一、治疗原理及治疗作用

(一)对温度刺激的反应

　　机体对空气浴的反应之一是对空气浴时温度刺激的反应。体温调节功能是机体维持体温恒定的一系列生理过程的基础。在进行空气浴时的气温常低于体温,导致体表热量大量散失,通过体液和神经的反射活动,使大脑皮质、体温调节中枢、血管运动中枢发生一系列的改变,引起皮肤血管收缩,汗液分泌减少,基础代谢增高等一系列反应。当气温增高时,通过反射性作用引起皮肤血管扩张,汗腺分泌增多,呼吸加速和基础代谢降低等一系列反应,以维持体温的平衡。通过这种温度的刺激,可使体温调节功能、血管运动中枢的反射活动得到锻炼,提高了神经的兴奋性及机体对外界环境的适应能力。

（二）对代谢改变的影响

研究证明空气浴治疗后,蛋白质与脂类代谢转为正常,与肝功能有关的代谢过程正常化,氧化过程得到改善,血细胞内的氧化-还原酶活性升高。通过空气浴可使患者的代谢得到改善及恢复,特别是糖尿病、肥胖病的患者。

（三）对循环系统的影响

空气浴疗法可使循环系统功能得到代偿性增强,从而使患者临床症状改善。主要表现为脉搏缓慢,心搏出量增加,血压逐渐恢复正常,心肌血液供应改善等。

（四）对呼吸系统的影响

空气浴场远离大气污染源,空气清新,含氧量高,富含空气负离子、微量元素等。在空气浴作用下,呼吸动作加深,呼吸容积增加,使肺泡通气增高,肺泡内氧分压增加,因而血液摄氧能力增强,摄氧量增多,组织的供氧量增多。

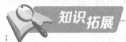

知识拓展

人体的体温调节机制

人体的体温调节机制是人体能否适应外界环境变化的重要条件。机体通过皮肤感受器以及黏膜(特别是呼吸道黏膜)感受器,并借助于传导、对流、辐射等热传导方式,维持其在周围环境当中的动力平衡,并保持恒定的体温。周围环境温度18~24℃,相对湿度50%~70%,空气流动不超过1.5m/s时,机体的体温调节机制可维持在一般的水平,能保持正常的体温。

二、治疗技术

温度是空气浴疗法的主要作用因子。根据气温的高低,空气浴主要有温暖空气浴、凉爽空气浴和寒冷空气浴三种。

（一）温暖空气浴

在气温20~30℃时进行的空气浴,称为温暖空气浴。一般宜在夏季进行。温暖空气浴可使全身血管舒张,呼吸加速,汗腺分泌增多,机体代谢降低,散热增加而维持正常体温。

温暖空气浴的具体方法是:令患者穿短裤(妇女着胸罩),在海边、湖滨或树荫下,卧于床榻或躺椅上。第一次从5~15min开始,以后每次增加15min。最终达到1~2h,每天1~2次。1~2个月为一个疗程。

（二）凉爽空气浴

在气温14~20℃时进行的空气浴,称为凉爽空气浴。一般宜在春秋季进行。在凉爽空气浴中,机体体温调节中枢发生的变化基本与寒冷空气浴相同,但较为温和。

凉爽空气浴的具体方法是:患者裸体或半裸体,在室内或室外静卧或做轻微活动。第一次从5min开始,以后每日增加5~10min,最终达到30~60min。每天1~2次,1个月为一个疗程。

（三）寒冷空气浴

在气温6~14℃时进行的空气浴,称为寒冷空气浴。一般宜在冬季进行。在进行寒冷空气浴时,气温低于体温。皮肤、黏膜感受器受到冷空气刺激,通过神经、体液反射作用,引起皮肤血管收缩,汗腺分泌减少,机体代谢加强,产热增加以维持正常体温。

寒冷空气浴的具体方法是:患者先着单衣在室内接受寒冷作用,然后逐渐到室外冷空气中散步;待适应后再逐渐去除外衣。治疗时间可由每次数分钟逐渐增加至每次20min,每日1~2次,半个月为一个疗程。

此外,在空气浴中也可结合中医传统的体育康复法,如五禽戏、太极拳等进行锻炼。

三、临床应用

（一）适应证

适用于虚弱体质及易患感冒者、鼻炎、哮喘稳定期、一般心血管疾病、神经症、风湿病、非特异性肺疾病、慢性支气管炎、非活动性肺结核、高血压、动脉粥样硬化、糖尿病、肥胖病、贫血等。

（二）禁忌证

重症心肺疾患、冠心病、体质严重虚弱、高热、重症肾脏疾病、严重高血压、出血倾向等。

（三）注意事项

1. 空气浴疗法治疗中着衣以少为佳，以使空气尽量多接触患者皮肤。但在操作时，要视患者体质情况而定，以不受凉为度。

2. 须按循序渐进的原则。时间由短逐渐延长，温度由高逐渐降低，衣着由多逐渐减少。

3. 为防止机体过度散热和受凉，应避免急剧的气流直接地吹来。在室内进行空气浴时，应避免患者的头、鼻对着敞开的窗户。患关节炎的患者应注意病变部位的保暖，胃肠道易激惹的患者应遮盖腹部。

4. 密切关注天气情况，避免在天气急剧变化时进行空气浴治疗。患感冒等疾病时，应暂停空气浴治疗，待病愈后再继续。夏季在太阳下进行空气浴要戴墨镜，以保护眼睛。

5. 空气浴疗法对某些慢性疾病的疗效确切，但奏效缓慢，故要长期坚持，持之以恒。

第二节　岩　洞　疗　法

岩洞疗法是指利用自然环境中的天然洞穴，或掘地为窟的人工洞穴，进行养生防病和康复治疗的疗法，亦称岩洞康复法。现代康复医学家已开始重视这一疗法的治疗意义，并正在实施和探索之中。

岩洞疗法，古已有之。传说先秦名医扁鹊，曾"隐居岩岳，静心敛神"，精修医道。隋炀帝的爱女，南阳公主，曾在河北苍岩山建庆寺以所凿岩洞为寝宫居室，妙称"窍开别天""穿洞屈盘"，山洞清泉潺潺，瀑布飞珠漱玉，公主以泉疗癣疾，然后静养而病愈，充分利用了岩洞疗法的功效。唐代大医家孙思邈上山采药，久居天然岩洞（今人称王山真人洞），并以此洞疗疾。

岩洞还是很好的导引锻炼的场所。在岩洞中配合"岩洞音乐"能愉悦心志。如《唐书·方技传》载："明崇俨，以奇技自名。高宗召见，甚悦。试为窟室，使宫人奏乐其中。""窟室"就是洞穴式的房子。"奏乐其中"能愉悦心志，有利于疾病恢复。

一、治疗原理及治疗作用

岩洞疗法的治疗作用是综合作用的结果，其治疗原理和治疗作用主要体现在以下几个方面：

1. 在轻度降低的气温下，通过对流或辐射的方式增强了体表散热，这对体温调节有刺激作用，使氧化过程、呼吸、循环及气体交换的生理变化增强。在凉空气的刺激下，外周血管收缩，血液从外周向内脏重新分配，对内脏的功能活动有利。

2. 吸入轻度寒冷的空气对肺泡通气有良好的影响，可加强肺的气体交换。岩洞内二氧化碳含量稍高，对呼吸系统有一定的刺激作用，可使哮喘者呼吸深度加深、呼吸节律变慢。

3. 岩洞内空气的电离度高，吸入负离子浓度含量高的空气，有利于调整神经、心血管系统的功能状态，对各种代谢有良好的影响，可促使支气管哮喘患者、高血压患者临床症状改善。

4. 岩洞内极微剂量的氡及其产物，可降低动脉血压，使脉搏变慢，炎症减轻，对变应原的敏感性减轻或完全消失，通气功能明显好转。

5. 天然岩洞、人工石窟或土屋能使人精神宁静，情绪稳定，心志愉悦，对神情损伤者十分有利。

6. 岩洞中多为恒温，冬暖夏凉，寒暑变化的影响较小，有利于正气虚弱、适应能力差的患者康复。岩洞之中"土"气最盛，对湿盛脾虚的病证，可借助自然之"土"气，以健脾除湿。

二、治疗技术

（一）天然岩洞疗法

1. 病房式　在洞口或洞内设置病床，配备专门的护理人员，患者昼夜在其内接受各种治疗。一个岩洞床位多少、患者的安排，都应以保持洞中环境安静为原则。每天必须安排一、二次洞外活动。

2. 游动式　即白天去岩洞，晚上回到住房或病房安睡。洞中可设置简易床位，患者可在洞中做气功、导引、推拿、按摩等康复活动，也可以短暂的休息。

（二）人工石窟（土屋）疗法

1. 石窟法　将岩墙挖凿成窟，或利用石穴。由于洞小，与香气疗法联合应用效果最佳，先清洁环境，石窟内铺中草药，患者卧于其上。每天 1~2 次，每次 1~3h 不等。如头痛、眩晕，可铺桑叶、夏枯草、菊花。

2. 土屋法　在山旁或山林中用石土、烧砖或泥土造屋。北方至今还保留着的"窑洞"式住房，也是康复治疗的好场所。

三、临床应用

（一）适应证

支气管哮喘（非急性发作期）、呼吸功能不全不超过Ⅰ~Ⅱ级、慢性肺炎、慢性支气管扩张、高血压 1~2 级、无频发的心绞痛、心功能不全不超过Ⅰ级等。

（二）禁忌证

重症支气管哮喘、肺气肿、支气管扩张，重症高血压及心脏病等。

（三）注意事项

1. 接受岩洞疗法的患者应在岩洞中停留较长时间。

2. 在岩洞疗法中要注意保护病变部位，如关节炎患者的关节，胃肠易激惹患者的腹部。

3. 在进行岩洞疗法时，可根据病情需要配合气功、导引、按摩、音乐、文娱、香气等疗法，效果更好。用过激素治疗的患者疗效较差。

4. 岩洞疗法对某些慢性疾病的疗效确切，但奏效缓慢，故要长期坚持，持之以恒。

第三节　高 山 疗 法

利用高山气候、环境对人体的影响，促进疾病康复的方法，称为高山疗法。其在中医古籍中，称为山巅疗法、山之绝顶法。所谓高山，一般以海拔在 1500~3000m 的高地为适宜。

隋唐以后，寺院大多居高山，故有"今天下名山僧占多"之语，而僧侣享高寿者也居多。现代调查表明，长寿老人多居住在高山之地。近代，由于疗养医学与气象医学的兴起，高山环境、气候的康复作用越来越被重视。

一、治疗原理及治疗作用

虽然在中医学文献中，尚无高山疗法原理的论述，但有关人体阴阳气血，应天地自然之道的学说，实已寓于其中。

首先，山高气寒，人体阳气内敛，耗散减少，所以少病而长寿；其次，高山之上，俯瞰大地，使人胸襟开阔、豁达，而幽静恬淡之环境，则使人情绪安稳，心旷神怡，气血和畅，有益生理；再次，森林茂盛，万物繁荣，使人气机流畅；最后，高山向阳，阳光充足，空气新鲜，少尘埃污染，有益于养元气而强身壮体。有此四者，形与神俱得所养，可促进疾病康复与延年益寿。

二、治疗技术

有意居住高山十天以上者，始具高山疗法的意义；而在十天以下者，则属登山疗法或旅游疗法一

类。根据居住高山的时间长短,高山疗法可分为以下两种:

（一）留居高山法

居住高山半年以上进行康复治疗,称为留居高山法,其中又分定居法和暂居法两种。居住在高山两年以上为定居法,半年至两年为暂居法。可在康复机构中进行,也可视患者病情与程度而定。定居法,多用于癫、狂、痛等病程长、恢复慢的神志异常病症及其他慢性疾患。

（二）旅居高山法

居住高山十天至半年进行康复治疗,称为旅居高山法。此法适用于病程不长,容易恢复的疾病,如失眠、健忘以及各种精神紧张等。旅居期间,每天应当进行康复活动。

三、临床应用

（一）适应证

贫血、神经症、高血压1~2级、慢性支气管炎、胸膜炎后遗症、哮喘、非活动性肺结核、外伤性神经症、偏头痛、甲状腺功能亢进症、佝偻病、慢性风湿性关节炎等。

（二）禁忌证

活动性肺结核、肺气肿、心动过速、心力衰竭、冠心病、急性炎症等。

（三）注意事项

1. 随时注意高山中的温度变化,根据温度变化随时添加衣服。

2. 在高山疗法中要注意保护病变部位。如关节炎患者的关节,胃肠易激惹患者的腹部。

3. 过高的山(3000m以上),由于气候过寒,不宜于体质虚弱和有病者居住,因而不能作为高山疗法的选择地。

4. 高山疗法对某些慢性疾病的疗效确切,但奏效缓慢,故要长期坚持,持之以恒。

第四节 日光浴疗法

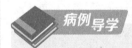

患者,女性,56岁,因"情绪不稳,烦躁焦虑半年,加重半个月"为主诉入院。患者半年前开始出现情绪不稳,烦躁焦虑,烦起来电视不能看,甚至听到说话都浑身难受,心慌,爱生气,易紧张,敏感多疑,委屈易哭,伴入睡困难,睡眠表浅,早醒梦多,身疲乏力,记忆力减退,注意力不集中,反应迟钝。做过多次检查,结果均正常,诊断为神经官能症,在进行日光浴治疗后患者出现食欲减退、头痛、头昏、恶心、心悸、体温升高。

问题与思考:

1. 此为何种反应?

2. 应如何处置?

利用日光照射全身或局部,通过日光对机体功能的调节作用,对疾病进行康复及养生延年的疗法,称为日光浴疗法,亦称日光浴康复法、阳光康复法。

日光浴疗法的剂量即日光照射的剂量必须严格掌握。在施行日光浴疗法前,必须首先获取当地的日光照射热量分钟数(即获得20 920J热量所需的照射时间),用于控制日光浴疗法的剂量。日光照射热量分钟数可用日照计测量获取或采用气象部门提供的当地日光照射热量分钟数表获取。表16-1表示在不同地区要获得20 920J热量,即1个单位热量所需要的时间。

根据该热量分钟数,可以确定某时、某地、某一患者需要照射的时间,如规定某患者治疗剂量为2倍20 920J时,在北京5月份需照射11.2min,在福建则需照射9.4min。

表 16-1 不同纬度地区各月份 9 时和 15 时获得 20 920J 热量所需分钟数

城市名称	各城市纬度	月 份											
		1	2	3	4	5	6	7	8	9	10	11	12
福建泉州市	25°	8.5	6.9	6.0	5.0	4.7	4.6	4.8	5.5	6.6	6.9	8.5	9.0
浙江绍兴市	30°	10.5	8.4	6.7	5.5	5.0	4.9	5.1	5.7	7.0	7.4	11.2	12.0
青岛西南方	35°	13.7	10.0	7.3	5.9	5.3	5.1	5.3	5.9	7.4	8.0	12.5	15.1
北 京	40°	23.8	11.2	7.9	6.4	5.6	5.4	5.6	6.1	7.8	9.8	15.1	20.0
吉林乾安县	45°	30.3	12.8	8.5	6.8	5.8	5.6	5.9	6.4	8.1	11.2	18.5	27.8

一、治疗原理及治疗作用

日光照射人体会产生各种生物学效应。皮肤与眼睛是直接感受日光辐射的器官,一定波长的辐射投射到眼中产生视觉和色觉效应,光被皮肤吸收后,很大一部分光能产生热效应,还有一部分产生光化学效应,还可产生心理效应。日光浴对人体的作用是综合的,不同波长的光线对人体的效应和作用不同,其治疗范围和效果也各不相同。

（一）日光的视觉和色觉作用

视觉效应有赖于眼球、视神经和大脑皮质三部分功能而产生。光线通过眼球的各层结构,投射到视网膜上,视网膜上的感光细胞(视杆细胞和视锥细胞)接受光刺激后,将其转变为神经冲动,通过视神经传递到视中枢后产生视觉。而感光功能的完成是通过光化学物质的变化来实现的。

人眼分辨颜色的灵敏度很高,在可见光范围内,人眼可分辨近百种不同的颜色。不同波长的光波可引起人眼色觉的不同,使人感觉到五光十色、绚丽多彩。红光对人体具有兴奋、刺激的作用;蓝光、绿光具有镇静作用,紫光可降低神经兴奋性。

（二）日光的热效应

日光中红外线主要表现为热效应,通过辐射的方式传递热能可使物体加热,加速物质的化学和生物反应。让人感觉到温暖、舒适甚至炎热。

（三）日光的化学效应

日光照射到人体后,可引起体内发生化学反应,主要表现为光分解作用、光聚合作用、光敏作用等不同的化学效应。所谓的光分解作用是指在光的作用下,体内部分物质的化学键断裂,使物质分解;光聚合作用是指在光的作用下,两个单体聚合成二聚体甚至多聚体的过程;光敏作用则是指在光敏物质的参与下,发生或增强光化学反应。

（四）日光对皮肤的作用

日光的作用大多是通过皮肤吸收而发挥的,因此,皮肤对光的吸收情况是日光对机体作用大小的决定因素。不同波长的光穿透皮肤的深度不同,最深的是红色光,其次是近红外线,最浅的是紫外线。紫外线既可以杀菌,又可以使皮肤内的固醇类物质转变成维生素 D。而红外线可以使皮肤温暖,反射性地引起机体深层组织内的血管扩张,促进血液循环,心搏加强而有力,呼吸加深,使全身新陈代谢更加旺盛,从而提高身体对不同温度的适应能力。

二、治疗技术

日光浴疗法可以在山坡、沙滩、空旷地、阳台、海滨浴场以及专门建筑的日光浴汤中进行。日光浴疗法的最佳时间因人、因地、因时而异,以给予患者不过冷、不过热和易于耐受的刺激为度。在炎热季节一般在上午 9~11 时,或下午 3~4 时进行;在春秋季节或北方地区以上午 11~12 时较为合适;冬季气温低于 20℃时不能在室外进行。日光浴疗法可分为局部和全身疗法;全身疗法又分为开始全身照射法、顺序全身照射法和间隙全身照射法 3 种。

（一）局部疗法

在日光浴床上遮住不照射的部位,开始照射患部时给 2 个单位热量,以后逐渐增至 6~12 个单位热量。局部疗法适用于关节疾病、风寒、湿引起的肢体疼痛以及局部性病变等。

（二）全身疗法

1. 开始全身照射法　此法适用于身体较强壮者。治疗者取卧位,从 1 个单位热量开始,第一天照射身体正面、背面、左右侧各 1 个单位热量,以后每日或间日增加 1 个单位热量,逐渐增至 6~10 个单位热量,连续照射 7 次,休息 1d 再进行,25~30 次为一个疗程,小儿患者一般由 1/5 个单位热量开始、逐渐增至 1~1.4 个单位热量,最多每次不超过 4 个单位热量。

2. 顺序全身照射法　这是一种逐渐增加剂量和照射面积的方法,适用于对日光耐受性较差的患者。如第一天只照射足部 1 个单位热量,第二天先照射足部,剂量增加到 2 个单位热量,后露出小腿再照射 1 个单位热量,逐渐增加面积和照射剂量,至第七天达 7 个单位热量(表 16-2)。

表 16-2　日光浴顺序全身照射法

身体部位	每日照射剂量单位（个）						
	1	2	3	4	5	6	7
足部	1	2	3	4	5	6	7
下肢		1	2	3	4	5	6
上肢			1	2	3	4	5
腹部				1	2	3	4
胸部					1	2	3
背部						1	2

3. 间隙全身照射法　这是一种较缓和的方法,对心脏功能不全或血管运动神经功能障碍、自主神经失调、神经兴奋性增高、贫血和虚弱者较适宜。此法由第一天 1 个单位热量开始,逐渐增至 3 个单位热量,再在每次照射 3~5 个单位热量后,令患者转到遮阴处休息 5~10min 后再回到日光下进行照射。如此反复至规定剂量为止。

三、临床应用

（一）适应证

常用于体质虚弱、营养不良、贫血、痛风、神经衰弱、神经炎、神经痛、心脏病代偿期、高血压、糖尿病、肥胖病、骨关节炎、骨结核、骨折后遗症、颈椎病、腰椎间盘突出症、盆腔炎性疾病、慢性创伤性溃疡、慢性湿疹、痛经等。

（二）禁忌证

活动性肺结核、动脉硬化、胸膜炎、结核性腹膜炎、心脏病失代偿期、中枢神经器质性疾病、频发性头痛、出血倾向、不满 1 岁的小儿等。

（三）注意事项

1. 日光浴疗法必须遵守循序渐进的原则。由小剂量开始,逐渐增加至规定剂量。日光浴过程中,如皮肤出汗或显著变红并感到疼痛,则表示照射过量,应终止照射治疗。

2. 日光浴的正常反应　浴后患者精神睡眠良好,食欲正常,体力增加。如在疗程中出现头痛、头昏、恶心、心悸、食欲差、睡眠差、神疲乏力、皮肤脱屑等证,说明剂量过大,应减少剂量或暂停治疗。

3. 为避免机体大量散热,在气温低于 20℃,或获取 21J 热量需要 10min 以上,或风速超过 3m/s 的情况下,不宜露天进行日光浴。

4. 每次治疗前应在遮阴处作 5~6min 空气浴,进行日光浴时,应使用遮阳伞遮住头部并戴深色保护眼镜。

5. 日光浴不宜空腹或饭后立即进行,须在饭后 0.5~1h 进行。

6. 为加强日光浴作用和清洁皮肤,日光浴后应在遮阴处休息 5~10min,然后以 28~34℃ 的温水冲洗。日光浴前不宜洗澡。

7. 日光浴过程中禁止睡眠、阅读书报。

8. 在日光浴过程中,由于水分和盐类排泄增多,在浴场中应备含有维生素或者盐类的清凉饮料,供患者饮用。

第五节 沙浴疗法

沙浴疗法是用纯净细小的海沙、河沙或沙漠沙作为介体,向机体传热,达到治疗作用的康复疗法,亦称沙浴康复疗法。常可与日光浴、空气浴等疗法相结合。

在中国古代早就有沙浴这种保健疗法。唐代著名医学家孙思邈在他的《千金要方》中对沙浴疗法作了详细的介绍;著名医学家陈藏器也在《本草拾遗》中说明了沙浴疗法的具体步骤。在气候干旱的少数民族地区,特别是新疆维吾尔族地区,人民很早就开始利用当地沙漠的自然条件进行沙浴疗法,历千年而不衰。由于这种方法疗效独特,新中国成立以后受到国家的保护,20 世纪 70 年代以来,有关部门还拨专款陆续在有条件的地方建立了一批"沙疗所"。

一、治疗原理及治疗作用

沙浴疗法的治疗原理和治疗作用,主要表现为温热作用、机械作用、磁疗等综合作用。

（一）温热作用

由于沙的热容量大,导热系数较高,很容易被太阳加热,所以机体接触沙子时有明显的温热感,而且沙子的吸湿性大,干燥较慢。因此,当机体进行沙浴时,沙子的温热可增强机体的代谢,有明显的排汗作用,也可将排出的代谢产物及时吸附清除。

（二）机械作用

高温的沙粒通过压力向人体组织的深部传导,加快血流速度,促进血液循环,从而扩张末梢血管,调整全身的生理反应,进而激活与恢复神经功能,改善患病部位的新陈代谢,活跃网状内皮系统功能,调节机体的整体平衡,以此达到治病的效果。

（三）磁疗等综合作用

现代医学还认为,沙里含有原磁铁矿微粒,患者在接受沙疗的同时,也接受着一定的磁疗,加之气候干热、高温和充足的红外线,使灼热的细沙集磁疗、理疗、放疗、光疗、推拿与按摩等综合疗效于一体。

二、治疗技术

沙浴疗法主要有天然热沙浴、人工热沙浴疗法两种。

（一）天然热沙浴

是指于海滩、河滩、沙漠等自然环境中利用阳光暴晒加热进行沙浴治疗。

（二）人工热沙浴

是指用炒热或烘热等人工方法加热进行沙浴治疗。

沙浴疗法的具体操作方法:将沙子加热至所需温度。第一次治疗时,应选择较低温度,人工沙浴应选择 40~45℃,天然沙浴应选择 45~47℃,以后逐渐升高温度,视患者的反应,最高可达到 50~55℃,但不可高于 55℃。患者躺在加热后的沙子上,用热沙撒在除面、颈、胸部以外的其他部位,沙的厚度为10~20cm,腹部应薄些(6~8cm),生殖器用布遮盖,头部应有遮光设备。每次治疗 30~60min。因人而异,冷即易之,以热彻汗出为度,每日 1~3 次,1 个月为一个疗程。

三、临床应用

（一）适应证

扭伤、骨折、骨性关节炎、肌筋膜炎、神经痛、神经炎、佝偻病、慢性肾炎、肥胖病、腰椎间盘突出症、慢性腰腿疼痛等。

（二）禁忌证

急性炎症、心力衰竭、高热、肿瘤、体质虚弱、肺结核、出血倾向者、各种发热性疾病、心绞痛以及婴幼儿、孕妇、经期妇女等。

（三）注意事项

1. 人工疗沙要求不含有黏土和小石块。因此治疗用沙在使用前必须过筛并冲洗干净,方可用于治疗。

2. 天然沙疗时,应选择较干净而且无石块等的疗沙,如选择用海沙,海沙浴可在海水浴前或浴后进行。

3. 在治疗时,应注意保护患者面、颈、胸、生殖器等部位,特别是在进行天然海沙浴时,应注意保护头部。

第六节　森林浴疗法

森林浴疗法是利用森林气候的特殊作用来达到治疗、预防疾病和增强体质的疗法。

森林浴是目前比较时尚的休闲健身疗法。森林浴包括登山观景、林中逍遥、荫下散步和郊游野餐等广泛接触森林环境的健身活动。森林的隔声效果会使人感到一种远离都市喧闹嘈杂的宁静,绿色的环境和优美的风景能给人以安谧舒适的感觉。另外,森林中的许多树木花草,如樟树、落叶松、蒲公英等,还会散发出对人有益的物质。据研究,吸入杉树、柏树的香味,可降低患者血压,稳定其情绪。在森林中散步时,血压和抑郁荷尔蒙的含量都会降低。除了木质发出的香气之外,林中小溪的流水声,触摸树皮时的感觉,也会让人心旷神怡。

很多国家已经开展了森林浴疗法。最早建立森林疗养院的是前苏联,随后法国、美国、德国、日本等国也专门开设了"森林医院"。我国浙江天目山和福建武夷山也兴建了"森林医院",开展森林浴健身活动。

一、治疗原理及治疗作用

森林可改善微气候条件,林木排出氧气,分泌松油精、植物杀菌素,使空气清新,尘埃、细菌数量减少,含氧量增加。森林中较空旷地区气温日变化小,湿度大,风力弱,日照度弱,森林中到处都是绿色,对人的心理起到很好的调节作用。置身林海中,感受生命的顽强,品位自然的壮观,则气血通畅,百病不生,可谓"美意延年"。

（一）森林中负氧离子对人体的作用

森林中负氧离子的含量为 50 000 个/m³ 以上。从电场的角度来讲,人的机体是一种生物电场的运动,人在疲劳或得了疾病后,机体的电化代谢和传导系统就会产生障碍,这时需要补充负离子,以保持人体生物电场的平衡。

（二）森林中微粒流、杀菌素等对人体的作用

森林中许多树木花草不停地散发着具有药理作用的微粒流,通过人的口、鼻、皮肤进入人体内,通过肺脏而达全身,能够调节人的神经系统和视网膜功能,降低血压,延缓血流速度和心搏频率,消除疲劳;能够分泌杀菌素,杀死体内的白喉、肺结核、痢疾等病原菌;能够促进人体新陈代谢,提高人体免疫能力等。

（三）森林中尘埃、病原微生物数量少

森林大都远离城市,森林中含氧量丰富、空气中的尘埃较少,病原微生物极少,约比城市少 200 倍。这种空气对呼吸系统和心、脑血管缺血性疾病非常有利,能促进恢复期和有慢性疾病及神经系统功能性疾病患者的恢复。

二、治疗技术

（一）气温 20～30℃时森林浴

裸体或半裸体卧于治疗床上,治疗时间从第一次的 15min 开始,以后每次增加 10min,最后达 2h。每日 1 次,20～30 次为一个疗程。

（二）气温 14～20℃时森林浴

患者逐渐由舒适的温度过渡到气温较低的环境中,治疗时间从 10min 开始,每次增加 3～5min,最后达到 30min。每日 1 次,20～30 次为一个疗程。此温度下进行森林浴时患者可适当活动,摩擦皮肤或做轻微体操活动。

（三）气温 4～14℃时森林浴

因气温较低一时不能适应，可先在室内或凉台上先行适应，开始几次森林浴时患者可部分裸露，逐渐增大裸露面积。先选择气温较高的时段进行，逐渐达到低温森林浴。治疗时间由 1～2min 开始，慢慢增加至 20min，每日 1 次，20～30 次为一个疗程。

进行低温森林浴时可进行体操活动，气温愈低，活动量愈大。这种森林浴后立即给患者穿上衣服，以保持身体温度。冬季气温很低时，可着适量衣物在森林里散步、做体操、滑雪等。

三、临床应用

（一）适应证

慢性支气管炎、支气管哮喘、神经症、自主神经功能障碍、神经系统创伤、中毒性神经炎、高血压、糖尿病、胃肠功能紊乱、血液病等。

（二）禁忌证

重症心肺疾病、心功能不全Ⅰ级以上、高血压 2 级以上、肾脏疾病合并肾功能障碍等。

（三）注意事项

1. 森林浴疗法应令患者在森林中较长时间停留。
2. 密切关注森林中的温度变化，根据温度变化随时添加衣物。
3. 在森林浴疗法中要注意保护病变部位。如关节炎患者的关节，胃肠易激惹患者的腹部。
4. 森林浴疗法对某些慢性疾病的疗效确切，但奏效缓慢，故要长期坚持，持之以恒。

本章小结

本章主要讲述了各种常见自然疗法的概念、治疗原理、治疗作用、治疗技术及临床应用。其中需要学生重点掌握常用的自然疗法的种类、临床应用。空气浴疗法通过对温度刺激的反应，对代谢、循环、呼吸系统的影响达到治疗作用，根据气温的高低，空气浴主要有温暖空气浴、凉爽空气浴和寒冷空气浴三种；岩洞疗法包括天然岩洞疗法和人工石窟疗法，主要通过增强体表散热、加强肺气体交换、岩洞中空气电离度高、极微量氡可降低血压等达到治疗作用。高山疗法因山高奇寒，使人体阳气内敛，使人心境改善等发挥作用，包括留居高山法和旅居高山法两种。日光浴疗法通过日光的多种作用达到防治疾病的目的，其治疗技术包括局部疗法和全身疗法两种。沙浴疗法通过温热作用、机械作用、磁疗综合作用等达到治疗目的，包括天然热沙浴疗法和人工热沙浴疗法两种。森林浴疗法因森林中负氧离子对人体的作用，微粒流、杀菌素等对人体的作用达到强身健体、防治疾病的作用。

（姚　娓）

思考题

1. 空气浴疗法的 5 条注意事项是什么？
2. 日光浴疗法中开始全身照射法的操作方法是什么？

扫一扫，测一测

思路解析

实训 1 直流电与直流电药物离子导入疗法实验

【目的与要求】

1. 掌握 直流电治疗操作技术、注意事项、适应证和禁忌证;直流电药物离子导入原理、导入技术、注意事项、适应证和禁忌证。

2. 熟悉 直流电的理化作用与生理作用;电水浴疗法导入技术和方法。

3. 了解 体腔法导入技术和方法。

【教具与设备】

直流电疗机、电极板、输出导线、衬垫、绝缘胶布(塑料布)、固定带、沙袋等。药物导入所需的药液,配浸药所用的滤纸、纱布。

【实训内容与步骤】

一、直流电疗法

1. 准备用物:直流电治疗仪,电极板及 3cm×3cm 衬垫 4 个。

2. 取 3cm×3cm 衬垫 4 个,用生理盐水或热水浸湿后拧干,保持适宜温度及湿度,然后将电极板装入衬垫套内。

3. 接通电源,开总开关,检查仪器是否在零位,仪器工作是否正常。

4. 学生 A 采取舒适体位(坐位),暴露双前臂,并检查皮肤是否完整无损,取 3cm×3cm 衬垫两个,放在左前臂屈面上中 1/3 交点上(稍后接通电源),另两个 3cm×3cm 衬垫放在右前臂屈面上中 1/3 交点上(稍后不通电),衬垫厚面与治疗部位皮肤紧密接触,用沙袋或绷带固定好,检查无误后左臂开始通电,右臂则不通电。

5. 开机前向学生 A 交代通电时的各种感觉,有轻微的针刺感和蚁走感是正常的,如有刺痛或烧灼感则需马上反映。

6. 缓慢调节输出量至治疗强度的 2/3 处,过 1~2min 后调至规定治疗强度。(一般治疗剂量:成人为 0.05~0.10mA/cm^2,小儿为 0.02~0.05mA/cm^2,老年人治疗时电流密度酌减)。

7. 过程中间询问学生 A 感觉,适当增减电流强度。

8. 20min 后将输出旋钮缓慢转到"零位",取下电极,关闭电源,检查及对比双臂皮肤反应(左臂局部皮肤发红,右臂局部皮肤正常)。

9. 将衬垫用清水洗净,煮沸消毒,晾干备用。

二、直流电药物离子导入疗法

1. 准备用物:直流电治疗仪,电极板及 3cm×3cm 衬垫 4 个,同样大小滤纸 4 张,50cm 衬垫两个,0.1%盐酸肾上腺素 4ml,0.1%磷酸组胺 4ml。

2. 衬垫用生理盐水或热水浸湿后拧干,保持适宜温度及湿度,然后将电极板装入衬垫套内。

3. 接通电源,开总开关,检查仪器是否在零位,仪器工作是否正常。

4. 学生 B 采取舒适体位(坐位),暴露双前臂,并检查皮肤是否完整无损,取 3cm×3cm 衬垫两个,分别放上一张浸以 2ml 0.1%盐酸肾上腺素和浸以 2ml 0.1%磷酸组胺的滤纸,放在左前臂屈面上中 1/3 交点上的 A、B 处,共同联在直流电疗机的正极上,另取一个 50cm 衬垫和电极放在前臂伸侧中部,联直流电疗机的负极。衬垫厚面与治疗部位皮肤紧密接触,用沙袋或绷带固定好,检查无误后开始通电。右臂上同样放上药物和电极,但不通电。

5. 开机前向患者交代通电时的各种感觉,有轻微的针刺感和蚁走感是正常的,如有刺痛或烧灼感则需马上反映。

6. 缓慢调节输出量至治疗强度的 2/3 处,过 1~2min 后调至规定治疗强度(一般治疗剂量:成人为 0.05~0.10mA/cm²,小儿为 0.02~0.05mA/cm²,老年人治疗时电流密度酌减)。

7. 过程中间询问学生 B 感觉,适当增减电流强度。

8. 10min 后将输出钮缓慢转到"零位",取下电极,关闭电源,检查及对比双臂皮肤反应(左臂 A 处局部皮肤明显苍白,B 处局部皮肤发红、充血、隆起,出现荨麻疹。右臂局部皮肤正常)。

9. 将衬垫用清水洗净,分类煮沸消毒,晾干备用。

【注意事项】

1. 治疗前去除治疗部位及附近的金属物,以防烫伤。

2. 电极插入衬垫的套后,务必使衬垫厚面与治疗部位皮肤紧密接触,如放反,极易造成电极下电解产物所致的烧伤。

3. 电极衬垫要与皮肤均匀紧贴,固定稳妥,以免电流集中于某点而致烧伤。

4. 治疗时患者不能移动体位,以防电极滑脱、直接接触皮肤而引起电烧伤。

5. 感觉障碍与血液循环障碍的部位治疗时不应按患者感觉来决定电流强度,所用的治疗强度宜较小,以免引起电烧伤。

6. 由于电极下电解产物刺激皮肤,治疗后皮肤上可能出现瘙痒、充血、小丘疹,应涂甘油酒精液保护皮肤。

7. 使用过的电极片上残留有酸性、碱性电解产物,使用后应彻底刷洗干净,必要时可用 75% 乙醇溶液或消毒液浸泡。

8. 电极衬垫使用后应按不同药物种类清洗、煮沸消毒,以清洗其上的寄生离子和污垢。清洗后晾干备用。

9. 电极不平、电极衬垫在皮肤上敷贴不均匀或电极、导线的裸露部分直接接触皮肤均可能引起皮肤烧伤。阴极下的烧伤多为碱性烧伤、蛋白质溶解破坏;阳极下的烧伤多为酸性烧伤,蛋白质凝固坏死。直流电所引起的电烧伤不易愈合,烧伤后应予紫外线照射等措施,以防感染、促进愈合。

实训 2 经皮电神经刺激疗法的实训操作

【目的与要求】

1. 掌握 经皮电神经刺激疗法的操作流程及临床应用,并规范地完成治疗。

2. 熟悉 经皮电神经刺激疗法的物理特性、治疗原理及治疗作用。

【教具与设备】

1. TENS 治疗机 双通道输出,每通道脉冲宽度为 0.04~0.3ms 可调,频率为 1~150Hz 可调。

2. 附件

(1)电极板:4 片导电橡胶板。

(2)衬垫:仪器自带 4 块海绵衬垫。

(3)固定电极用品:常用固定带,或用不干胶粘贴固定。

【实训内容与步骤】

1. 设备准备

(1)TENS 治疗机。

(2)4 片导电橡胶板及衬垫。

(3)弹力绷带。

(4)要点说明:检查治疗仪的开关旋钮工作是否正常,输出是否平稳,输出导线是否完好,导电橡胶板是否有老化、有裂隙。对电极和衬垫做好清洗、消毒。准备好固定用品和浸湿衬垫用的温水。

2. 患者准备

(1)取舒适体位,充分暴露治疗部位。

（2）要点说明：皮肤有瘢痕、溃疡或皮疹时，电极应避开这些部位。

3. 操作方法

（1）核对患者的一般情况、主诉和诊断等，向患者或其家属解释治疗的方法和目的，并交代治疗中可能出现的麻颤感、震颤或肌肉抽动感等应有的正常感觉。

（2）根据治疗处方、治疗部位选择电极及衬垫，将电极板放入温度和湿度适宜的衬垫套内。将衬垫及电极板安置在治疗部位，使电极紧贴皮肤，并用弹力绷带固定稳妥。

（3）打开电源，选择治疗频率、脉宽、治疗时间，再调节输出的电流强度。

（4）治疗结束，将输出旋钮复位，关闭电源，除去电极。

4. 治疗疗程

（1）治疗时间：每次治疗 20～30min。

（2）治疗频率：每日或隔日治疗 1 次，10～15 次为 1 个疗程。

【注意事项】

1. 治疗中患者不得随意挪动体位，以免电极衬垫位置移动而减弱疗效；患者不得触摸治疗仪或接地的金属物。

2. 定期检查治疗仪的开关旋钮工作是否正常，输出是否平稳，输出导线是否完好，导电橡胶板是否有老化、有裂隙。

3. 治疗室内安静、整洁、安全，光线和室温适宜。治疗床干净整洁，金属部位需用棉絮等物品遮盖。必要时用屏风或拉帘遮挡，注意保护患者隐私。

4. 若治疗部位毛发过多，宜用温水浸湿，必要时可剃去。

5. 治疗结束后检查患者皮肤有无异常情况，了解其治疗反应；并告知患者检查情况，确定下次治疗时间。

实训 3　失神经支配肌肉电刺激疗法的实训操作

【目的与要求】

1. 掌握　失神经支配肌肉电刺激疗法的操作流程及临床应用，并规范地完成治疗。

2. 熟悉　失神经支配肌肉电刺激疗法的物理特性、治疗原理及治疗作用。

【教具与设备】

1. 专用的神经肌肉电刺激治疗仪　其脉冲宽度、频率可调。

2. 附件

（1）电极板：导电橡胶板若干。

（2）衬垫：用吸水性良好的绒布制成。

（3）固定电极用品：常用固定带，或用不干胶黏贴固定。

【实训内容与步骤】

1. 设备准备

（1）神经肌肉电刺激治疗仪。

（2）2 片导电橡胶板及衬垫。

（3）弹力绷带。

（4）要点说明：检查治疗仪的开关旋钮工作是否正常，输出是否平稳，输出导线是否完好，导电橡胶板是否有老化、有裂隙。对电极和衬垫做好清洗、消毒。准备好固定用品和浸湿衬垫用的温水。

2. 患者准备

（1）取舒适体位，充分暴露治疗部位。

（2）要点说明：皮肤有瘢痕、溃疡或皮疹时，电极应避开这些部位。

3. 操作方法

（1）核对患者的一般情况、主诉和诊断等，向患者或其家属解释治疗的方法和目的，并交代治疗中可能出现的正常感觉：强量可见肌肉出现强直收缩；中等量可见肌肉微弱收缩；弱量则无肌肉收缩，但有轻微的刺激感。

（2）根据治疗处方、治疗部位选择电极及衬垫,将电极板放入温度和湿度适宜的衬垫套内。将衬垫及电极板安置在治疗部位,使电极紧贴皮肤,并用弹力绷带固定稳妥。

（3）打开电源,根据病情检查结果选择参数:①完全失神经支配时的治疗所用的持续时间($t_{有效}$)是150～600ms,间歇时间($t_{止}$)是3000～6000ms。②部分失神经支配时的治疗持续时间($t_{有效}$)是50～150ms,间歇时间($t_{止}$)是1000～2000ms。

（4）顺时针方向缓慢旋转电位器,使电流表指针恒速上升,观察患者治疗部位的反应并询问患者的感觉。

（5）治疗结束,将输出旋钮复位,关闭电源,除去电极。

4. 治疗疗程

（1）治疗时间:视肌肉失神经情况确定刺激的持续时间。

（2）治疗频率:每日可1～2次治疗。

【注意事项】

1. 治疗中患者不得随意挪动体位,以免电极衬垫位置移动而减弱疗效;患者不得触摸治疗仪或接地的金属物。

2. 定期检查治疗仪的开关旋钮工作是否正常,输出是否平稳,输出导线是否完好,导电橡胶板是否有老化、有裂隙。

3. 治疗室内安静、整洁、安全,光线和室温适宜。治疗床干净整洁,金属部位需用棉絮等物品遮盖。必要时用屏风或拉帘遮挡,注意保护患者隐私。

4. 若治疗部位毛发过多,宜用温水浸湿,必要时可剃去。

5. 治疗结束后检查患者皮肤有无异常情况,了解其治疗反应;并告知患者检查情况,确定下次治疗时间。

实训 4　音频电疗法

【目的与要求】

1. 掌握　音频电疗法常用设备的临床操作方法、音频电疗法的适应证和禁忌证。

2. 熟悉　音频电疗法的基本治疗作用及临床应用。

3. 了解　音频中频电疗法的作用机制。

【教具与设备】

音频电疗机、电极板(铅板或硅橡胶电极)、衬垫、输出导线、固定电极用固定带和沙袋。

【实训内容与步骤】

1. 治疗前评定　核对患者的个人信息。详细询问患者病情及检查疼痛部位,确定有无中频电疗法的禁忌证。

2. 选择电极和衬垫　根据治疗部位选择大小合适的电极板和衬垫,衬垫在使用前必须消毒,使用时用生理盐水或温水浸湿,保持适宜温度。

3. 检查患者皮肤　检查皮肤是否破损,皮肤的感觉是否异常。根据治疗部位协助患者取舒适体位,并暴露治疗部位皮肤。

4. 放置电极　电极与衬垫须平整,尤其是治疗部位弯曲不平时,采用对置法或并置法,必须使电极和衬垫紧密接触皮肤,保证电流作用均匀;并用固定带或沙袋固定稳妥。

5. 做好解释　向患者解释通电治疗时的正常感觉及注意事项。如有烧灼感,应立即告诉工作人员检查处理。

6. 检查电疗机　检查治疗仪的电源线、电极、输出导线是否连接正确无误,治疗仪上的各调节钮是否处于"0"位。

7. 开机　①接通电源,根据治疗需要,选择不同的治疗电流频率。②设置治疗时间。③缓慢转动输出调节钮,电流量大小以患者耐受为准。④治疗过程中患者可能感到电流强度减弱,此时略增大电流量,但不能有疼痛感。

8. 关机　治疗完毕时,调节电位至"0"或复位后,取下患者身上的电极和衬垫,关闭电源。

9. 治疗结束后　检查患者治疗后的皮肤情况,了解治疗反应,然后记录治疗部位、时间和效果;将衬垫用清水洗净,煮沸消毒,晾干备用。

【注意事项】

1. 禁忌证 急性感染性疾病、肿瘤、出血性疾病、严重心力衰竭、肝肾功能不全、局部有金属异物、心前区、孕妇腰腹部、植入心脏起搏器者等。

2. 治疗前 应将患者治疗部位的金属物品(如手表、发夹、首饰等)除去,体内有金属异物(如骨科金属固定物、金属碎片、金属节育环等)的部位,应严格掌握电流强度<0.3mA/cm^{2}方可避免组织损伤。

3. 治疗中 患者不能触摸治疗仪或自行调节治疗仪,不能随意移动身体。治疗师应该注意巡视,观察患者有无不适或其他异常反应。如有头晕、头痛、胸闷、嗜睡等症状发生,应及时调节电流强度或停止治疗。如在治疗中患者感到电极下疼痛时,应立即终止治疗,并向患者解释清楚。

4. 治疗后 检查治疗部位皮肤,如局部出现刺痒或小丘疹等反应时,嘱患者勿抓破,可外涂止痒液。

实训 5 调制中频电疗法

【目的与要求】

1. 掌握 调制中频电疗仪的临床操作方法、适应证和禁忌证。

2. 熟悉 调制中频电疗法的基本治疗作用及临床应用。

3. 了解 调制中频电疗法的作用机制。

【教具与设备】

电脑中频治疗仪、电极板(硅橡胶电极)、衬垫(或无需衬垫,也可用滤纸)、输出导线、固定电极用固定带和沙袋。

【实训内容与步骤】

1. 治疗前评定 核对患者的个人信息。详细询问患者病情及检查疼痛部位,确定有无中频电疗法的禁忌证。

2. 选择电极和衬垫 根据治疗部位选择大小合适的电极板和衬垫,衬垫在使用前必须消毒,使用时用生理盐水或温水浸湿,保持适宜温度。

3. 检查患者皮肤 检查皮肤是否破损,皮肤的感觉是否异常。根据治疗部位协助患者取舒适体位,并暴露治疗部位皮肤。

4. 放置电极 电极与衬垫须平整,尤其是治疗部位弯曲不平时,必须使电极和衬垫紧密接触皮肤,保证电流作用均匀;并用固定带或沙袋固定稳妥。

5. 做好解释 向患者解释通电治疗时的正常感觉及注意事项。如有烧灼感,应立即告诉工作人员检查处理。

6. 检查电疗机 检查治疗仪的电源线、电极、输出导线是否连接正确无误,治疗仪上的各调节钮是否处于"0"位。

7. 开机 ①接通电源,根据治疗要求,选择治疗所需的处方,程序处方编制,目前没有统一标准,请参考治疗仪说明书进行选择。②设置治疗时间,目前许多电脑中频治疗仪已将每次治疗时间自动设置为20min,20min后自动停止治疗。③调节电流强度,电流量大小以患者耐受为准。一般调节到患者耐受的最大程度。

8. 关机 治疗完毕时复位,取下电极和衬垫,关闭电源。

9. 治疗结束后 检查患者治疗后的皮肤情况,了解治疗反应,然后记录治疗部位、时间和效果。

【注意事项】

1. 禁忌证 急性感染性疾病、肿瘤、出血性疾病、严重心力衰竭、肝肾功能不全、局部有金属异物、心前区、孕妇腰腹部、植入心脏起搏器者等。

2. 治疗前 应将患者治疗部位的金属物品(如手表、发夹、首饰等)除去,体内有金属异物(如骨科金属固定物、金属碎片、金属节育环等)的部位,应严格掌握电流强度,避免组织损伤。

3. 治疗中 患者不能触摸治疗仪或自行调节治疗仪,不能随意移动身体。治疗师应该注意巡视,观察患者有无不适或其他异常反应。如有头晕、头痛、胸闷、嗜睡等症状发生,应及时调节电流强度或停止治疗。如在治疗中患者感到电极下疼痛时,应立即终止治疗,并向患者解释清楚。

4. 治疗后　检查治疗部位皮肤,如局部出现刺痒或小丘疹等反应时,嘱患者勿抓破,可外涂止痒液。

实训 6　干扰电疗法

【目的与要求】

1. 掌握　干扰电疗法常用设备的临床操作方法、适应证和禁忌证。
2. 熟悉　干扰电疗法的基本治疗作用及临床应用。
3. 了解　干扰电疗法的作用机制。

【教具与设备】

干扰电治疗仪、电极板(硅橡胶电极、四联电极、吸附电极、三星电极)、衬垫(或无需衬垫,也可用滤纸)、输出导线、固定电极用固定带和沙袋。

【实训内容与步骤】

1. 治疗前评定　核对患者的个人信息。详细询问患者病情及检查疼痛部位,确定有无干扰电疗法的禁忌证。
2. 选择电极和衬垫　根据治疗要求选择大小合适的电极种类,将电极用温水浸湿,以导线连于电疗机的输出端。
3. 检查患者皮肤　检查皮肤是否破损,皮肤的感觉是否异常。根据治疗部位协助患者取舒适体位,并暴露治疗部位皮肤。
4. 选择治疗方法　根据治疗要求选用治疗方法,干扰电的治疗方法主要有固定法、吸附法、对置法和并置法。选择大小适合的电极,不同治疗方法的电极放置要求不同,注意电极放置的方向。
5. 选择治疗差频　依据治疗要求选择治疗差频,将差频范围调节至所需位置,治疗分定频输出和变频输出两种。目前许多干扰电治疗仪内部储存多个治疗处方,治疗时可直接选择处方进行治疗,也可根据需要选择治疗差频。
6. 做好解释　向患者解释通电治疗时的正常感觉及注意事项,由于治疗目的不同,患者的感觉也不同,通常为麻震感或肌肉收缩感。如有烧灼感,应立即告诉工作人员检查处理。
7. 检查电疗机　检查治疗仪的电源线、电极、输出导线是否连接正确无误,治疗仪上的各调节钮是否处于"0"位。
8. 开机　分别缓慢调节两路电流的输出旋钮(有些仪器为按键式)至处方固定强度。输出强度一般在50mA 内,可参考患者感觉或肌肉收缩强度进行调节,还可以患者的耐受程度来调节电流强度。治疗中,如要改变差频,不必将输出调回至"0"位,可直接调整定频、变频机钮。
9. 关机　治疗完毕,先关闭分开关,取下电极和衬垫,关闭电源。
10. 治疗结束后　检查患者治疗后的皮肤情况,了解治疗反应,然后记录治疗部位、时间和效果。

【注意事项】

1. 禁忌证:急性感染性疾病、肿瘤、出血性疾病、严重心力衰竭、肝肾功能不全、局部有金属异物、心前区、孕妇腰腹部、植入心脏起搏器者等。
2. 电极放置的原则是两组电流一定要在病变部位处交叉放置,同组电极不得相互接触。
3. 调节电流强度时必须使两组电流同时调,速度一致,强度相同。
4. 使用吸附式电极时,要注意时间不可过长,一般每组频率不超过 10min,以免发生局部淤血而影响治疗。有出血倾向者不得使用此法。
5. 电流不可穿过心脏、脑、孕妇下腹部及体内含有金属物部位。

实训 7　音 乐 疗 法

【目的与要求】

1. 掌握　音乐电疗法常用设备的临床操作方法、适应证和禁忌证。
2. 熟悉　音乐电疗法的基本治疗作用及临床应用。

3. 了解 音乐电疗法的作用机制。

【教具与设备】

音乐电疗仪、耳机或音箱、电极及衬垫、输出导线、固定电极用的沙袋、搭扣等。

【实训内容与步骤】

1. 治疗前评定 核对患者的个人信息。详细询问患者病情及检查疼痛部位,确定有无音乐电疗法的禁忌证。

2. 选择治疗音乐 根据治疗目的选择适当的治疗音乐,一般治疗不同的治疗音乐已经提前分组并录制为光盘等,以待治疗时直接使用。

3. 检查患者皮肤 检查皮肤是否破损,皮肤的感觉是否异常。根据治疗部位协助患者取舒适体位,并暴露治疗部位皮肤。

4. 选择治疗方法 根据治疗要求选择治疗方法,治疗方法主要有电极法和电针法。①电极法,电极放置同其他中频电疗法,患者戴上耳机或用音箱收听,调好音量和电流强度。②电针法,操作与电极法相似,但治疗电极采用毫针刺入所选穴位、神经或肌群等,电极导线与针柄链接通电。电针法与电极法需要的电流强度比电极发小。电针法,须选取穴位,将毫针刺入穴位。用鱼线夹将毫针与导线输出端相连。

5. 做好解释 向患者解释通电治疗时的正常感觉及注意事项,正常感觉为麻震感或肌肉收缩感。

6. 检查电疗机 检查治疗仪的电源线、电极、输出导线是否连接正确无误,是否处于良好工作状态,各调节钮是否处于"0"位。

7. 开机 ①接通电源,打开音乐,嘱患者以耳机或音箱收听音乐。②调节音乐电流输出强度,音乐电流随着音乐变化而使电流表指针处于不稳定状态,因此电流只能指示大概参数范围。除参考电流表以外,还要依据患者感觉和肌肉收缩反应。电流强度指标:感觉阈下和感觉阈,在治疗作用上属于弱刺激,多用于对电流较敏感的部位,如头面部。运动阈和运动阈上属于强刺激,多用于对电流耐受较好的部位,如四肢肌肉。

8. 关机 治疗完毕,先缓慢关闭电流输出旋钮,患者摘下耳机或关闭音箱,关闭电源。

9. 治疗结束后 检查患者治疗后的皮肤情况,了解治疗反应,然后记录治疗部位、时间和效果。

【注意事项】

1. 禁忌证:急性感染性疾病、恶性肿瘤、出血性疾病、发热、痉挛性麻痹、活动性结核、心前区、孕妇腰腹部、植入心脏起搏器者等。

2. 电极法注意事项同其他中频电疗法。

3. 电针法治疗时,要求毫针刺入皮肤出现明显的针感后再连接输出导线,开机治疗。

4. 要求患者集中注意力,静听音乐,尽快进入"乐境"。

5. 治疗室要求安静舒适、严防噪声干扰。

实训 8 短波电疗法

【目的与要求】

1. 掌握 短波电疗法常用设备的临床操作方法、适应证和禁忌证。

2. 熟悉 短波电疗法的临床最基本的治疗作用。

【教具与设备】

短波电疗机、电极、衬垫、输出导线。

【实训内容与步骤】

1. 治疗前评定

(1) 选择合适的治疗对象,患者应属于以下情况之一:胃炎、消化性溃疡、结肠炎、胆囊炎、肝炎、肺炎、支气管哮喘、支气管炎、膀胱炎、肾盂肾炎、前列腺炎、盆腔炎性疾病、附件炎、子宫发育不全等;胃肠痉挛、内脏平滑肌痉挛、血管痉挛性疾病(雷诺病及闭塞性动脉内膜炎)、骨性关节病、肩周炎、关节积液、骨折延期愈合等、风湿性关节炎、类风湿关节炎等;短波高热疗法配合放疗、化疗可用于较深部肿瘤、神经痛、外周神经损伤、血栓性静脉炎恢复期、血肿等。

(2) 患者年龄、意识状态、皮肤、神经感觉、心脏、体内有无金属、出血倾向、是否怀孕、有无传染性疾病等情况。

（3）准备工作

1）患者：在安静环境下，取舒适体位。需暴露肌肤者，注意保暖，必要时屏风遮挡。

2）治疗师：衣帽整洁，洗手，戴口罩。操作仪器开关时手部不得潮湿。

2. 根据医嘱及治疗部位选择电极板和衬垫。

3. 检查患者皮肤。

4. 放置电极　按要求将电极放置于治疗部位并选择放置方法。按照治疗仪的输出功率、病灶部位的深度与患者的温热感觉调节，调整治疗部位电极与皮肤之间的间隙。

5. 做好解释　介绍治疗的目的和方法。

6. 检查电疗机　检查各开关旋钮在指定位置，电流输出在零位，电极导线的插头牢固。

7. 开机　开机预热5min，将输出档调至"治疗"档，人工或者自动调谐，输出时不论应用何级剂量，必须使仪器输出谐振。

治疗剂量按患者治疗时局部的温热感觉分为无热量、微热量、温热量、热量四级。

8. 关机　治疗结束后，切断电源，取下电极。

9. 治疗结束后整理。

【注意事项】

1. 禁忌证　恶性肿瘤、出血倾向、结核、妊娠、严重心肺功能不全、局部金属异物、植入心脏起搏器者等。

2. 治疗前　除去患者身上的金属物品，局部衣物和皮肤要保持干燥。有感觉障碍者不能根据患者主诉调节剂量。

3. 治疗中　告诉患者多注意电极下的感觉，如有局限性疼痛或烧灼等不适反应，及时停止治疗并检查，对症处理。

4. 治疗后注意局部皮肤清洁和保护，告诉患者不要抓破局部皮肤。

实训 9　超短波电疗法

【目的与要求】

1. 掌握　超短波电疗法常用设备的临床操作方法、适应证和禁忌证。

2. 熟悉　超短波电疗法的临床最基本的治疗作用。

【教具与设备】

超短波电疗法、电极、衬垫、输出导线。

【实训内容与步骤】

1. 治疗前评定

（1）选择合适的治疗对象，患者应属于以下情况之一：炎症性疾病，如软组织、五官和内脏器官的急性、亚急性炎症和慢性炎症急性发作等；疼痛性疾病，如外周神经损伤、神经炎、神经痛、肌痛、幻痛、坐骨神经痛、偏头痛等；血管和自主神经功能紊乱，如闭塞性脉管炎、雷诺病、痔疮、血栓性脉管炎等；消化系统疾病，如胃肠功能低下、消化性溃疡、胃肠痉挛、胆囊炎、慢性溃疡性结肠炎、过敏性结肠炎等；软组织、骨关节疾病，如软组织扭挫伤、肌肉劳损、肩关节周围炎、颈椎病、腰椎间盘突出症、骨性关节炎、骨折延期愈合、关节积血、关节积液等；其他，如烧伤、冻伤、胃及十二指肠溃疡、急性肾衰竭、痛经等。

（2）患者年龄、意识状态、皮肤、神经感觉、心脏、体内有无金属、出血倾向、是否怀孕、传染性疾病等情况。

（3）准备工作

1）患者：在安静环境下，取舒适体位。需暴露肌肤者，注意保暖，必要时屏风遮挡。

2）治疗师：衣帽整洁，洗手，戴口罩。操作仪器开关时手部不得潮湿。

2. 根据医嘱及治疗部位选择电极板和衬垫。

3. 检查患者皮肤。

4. 放置电极　按要求将电极放置于治疗部位并选择放置方法。按照治疗仪的输出功率、病灶部位的深度与患者的温热感觉调节，调整治疗部位电极与皮肤之间的间隙。

5. 做好解释　介绍治疗的目的和方法。

6. 检查电疗机　检查各开关旋钮在指定位置,电流输出在零位,电极导线的插头是否牢固。

7. 开机　开机预热5min。将输出档调至"治疗"档,人工或者自动调谐,输出时不论应用何级剂量,必须使仪器输出谐振。

治疗剂量按患者治疗时局部的温热感觉分为无热量、微热量、温热量、热量四级。

8. 关机　治疗结束后,切断电源,取下电极。

9. 治疗结束后整理。

【注意事项】

1. 禁忌证　恶性肿瘤、出血倾向、活动性结核、妊娠、严重心肺功能不全、治疗局部金属异物、植入心脏起搏器者、颅内压增高、青光眼等。

2. 治疗前　除去患者身上的金属物品,局部衣物和皮肤要保持干燥。应检查治疗部位有无皮肤破损或感觉障碍,过热可能引起损伤,故无特殊需要时不宜采用大剂量治疗,治疗部位有汗液、尿液时应擦干,以免引起皮肤烫伤。

3. 治疗中　不可触及其他导体,电缆、电极下方垫棉垫或橡胶布,治疗时两电缆不能交叉或打圈,以免引起短路。

告诉患者多注意电极下的感觉,如有局限性疼痛或烧灼等不适反应,及时停止治疗并检查,对症处理。

4. 治疗后注意局部皮肤清洁和保护,告诉患者不要抓破局部皮肤。

实训10　微波电疗法

【目的与要求】

1. 掌握　微波电疗法常用设备的临床操作方法、适应证和禁忌证。

2. 熟悉　微波电疗法的临床最基本的治疗作用。

【教具与设备】

微波电疗机、辐射器。

【实训内容与步骤】

1. 治疗前评定

(1) 选择合适的治疗对象,患者应属于以下情况之一:肌肉、关节和关节周围软组织的炎症和损伤如肌炎、纤维织炎、滑膜炎、肌痛、扭挫伤、血肿、肩周炎、关节炎、腰腿痛、术后粘连,急性软组织化脓性炎症如疖、痈、乳腺炎等,但治疗效果不如超短波疗法,慢性和亚急性炎症如伤口愈合迟缓、鼻炎、中耳炎、喉炎、四肢血栓性脉管炎、胆囊炎、肝炎、膀胱炎、肾盂肾炎、盆腔炎、附件炎、前列腺炎等,内脏疾病如胸膜炎、肺炎、支气管哮喘、支气管肺炎、胃十二指肠溃疡、结肠炎等,神经系统疾病如脑血管意外、神经痛、周围神经损伤、神经根炎、脊髓炎、多发性硬化等。

(2) 患者年龄、意识状态、皮肤、神经感觉、心脏、体内有无金属、出血倾向、是否怀孕、传染性疾病等情况。

(3) 准备工作

1) 患者:在安静环境下,取舒适体位。需暴露肌肤者,注意保暖,必要时屏风遮挡。

2) 治疗师:衣帽整洁,洗手,戴口罩。操作仪器开关时手部不得潮湿。

2. 根据医嘱及治疗部位选择电极板和衬垫。

3. 检查患者皮肤。

4. 放置电极。

5. 做好解释　介绍治疗的目的和方法。

6. 检查电疗机　检查各开关旋钮在指定位置,电流输出在零位,电极导线的插头牢固。

7. 开机　开机预热1min,将输出档调至"治疗"档,调节输出所需要电压。

8. 关机　治疗结束后,切断电源,取下电极。

9. 治疗结束后整理。

【注意事项】

1. 禁忌证　恶性肿瘤(一般剂量时)、出血倾向、结核病、恶性肿瘤(小剂量治疗)、妊娠、严重心肺功能不全、局部金属异物、植入心脏起搏器者、眼及睾丸附近照射时应将其屏蔽。

2. 治疗前　除去患者身上一切金属物品,局部衣物和皮肤要保持干燥。

3. 治疗中　头、面、颈部治疗时,辐射器必须紧贴皮肤,以免毫米波散射损伤眼睛。辐射器放在治疗部位后再调节输出,不要在打开输出后调换辐射器方向,以免毫米波辐射至眼睛造成损伤注意保护工作人员及患者眼部,避免微波直接辐射眼部或由金属物反射至眼部,或戴微波专用防护目镜,以免引起白内障。

4. 治疗后　关闭输出及电源,移开辐射器。

实训 11　光　疗　法

【目的与要求】

1. 掌握　红外线疗法、可见光疗法、紫外线疗法及激光疗法常用设备的临床操作方法,紫外线疗法生物剂量测定,掌握各种光疗法的适应证和禁忌证。

2. 熟悉　红外线疗法、可见光疗法、紫外线疗法及激光疗法在临床应用中最基本的治疗作用。

3. 了解　紫外线疗法的光敏治疗,蓝紫光疗法的作用机制,高能量激光的治疗技术。

【教具与设备】

红外线治疗仪(周林频谱仪、桥式红外线治疗仪、神灯),颜色光治疗仪(红光治疗仪、蓝紫光治疗仪、颜色光光子治疗仪),紫外线治疗仪,激光治疗仪(氦-氖激光器、砷化镓半导体激光器、二氧化碳激光器、红宝石激光器)。

【实训内容与步骤】

(一)红外线治疗仪操作步骤

1. 接通电源预热 10min。

2. 核对患者信息,检查照射部位皮肤,仔细询问病史,告知患者注意事项。操作前向患者说明治疗的目的、方法及治疗时的正常感觉,不得随意移动体位和光源,告诉患者若出现异常情况应及时告知医生。

3. 患者取合适体位,充分裸露照射部位。

4. 将灯移至照射部位的上方或侧方,距离一般以患者自觉舒适为宜。红外线治疗剂量的大小主要根据病变的特点、部位、患者年龄及机体的功能状态等而定。红外线正常照射时患者有舒适感,皮肤可出现淡红色均匀的红斑,如出现大理石状的红斑则为过热表现。皮温以不超过45℃为宜,否则可致烫伤。

5. 每次照射 15~30min,每日 1~2 次,15~20 次为 1 个疗程。

6. 治疗结束时,检查患者皮肤有无异常,将照射部位的汗液擦干,患者应在室内休息 10~15min 后方可离开,以免着凉。

(二)可见光治疗仪操作步骤

1. 红光治疗仪操作步骤　治疗前检查灯泡、辐射板安装是否牢固,支架是否稳妥。患者取合适体位,裸露治疗部位。移动灯头,使灯头中心垂直对准患处,照射距离视灯功率大小而定,若在 200W 以下,红光照射距离在 20cm 以内,蓝光在 10cm 以内。每次治 15~30min,每日 1~2 次,15~20 次为一个疗程。

2. 蓝紫光治疗仪操作步骤　蓝、紫光治疗仪用于新生儿核黄疸,以 10 支 20W 的蓝光荧光灯按半月形悬挂在距治疗床 70cm 的高度,使灯管长轴与床的长轴平行。照射可分为四区:①以婴儿胸骨柄为中心;②双膝关节前部为中心;③背部为中心;④双膝关节窝为中心进行照射。连续或间断照射 6~12h,停照 2~4h,总照射时间为 24~48h,灯管的总功率不得超过 200W。

(三)紫外线治疗仪操作步骤

1. 紫外线照射生物剂量的测定　由于不同的个体对紫外线敏感度不同,存在明显的个体差异,所以用生物剂量作为紫外线照射治疗的剂量单位。

(1)生物剂量测定器:长方形不透光的硬布料做成的带状盲袋,中间挖 8 个长方形孔,每孔为 2.0cm×0.5cm,孔距 1cm(儿童测试可适当缩小每孔面积和孔距),盲袋内置一个可将各孔遮盖及暴露的活动板,测量时,将其放在身体对紫外线比较敏感的部位上,用布巾遮盖周围。

(2)测定部位:一般多选对紫外线较敏感下腹部,也可选前臂曲侧。

(3)测定方法:将紫外线垂直对准测定器,灯管与皮肤的距离为50cm,然后打开第 1 个孔,照射一定时间后,再打开第 2 个孔,以此类推,直至各孔全部开放,照射完毕时。若为冷光紫外线,照射距离可选用 2~5cm,照射时间间隔可为 1~2s。

(4)阈红斑反应的观察:临床上最多应用的方法是在照射后 24h 所见到的最弱红斑的后一个小孔的照射时间定为阈红斑量(一个生物剂量),或将 24h 所观测的生物剂量时间减少 30%~50%。若第 4 孔出现最弱红斑量那么就把第 5 孔的照射时间 40s 作为本人的生物剂量(MED)。

2. 全身照射法 照射前必须先测定患者的生物剂量。采用落地式大功率紫外线灯,开启电源开关,启动高压水银石英灯需预热 10~15min,低压水银石英灯需 5~10min。照射距离为 50~100cm,要求患者全身裸露,戴好防护目镜。成人分四区照射,患者取合适卧位,紫外线灯管中心依次对准双乳头之间、膝前部、背部中央、膝后上部这四个部位,照射灯距为 100cm,首次照射剂量为亚红斑量,每日 1 次,逐渐增加剂量至 4~5MED,10~20 次为 1 个疗程。儿童分身体前后两区照射,灯头中心在胸腹间和腰背部,照射灯距为 50cm,从 1/2MED 开始,以后逐渐加量到 2~3MED,每日或隔日 1 次,10~20 次为 1 个疗程。

3. 全身紫外线治疗仓 光源采用特种紫外线灯管,40 支 100W 的辐射灯管,多种组合方式供选择。整个工作过程,由电脑全程监控,安全可靠,可随时与电脑连接,实现远程控制,更加方便医护人员操作。产品的工作电压是 AC 220V±10%,50Hz±2%,额定功率为 ≤5000VA,主要适应证有全身的银屑病、玫瑰糠疹等病症。

4. 局部照射法 多采用手提式低压水银石英灯。照射前开启电源开关,预热。体表照射时患者取合适体位,裸露照射部位,治疗师手持盘形灯手柄,灯管距皮肤 2~5cm 处。灯管中心对准病灶中心,用治疗或洞巾固定照射范围,非照射部位用治疗巾遮盖好。预设治疗时间,按动手柄开关,治疗结束迅速移开紫外线灯。照射剂量为该灯所测生物剂量或平均生物剂量,逐渐增加剂量,6~12 次为 1 个疗程。照射创面、溃疡或有脓液痂皮的部位时,应先将坏死组织和分泌物清理干净,照射范围应包括伤口周围 5~6cm 正常组织。红斑量每次照射的总面积,成人一般不超过 800cm²,小儿视情况而定。常用治疗方法有:

(1)病变部照射法:患者取仰卧位,照射病变区及其周围健康皮肤 5~6cm,如丹毒的照射 8~10MED 开始,每日或隔日照射 1 次,1 个疗程照射 6~8 次。

(2)节段部照射法:照射躯体的相应节段,反射性地引起该节段支配的某些内脏器官功能变化,如领区照射法可用于调节中枢神经系统的功能。一般照射从 2~3MED 开始,以后根据病情斟酌增减剂量,每日或隔日照射 1 次,1 个疗程照射 10~15 次。

(3)分区照射法:将治疗部位分成数区,依次进行,常在照射面积超过 600~800cm² 时采用此法,如坐骨神经痛,用紫外线照射腰、骶神经丛分布区,分四区照射,第一区为全部腰骶区,6~8MED 开始;第二区为臀部,8~10MED 开始;第三区为大腿后部,8~10MED 开始;第四区为小腿后部,8~12MED 开始。以后根据病情斟酌增减剂量,每日或隔日照射 1 次,1 个疗程照射 10~15 次。

(4)中心叠加照射法:治疗时可先用大孔方巾暴露病灶及病灶周围 5~10cm 的健康皮肤,再将小孔方巾重叠放置于大孔方巾上使小孔充分暴露病变区域,开始照射超过照射病灶周围区的剂量,然后取下小孔方巾照射未完成的照射剂量。

(5)筛网照射法:又称多孔照射法,用 900cm² 的白布,制成 150~200 个面积为 1cm² 的圆孔,孔间距离为 1cm 的筛网状,小儿用的多孔巾面积、孔数、孔径均应适当缩减。将孔巾置于局部进行照射,成人自 4~6MED 开始,小儿自 3~4MED 开始,可每日或隔 1~2d 照射 1 次。以后根据病情斟酌增减剂量。再次照射,应更换照孔部位,共照射 10~15 次。

(6)穴位照射法:需制备孔洞直径为 1.5cm 的孔巾,孔的位置和数量可距照射的部位而定,自 4~6MED 开始,每日或隔日照射 1 次,每穴可照射 4~6 次。

(7)体腔照射法:通常采用水冷式高压汞灯或冷光低压汞石英灯,根据病情接以合适的体腔石英导子。在进行体腔照射前,先用生理盐水将石英导子上的消毒液冲洗干净,再用纱布擦干光导电极上的清洁液,然后将石英导子缓慢插入体腔或伤口窦道内进行照射。按启动键,计时器自动倒计时。紫外线通过石英导子后强度减弱,照射剂量应增加。照射剂量的掌握原则与体表照射相同,黏膜对紫外线的敏感性较皮肤低,照射剂量应加大,其生物剂量是皮肤的 1.5~2 倍。一般以 30s 开始,每次递增 10~20s,每日或隔 2~3d 照射 1 次,5~10 次为一个疗程。治疗完毕,将石英导子自患者体腔取出,再冲洗干净将其浸泡在 75% 乙醇溶液中消毒。

(四)激光治疗仪操作步骤

临床上的激光器种类繁多,操作方法各异,在康复医学科目前常用的是氦氖激光、砷化镓和二氧化碳激光治疗仪。

1. 低、中能量激光治疗仪操作步骤 采用氦-氖激光器,输出红光激光。近年还采用砷化镓与镓铝砷半导体激光器,输出红光、红外激光。这些激光器的功率均为毫瓦级,可直接或通过光导纤维照射,每次 15~20min,穴位或伤口照射时每部位 3~5min,每日或隔日 1 次,10~15 次为一个疗程,具体操作方法如下:

(1) 通电源,激光管点燃后调整电流至激光管最佳工作电流量,使激光管发光稳定。

(2) 照射前核对患者信息,检查患者照射部位皮肤,告知患者注意事项。照射创面或穴位前,需用生理盐水将照射的部位清洗干净。

(3) 照射距离一般视病情及激光器功率而定,照射距离 5~100cm 不等;激光束与被照射部位呈垂直照射,使光点准确照射在病变部位或经穴上。

(4) 照射剂量尚无统一标准,小功率氦氖激光输出功率在 10mW 以下,每次可照射 10~15min,每日照射 1~2 次。

(5) 不便直接照射的部位,如耳、鼻、喉、口腔、阴道和窦道等部位可通过光导纤维照射到治疗部位。

(6) 激光器一般可连续工作 4h 以上,连续治疗时不必关机。

2. 高能量激光治疗仪操作步骤 采用二氧化碳激光器、掺钕钇铝石榴石激光器,输出红外激光。这些激光器的功率均为瓦级。进行激光外科治疗时,将聚集光束对准病患部位,瞬间产生组织凝固、炭化、汽化,较小病灶可 1 次消除,较大病灶可分次处理,也可以通过内窥镜进行体腔内治疗。具体方法如下:

(1) 先打开水循环系统,并检查水流是否通畅,水循环系统有故障时,不得开机工作。

(2) 检查机器各旋钮是否在零位后,接通电源,依次开启低压及高压开关,并调至激光器最佳工作电流,缓慢调整激光器,以散焦光束照射治疗部位。

(3) 患者取合适的舒适体位,充分暴露治疗部位。聚焦烧灼或汽化时治疗部位应常规消毒,必要时作局部麻醉,然后用脚踏板控制输出,治疗结束后,治疗局部不应涂抹烫伤膏或绿药膏。

(4) 照射距离一般为 150~200cm,以局部有舒适的微热感为宜,勿过热,以免烫伤,每次治疗 10~15min,每日 1 次,15 次为一个疗程。

(5) 治疗结束,按与开机相反顺序关闭各组机钮,关闭机钮 15min 之内勿关闭水循环。

【注意事项】

(一) 红外线疗法的注意事项

1. 治疗时患者不得移动体位,以防止烫伤,照射过程中如有感觉过热、心慌、头晕等反应时,需立即告诉工作人员。

2. 照射部位接近眼或光线可射及眼部时,应用盐水纱布遮盖双眼,由于眼球含有较多的液体,对红外线吸收较强,因而一定强度的红外线直接照射眼睛时可引起白内障。

3. 患部有温热感觉障碍或照射新鲜的瘢痕、植皮部位时,应用小剂量,并密切观察局部反应,以免发生灼伤。肢体动脉栓塞性疾病,而应采用冰敷 5~10min,冰敷超过 20min 则易引起继发性血管扩张、渗出增多、肿胀加重。

(二) 可见光疗法的注意事项

1. 红光疗法的注意事项

(1) 照射部位接近眼或光线可射及眼部时,应用盐水纱布遮盖双眼,由于眼球含有较多的液体,对可见光吸收较强,可引起白内障。

(2) 急性扭挫伤的早期不用红光照射,而应采用冰敷 5~10min。

2. 蓝紫光疗法的注意事项

(1) 保护患儿眼睛外,距离不能太近,以免烫伤。注意更换眼罩,保持眼睛清洁,防止感染。

(2) 照射过程中注意观察患儿情况,如呼吸、体温、眼睛、皮肤等变化。

(3) 注意骶骨尾部及臀部皮肤护理,避免擦伤破损。

(4) 蓝紫光照射后皮肤黄疸消失快,但血清胆红素下降较慢,应定时复查血清胆红素以确定是否继续照射。如照射总时间超过 24h,患儿黄疸不退或血胆红素水平不下降,需改变治疗方法。

(5) 灯管长时间照射后会衰老及光线减弱,应定期更换。

(三) 紫外线疗法的注意事项

1. 紫外线辐射可使空气产生臭氧,因而治疗室应通风良好。照射部位涂有药物时,应先清楚,以免发生光敏反应;照射创面有坏死组织及脓性分泌物时,应先清洁创面;照射头部时,宜把头发剃光。

2. 患者在治疗过程中,需用同一灯管照射。采取合适体位,充分暴露照射部位,并将非照射部位用不透光的布巾遮盖,加以防护。

3. 对初次接受治疗者,事先应说明照射后的反应,告知照射后局部可有发红、刺痒,不要沾水和用手去挠。

4. 患者和操作者均需戴防护眼镜或患者用盐水纱布遮盖眼部,以免发生电光性眼炎。

5. 应预约患者集中时间照射,以减少开闭灯管的次数。灯管置于照射部位的垂直位置,准确测量灯管与被照射部位的距离。用秒表准确掌握照射时间。

6. 电压波动影响紫外线的强度和灯管的使用寿命,所以应配稳压器。照射完毕,将灯头移到另一边适当位置后,再打开布巾,嘱患者离开。

7. 注意保持灯管清洁,防止灰尘积存,勿用手摸灯管壁,以免污染管壁影响紫外线透过,每日使用前宜用95%乙醇棉签或干细绒布擦拭管壁1次。应经常检查水冷式体腔紫外线灯的水冷系统是否良好,如有故障不得开灯。

（四）激光疗法的注意事项

1. 了解激光仪的性能,特别是功率大小,熟悉操作规程,光导纤维不得挤压、弯曲,防止折断。

2. 照射伤口前需用生理盐水或3%硼酸水清除分泌物和坏死组织。治疗过程中,应随时询问患者感觉,以舒适温度为宜,并根据患者感觉随时调整照射距离。每3~6个月定时检测激光器的输出强度,强度过弱时,应停止使用并更换灯管。

3. 激光治疗室用黑色颜料粉刷四壁为宜,或用黑色幕帘遮挡,因为它可以最大限度地吸收射向它的各色激光。激光器须合理放置,避免激光束射向人员走动频繁的区域,在激光辐射的位置应安置必要的遮光板或屏风。

4. 室内灯光应充分明亮,因光线较暗时瞳孔散大,受激光照射进入眼内的光能增多,而由于眼球的高倍聚光作用,对眼的损伤加重。无关人员不准进入激光室,更不得直视激光束。

5. 因激光烧灼治疗时产生异味,治疗室应安装通风、抽气设备,以防止污染的空气对人员的伤害。

6. 门窗玻璃应采用黑色幕布遮蔽,或涂色,或换有色玻璃。操作人员须穿白色工作服,戴白色工作帽。操作人员与接受面部治疗的患者应注意保护眼睛,佩戴相应种类防护眼镜或用盐水布巾遮盖眼部,避免激光直接照射。

7. 光敏治疗者在注射药物的1个月内应居住在暗的房间内,严禁日光直晒,以免引起全身性光敏反应。操作人员应做定期健康检查,特别是眼底视网膜检查。

实训 12 超声波疗法的临床应用

【目的与要求】

1. 掌握 超声波疗法的常用设备及临床操作方法;掌握超声波疗法的适应证、禁忌证和注意事项。

2. 熟悉 超声波疗法的治疗作用。

【教具与设备】

超声波治疗仪、耦合剂。

【实训内容与步骤】

1. 连接插线,检查仪器。

2. 了解患者病情,询问患者有无禁忌证。并在治疗前评定患者局部感觉情况,检查皮肤有无破损。

3. 患者取舒适体位,充分暴露治疗部位。在治疗部位涂上耦合剂,声头轻压接触身体,然后再开机。做好患者治疗前和治疗中的沟通和解释。

4. 根据医嘱,选择合适的声头、波形、治疗时间和剂量。

5. 开机,调节治疗模式、频率、时间及剂量后,在治疗部位作缓慢往返或回旋移动开始治疗。移动速度一般为2~3cm/s。治疗剂量常用中小剂量,连续式为 $0.5~1.2W/cm^2$,脉冲式为 $1.0~2.0W/cm^2$。治疗时间每次 5~10min,大面积移动时可适当延长至 10~15min。

6. 治疗结束时,将超声输出调回"0"位,关闭电源,移开声头,清洁治疗部位和声头,并将声头消毒后放置在声头架上。登记并整理仪器。

【注意事项】

1. 禁忌证 恶性肿瘤(超声治癌技术除外)、高热、出血倾向、消化道大面积溃疡、体质极度虚弱、活动性肺结核、严重支气管扩张、化脓性炎症、急性败血症、严重心脏类疾病的心前区和交感神经节及迷走神经部位、置入心脏起搏器或心脏支架者、血栓性静脉炎、多发性血管硬化、孕妇的下腹部和腰骶部、小儿骨骺部禁用。感觉异常的局部、脑组织附近、眼部周围、生殖区慎用中剂量。

2. 治疗前,做好准备工作,确保患者感觉无异常;问清有无仪器禁忌,对耦合剂或超声波是否过敏;做好超声波剂量的定时检测;确保输出线圈无卷曲。

3. 治疗中,随时观察患者的感受,若有明显的疼痛应减少剂量或立即停止;还应注意添加耦合剂,保持声头与皮肤紧密接触,无空气进入缝隙;声头无空负载;移动法时,声头移动的速度要均匀。对头部、眼睛、生殖器等部位治疗时,严格把握剂量。

4. 治疗后,先调"0"后关机;注意超声探头的清洁消毒。

5. 对胃肠治疗时,治疗前患者应饮温开水 300ml 左右,坐位进行治疗。

实训 13 低频脉冲电磁场疗法实训

【目的与要求】

1. 掌握 低频脉冲电磁场疗法的操作技术和禁忌证,能规范完成治疗。

2. 熟悉 低频脉冲电磁场疗法的适应证和注意事项。

3. 了解 低频脉冲电磁场疗法的治疗原理和治疗作用。

【教具与设备】

低频脉冲电磁场治疗仪:主机、治疗床。

【实训内容与步骤】

1. 治疗前评定 治疗前对患者各种情况(患者身体一般情况、自理及合作程度等)进行评价,确定有无低频脉冲电磁场疗法禁忌证。

2. 检查低频脉冲治疗仪

(1) 连接电源线:将电源线连接在位于主机的插头上,接地或使用接地端同建筑物的接地端连接良好。

(2) 连接磁头导线:将两个磁头上的四根导线接在四个接线柱上。红的接在红色接线柱上;黑的接在黑接线柱上。

(3) 将磁头的电缆插入主单元的输出插口;检查治疗仪面板各端口与旋钮,是否均在规定位置上。检查治疗仪面板上的开关均在规定位置上。

(4) 打开电源开关,检查仪器,查看显示预设值。

(5) 检查治疗区域有无金属物品,如有手机、手表类金属物品,需去除。

3. 做好解释 嘱患者取平卧位,告知治疗中有震动感。

4. 设置磁场强度、频率、波形及治疗时间。

(1) 治疗时间:每次治疗时间 15~30min,每日治疗 1 次。

(2) 模式设定:使用模式键设定治疗模式,磁场强度为 0.6~20mT,频率 8~35Hz,脉冲或脉冲群宽度为 5~10ms。

(3) 疗程:每次 20~40min,每日 1~2 次,15~30 次为一个疗程。

5. 开机。

6. 开始治疗 点击"开始"键开始治疗,治疗中有震动感。

7. 结束治疗时仪器会自动停止,按停止键。

8. 按治疗的相反顺序关闭机器旋回各钮,取下磁头。

9. 协助患者整理衣物并离开治疗床,整理磁疗仪。

【注意事项】

(一) 禁忌证

磁疗法目前尚未发现有绝对禁忌证,但对以下情况可不用或慎用:

1. 体内植入心脏起搏器者或植入式大脑神经刺激器者禁用。

2. 治疗部位存在较重感染。

3. 急性出血或有出血倾向者,心绞痛患者,高热患者等。

4. 体质衰弱或过敏体质者,严重的心、肺、肝及血液疾病者。

5. 孕妇及女性月经期。

6. 副作用明显者,患者对治疗不能充分配合。

（二）注意事项

1. 治疗前　皮肤溃破、出血的局部不宜直接贴敷,应隔有纱布再贴敷。

2. 治疗中　磁疗时不要戴机械手表,以免损坏手表。出现血压波动、头晕、恶心、嗜睡或严重失眠时,应停止治疗。

3. 治疗后　白细胞较低的患者应定期做白细胞检查。磁疗中发生的不良反应多为暂时性,停止磁疗、减少剂量或改变方法,这些不良反应一般可自行消失。

实训 14　蜡饼法的实训操作

【目的与要求】

1. 掌握　石蜡疗法的操作流程及临床应用,并规范地完成治疗。

2. 熟悉　石蜡疗法的物理特性、治疗原理及治疗作用。

【教具与设备】

1. 熔点为 50~56℃的白色医用石蜡。

2. 电热熔蜡槽。

3. 基本器材　耐高温塑料布、铝盘、铝勺、保温棉垫、0~100℃温度计、刮蜡小铲刀、毛巾。

【实训内容与步骤】

1. 治疗前评定

（1）评估患者的治疗部位是否可以直接进行蜡疗,是否有皮肤破损及过敏等现象。

（2）评估患者的精神状态、意识是否清楚,温度觉是否正常。

2. 患者准备

（1）取舒适体位,充分暴露治疗部位。

（2）治疗部位要清洗干净,如有长毛发可涂凡士林,必要时可剃去。

3. 操作方法

（1）将加热后完全熔化的蜡液倒入铺有塑料布或橡胶布的搪瓷盘或铝盘中,使蜡液厚 2~3cm,自然冷却至石蜡初步凝结成块（表面 45~50℃）。

（2）将蜡块取出,敷于治疗部位,外包塑料布与棉垫保温。

4. 治疗疗程

（1）治疗时间:每次治疗 20~30min。

（2）治疗频率:每日或隔日治疗 1 次,15~20 次为一个疗程。

【注意事项】

（一）适应证

根据蜡疗的生化作用、生理作用及治疗作用,蜡疗在临床中的适应证是非常广泛的,可应用于以下疾病:

1. 外科疾病　软组织扭挫伤、腱鞘炎、滑囊炎、腰背肌筋膜炎、肩周炎、颈椎病、腰椎间盘突出症、慢性关节炎及外伤性关节疾病、术后、烧伤、冻伤后软组织粘连、瘢痕及关节挛缩、关节纤维性强直等。

2. 内科疾病　慢性肝炎、慢性胆囊炎、慢性胃肠炎、胃或十二指肠溃疡、慢性盆腔炎等。

3. 神经系统疾病　周围神经外伤、神经炎、神经痛、神经性皮炎等。

（二）禁忌证

1. 皮肤对蜡疗过敏者。

2. 高热、急性化脓性炎症、厌氧菌感染、有出血倾向患者。

3. 甲状腺功能亢进、恶性肿瘤、结核病、心肾功能不全患者。

4. 妊娠、温热感觉障碍者、1 岁以下的婴儿。

（三）石蜡在加热过程中的注意事项

1. 不得直接加热熔解，以免石蜡烧焦、变质。石蜡易燃，保存及加热时应注意防火。

2. 定期检查加热仪器及电线，恒温器失灵及电线老化时应及时更换，以免过热引起燃烧。

3. 反复使用的石蜡，应定时清洁、消毒、加新蜡，以保证蜡质。

4. 石蜡在加热过程中释放出的有毒气体能够对人体造成伤害；因此，治疗室内要保持空气流通，要具备通风设备。

（四）石蜡在治疗过程中的注意事项

1. 根据不同的治疗方式，嘱患者取卧位或坐位。

2. 治疗部位要清洗干净，如有长毛发可涂凡士林，必要时可剃去。

3. 治疗时准确掌握蜡的温度，严格执行操作常规，防止烫伤。

4. 在治疗过程中，患者不得任意活动治疗部位，以防止蜡块或蜡膜破裂后蜡液流出而致烫伤。

5. 治疗时要注意观察患者反应，患者如感觉过烫应及时终止治疗，检查原因并给予处理。

6. 在皮肤感觉障碍、血液循环障碍等部位蜡疗时蜡温宜稍低，骨突部位可垫小块胶布，以防止烫伤。

7. 部分患者应用蜡疗后治疗部位可出现皮疹、瘙痒等过敏反应，应立即停止蜡疗，休息观察 15min 左右，并对症处理。

实训 15　冷治疗技术

【目的与要求】

1. 掌握　冷疗法常用设备的临床操作方法；冷疗法的适应证和禁忌证。

2. 熟悉　冷疗法的基本治疗作用。

3. 了解　冷疗法的作用机制。

【教具与设备】

1. 冰水、冰块、冷水、冰袋、化学冰袋、冷疗仪、冷喷雾、冷空气治疗仪、冷疗加压装置。

2. 温度计（-20℃以上）。

3. 毛巾、水盆、毛毯等。

【实训内容与步骤】

1. 设备准备　准备好冰水、冰块、冷疗仪等冷疗用物，检查冷疗仪是否功能正常，电线有无破损。另备好温度计、毛巾、水盆、毛毯、热饮料等物品。

2. 患者准备

（1）取舒适体位，充分暴露治疗部位。

（2）要点说明：治疗部位要清洗干净，如有长毛发可涂凡士林，必要时可剃去。

3. 操作方法

（1）核对患者的一般情况、主诉和诊断等，并向患者或其家属解释治疗的方法和目的及冷疗时产生的各种感觉。

（2）冷敷

1）冰水冷敷：将毛巾浸入冰水后拧出多余水分，敷于患部，每 3~5min 更换一次，可持续 20~30min。同一部位治疗不超过 24~48h 为宜。

2）冰袋冷敷：将碎冰块灌入冰袋内 1/2 或 1/3 满，排出袋内空气，夹紧袋口，敷于患部，在需要较长时间和较冷条件时采用。

治疗时间根据病情而定，一般为同一部位 15~20min，若需较长时间或较深部位冷疗，可替换应用冰袋，最长以在同一部位不超过 24~48h 为宜。

（3）冰水局部浸浴：将患者的手、肘或足浸入含有碎冰的 4~10℃冰水中，数秒后提出擦干，让患者主动活动或做被动活动，复温后再浸入，如此反复浸、提，半小时内浸入 3~5 次，以后逐渐延长浸入时间达 1min。治疗每日 1 或 2 次,6~10 次为 1 个疗程。

(4)冷喷雾喷射:喷射前,检查患者局部皮肤是否有破损等,并在伤处覆盖一层毛巾;喷射时,冷喷雾在距体表 15~20cm 处向患部喷射 3~5s,间歇 1min 后再喷,反复喷不超过 3 次,以免发生冻伤。

(5)冷压力疗法:采用冷疗加压装置,水温一般为 7.2℃,压力 60mmHg。患者取坐位或仰卧位,选择大小合适的气囊套在患肢上,并拉好拉链。设定压力及时间,打开电源即开始治疗。机器工作时由远端向近端序贯加压,每次治疗 15~20min。

【注意事项】

1. 治疗前要充分了解患者的主要功能障碍、能力障碍及合作程度等合理筛选治疗对象。

2. 治疗要遵循无菌技术原则,预防交叉感染。

3. 治疗中,治疗师要做好冷治疗的防护措施。

4. 确认患者并获得其信任,建立安全感。

5. 空腹、饭后或过度疲劳时不宜进行治疗。

6. 注意掌握治疗时间,治疗中患者出现明显冷痛或寒战、皮肤水肿、苍白时即应终止治疗,防止因过冷而发生冰灼伤、冷冻伤,皮肤出现水疱、渗出,甚至皮肤、皮下组织坏死。

7. 冷疗时注意保护冷疗区周围非治疗区的正常皮肤,防止冻伤。

8. 冷气雾喷射治疗禁用于头面部,以免造成眼、鼻、呼吸道的损伤。

9. 对冷过敏者接受冷刺激后皮肤出现瘙痒、潮红、水肿、荨麻疹时应立即停止治疗。重者出现心动过速、血压下降、虚脱时,应立即终止冷疗。给予平卧休息,保暖,喝热饮料的处理。

实训 16 水 疗 法

【目的和要求】

1. 熟练 掌握水疗法的基本操作步骤。

2. 熟悉 水疗法的适应证、禁忌证及注意事项。

3. 了解 水疗法的治疗作用。

【实验设施及器材】

更衣室、淋浴室、盆浴室、水中运动池、游泳圈、涡流浴装置、治疗室、休息室、干燥消毒毛巾。

【实训内容与步骤】

(一)淋浴的操作步骤

1. 直接淋浴

(1)患者脱去衣服,头戴防水帽,站在操纵台前 2.5~3m 处,背向操纵台。

(2)治疗师以密集水流直接喷射患者。喷射顺序:背—肩,背—足部,水柱不断移动,均匀喷射,再进行两侧面喷射。

(3)患者面向操作人员,操作人员用散开的水流喷射胸腹部,到下肢时再用密集水流。

(4)水温开始为 35℃逐渐降至 28~25℃,水压开始为 1~1.5atm,逐渐增加到 2~2.5atm。

(5)治疗结束后,用被单或干毛巾擦拭皮肤,直至出现皮肤的正常反应。

2. 扇形淋浴

(1)患者脱衣服,头戴防水帽,站在操纵台前 2.5~3m 处。

(2)操作者用右手拇指按压喷水口,使水流成扇形射向患者,自足到头 2~3 次。

(3)患者转动顺序:背侧—前侧,每侧 2~3 次,时间 2min,水温由 33℃逐渐降低到 28℃,水压由 1.5atm 逐渐增高为 3atm。

(4)治疗结束用干毛巾摩擦身体。扇形淋浴可单独应用,亦可并用于直喷浴之前或盆浴之后。

3. 冷热交替浴 是直喷浴的一种变形,是用两个不同水温水枪交替喷射的疗法。热水温度 40~45℃,15~30min,冷水温度 20℃,10~20min,水压相同,先热后冷,重复 2~3 次,最后以热水结束治疗。治疗完毕,皮肤有明显充血反应,时间为 3~5min;治疗结束后,擦干皮肤,休息 20~30min。

(二)浸浴的操作步骤

1. 全身浸浴法

（1）患者更换浴衣、拖鞋，准备治疗。

（2）操作人员根据医嘱，在浴盆中放入 200~250L 水，测定水温。需药物浴者，再加入相应剂量的药物，使其符合医嘱。

（3）让患者入浴，入浴后水面高度不宜超过胸部乳腺以上。采用卧式，使头颈及前胸部露出水面，以减少水对心脏的机械压迫。

（4）开始记录治疗时间。

（5）治疗中应密切观察患者反应，如有头晕、心慌气短、面色苍白、全身无力等症状时，操作人员应该立即将患者扶出。

（6）治疗结束后，用干毛巾擦身，不得进行冲洗，可休息 20~30min，再离开浴室。

（7）治疗结束后，应对浴盆进行消毒。即先用清水冲洗两遍，然后用 20% 甲酚皂消毒两遍，再用清水冲洗两遍。

2. 半身浸浴法

（1）先向浴盆中倒入一定温度的水，再让患者脱去衣服，淋湿头部，将颈以下身体数次浸入水中。

（2）在浴盆中坐起，水面淹没脐部，用小桶舀取浴盆中的水，以均匀速度的水流冲洗患者背部及胸部。

（3）边冲洗边摩擦患者的背部、肩部、腹部，直至出现良好反应为止。

（4）冲洗加摩擦的处置，要反复进行数次。

（5）最后用水冲洗患者背部、胸部，令患者出浴，用干毛巾擦干全身。

（6）水温在 35~30℃，治疗时间不超过 5min，治疗后休息 20min，每日或隔日 1 次。

3. 手足盆浴

（1）将脸盆放在椅子上或盆架上，倒入 40~50℃ 水。

（2）患者脱去外衣，将衣袖挽至两肘以上 6~9cm 部位。

（3）患者坐在椅子上，面对脸盆将一侧或双侧手腕与前臂或双足浸泡于盆内。

（4）每次治疗时间为 30min，为保持水温，需不断加入热水或更换热水。

（5）治疗结束后，应擦干皮肤，用棉衣或棉被包裹保温。

（6）可以应用冷热交替法进行，冷水为 20℃ 以下，热水为 40~45℃，先热水 0.5~1min，再冷水 10~15s，交替进行。

（7）治疗结束后，让患者休息，可增强疗效。

4. 渐加温浴

（1）患者脱衣服，将手和足部放在相应水浴槽中。

（2）浴槽有盖，盖上有一小孔，插入水温计。

（3）患者坐在椅子上，用被单及毛毯盖好，头上包冷毛巾。

（4）开始水温为 36~37℃，7~10min 内，水温上升到 44~45℃。让患者出汗，先面部后全身。

（5）操作人员将患者的汗擦干，让患者保持安静。

（6）治疗持续 10~15min，出浴，擦干皮肤，卧床休息 30min。

（三）水中运动疗法操作步骤

1. Bad Ragaz 训练法，亦称救生圈训练法。

（1）肩关节训练：患者仰卧位（可佩戴救生圈使身体浮起），右上肢尽量舒适外展，肘关节、腕关节和手指伸展。治疗师位于患者右上方，将右手放在患者的手掌部，令患者握手；左手放于患者右肩背部扶托患者，再让患者上肢主动内收，使上肢靠近躯干。治疗师身体后仰保持稳定，患者重复进行双上肢弧形运动。

（2）上肢训练：患者俯卧位，由躯干圈和双踝关节周围的小浮圈支托。有时也可以使用颈圈，但它会妨碍肩部运动。治疗师面向患者，站在其左边头侧。患者左肩屈曲（抬高），治疗师将左手放在患者的左手掌中，令患者保持肘关节伸展，握紧治疗师的手并拉向外下方。与此同时，患者右手划水，身体在水中向前移动。当运动达到最大限度时，其左肩向前超过治疗师左肩的位置（注意肘关节在整个运动过程中必须保持伸展）。必要时治疗师可用右手诱导患者进行水中的运动。

（3）躯干部的训练：患者仰卧位，由颈圈和躯干圈支托。治疗师在患者足侧，背靠池壁站立，尽可能使自己的身体保持稳定，然后治疗师双手握住患者的双足背部，令患者将足上抬屈髋，将双膝转向右方，并抬头看足。

当达到充分屈曲后,治疗师将双足放于水中,双手握住患者足背部,令患者将双膝再转向左方,头部后仰。达到最大伸展后再重复屈曲,稍停顿后,再改变旋转方向,即患者躯干屈曲时,膝部转向右方,伸展时则转向左方。

（4）髋关节训练:治疗师站在患者的足端,双手握住患者足跟后外侧。患者取仰卧位,双膝关节伸展,髋关节外旋。令患者双足跟向下外方用力蹬。治疗师对这一运动施加阻抗,并将双手向下方和侧方移动。当患者在水中向治疗师靠近时,躯干向后仰,训练髋关节屈伸。

（5）下肢训练:患者仰卧位,治疗师站于患者足侧,将右手放于患者左足跖侧,用力将足拉向下方,使髋关节呈伸展、外展和内旋位。左手放在患者右足背侧,首先指示患者左下肢向下外方用力,并克服治疗师的阻力保持这一肢位。在保持左下肢等长运动的同时,令患者右下肢髋关节屈曲、内收和外旋,膝屈曲,足背伸内翻,运动达终点时,放松下肢,然后返回至起始位,反复进行这一运动。固定侧的下肢可以在屈曲或伸展共同运动中进行等长收缩运动。

2. 水中步行训练

（1）让患者进入水中,站在平行杠内,水面达颈部。

（2）双手抓杠练习行走,治疗师在一旁保护患者安全。

（3）水中步行的步幅、频率及治疗时间视患者的具体情况而定。通常从小步幅、低频率、短时间治疗开始,逐渐增加。

3. 水中平衡训练

（1）让患者站在平行杠内,水深以患者能站稳为准。

（2）治疗师从不同方向推水浪或用水流冲击患者身体,让患者通过自己努力,去对抗水浪或水流,以保持身体平衡。

（3）初始患者双手扶杠,训练到一定程度时,可以让患者逐渐单手扶杠过渡到不扶杠,增加训练难度。注意在此过程中保护患者安全。

4. 水中协调性训练

（1）水中最好的协调性训练是游泳。

（2）开始可先让患者利用固定位置进行原地游泳动作。

（3）逐渐过渡到患者能完全独立进行游泳运动。

（四）涡流浴的操作步骤

1. 根据患者治疗部位,选择合适的涡流浴装置,并进行检查。

2. 注入 2/3 容量浴水,水温 37~43℃,打开涡流开关、充气开关。

3. 上肢治疗的患者脱去上衣,下肢治疗脱去裤子。

4. 患者采取舒适体位,将肢体浸入水中进行治疗。

5. 治疗过程中保持恒温,水流强度要适中。

6. 治疗过程中应使患者全身感觉舒适,精神爽快,无疲劳感。

（五）擦浴的操作步骤

1. 冷摩擦 治疗师用擦浴手套蘸取凉水或冷水强有力的摩擦躯体的一个部位,直至摩擦部位发红;治疗的顺序是从胸到手臂再到腿,然后给患者翻身,到腿和足的后部、臀部,最后是背部。

2. 清洗 患者脱衣直立,用温度相差 1℃ 的两种水,先用温度高的水冲洗,再用温度低的水冲洗,使水流缓慢地从颈部、肩部均匀地流向整个身体,治疗时间 2~3min,每天一次,治疗操作要迅速。

（六）桑拿的操作步骤

1. 患者或健康人脱去衣服先进入淋浴室,用温水、肥皂洗净全身并擦干。

2. 进入桑拿浴室,治疗 7~10min,使体温升高 2~3℃。

3. 然后到 10~20℃ 的冷水中冲洗,或者到 10~30℃ 的凉水中浸浴 2~3min,使身体迅速降温。

4. 休息 10min 后再进入桑拿浴室。

5. 反复 2~3 次后,再用温水洗净全身。

6. 最后擦干身体到休息室中休息 30min。

【注意事项】

1. 水疗室温度应保持在 23℃ 左右,室内通风良好,整洁安静。

2. 治疗前应检查浴槽、起重装置是否完好。

3. 患者水疗前应进行必要的检查,排除传染病、心肺肝肾功能不全、重症动脉硬化、皮肤破损感染、肿瘤、出血、妊娠等禁忌证。检查患者是否有二便失禁等。如有感冒、发热、炎症感染、呼吸道感染等不宜进行水疗,膀胱、直肠功能紊乱者,应排空大、小便,方可入浴。

4. 每次水疗前应测量体温、脉搏、血压、体重等。

5. 盆浴患者入浴后,胸前区应露出水面,以减轻静水压对心功能的影响,用38℃以上热水时,应给患者头部放置冷水袋或冰帽。

6. 活动不便的患者进行水疗时,必须由工作人员协助患者上下轮椅,穿脱衣服及出入浴器等。对于年老体弱、儿童或由特殊情况者,治疗中应严格观察,注意安全,加强护理。

7. 不得在饥饿或饱餐1h内进行水疗,治疗中如患者出现头晕、心慌、恶心、气短、面色苍白、全身乏力、疲倦不适等症状时应立即停止治疗,给予对症处理。

8. 每次水疗结束后,应立即擦干身体,穿上浴衣,休息15~20min后再次测量脉搏、血压,无不良反应时方可离去。浴槽用后必须清洗消毒。

9. 水疗场地一定要有防滑、防跌倒、保暖和应急呼救设施。

实训 17　正压顺序循环治疗技术

【实训目的】

1. 掌握　正压顺序循环治疗技术的临床操作方法、适应证和禁忌证。

2. 熟悉　正压顺序循环治疗技术临床最基本的治疗作用。

【实训器材】

空气波压力循环治疗仪(气袋式治疗装置),包括主机(气泵和控制系统)、导气管道和上下肢气囊三部分。

【实训内容与步骤】

1. 治疗前评定

(1) 选择合适的治疗对象,患者应属于以下情况之一:肢体创伤后水肿、淋巴回流障碍性水肿或某些手术后的淋巴水肿(如乳腺癌根治术后上肢淋巴水肿)、截肢后残端肿胀、复杂性区域性疼痛综合征(如神经反射性水肿、脑血管意外后偏瘫肢体水肿)、静脉淤滞性溃疡、长期卧床或手术被动体位者预防下肢深静脉血栓形成。

(2) 病情的评估:查阅患者的一般情况;根据患者的病史、体检、辅助检查、高级脑功能评定和日常生活活动能力评定等结果对患者进行综合的评价。

2. 核对、解释

(1) 核对患者的一般情况、主诉和诊断等。

(2) 向患者或其家属解释治疗的方法和目的,治疗时的正常感觉和注意事项。

(3) 检查治疗仪的开关旋钮工作是否正常;电线是否有老化、有裂隙;设备接头处是否牢固、是否有漏气现象。

3. 指导患者采取舒适的体位并检查皮肤。

4. 将合适的气囊套在肢体上并拉上拉链固定。

5. 将导气管按顺序分别插在主机和气囊的接口上。

6. 按下电源按钮,使主机通电。

7. 设定压力、治疗时间　其末端压力可设定在13.3~17.3kPa(100~130mmHg),其他各节段压力由电脑控制相应递减,或人为手动调节;每次治疗20~30min,最长不超过60min。

8. 按下开始治疗按钮。

9. 关机　治疗结束,将各项参数归原位,然后关闭电源。

10. 治疗结束后整理

(1) 检查并告知患者治疗后的皮肤情况,了解其治疗反应。预约下次治疗时间。

(2) 洗手,记录治疗部位、时间和效果。

【注意事项】

1. 禁忌证　肢体重症感染未得到有效控制、近期下肢深静脉血栓形成、大面积溃疡性皮疹。

2. 治疗前

（1）治疗师要注意筛选治疗对象,了解患者的主要功能障碍、能力障碍及合作程度等。

（2）使用正压顺序循环治疗装置应注意遵循无菌技术原则,预防交叉感染。

3. 治疗中

（1）确认患者并获得其信任,建立安全感。

（2）治疗应在患者清醒的状态下进行。

（3）若皮肤有尚未结痂的溃疡或压疮应加以隔离保护后再行治疗,若有新鲜出血伤口则应暂缓治疗。

（4）注意观察患肢皮肤颜色变化,并询问患者的感觉,及时调整。

4. 治疗后

（1）出现损伤要及时找明原因并做相应处理。

（2）与医师交流患者的治疗反应,确定是否需要调整治疗方案。

实训 18　弹力绷带加压治疗技术

【实训目的】

1. 掌握　弹力绷带加压治疗技术的临床操作方法、适应证和禁忌证。

2. 熟悉　弹力绷带加压治疗技术临床最基本的治疗作用。

【实训器材】

弹力绷带、剪刀。

【实训内容与步骤】

1. 治疗前评定

（1）选择合适的治疗对象,患者应属于以下情况之一:

1）增生性瘢痕:各种原因所致瘢痕,包括外科手术后的瘢痕和烧伤后的增生性瘢痕。

2）水肿:各种原因所致肢体水肿,如偏瘫肢体的肿胀、淋巴回流障碍的肢体肿胀、下肢静脉曲张性水肿、手术后的下肢肿胀等。

3）截肢:截肢残端塑形,防止残端肥大皮瓣对假肢应用的影响。

4）预防性治疗:①烧伤:防止烧伤后 21d 以上愈合的创面发展成增生性瘢痕和预防瘢痕所致的关节挛缩和畸形。②久坐或久站工作者:预防下肢静脉曲张发生。

（2）病情的评估:查阅患者的一般情况;根据患者的病史、体检、辅助检查、高级脑功能评定和日常生活活动能力评定等结果对患者进行综合的评价。

2. 核对、解释

（1）核对患者的一般情况、主诉和诊断等。

（2）向患者或其家属解释治疗的方法和目的,治疗时的正常感觉和注意事项。

3. 指导患者采取舒适的体位并检查治疗部位及其远端的皮肤情况。

4. 缠绕弹力绷带　由远端正常皮肤开始包扎肢体,若均为瘢痕仅需露出指(趾)末端向近端缠绕。四肢需缠绕弹力绷带 2 或 3 层,躯干则需缠绕 3 或 4 层。每圈间相互重叠 1/3~1/2;均匀地做螺旋形或"8"字形包扎,末端避免环状缠绕。压力以绷带下刚好能放入两指较为合适,近端压力不应超过远端压力。

5. 记录时间并检查。

（1）记录绷带缠绕的时间,每 4~6h 更换 1 次。

（2）检查绷带松紧情况,并告知患者治疗后的皮肤情况,了解其治疗反应。

（3）预约下次治疗时间。

【注意事项】

1. 禁忌证

（1）治疗部位有感染性创面:此时加压不利于创面愈合,甚至导致感染扩散。

（2）脉管炎急性发作:加压加重了局部缺血,甚至造成坏死。

（3）下肢深静脉血栓形成:加压有使血栓脱落的危险,脱落的栓子可能导致肺栓塞或脑栓塞,造成严重后果。

2. 治疗前

（1）治疗师要注意筛选治疗对象，了解患者的主要功能障碍、能力障碍及合作程度等。

（2）检查弹力绷带的弹力是否较好。遵循无菌技术原则，预防交叉感染。

3. 治疗中

（1）确认患者并获得其信任，建立安全感。

（2）治疗应在患者清醒的状态下进行。

（3）在不影响肢体远端血运和患者可耐受的情况下，要有足够的、适当的压力，压力应持续保持在 1.3~3.3kPa。

（4）随时检查压力的大小，注意观察患肢皮肤颜色变化，并询问患者的感觉，及时调整。

（5）定期清洗绷带以保持清洁。

4. 治疗后

（1）出现损伤要及时找明原因并做相应处理。

（2）与医师交流患者的治疗反应，确定是否需要调整治疗方案。

实训 19　负压治疗技术

【实训目的】

1. 掌握　负压治疗技术的临床操作方法、适应证和禁忌证。

2. 熟悉　负压治疗技术临床最基本的治疗作用。

【实训器材】

负压治疗仪（负压治疗的设备为专用的负压舱，可将上肢或下肢单独放入舱内。出入口处由专用的垫圈密封，用空压机抽取舱内空气从而产生负压。舱体留有可观察肢体情况的"窗口"）、坐椅或床和用于固定的皮带。

【实训内容与步骤】

1. 治疗前评定

（1）选择合适的治疗对象，患者应属于以下情况之一：一般认为凡肢体缺血性疾病，若不宜手术或患者不愿手术，均可应用负压治疗，如雷诺现象（雷诺病）、血栓闭塞性脉管炎、脑血管意外后偏瘫、糖尿病足及下肢坏疽等。此外，不同部位的负压疗法有着其自身的适应证，如腹部负压最早用于缩短产程和减轻分娩疼痛，下半体负压用于治疗充血性心力衰竭；还可以用特制形状的负压治疗仪作用于阴茎，治疗功能性阳痿。

（2）病情的评估：查阅患者的一般情况；根据患者的病史、体检、辅助检查、高级脑功能评定和日常生活活动能力评定等结果对患者进行综合的评价。

2. 核对、解释

（1）核对患者的一般情况、主诉和诊断等。

（2）向患者或其家属解释治疗的方法和目的，治疗时的正常感觉和注意事项。

（3）检查治疗仪的开关旋钮工作是否正常；电线是否有老化、有裂隙；设备接头处是否牢固、是否有漏气现象。

3. 指导患者采取舒适的体位并检查皮肤。

4. 患肢放入压力舱，固定、密封。

（1）患肢裸露伸入舱内，调整压力舱的高度和倾斜角度。

（2）用与患肢周径相符的柔软而有弹性的垫圈固定在压力舱口，并密封舱口。

（3）移动治疗仪，使舱口尽量靠近患肢根部，再将患者的坐椅或床与仪器用皮带固定。

5. 按下电源按钮，使主机通电。

6. 设定负压值及治疗时间　上肢压力范围为 $-13.3 \sim -8.6kPa$（$-100 \sim -65mmHg$），一般为 $-10.7kPa$（$-80mmHg$）；下肢压力范围为 $-17.3 \sim -10.7kPa$（$-130 \sim -80mmHg$），一般为 $-13.3kPa$（$-100mmHg$）；每次治疗 $10 \sim 15min$。

7. 按下开始治疗按钮。

8. 关机　治疗结束,将各项参数归"0"位,然后关闭电源。

9. 治疗结束后整理

(1) 检查并告知患者治疗后的皮肤情况,了解其治疗反应。预约下次治疗时间。

(2) 洗手,记录治疗部位、时间和效果。

【注意事项】

1. 禁忌证　出血倾向、静脉栓塞早期、近期有外伤史、动脉瘤、大面积坏疽、血管手术后、治疗部位有感染灶、治疗部位有恶性肿瘤。

2. 治疗前

(1) 治疗师要注意筛选治疗对象,了解患者的主要功能障碍、能力障碍及合作程度等。

(2) 使用负压治疗仪应注意遵循无菌技术原则,预防交叉感染。

3. 治疗中

(1) 确认患者并获得其信任,建立安全感。

(2) 治疗应在患者清醒的状态下进行。

(3) 高龄患者或体弱患者以卧位治疗为宜。

(4) 根据患者耐受情况,逐渐将压力调到适宜强度,以有轻度肿胀感为宜。

(5) 注意观察患肢的肤色变化情况,并询问患者的感觉;出现头昏、恶心、心慌、气短、出汗等症状时应立即暂停治疗。

4. 治疗后

(1) 出现损伤要及时找明原因并做相应处理。

(2) 与医师交流患者的治疗反应,确定是否需要调整治疗方案。

实训 20　体外反搏治疗技术

【实训目的】

1. 掌握　体外反搏治疗技术的临床操作方法、适应证和禁忌证。

2. 熟悉　体外反搏治疗技术临床最基本的治疗作用。

【实训器材】

体外反搏治疗装置(为四肢序贯式充排气反搏仪,由控制系统、床体和专用气泵等三部分组成)。

【实训内容与步骤】

1. 治疗前评定

(1) 选择合适的治疗对象,患者应属于以下情况之一:冠心病、脑血管病、高血压、糖尿病、心力衰竭、经皮冠状动脉介入、抗血小板治疗、抗凝治疗、心房颤动、缺血性肾脏疾病、缺血性肢体疾病(如动脉硬化性血管闭塞、血栓闭塞性脉管炎、末梢循环障碍等)。

(2) 病情的评估:查阅患者的一般情况;根据患者的病史、体检、辅助检查、高级脑功能评定和日常生活活动能力评定等结果对患者进行综合的评价。

2. 核对、解释

(1) 核对患者的一般情况、主诉和诊断等。

(2) 向患者或其家属解释治疗的方法和目的,治疗时的正常感觉和注意事项。

(3) 检查治疗仪的开关旋钮工作是否正常;电线是否有老化、有裂隙;设备接头处是否牢固、是否有漏气现象。

3. 安置体位并固定电极　患者仰卧于反搏床上,连接心电电极,红色正极置于心尖部,白色负极置于胸骨右缘第 2 或第 3 肋间,黑色地线置于剑突下方。用胶布将相应电极固定牢固。

4. 选择合适的气囊套,并包扎于四肢及臀部。

5. 将心电开关置于"心电位"　将充排气开关置于"0"位,并将心电模拟开关置于"模拟位"。打开监控系统电源,调整相关旋钮使心电波、充排气信号、脉搏波在示波荧光屏上的亮度及位置适宜。

6. 开机及设置监控

（1）设置反搏比率：如果患者心率正常，反搏比率开关置于"1∶1"档位；如患者心率过快，反搏比率开关可置于"1∶2"档。

（2）开启充排气开关，可听到电磁阀启动声响，将调节阀旋转至起始端，防止开泵时充气压力突然上升。

（3）开启气泵开关，旋转调压阀使充气压力逐渐上升，治疗充气压维持在0.035~0.042MPa，气囊序贯时限为40~50ms。

（4）将脉搏传感器耳夹夹于患者耳垂，开启脉搏观察开关，在荧光屏上观察脉搏曲线。通过调整充气钮（调整充气时限）和调整调压阀，使反搏波起始于主波峰值之后约50ms处于重搏波起始切迹处。

7. 关机

（1）首先旋转调压阀，使压力下降，再关闭气泵。

（2）先关闭全部充气开关，然后关闭排气开关。

（3）关闭耳脉开关，取下脉搏传感器、心前区皮肤表面电极，解除全部气囊，将各开关、旋钮恢复到"0"位或原位。

（4）关闭监控系统电源（新型设备为按键式调节控制钮）。

8. 治疗后评价并记录

（1）检查并告知患者治疗后的皮肤情况，了解其治疗反应。预约下次治疗时间。

（2）洗手，记录治疗部位、时间和效果。

【注意事项】

1. 禁忌证　心律失常且对体外反搏设备的心电触发系统有明显干扰者；失代偿性心衰［如中心静脉压（CVP）>0.9kPa、肺水肿］；控制不良的高血压（>21.3/13.3kPa）；频发性期前收缩或心率>140次/min；严重的主动脉瓣关闭不全；需要进行外科治疗的主动脉瘤；2个月内发生的下肢血栓栓塞性脉管炎；肢体有感染、皮炎及新近有静脉血栓形成；存在出血倾向，或INR≥3.0的服用华法林者；妊娠者。

2. 治疗前

（1）治疗师要注意筛选治疗对象，了解患者的主要功能障碍、能力障碍及合作程度等。

（2）患者应穿棉质柔软衣裤，提前15min到治疗室且排尿及排便。

（3）使用正负压治疗仪应注意遵循无菌技术原则，预防交叉感染。

（4）治疗前应检查记录心率、血压，必要时记录心电图。

3. 治疗中

（1）确认患者并获得其信任，建立安全感。

（2）治疗应在患者清醒的状态下进行。

（3）包扎时注意拉平衣裤，以防打褶处摩擦损害皮肤。

（4）气囊套要松紧适度，一般以在气囊套与肢体间能插入两指为宜。气囊套连接软管不可扭曲，并有适当的余量。

（5）当控制系统发生故障或患者心律失常时，应立即关闭气泵，排除故障或心率正常后重新开启仪器。

（6）脉搏曲线的反搏波波幅及时限不符合要求时，应及时查找原因，并及时调整有关影响因素。

4. 治疗后

（1）出现损伤要及时找明原因并做相应处理。

（2）与医师交流患者的治疗反应，确定是否需要调整治疗方案。

（3）治疗后应检查记录心率、血压，必要时记录心电图。

实训21　生物反馈疗法的实训操作

【目的与要求】

1. 掌握　肌电生物反馈疗法、皮肤温度生物反馈疗法、血压生物反馈疗法常用设备的临床操作方法、生物反馈疗法的适应证和禁忌证。

2. 熟悉　生物反馈疗法的基本治疗作用及临床应用。

3. 了解　生物反馈疗法的作用机制。

【教具与设备】

肌电生物反馈治疗仪、皮肤温度生物反馈治疗仪、血压生物反馈治疗仪、棉签、脱脂棉、75%医用乙醇溶液、细砂纸。

【实训内容与步骤】

（一）肌电生物反馈治疗操作步骤

1. 治疗前评定　了解患者的主要功能障碍、能力障碍及合作程度等。合理筛选治疗对象。详细询问患者病情,确定有无生物反馈疗法的禁忌证。

2. 选择治疗部位　根据患者病情,选择好治疗部位。

3. 检查患者皮肤　检查皮肤是否破损,皮肤的感觉是否异常。根据治疗部位协助患者取舒适体位,并裸露治疗部位皮肤。用细砂纸轻擦电极放置处的皮肤,再用75%医用乙醇溶液脱脂。

4. 放置电极　在肌电生物反馈治疗仪电极的金属面,涂抹导电胶,将电极固定于皮肤相应治疗部位。将电极线的另一端插入肌电生物反馈治疗仪的输出孔。

5. 做好解释　熟悉患者目前所存在的问题,向患者说明治疗的基本步骤以及反馈信号所代表的意义,并向患者说明治疗目的、方法及治疗时的正常感觉。若出现异常情况应及时告知治疗师,努力使患者消除紧张情绪、心理放松。

6. 检查电疗机　检查治疗仪的电源线、电极、输出导线是否连接正确无误。

7. 开机　①开启开关,测定肌电基线。注意量程选择和细调旋钮,每次均要从大端调至小端,否则易损坏仪器。②指导患者根据肌电生物反馈治疗仪显示的声、光电或仪表信号,通过主观意识控制治疗部位的肌肉活动。放松性训练的时候,患者逐渐松弛身体的各部位,同时注意到仪器荧光屏上显示的肌电电位数值的下降、声音响度的变小和曲线密集程度变稀疏,这时就达到了训练的目的;强化性训练的时候,则需要患者主观控制治疗部位的肌肉收缩,而仪器显示的信号则会是肌电电位数值的升高,声音响度的变大和曲线密集程度的变密集。③每次训练5min,强化性肌电生物反馈治疗时肌肉收缩要达到75~100次,然后休息3min,反复训练4次为1次治疗,每日根据情况可治疗1~3次,通常需连续治疗10~20次。

8. 关机　治疗完毕后,首先关闭电源开关,然后取下电极。

9. 治疗结束后　用棉签将放置电极处的导电胶擦拭干净。将仪器整理收好。

（二）皮肤温度生物反馈治疗操作步骤

1. 用75%医用酒精涂抹患者的示指或中指末节指腹脱脂。

2. 将温度生物反馈治疗仪的温度传感器固定于患者的示指或中指末节指腹上。

3. 开启温度生物反馈治疗仪开关,此时治疗仪上可以显示该处皮肤温度的度数曲线。

4. 患者在治疗师指导语言和治疗仪显示的反馈信号引导下,通过自我意识控制来调节皮肤温度升高或下降,从而控制指端的血管紧张度。

5. 每次训练15~20min,每日1~3次。

6. 治疗结束后,关闭电源,取下温度传感器,整理好仪器。

7. 其他同肌电生物反馈治疗仪。

（三）血压生物反馈治疗操作步骤

1. 将血压生物反馈治疗仪的充气袖带套至患者上臂,充气后治疗仪荧屏上将显示患者目前的血压状况。

2. 治疗每次总共40min左右,每周3~5次。

3. 其他同肌电生物反馈治疗仪。

【注意事项】

（一）肌电生物反馈治疗的注意事项

1. 禁忌证　不愿接受训练者,不能合作者;5岁以下儿童,智力障碍者,精神分裂症急性发作期;感觉性失语或其他交流理解障碍的患者;严重心脏病患者,心肌梗死前期或发作期间,复杂的心律失常伴血流动力学紊乱者;青光眼或治疗中出现眼压升高者;在训练过程中出现血压骤然升高、头痛、头晕、恶心、呕吐或治疗后失眠、幻觉等其他精神症状时应及时停止治疗;其他任何临床疾病的急性期。

2. 治疗前 ①患者的训练应至少在餐后半小时进行,排空二便,穿着舒适宽松的衣裤,选择最舒适的体位,安静休息15~20min。同时,治疗师要帮助患者进行治疗部位的皮肤清洁。②治疗部位处的皮肤要用细砂纸或酒精脱去皮脂,以利于电极的导电,保证调控的灵敏性。

3. 治疗中 ①注意量程选择和细调旋钮,每次均要从大端调至小端,否则易损坏仪器。②训练的过程中要做好相关的记录,比如治疗时间、自我感觉、基线电位值、本次治疗所达到的电位值。

4. 治疗后 检查患者有无异常,了解其治疗反应;并告知患者检查情况,确定下次治疗时间。

5. 其他 治疗过程中注意保护患者的隐私,天气寒冷时要注意保暖,以防感冒。

（二）皮肤温度生物反馈治疗的注意事项

治疗部位处的皮肤要用酒精脱去皮脂,以利于温度传感器的导电,保证指端皮肤温度调控的灵敏性。

其他注意事项同肌电生物反馈治疗技术。

（三）血压生物反馈治疗的注意事项

在每两次袖带充气的间期需要放松袖带1min,以利于肢体的血液循环。其他注意事项同肌电生物反馈治疗技术。

实训22 冲击波疗法的实训操作

【目的与要求】

1. 掌握 冲击波疗法的操作流程及临床应用,并规范地完成治疗。
2. 熟悉 冲击波疗法的物理特性、治疗原理及治疗作用。

【教具与设备】

1. 气压弹道式冲击波治疗机。
2. 治疗手柄一个。
3. 附件 耦合剂。

【实训内容与步骤】

1. 设备准备
（1）气压弹道式冲击波治疗机。
（2）耦合剂。
（3）要点说明:检查治疗仪的开关按键工作是否正常,输出是否平稳,手柄是否完好。准备好耦合剂。

2. 患者准备
（1）取舒适体位,充分暴露治疗部位。
（2）要点说明:对患处进行定位,检查患者患处是否有压痛,感觉是否正常。

3. 操作方法
（1）核对患者的一般情况、主诉和诊断等,向患者或其家属解释治疗的方法和目的,并交代治疗中可能出现的痛感。
（2）根据治疗处方、治疗部位选择能流密度,为了减轻患者的恐惧感,可先让患者用手感受治疗强度。
（3）将手柄对准治疗部位并调节输出。
（4）治疗结束,将手柄移除,关闭电源。

4. 治疗疗程
（1）能流密度:0.08~0.28mJ/mm^2。
（2）治疗频率:每次间隔3~5d。

【注意事项】

1. 治疗前应详细介绍冲击波疗法的治疗原理,取得患者合作。
2. 应做好治疗前各项准备工作,详细了解患者对疼痛的耐受性,必要时可在术前30min肌内注射地西泮10mg,消除患者痛感。

3. 治疗中患者不得随意挪动体位,以免造成部位移动而减弱疗效。

4. 治疗结束后检查患者皮肤有无异常情况,了解其治疗反应;并告知患者检查情况,确定下次治疗时间。

实训 23   高压氧治疗技术

【目的与要求】

1. 掌握   高压氧疗法常用设备的临床操作方法、高压氧疗法的适应证和禁忌证。

2. 熟悉   高压氧疗法的临床最基本的治疗作用。

【教具与设备】

高压氧治疗舱。

【实训内容与步骤】

（一）开舱前准备

1. 每次开舱前反复检查各个部件及电器控制系统是否处于完好状态,氧舱必须在保证无故障的情况下,才能开舱使用。

2. 检查压缩空气气源是否满足两次治疗必需的供气量,并打开供气阀。

3. 检查氧气气源,表压不少于 0.4~0.6MPa。

4. 检查操纵台上的各加减压和供排氧阀门是否关闭。

5. 打开操纵台上的总电源开关,接通所需使用的各种仪器、仪表电源(监视器、测氧仪、对讲机、音响)。

6. 检查患者吸氧面罩和三通阀连接是否正确,并交代正确吸氧方法。

7. 检查并关闭递物筒内外盖,关闭内外盖上的放气阀。

8. 检查进入氧舱人员着装,严禁携带易燃、易爆、易挥发等物品及治疗无关的任何物品。

9. 宣教进舱须知。(见注意事项)

10. 凡多人舱要求必须 2 人同时操舱。

11. 工作期间严禁做一切与工作无关的事情。

（二）氧舱工作运行

1. 加压阶段

（1）应严格掌握加压速度,并询问舱内人员的感觉。加压初始阶段缓慢加压,在表压为 0.1~0.15MPa,加压时间不得少于 15min。

（2）加压过程中,应经常询问舱内人员的感觉及中耳调压情况,如舱内人员反映不适应,立即停止加压并通知医生做好对症处理。

2. 稳压阶段

（1）舱内压力加至治疗压力后,打开操纵台上的供氧阀,通知患者戴好面罩开始吸氧。供氧压力应保持在 0.4~0.6MPa 范围内,同时打开操纵台上的排气阀。

（2）检测舱内氧浓度,严格控制在 23% 以内。如氧浓度增高过快应及时查明原因并及时排除,同时应通风换气。

（3）吸氧结束时,应及时关闭氧气气源。

3. 减压阶段

（1）通知舱内人员准备减压,按规定减压方案操作,表压超过 0.12MPa,总减压时间不能少于 30min。

（2）患者出舱后,关闭操纵台电源及各种阀门,对舱内进行常规的检查、清理和消毒。

（3）每日下班前通知中心供氧站关闭输氧通道。

（4）将操作记录填写完整。

【注意事项】

1. 禁忌证(见第十五章临床应用)。

2. 注意事项(见第十五章临床应用)。

实训 24　沙浴治疗技术

【实训目的】

1. 掌握　沙浴治疗常用方法、适应证和禁忌证。

2. 熟悉　沙浴治疗的临床最基本的治疗作用。

【教具与设备】

人工沙或天然沙。过筛设备、防护眼镜、纱布、毛巾等物品。

【实训内容与步骤】

1. 治疗前评定　查阅患者的一般情况；根据患者的病史、体格检查、辅助检查等结果对患者进行综合的评价。

2. 治疗师、物品及环境准备　人工疗沙要求不含有黏土和小石块。治疗用沙在使用前必须过筛并冲洗干净，方可用于治疗。天然沙疗时，选择较干净而且无石块等的疗沙，如选用海沙。余同实训二。

3. 核对、解释　核对患者的一般情况、主诉和诊断等；向患者或其家属解释治疗的方法和目的。

4. 实施　将沙子加热至所需温度。第一次治疗时，应选择较低温度，人工沙浴应选择 40~45℃，天然沙浴应选择 45~47℃，以后逐渐升高温度，视患者的反应，最高可达到 50~55℃，但不可高于 55℃。

患者躺在加热后的沙子上，用热沙撒在除面、颈、胸部以外的其他部位，沙的厚度为 10~20cm，腹部应薄些（6~8cm），生殖器用布遮盖，头部应有遮光设备。每次治疗 30~60min。因人而异，冷即易之，以热彻汗出为度，每日 1~3 次，1 个月为一个疗程。

【注意事项】

1. 禁忌证　急性炎症、心力衰竭、高热、肿瘤、体质虚弱、肺结核、出血倾向者、各种发热性疾病、心绞痛以及婴幼儿、孕妇、经期妇女等。

2. 在治疗过程中，应经常询问患者感觉；海沙浴可在海水浴前或浴后进行；治疗时间不宜太长。在治疗时，应注意保护患者面、颈、胸、生殖器等部位。特别是在进行天然海沙浴时，应注意保护头部。

实训 25　森林浴治疗技术

【实训目的】

1. 掌握　森林浴治疗常用方法、适应证和禁忌证。

2. 熟悉　森林浴治疗的临床最基本的治疗作用。

【教具与设备】

合适的森林、保暖衣物、防雨设备、防滑设备、毛巾等物品。

【实训内容与步骤】

1. 治疗前评定　查阅患者的一般情况；根据患者的病史、体格检查、辅助检查等结果对患者进行综合的评价。

2. 治疗师、物品及环境准备　人工疗沙要求不含有黏土和小石块。治疗用沙在使用前必须过筛并冲洗干净，方可用于治疗。天然沙疗时，选择较干净而且无石块等的疗沙，如选用海沙。余同实训二。

3. 核对、解释　核对患者的一般情况、主诉和诊断等；向患者或其家属解释治疗的方法和目的。

4. 实施　气温 20~30℃时森林浴：裸体或半裸体卧于治疗床上，治疗时间从第一次的 15min 开始，以后每次增加 10min，最后达 2h。每日 1 次，20~30 次为一个疗程。

气温 14~20℃时森林浴：患者逐渐由舒适的温度过渡到气温较低的环境中，治疗时间从 10min 开始，每次增加 3~5min，最后达到 30min。每日 1 次，20~30 次为一个疗程。

气温 4~14℃时森林浴：在室内或凉台上先行适应，开始几次森林浴时患者可部分裸露，逐渐增大裸露面积。先选择气温较高的时段进行，逐渐达到低温森林浴。治疗时间由 1~2min 开始，慢慢增加至 20min，每日 1 次，20~30 次为一个疗程。

【注意事项】

1. 禁忌证　重症心肺疾病、心功能不全Ⅰ级以上、高血压2级以上、肾脏疾病合并肾功能障碍等。

2. 低温森林浴时可进行体操活动,气温愈低,活动量愈大;低温森林浴后应立即给患者穿上衣服,以保持身体温度;冬季气温很低时,可着适量衣物在森林里散步、体操、滑雪等;密切关注森林中的温度变化,根据温度变化随时添加衣物;在森林浴疗法中要注意保护病变部位。如关节炎患者的关节,胃肠易激惹患者的腹部。

参 考 文 献

1. 吴军,张维杰.物理因子治疗技术.2 版.北京:人民卫生出版社,2014.
2. 金荣疆,张宏.物理治疗学.5 版.北京:人民卫生出版社,2012.
3. 卢美婷,王升旭,陈俊琦,等.直流电配合针刺治疗颈椎病颈痛的临床观察.针灸临床杂志,2010,26(05):34-36.
4. 燕铁斌.物理治疗学.2 版.北京:人民卫生出版社,2013.
5. 何成奇,高强.物理治疗实训教程.西安:第四军医大学出版社,2012.
6. 南登崑.康复医学.3 版.北京:人民卫生出版社,2014.
7. 乔志恒,华桂茹.理疗学.北京:华夏出版社,2003.
8. 乔志恒,范维铭.物理治疗学全书.北京:科学技术文献出版社,2001.
9. 郭新娜.实用理疗技术手册.北京:人民军医出版社,2013.
10. 应崇福,查济璇.科学家谈物理丛书:超声和它的众多应用.2 版.长沙:湖南教育出版社,2013.
11. 李丽茹.超声检测.2 版.北京:机械工业出版社,2014.
12. 何成奇.物理因子治疗技术.北京:人民卫生出版社,2010.
13. 张维杰,彭怀晴,蓝巍.物理因子治疗技术.武汉:华中科技大学出版社,2012.
14. 周振中,彭建国.磁场促进骨折愈合作用的研究进展.中国医药指南,2012,10(6):76-78.
15. 王玉秀,李伟,刘阳,等.蜡疗配合关节松动术对脑卒中恢复期患者手功能恢复的影响.长春中医药大学学报, 2016,32(6):1209-1211.
16. 李伟,顾煜.窄谱中波紫外线联合中药蒸汽疗法治疗寻常型银屑病临床疗效分析以及对血管内皮细胞生长因子影 响.辽宁中医药大学学报,2016,18(7):11-13.
17. 林成杰.物理治疗技术.北京:人民卫生出版社,2010.
18. 燕铁斌.康复医学与治疗技术精选模拟习题集.北京:人民卫生出版社,2011.
19. 史智勇,赵红斌.冷冻疗法对实验性大鼠关节炎镇痛效果的研究.西北国防医学杂志,2006,27(1):45-47.
20. 江颖,杨聘婷.冷敷治疗在骨科中的应用.中日友好医院学报,2012,26(3):178-186.
21. 李梦来,黄雪梅.冷疗发展应用概述.内蒙古中医药,2011,9:84-85.
22. 战颖,邢星,郑群怡.冷疗法在膝关节置换术后应用的疗效及其影响因素的研究进展.护理研究,2012,26(5): 1159-1160.
23. 张俊,蒋垚.全膝置换术后的持续性冷冻疗法.中国组织工程研究与临床康复,2007,11(4):748-749.
24. 周超彦,冯连世.全身冷冻疗法在运动医学中的应用研究进展.中国运动医学杂志,2012,31(1):82-87.
25. 伍贵富,杜志民.增强型体外反搏理论与实践.北京:人民卫生出版社,2012.
26. 周国庆,朱秉.物理因子治疗技术实训指导与学习指导.北京:人民卫生出版社,2014.
27. 郭新娜,汪玉萍.实用理疗技术手册.4 版.北京:人民军医出版社,2013.
28. 黄晓琳,燕铁斌.康复医学.5 版.北京:人民卫生出版社,2013.
29. 华桂茹.物理医学康复科诊疗常规.北京:人民卫生出版社,2005.
30. 中华医学会.临床技术操作规范(物理医学与康复学分册).北京:人民军医出版社,2004.
31. STETTER C,PLAZA T,VON DEN DRIESCH P. Skin grafting of a chronic leg ulcer with combined Versajet-VA. C. thera-py. J Dtsch Dermatol Ges,2006,4(9):739-742.
32. MUNICINO A,NICOLINO A,MILANESE M,et al. Hydrotherapy in advanced heart failure:the cardio-HKT pilot study. Monaldi Arch Chest Dis,2006,66(4):247-254.
33. VERHAGEN A P,VAN DER MEULEN A,BIERMA-ZEINSTRA S M. The efficacy of Tai Chi Chuan in older adults:a sys-tematic review. Fam Pract,2004,21(1):107-113.
34. LI J X,HONG Y,CHAN K M. Tai chi:physiological characteristics and beneficial effects on health. Br J Sports Med,2001, 35(3):148-156.

中英文名词索引